全国中医药行业高等教育"十四五"规划教材

全国高等中医药院校规划教材（第十一版）

儿科护理学

（新世纪第四版）

（供护理学专业用）

主　编　肖洪玲　陈偶英

中国中医药出版社

·北京·

图书在版编目（CIP）数据

儿科护理学 / 肖洪玲，陈偶英主编 . —4 版 . —北京：
中国中医药出版社，2021.6（2024.5重印）
全国中医药行业高等教育"十四五"规划教材
ISBN 978-7-5132-6807-3

Ⅰ . ①儿… Ⅱ . ①肖… ②陈… Ⅲ . ①中医儿科学—
护理学—中医学院—教材 Ⅳ . ① R248.4

中国版本图书馆 CIP 数据核字（2021）第 052709 号

融合出版数字化资源服务说明

全国中医药行业高等教育"十四五"规划教材为融合教材，各教材相关数字化资源（电子教材、PPT 课件、视频、复习思考题等）在全国中医药行业教育云平台"医开讲"发布。

资源访问说明

扫描右方二维码下载"医开讲 APP"或到"医开讲网站"（网址：www.e-lesson.cn）注册登录，输入封底"序列号"进行账号绑定后即可访问相关数字化资源（注意：序列号只可绑定一个账号，为避免不必要的损失，请您刮开序列号立即进行账号绑定激活）。

资源下载说明

本书有配套 PPT 课件，供教师下载使用，请到"医开讲网站"（网址：www.e-lesson.cn）认证教师身份后，搜索书名进入具体图书页面实现下载。

中国中医药出版社出版

北京经济技术开发区科创十三街 31 号院二区 8 号楼
邮政编码　100176
传真　010-64405721
保定市中画美凯印刷有限公司印刷
各地新华书店经销

开本 889×1194　1/16　印张 27.25　字数 725 千字
2021 年 6 月第 4 版　2024 年 5 月第 3 次印刷
书号　ISBN 978-7-5132-6807-3

定价　96.00 元
网址　www.cptcm.com

服 务 热 线　010-64405510　　微信服务号　zgzyycbs
购 书 热 线　010-89535836　　微商城网址　https://kdt.im/LIdUGr
维 权 打 假　010-64405753　　天猫旗舰店网址　https://zgzyycbs.tmall.com

如有印装质量问题请与本社出版部联系（010-64405510）

全国中医药行业高等教育"十四五"规划教材
全国高等中医药院校规划教材（第十一版）

《儿科护理学》
编 委 会

主 编

肖洪玲（天津中医药大学） 陈偶英（湖南中医药大学）

副主编（以姓氏笔画为序）

沈 曲（厦门大学） 张大华（北京中医药大学）

张晓丽（滨州医学院） 高海霞（南京中医药大学）

郭小兰（陕西中医药大学） 潘兰霞（河南中医药大学）

编 委（以姓氏笔画为序）

叶建亚（河北中医学院） 孙晓婷（辽宁中医药大学）

赵文晓（山东中医药大学） 晋溶辰（湖南中医药大学）

贾丽丹（黑龙江中医药大学） 徐 然（成都中医药大学）

徐海霞（安徽中医药大学） 黄明桂（西南医科大学）

崔 洁（天津中医药大学） 崔 淼（长春中医药大学）

鲁俊华（牡丹江医学院）

学术秘书

崔 洁（天津中医药大学） 晋溶辰（湖南中医药大学）

《儿科护理学》
融合出版数字化资源编创委员会

全国中医药行业高等教育"十四五"规划教材
全国高等中医药院校规划教材（第十一版）

主　编

肖洪玲（天津中医药大学）　　　　陈偶英（湖南中医药大学）

副主编（以姓氏笔画为序）

沈　曲（厦门大学）　　　　　　　张大华（北京中医药大学）

张晓丽（滨州医学院）　　　　　　高海霞（南京中医药大学）

郭小兰（陕西中医药大学）　　　　潘兰霞（河南中医药大学）

编　委（以姓氏笔画为序）

叶建亚（河北中医学院）　　　　　孙晓婷（辽宁中医药大学）

赵文晓（山东中医药大学）　　　　晋溶辰（湖南中医药大学）

贾丽丹（黑龙江中医药大学）　　　徐　然（成都中医药大学）

徐海霞（安徽中医药大学）　　　　黄明桂（西南医科大学）

崔　洁（天津中医药大学）　　　　崔　淼（长春中医药大学）

鲁俊华（牡丹江医学院）

学术秘书

崔　洁（天津中医药大学）　　　　晋溶辰（湖南中医药大学）

彭代银（安徽中医药大学校长）

董竞成（复旦大学中西医结合研究院院长）

韩晶岩（北京大学医学部基础医学院中西医结合教研室主任）

程海波（南京中医药大学校长）

鲁海文（内蒙古医科大学副校长）

翟理祥（广东药科大学校长）

秘书长（兼）

陆建伟（国家中医药管理局人事教育司司长）

侯卫伟（中国中医药出版社有限公司董事长）

办公室主任

周景玉（国家中医药管理局人事教育司副司长）

李秀明（中国中医药出版社有限公司总编辑）

办公室成员

陈令轩（国家中医药管理局人事教育司综合协调处处长）

李占永（中国中医药出版社有限公司副总编辑）

张岠宇（中国中医药出版社有限公司副总经理）

芮立新（中国中医药出版社有限公司副总编辑）

沈承玲（中国中医药出版社有限公司教材中心主任）

编审专家组

全国中医药行业高等教育"十四五"规划教材
全国高等中医药院校规划教材（第十一版）

组　长

余艳红（国家卫生健康委员会党组成员，国家中医药管理局党组书记、局长）

副组长

张伯礼（天津中医药大学教授、中国工程院院士、国医大师）

秦怀金（国家中医药管理局副局长、党组成员）

组　员

陆建伟（国家中医药管理局人事教育司司长）

严世芸（上海中医药大学教授、国医大师）

吴勉华（南京中医药大学教授）

匡海学（黑龙江中医药大学教授）

刘红宁（江西中医药大学教授）

翟双庆（北京中医药大学教授）

胡鸿毅（上海中医药大学教授）

余曙光（成都中医药大学教授）

周桂桐（天津中医药大学教授）

石　岩（辽宁中医药大学教授）

黄必胜（湖北中医药大学教授）

前　言

为全面贯彻《中共中央 国务院关于促进中医药传承创新发展的意见》和全国中医药大会精神，落实《国务院办公厅关于加快医学教育创新发展的指导意见》《教育部 国家卫生健康委 国家中医药管理局关于深化医教协同进一步推动中医药教育改革与高质量发展的实施意见》，紧密对接新医科建设对中医药教育改革的新要求和中医药传承创新发展对人才培养的新需求，国家中医药管理局教材办公室（以下简称"教材办"）、中国中医药出版社在国家中医药管理局领导下，在教育部高等学校中医学类、中药学类、中西医结合类专业教学指导委员会及全国中医药行业高等教育规划教材专家指导委员会指导下，对全国中医药行业高等教育"十三五"规划教材进行综合评价，研究制定《全国中医药行业高等教育"十四五"规划教材建设方案》，并全面组织实施。鉴于全国中医药行业主管部门主持编写的全国高等中医药院校规划教材目前已出版十版，为体现其系统性和传承性，本套教材称为第十一版。

本套教材建设，坚持问题导向、目标导向、需求导向，结合"十三五"规划教材综合评价中发现的问题和收集的意见建议，对教材建设知识体系、结构安排等进行系统整体优化，进一步加强顶层设计和组织管理，坚持立德树人根本任务，力求构建适应中医药教育教学改革需求的教材体系，更好地服务院校人才培养和学科专业建设，促进中医药教育创新发展。

本套教材建设过程中，教材办聘请中医学、中药学、针灸推拿学三个专业的权威专家组成编审专家组，参与主编确定，提出指导意见，审查编写质量。特别是对核心示范教材建设加强了组织管理，成立了专门评价专家组，全程指导教材建设，确保教材质量。

本套教材具有以下特点：

1.坚持立德树人，融入课程思政内容

将党的二十大精神进教材，把立德树人贯穿教材建设全过程、各方面，体现课程思政建设新要求，发挥中医药文化育人优势，促进中医药人文教育与专业教育有机融合，指导学生树立正确世界观、人生观、价值观，帮助学生立大志、明大德、成大才、担大任，坚定信念信心，努力成为堪当民族复兴重任的时代新人。

2.优化知识结构，强化中医思维培养

在"十三五"规划教材知识架构基础上，进一步整合优化学科知识结构体系，减少不同学科教材间相同知识内容交叉重复，增强教材知识结构的系统性、完整性。强化中医思维培养，突出中医思维在教材编写中的主导作用，注重中医经典内容编写，在《内经》《伤寒论》等经典课程中更加突出重点，同时更加强化经典与临床的融合，增强中医经典的临床运用，帮助学生筑牢中医经典基础，逐步形成中医思维。

3.突出"三基五性"，注重内容严谨准确

坚持"以本为本"，更加突出教材的"三基五性"，即基本知识、基本理论、基本技能，思想性、科学性、先进性、启发性、适用性。注重名词术语统一，概念准确，表述科学严谨，知识点结合完备，内容精炼完整。教材编写综合考虑学科的分化、交叉，既充分体现不同学科自身特点，又注意各学科之间的有机衔接；注重理论与临床实践结合，与医师规范化培训、医师资格考试接轨。

4.强化精品意识，建设行业示范教材

遴选行业权威专家，吸纳一线优秀教师，组建经验丰富、专业精湛、治学严谨、作风扎实的高水平编写团队，将精品意识和质量意识贯穿教材建设始终，严格编审把关，确保教材编写质量。特别是对32门核心示范教材建设，更加强调知识体系架构建设，紧密结合国家精品课程、一流学科、一流专业建设，提高编写标准和要求，着力推出一批高质量的核心示范教材。

5.加强数字化建设，丰富拓展教材内容

为适应新型出版业态，充分借助现代信息技术，在纸质教材基础上，强化数字化教材开发建设，对全国中医药行业教育云平台"医开讲"进行了升级改造，融入了更多更实用的数字化教学素材，如精品视频、复习思考题、AR/VR等，对纸质教材内容进行拓展和延伸，更好地服务教师线上教学和学生线下自主学习，满足中医药教育教学需要。

本套教材的建设，凝聚了全国中医药行业高等教育工作者的集体智慧，体现了中医药行业齐心协力、求真务实、精益求精的工作作风，谨此向有关单位和个人致以衷心的感谢！

尽管所有组织者与编写者竭尽心智，精益求精，本套教材仍有进一步提升空间，敬请广大师生提出宝贵意见和建议，以便不断修订完善。

国家中医药管理局教材办公室

中国中医药出版社有限公司

2023 年 6 月

编写说明

　　为了适应我国高等中医护理教育事业的发展，以教材建设推动学科发展和人才培养，国家中医药管理局教材办公室、中国中医药出版社启动了全国中医药行业高等教育"十四五"规划教材《儿科护理学》的编写工作。

　　本次教材的编写是在历版教材的基础上，以各参编院校为基地，凝聚编写组集体智慧，秉承教材在学科发展中应承担的使命，突显"三基"（基本理论、基本知识、基本技能）"五性"（思想性、科学性、先进性、启发性、适用性），遵循儿科护理教育教学规律，从当前教学实际需求出发，结合上版教材评价报告，融入职业成长内容，突出护理特色思维方式，吸收学科发展的新进展，力求服务于学生岗位胜任力的培养，体现教材的时代性和助学助教的功能性。

　　本教材主要适用于高等中医药院校及西医院校护理学专业教学使用，可作为护士资格考试的复习辅导用书，也可供从事儿科护理临床工作者和研究者阅读。

　　本教材概括起来有 3 个特点。①重视素质培养。修订学习目标，明确各章知识、能力和素质要求；数字化资源中增加了职业成长内容，精研职业成长教学的渗透规律，形成案例、思考与启示、职业成长元素、教学策略和参考文献五部分，提升教材感染力；将护理程序融入教材编写，增加了护理评估的内容，突出护理特色的思维方式；修改导入病案，契合教学内容，多场景与多问题结合，增强病案的带入性，培养学生临床思维能力；尽可能体现儿童心身发育规律，适应行业对护理人才岗位胜任力和素质的要求，将职业道德、伦理和法律相关内容引入教材。②结合职业标准。在编写过程中，编写组认真研究国家护士资格证考试内容，合理选取理论和技能知识点，按考试大纲要求增加了相应章节，突出了教学内容的针对性、实践性和实用性，并在融合出版数字化资源中将护士资格证考试的历年真题分章呈现；编制各章内容的思维导图，帮助学生梳理知识的同时，也引导学生建立科学思维。③反映学科发展。立足儿科护理前沿，选编近年来因疾病谱改变而突现发生或发病增多的疾病，更新儿科护理学领域的最新成果，选编新的护理理论、知识和技术；数字化资源增加拓展阅读，体现中医特色和儿科护理学前沿研究。

　　全书共分 21 章，第一章由肖洪玲编写，第二章由潘兰霞编写，第三章由孙晓婷编写，第四章由叶建亚编写，第五章由沈曲编写，第六章由贾丽丹和黄明桂编写，第七章由高海霞编写，第八章由崔洁编写，第九章由张晓丽编写，第十章由郭小兰编写，第十一章由陈偶英编写，第十二章由鲁俊华编写，第十三章由赵文晓编写，第十四章由晋溶辰编写，第十五章由张大华编写，第十六章由崔焱编写，第十七章由张大华编写，第十八章由崔焱和徐然编写，第十九章由徐海霞编写，第二十章由沈曲编写，第二十一章由叶建亚编写。

本教材在编写过程中，得到许多学校及同道的大力支持与帮助，凝聚了儿科护理教育界工作者的智慧与辛勤努力，在此表示诚挚的感谢！编者参阅了大量的儿科护理学相关书籍和文献资料，在此谨对作者们表示衷心的感谢！

本教材虽经反复审阅和修改，但由于时间仓促，疏漏和不足之处在所难免，恳请各院校师生及广大读者提出宝贵意见，以便再版时修订和提高。

《儿科护理学》编委会
2021 年 4 月

目　录

扫一扫，查阅本章数字资源，含PPT、音视频、图片等

学习目标

【知识目标】

1. 能简述儿科护理学的任务和范围、正常儿童解剖生理特点和发育规律。

2. 能阐述患病儿童的临床和用药特点。

3. 能描述各年龄阶段住院儿童的心理和护理特点。

【能力目标】

1. 能根据不同年龄住院儿童心理反应提出初步护理重点。

2. 能运用儿童的解剖生理特点知识对患病儿童进行正确的判断和处理。

3. 能简单判断儿童护理实践中的伦理与法律问题。

【素质目标】

1. 理解社会责任感、同理心和奉献精神对儿科护理人员的重要性，并愿意自觉提高专业和人文素养。

2. 理解儿科护理人员的角色要求，并主动提升共情能力，能安抚和爱护患儿，减轻住院儿童对住院的焦虑和恐惧。

3. 学习并遵守相关的法律、法规和伦理道德规范。

儿科护理学（pediatric nursing）是一门研究儿童各年龄阶段生长发育规律、健康保健、疾病防治和护理，以促进儿童身心健康并提高其生命质量的科学。儿科护理学的服务对象为具有不同于成人的、处于生长发育中的儿童和青少年。

第一节　儿科护理学的任务和范围

随着医学模式的转变和社会的发展，儿科护理工作已从单纯在医院内的护理工作扩展到家庭护理、社区护理和儿童保健，儿科护理学的任务和范围也随之变化。

一、儿科护理学的任务

儿科护理学的任务是适应医学模式的转变，根据儿童的生长发育、儿童保健、疾病防治规律，从体格、智能、行为和社会等各方面综合评估儿童，提供广泛性、整体化的护理，降低发病率和死亡率，增强儿童体质，促进儿童的身心发展，提高儿童的生命质量和民族的整体素质。

二、儿科护理学的范围

儿科护理学所涉及的范围很广，所有儿童和青少年时期的疾病和健康卫生问题都属于儿科护理学的范围，包括儿童的正常发育和保健，儿童疾病的预防、知识普及和护理。儿科护理学需要与社会学、教育学、心理学、流行病学、医学统计学等多个学科密切配合，多学科协作有利于推动儿科护理学的发展。

随着医学科学和护理学的迅猛发展，儿科护理已发展为以儿童及其家庭为中心的身心整体护理，儿童护理的内容和范围有了质的变化。儿科护理学研究范围的不断扩展将推动儿科护理学的发展。

第二节　儿童的特点

儿科护理学与其他临床护理学科相比独具特点：一是儿童处于不断的生长发育过程之中。在发育过程中不仅存在个体差异，还具有更明显的年龄差异。故儿科护理人员在实际工作中应掌握各年龄期儿童的特点，才能做到有的放矢。二是对儿童来说预防更加重要。因此，学习儿科护理学时不能将儿童视为成人的缩影。

一、解剖生理特点

（一）解剖特点

在生长发育过程中，儿童的外观不断发生变化，体重、身高（长）、头围、胸围等不断增长；身体各部分比例、牙齿、前囟、神经系统等随年龄增加而发生变化；主要内脏器官的大小、位置等解剖特点亦与成人有所不同，如新生儿时期两侧心室壁厚度几乎相等，两岁以下幼儿的心脏多呈横位。因此，儿科护士须熟悉儿童正常解剖特点和发育规律，这样才能准确鉴别正常与疾病征象，做好保健护理工作。如怀抱婴儿时注意保护头部（婴儿两个月前因颈椎肌肉和颈椎发育相对滞后，不能抬头）；给儿童进行操作时不能压迫或过度牵拉（婴儿期骨骼柔软，长期受压易变形）；婴儿皮肤、黏膜表层薄而嫩，容易损伤和感染，故皮肤护理和口腔护理尤为重要；等等。

（二）生理生化特点

中医学认为，儿童的生理特点表现为"脏腑娇嫩、形气未充、生机蓬勃、发育迅速"。儿童处在不断的生长发育过程中，不同年龄阶段有不同的生理生化正常值，如心率、呼吸频率、血压、血象等。婴儿肾脏功能不成熟，容易发生水、电解质代谢紊乱；儿童生长发育快，代谢旺盛，对营养物质的需求量要比成人多，但胃肠消化吸收功能相对不成熟，很容易发生腹泻、呕吐；呼吸系统功能不完善，尤其是气管支气管黏膜血流丰富，易感染，容易出现呼吸困难。掌握不同年龄儿童的生理生化特点，对收集资料、护理评估和护理措施的实施具有重要的意义。

（三）免疫特点

儿童的免疫系统发育尚不成熟，防御能力弱。其非特异性免疫亦不成熟，皮肤、黏膜娇嫩，易破损。淋巴系统、体液免疫及细胞因子等发育均不完善，防御能力差，易患感染性疾病。特异性免疫尚未成熟，但胎儿可以通过胎盘从母体获得 IgG，至出生后 6 个月以内，患某些传染病的机会较少，6 个月至 6 ～ 7 岁 IgG 相对缺乏，一般在 6 ～ 7 岁时，儿童自行合成 IgG 的能力才达到成人水平。IgM 是抵抗革兰阴性细菌感染的主要抗体，由于母体 IgM 不能通过胎盘，因此小婴儿易被革兰阴性细菌感染。分泌型 IgA（SIgA）是黏膜局部的主要免疫物质，婴幼儿期常缺乏，故易患呼吸道和消化道感染。

（四）心理社会特点

儿童感知觉、情感、记忆、性格等方面的发展使得不同年龄阶段的儿童具有不同的心理、行为特征。儿童身心发展尚未成熟，始终会受到环境的影响，环境中的任何刺激都会引起儿童不同的心理反应。所以，获得家庭、社会的关注和正确引导，有利于儿童身心健康的发展。在护理过程中，护理者需根据不同年龄阶段儿童的心理行为特征，采取相应的护理措施，以促进其心理健康发展。

二、临床特点

（一）疾病特点

儿童时期各系统疾病的种类与成人有很大区别。如新生儿以先天性疾病多见，婴幼儿以遗传性疾病、感染性疾病多见，高热时可有热性惊厥，这些疾病在成人发生率低；儿童恶性肿瘤以白血病多见，而成人则以肺癌、肝癌、食管癌等多见；心血管疾病中儿童以先天性心脏病多见，而成人则以冠心病、高血压多见。

（二）病理特点

中医学认为，儿童发病容易、传变迅速，脏气清灵、易趋康复；儿童发病，其寒热虚实的转化迅速较成人明显，即易虚易实、易寒易热；但儿童宿疾较少，用药随拨随应。儿童对致病因素的病理反应往往与成人不同。如维生素 D 缺乏在婴幼儿可引起佝偻病，在成人则表现为骨软化病；肺炎球菌所致的肺部感染，在小婴儿可导致支气管肺炎，在年长儿和成人则易导致大叶性肺炎。

（三）临床特点

儿童病情变化快、来势凶、易反复、变化多端，护理人员需更加仔细和密切观察。如儿童患感染性疾病时，由于机体抵抗力低下、缺乏局限能力，故易发展为败血症，常引起循环衰竭、水电解质紊乱；新生儿化脓性脑膜炎，缺少典型临床表现，仅有反应低下、拒乳和体温不升等非特异性的表现；新生儿患有严重感染性疾病时，其表现与病理改变常不相符，缺乏定位性症状与体征。

（四）诊断特点

婴幼儿不会主动诉说病情，有语言表达能力的年长儿往往也不能准确描述症状。护理人员在密切观察病情的同时，还要注意不同年龄阶段儿童的临床表现特点，更要考虑患儿的年龄因素。不同年龄的患儿即使是同一症状，所引起的原因往往也有很大区别。以儿童惊厥为例，发生在早期新生儿时，首先要考虑产伤、缺氧缺血性脑病和颅内出血等；发生在婴幼儿时首先要考虑维生素 D 缺乏性手足搐搦症或热性惊厥；发生在年长儿则要考虑癫痫。因此，在诊断过程中，应详细询问儿童的病史，仔细观察儿童的表情、姿势、动作，并结合全面的体格检查和相关辅助检查做出诊断。

（五）治疗特点

因儿童处在生长发育的动态过程中，治疗时药物的剂量需随年龄而异。有些治疗方法为儿童所特有，例如，蓝光与换血疗法为治疗新生儿溶血病的特有方法。儿童的体液特点导致其患病时更容易发生水电解质紊乱，液体疗法时需要定量、定性与定速。由于儿童发育不成熟，机体抵抗力差，患某个系统疾病时往往会累及多个系统，如肺炎时易发生腹泻和惊厥。因此在治疗原发病的同时也要积极处理各种并发症。

（六）预防特点

绝大多数儿童疾病是可以预防的，加强预防措施能够降低儿童的发病率和死亡率。开展计划免疫，可使许多急性传染病得到控制，如麻疹减毒活疫苗、脊髓灰质炎疫苗、乙肝疫苗在我国的广泛应用有效地控制了麻疹、脊髓灰质炎和乙肝的传播。通过对生长发育的监测可早期发现问题，及时给予纠治。通过遗传咨询和新生儿筛查可防止遗传性疾病的发生和发展，例如珠蛋白生成障碍性贫血、苯丙酮尿症、先天性甲状腺功能低下等。重视保健工作，可减少常见病、多发病的发病率和死亡率（如营养不良、肺炎、腹泻等）。注意合理营养，积极进行体育锻炼，增强儿童体质，还可防止肥胖症的发生。因此，做好预防工作是降低发病率、促进儿童健康的重要环节。

（七）预后特点

儿童新陈代谢和生命力旺盛，组织修复和再生能力强，患病时虽然起病急、来势凶、变化快，但只要发现及时、治疗和护理得当，疾病好转也快，后遗症少。相反，新生儿、体弱患儿病情恶化迅速，如果估计不足，不积极抢救，易造成突然死亡。因此，应加强密切监护，采取有效措施积极应对。

三、住院儿童的心理和护理特点

住院是应激事件，对儿童的影响更为显著。住院使儿童离开熟悉的环境，加之医院规章制度的限制和各种诊疗护理措施，因此往往对儿童的心理和生理产生很大影响。这种影响的大小、强弱与患儿的年龄、疾病的严重程度及所处的环境有密切关系。护理人员要了解并重视每个住院患儿的心理反应，有针对性地进行护理，使患儿尽快适应住院生活。

（一）婴儿的心理反应与护理

1. 心理反应　婴儿期是儿童生长发育最快的时期，对住院的反应随月龄增加而有所不同。

6 个月以内的患儿，如生理需要获得满足，则入院后较少哭闹，比较安静。即使不能与母亲在一起，也不会出现明显的不适感，但因缺乏有效的外界刺激，感觉、知觉和动作方面的发育会受到一定影响。

6个月以后的婴儿一般能认识母亲，并开始认生，对母亲或抚育者的依恋性越来越强。故6个月～1岁的患儿住院反应强烈，以哭闹来表现分离性焦虑，对陌生环境与人持拒绝态度。

2. 护理重点 要鼓励父母多陪伴患儿。如父母不在身边，护理人员需多与患儿接触，尽量多抚摸、怀抱患儿，满足患儿的生理、心理需要。向家长了解患儿住院前的生活习惯，并注意护理中尽量保持。可将患儿喜爱的玩具或物品放在床旁；提供适当的颜色、声音等刺激，促进其感觉、知觉的发育；协助患儿进行合理的动作训练，促进其正常发育。

（二）幼儿的心理反应与护理

1. 心理反应 幼儿对医院的环境、生活等各方面均不熟悉，住院期间与父母分离会产生分离性焦虑。加之受语言表达与理解能力的限制，与他人交往出现困难，患儿对住院限制其活动产生不满情绪，表现为拒绝接触医护人员，出现反抗（哭闹、攻击行为、不听劝阻等）、失望（抑郁、对任何事不感兴趣等）和否认（克制自己的感情、满不在乎等）等异常行为。

2. 护理重点 护理人员要以和蔼可亲的态度对待患儿，介绍医院的环境和生活安排，了解患儿需求。多与患儿交谈，促进其语言发展。注意语言和举止，给患儿留下良好形象，以利于沟通。充分理解患儿入院后出现的心理反应，允许患儿表达其情感和不满，不可当众指责、辱骂患儿，为患儿营造娱乐、学习和表现的机会，尽量减少住院对患儿的负性影响。

（三）学龄前患儿的心理反应与护理

1. 心理反应 学龄前患儿住院后跟幼儿一样也会出现分离性焦虑，虽迫切希望得到父母的关爱和照顾，但因智能发展更趋完善，故表现得较温和，一般不会出现哭闹、攻击行为、拒绝等，多表现为难以入睡，悄悄哭泣，且能做到情感和注意的转移，如通过玩游戏、绘画等来控制和调节自己的情绪和行动。患儿因对陌生环境不习惯、对疾病知识不了解及惧怕治疗带来的痛苦等而产生恐惧心理。

2. 护理重点 学龄前期患儿能够理解和执行护理人员的一些指令，有自尊心，对此护理人员要关心、爱护、尊重患儿。介绍病房环境及同室的其他患儿，如病情允许可组织适当的游戏，使患儿理解治疗和护理的必要性及意义，让患儿有安全感。此外，可用游戏调节患儿情绪，克服其恐惧心理。鼓励患儿进行适当的自我照顾，帮助其树立自信心。

（四）学龄患儿的心理反应与护理

1. 心理反应 此期患儿已进入学校学习，学校生活对他们来说相当重要，住院的主要反应是离开学校、与同学分离，感到孤独，担心耽误学习。因对疾病缺乏了解，患儿会担心预后，有时怕羞而不愿配合。此期患儿自尊心较强、独立性增加，尽管心理活动很多，但不愿表达出来，常常努力掩盖内心的恐慌。

2. 护理重点 护理人员要与患儿多沟通、交谈，态度要真诚，多关注患儿的表现，建立良好的护患关系。向患儿介绍有关病情、治疗和护理的目的，解除其疑虑。协助患儿与同学保持联系，了解学校及学习情况。引导患儿参与制定每日的生活安排，鼓励患儿坚持学习。进行体格检查及各项操作时，采取必要的遮挡措施，维护患儿的自尊。尽量使患儿独立完成力所能及的事情，树立信心。

四、儿童的用药特点

儿童用药无论从药物选择还是用法用量，乃至体内的药代动力学特性均与成人不同。药物治疗是儿童综合治疗的重要组成部分，合理正确的用药常起到关键作用。由于药物在体内的分布受诸多因素影响，儿童期用药具有下述特点。

（一）药物在体内的分布及反应因年龄不同而异

不同药物进入人体后，在组织内的分布与患儿的年龄有关。巴比妥类、吗啡等药物在幼儿脑内浓度明显高于年长儿，如3个月内的婴儿要慎用退烧药，以防出现虚脱；药物的敏感性亦与年龄有关，有的药物在某些年龄阶段可有明显的副作用，但在其他年龄阶段却不显著，如吗啡对新生儿呼吸中枢的抑制作用明显高于年长儿，麻黄碱的血压升高作用对早产儿影响较弱。

（二）肝肾功能不完善，代谢及解毒功能差

儿童时期肝脏解毒功能尚未成熟（尤其是新生儿、早产儿），对某些药物的代谢和半衰期延长，药物的血药浓度和毒性反应增加，如新生儿使用氯霉素可导致急性中毒，引起"灰婴综合征"；维生素 K_3、磺胺药等与胆红素竞争结合白蛋白，诱发或加重新生儿黄疸，严重者可致胆红素脑病。新生儿，特别是未成熟儿的肾功能不完善，药物及其分解产物在体内滞留的时间延长，增加药物的毒副反应。

（三）乳儿可受母亲用药的影响

乳母用药后，乳汁中含有浓度较低的药物，一般对乳儿的影响不大，但有些药物在乳汁中的含量较高，如苯巴比妥、地西泮、水杨酸盐、阿托品等可引起毒性反应，须慎用；而放射性药物、抗癌药、抗甲状腺激素药物，在乳汁中浓度较高，可影响乳儿的正常发育，哺乳期应禁用。

（四）血脑屏障发育不完善，药物容易通过血脑屏障到达神经中枢

药物进入儿童体内后，与血浆蛋白结合较少，游离药物浓度较高，容易通过血脑屏障引起中枢神经系统症状，因此使用此类药物应慎重。

加强儿童用药安全意识，儿童用药应慎重选择，不可滥用。减少儿童用药不良事件发生，提高儿童用药治疗效果。儿童用药剂量应计算准确，儿童给药的方法应以保证用药效果为原则，综合考虑患儿的具体情况决定适宜的剂型、给药途径。

第三节　儿科护理人员应具备的素质

一、儿科护理人员的角色

随着护理学的发展，护理人员的角色有了扩展，儿科护理人员也被赋予了多元化角色，充当着护理活动的计划者和执行者、健康教育的宣传者、保健活动的协调者、健康咨询者、儿童的代言人及护理研究者等多重角色。

（一）护理活动的计划者和执行者

护理人员是各种护理活动的计划者、执行者，尤其对生活不能自理或不能完全自理的儿童来说更是如此。护理程序为儿科临床护理提供了理论基础。为促进儿童身心健康发展，护理人员必须运用专业知识和技能，收集儿童生理、心理、社会状况等方面的资料，全面评估儿童的健康状况，提出健康问题，并制订系统全面、切实可行的护理计划。儿科护理人员在帮助儿童恢复或促进健康的过程中应发挥自己的特长，指导儿童营养的摄取和搭配、感染的预防和护理、药物的给予、心理的支持等，以满足儿童身心需要。

（二）健康教育的宣传者

在护理儿童的过程中，护理人员要根据各年龄阶段儿童的智力发展水平，有针对性地进行疾病知识介绍，帮助儿童了解疾病过程，培养良好的生活、卫生习惯，纠正不良行为。同时，护理人员还要向儿童家长宣传科学育儿知识，让家长了解并理解诊疗过程，掌握相应的照顾技巧，达到预防疾病、促进健康的目的。

（三）保健活动的协调者

护理人员与儿童、家庭以及其他健康专业人员密切合作，协调各方面的相互关系，维持一个有效的沟通网，将有利于诊断、治疗、救助的顺利进行，保证儿童保健工作得以互相协调、配合，从而为患儿提供优质高效的健康服务。

（四）健康咨询者

护理人员通过倾听儿童及家长的倾诉，关心其在医院的感受，提供有关疾病的信息，给予健康指导，解答与疾病和健康有关的问题，帮助他们能够以积极有效的方法去面对压力和心理问题，找到有利于身心健康的最佳途径和方法。

（五）儿童的代言人

护理人员需要了解儿童及家长的需求，是儿童合法权益的维护者，在儿童不会表达或不能表达自己的要求和意愿时，护理人员有责任解释并维护儿童的权益不受侵犯或损害。护理人员还应了解影响儿童健康的问题和事件，提供给医院行政部门或卫生行政部门作为拟订卫生政策的参考。

（六）护理研究者

护理人员应积极进行研究工作，通过研究提高护理理论知识水平，学习护理新技术，用研究结果指导、改进护理工作，提高儿科护理质量，促进护理专业发展。同时，护理人员还需具备敏锐的观察力，能发现问题的本质，更实际、更深入地认识和解决问题。

二、儿科护理人员的素质要求

作为一名儿科护理人员，必须具有良好的素质，才能对儿童的健康发展起到促进作用。

（一）思想道德素质

1. 热爱儿童，热爱本职工作，有高度的社会责任感、同情心和奉献精神。

2. 具备诚实的品格、严谨求实的工作作风和高尚的道德情操。

3. 有崇高的理想与追求，恪尽职守，严于律己，以身作则。

（二）科学文化素质

1. 具备一定的文化素养，掌握专业知识和相关学科的知识。

2. 具备指导儿童预防保健、疾病护理等方面的知识，掌握一门外语和计算机应用技术，掌握现代护理科学发展的新理论、新技术。

（三）专业素质

1. 具备扎实的医学护理理论基础和合理的知识结构，有较系统的专业理论知识和较强的实践技能。

2. 具备敏锐的观察力和综合分析能力，能正确判断出现的问题。有较强的整体护理观念，能运用护理程序解决健康问题。

3. 具备开展护理教育和护理科研的能力，敢于创新，勇于创新。

4. 具备专业实践能力、沟通协调能力、批判性思维及疾病信息管理能力。

（四）身体心理素质

1. 具备健康的心理、积极乐观的心态和良好的身体素质。

2. 具备良好的自控力及忍耐力，思维灵活敏捷。

3. 有强烈的进取心，能与儿童及其家长建立良好的人际关系，同事间相互尊重，团结协作。

第四节　儿科护理相关的伦理与法律

儿科护理人员对自己行动应承担伦理责任和法律责任。目前，随着我国社会主义法制化建设的不断加强和完善，《中华人民共和国护士管理办法》和《医疗事故处理条例》的颁布实施，以及各级卫生部门各项法规的不断完善，儿科护理的相关伦理与法律已引起人们的高度重视。因此，儿科护理工作人员应熟知儿科护理工作中的伦理和法律问题，将法律意识与伦理观念始终贯穿于各项儿科护理活动中，自觉保障和维护儿童及自身的合法权益，提高职业道德修养和人文素养。

一、儿科护理相关的伦理

儿科护理人员的伦理责任是在护理伦理学的基础上由护理学会制订、体现在护理人员行动准则或规范中。例如，1999 年 11 月在北京举行的国际护理学大会上建议：护理人员尊重个人的生命、尊严和权利，改善生命质量；护理人员服务于所有人，不考虑种族、民族、信仰、肤色、年龄、性别、政治和社会地位的区别；护理人员的基本责任是促进健康、预防疾病、恢复健康、减轻痛苦；护理人员提供健康服务给个人、家庭和社会，与医学和社会团体的其他人协调她们的服务等。护理道德的五项基本原则也规定要遵照自主原则、有利原则、无害原则、公正原则和知情原则。护理伦理原则是护士伦理准则的理论支柱，起着导向和指南作用，为护士解决护理实践中的伦理问题提供策略和方法，对护理行为和技术活动起规范指导作用。"尊重、有利、不伤害、公正"四大原则是医学伦理的基本原则，也是护士应遵循的基本伦理原则。

儿科护理工作的对象是尚未发育成熟的儿童，他们没有独立行为能力，完全依靠家长做出知情决定。因此，儿科护理人员常常要面临与儿童护理有关的伦理问题。如对极低出生体重的新生儿是否应挽救其生命、临终患儿是否有权利拒绝治疗、如何保护患儿及家长的自主权等。对这些问题的抉择，都要求儿科护理人员必须从伦理的角度为儿童考虑，当遇到伦理冲突时，应依据的首要原则是对儿童有益且无害原则。儿科护理人员应明确自己的责任首先是尊重并维护儿童的利益，其次是维护其家庭利益，如在护理工作中，尊重护理对象的文化习俗、个性特征及儿童家庭所持有的价值观和精神信仰。只有理解并尊重每一位个体所具有的独特性，才能提供符合需求的个性化护理。

《"健康中国2030"规划纲要》将"公平公正"作为总体战略的指导思想之一，要求尽快实现全民健康覆盖，促进社会公平。儿科护理人员应平等公正地对待每位患儿及其家庭，不受性别、年龄、肤色、身体状况、经济状况或地位高低的影响。

儿科护理人员的伦理推理能力和伦理判断以及对伦理问题的态度和价值观，也决定着护理人员在面临复杂道德问题时如何正确做出伦理决策。如在关怀照顾严重残疾和长期接受人工喂养的患儿时护理人员经历的伦理冲突，在监护病房放弃抢救的决定对护理干预的影响，此外，安乐死问题、弃婴问题、器官移植问题等，都要求护理人员充分考虑伦理原则。

儿科护理是以儿童及其家庭为中心的身心整体护理，儿科护理人员不但要面对患儿及其家庭，还要面对社会上所有的健康儿童及其家庭，为他们提供健康教育、保健咨询等多种形式的护理服务。因此，儿科护理工作具有很强的社会性。我国的计划生育、优生优育和二胎政策，使社会各方面对儿童护理工作有了更多的关注和更高的要求，也使儿科护理工作有了更广泛的内容。儿科护理人员不但要做好儿童护理工作，还要协调好与患儿、家长、医生、医院、学校、社区、妇幼管理部门、新闻媒体机构等多层次多渠道的关系，平等尊重，团结互助。作为卫生保健队伍中的一员，护理人员应明确自己在协作性伦理决策中的作用，应能理解患儿和家长的价值观念、想法、偏好，成为联系患儿家庭和其他卫生保健人员之间的最佳桥梁，使儿科护理工作能够顺利进行。

二、儿科护理相关的法律

随着我国社会主义市场经济的不断发展，人们的生活水平不断提高，人民群众的法律观念和维权意识逐步增强。

随着社会主义法制的不断健全，许多保护儿童和促进儿童健康的法律法规日趋完善。儿科护理人员要知晓患病儿童与成人患者一样具有生命权、身体权、健康权、医疗权、疾病认知权、知情同意权和隐私保护权，患儿具有受法律保护的权益，儿科护理人员有义务维护患儿的合法权益。护理人员法律意识与服务意识的增强不仅有助于提高工作质量，还能有效降低护理纠纷的发生。

儿科护理人员要告知患儿与家庭遵守医院的各项规章制度，在各项护理操作中应向患儿及家长解释操作的目的和意义，取得患儿的同意和合作，必要时让患儿家长签署知情同意书。从法律的角度考虑，护理人员在执业中应正确执行医嘱，观察患儿的身心状态，认真执行交接班、翻身、摆药等各项操作规程，对患儿进行科学的护理。遇紧急情况应及时通知医生并配合抢救，医生不在场时，护理人员应当采取力所能及的急救措施进行施救。护理人员有承担预防保健工作、宣传防病治病知识、进行康复指导、开展健康教育、提供卫生咨询的义务。如果因工作的疏忽，发生护理差错、事故，给患儿及家庭造成严重伤害，儿科护理人员应承担相应的法律责任。

注重儿童隐私的保护。儿科护理人员在为大龄儿童导尿、灌肠或做乳房、会阴检查时，要注意遮挡，保护其隐私。若得知患儿某些个人隐私，如遗传性疾病或家庭背景，儿童或家长不愿公开，护理人员应遵守医德，给予更多的理解和同情，切勿讥笑、蔑视患儿，更不得随意讨论患儿隐私，不得擅自公开患儿的健康状况及相关文件。

儿科是临床较为特殊的科室，其治疗、护理的对象在生理和心理上尚未成熟，由此导致的护理差错事件、护理纠纷事件等发生率也远高于其他科室。儿科护理人员要自觉学习《中华人民共和国母婴保健法》《医疗事故管理办法》等相关法律法规，熟知儿童应享有的权利，熟悉业务与法的关系，不断学法、懂法、用法，自觉用法律约束自己的行为，克服随意性，自觉履行护理人员的职责，高质量、高水平地服务于儿童，提高儿科护理人员的自身价值和职业社会形象。

第五节　儿科护理学发展和展望

中医学在儿童疾病的防治与护理方面有丰富的经验。早在公元前五六世纪，中医学已有关于儿科疾病的记载。《黄帝内经》记载了有关儿童的医疗保健；《史记》首次记载扁鹊为"小儿医"；隋朝《诸病源候论》提出了正确的儿童养育观；唐朝孙思邈比较系统地记载了正常儿童的发育顺序，记述了某些儿童疾病的治疗方法以及喂养和护理的原则，并提到必要时可用各种兽乳喂哺婴儿。

药物护理在宋代医籍中有较详细论述。如北宋《太平圣惠方》就指出服药方法应根据患者情况灵活变通，不可千篇一律；儿科鼻祖钱乙强调不同药物应有不同服法；南宋时期的医学书籍中详细记录了婴儿的保育方法；金代记载了简易的物理降温护理措施。

明清时期，儿科护理学有了进一步的发展。《保婴撮要》提倡脐带烧灼消毒，以预防脐风。16世纪中叶，应用接种人痘的方法预防天花已在民间流行，并在张琰的《种痘新书》中有所记载，开创了免疫学先河。明清时期儿科医家辈出，有关儿科护理的内容也有诸多论述。清代还出现了最早、较全面论述护理的专书——钱襄的《侍疾要语》。该书论述了对患者进行精神、生活、饮食、疾病、用药等方面的护理要点，促进了儿科护理学的发展。

19世纪下半叶，西方医学发展迅速并传入我国，西医儿科护理学逐渐形成并得到发展。各国传教士开办的医院里出现了儿科门诊及病房。

中华人民共和国成立后，儿童医疗保健工作得到了迅速发展。自1949年第一次提出保护母亲和儿童的条款后，相继出台了一系列旨在提高儿童卫生保健水平的政策和条例，大大降低了儿童急性传染病的发病率和死亡率，儿童体质普遍增强。

改革开放以后，护理事业进入了新的发展阶段。国家非常重视护理事业，大力扶持护理工作和护理教育事业，儿科护理学得到不断发展，从简单的儿科门诊病房阶段发展到如今的儿科监护中心和专科医院，儿科护理水平也不断提高，为儿童的健康保健和疾病护理作出了巨大贡献。

儿童的身心健康问题越来越受到国家、社会和家庭的关注。我国通过在城市和农村建立儿童保健网，积极开展儿童保健工作，推广科学的接生法、计划免疫，提倡优生优育和科学育儿，使我国新生儿和婴儿死亡率大大降低，与发达国家差距明显缩小。儿童体格发育水平也得到了很大提高，全国大规模儿童体格发育调查结果显示，儿童平均体重、身高逐步增加。儿童营养状况已有明显改善，我国5岁以下男、女童营养不良发病率显著低于发展中国家的平均水平。

经济全球化发展，科学技术进步及信息化高速发展使得人类对疾病的认知不断深入。人类健康观念和医学模式也在不断变化更新，我国儿科护理学在历经多年的发展和积淀后，已经积累了较多的经验与基础。儿科护理学的范围、儿童疾病谱也随之发生了改变，我们的护理工作也应不断顺应时代发展需求，注意感染性疾病、意外事故、儿童精神卫生问题、生活方式和环境对儿童健康的危害。我们要加强护理队伍的建设，深入发展优质儿科护理，加强儿科护理与其他学科的联系与合作，满足儿童健康护理需求。因此，护理人员应该不断努力学习先进经验、科学技术和最新护理手段，提高评判性思维能力，加强对儿科护理学的研究，发挥团结协作、奉献精神，使我国的儿科护理事业更快、更好地发展。

【思考题】

1. 与成人相比，正常儿童的解剖生理、心理有哪些不同？
2. 患病儿童的临床表现、心理、用药及护理中有哪些特点是护理人员要特别注意的？
3. 结合儿童护理特点、儿科护士的角色和素质要求，谈谈如何做一名优秀的儿科护士？

扫一扫，查阅本章数字资源，含PPT、音视频、图片等

学习目标

【知识目标】

1. 能解释儿童生长发育的规律。

2. 能阐述儿童生长发育的各项具体指标测量方法、计算方法、正常值等。

3. 能初步分析儿童神经心理行为的发育过程。

【能力目标】

能准确测量儿童生长发育常用指标并对其结果进行初步分析评价，根据评价结果对患儿及家属开展健康教育。

【素质目标】

实践操作中动作轻柔，尊重、理解、关心、爱护患儿。

第一节　儿童年龄分期及各期特点

儿童处于一个连续渐进的、不断生长发育的动态变化过程中，各系统组织器官逐渐长大和发育完善，功能亦愈趋成熟。不同年龄、不同阶段儿童在形体、功能活动、智能上各有特点。了解儿童各年龄段的特点，有助于以整体、动态的观点考虑儿童的健康问题。通常将儿童年龄划分为7个时期。

一、胎儿期

从受精卵形成到胎儿出生为止称为胎儿期。此期在母体子宫内约经过40周，其周龄称胎龄或妊娠龄。胎儿早期是组织细胞形成和分化的关键时期，孕母若受到各种生物及理化因素的影响则会导致胎儿发育异常。因此，在孕期的前3～4个月应避免接触病毒、药物、放射线等不良因素。

二、新生儿期

自胎儿娩出脐带结扎时开始至满28天称为新生儿期，此期实际包含在婴儿期内。此期新生儿脱离母体转而独立生存，所处环境发生根本的变化，但其适应能力尚不完善。由于此期生理调节和适应能力不够成熟，发病率和死亡率高。此外，分娩过程中的损伤、感染延续存在，先天性畸形也常在此期出现。

胎龄满 28 周（体重 ≥ 1000g）至出生后 7 足天，称为围生期（又称围产期）。此期包括胎儿晚期、分娩过程和新生儿早期 3 个阶段，是婴儿生命遭到最大危险的时期，死亡率最高（包括死胎、死产、1 周内死亡）。围生期的死亡率是衡量产科和新生儿科质量的重要标准。

三、婴儿期

自出生到满 1 周岁之前称为婴儿期。此期是生长发育极其迅速的阶段（生长发育第一高峰期），因此对营养的需求量相对较高。此时各系统器官的功能仍不够成熟、完善，尤其是消化系统常常不能耐受大量食物的消化吸收，故易发生营养不良和消化紊乱。婴儿 5～6 个月后从母体获得的抗体逐渐消失，自身的免疫功能又未发育成熟，抗感染能力较弱，易发生各种感染性疾病。

四、幼儿期

自 1 周岁到满 3 周岁之前称为幼儿期。此期体格生长发育速度较前期减慢，而智能发育迅速，特别是活动能力增强，与周围环境接触增多，语言、思维和应人应物能力增强，但对危险的识别和自我保护能力不足，易发生意外伤害。另外，此期儿童自身免疫能力仍然不足，活动范围渐广，接触事物渐多，因此感染性疾病发病率仍然较高。此期消化系统功能仍不完善，营养的需求量相对较高，加上乳牙萌出、断奶后食物种类转换等原因，易发生消化功能紊乱性疾病。

五、学龄前期

自 3 周岁至 6～7 岁入小学前称为学龄前期。此期儿童体格发育处于稳步增长阶段，智力发育更趋完善，求知欲强，好奇心强，能做较复杂的动作，语言和思维能力进一步发展，可塑性强，应加强品德教育。学龄前期儿童防病能力有所增强，但与外界环境的接触日益增多，仍可发生传染病及各种意外事故，易患免疫性疾病，如急性肾炎、风湿热等。

六、学龄期

从入小学起（6～7 岁）至青春期前称为学龄期。此期儿童的体格生长稳步增长，乳牙开始脱落，长出恒牙，肌肉发育加强。除生殖系统外，各系统器官发育已接近成人。大脑皮质进一步发育，理解、分析、综合和学习能力逐步增强，是学知识、接受文化教育的重要时期，是儿童心理发展的一个重大转折时期。此期机体抵抗力增强，感染性疾病减少，但免疫反应性疾病的发病率仍较高。

七、青春期

从第二性征出现到生殖功能基本发育成熟，身高停止增长，称为青春期，一般为 10～20 岁。女孩的青春期开始和结束的年龄都比男孩早 2 年左右。青春期的开始和结束年龄存在较大个体差异，可相差 2～4 岁。近年来，儿童进入青春期的平均年龄有提早的趋势。

青春期是从儿童向成人过渡的时期，体格生长发育增长出现第二次高峰，同时生殖系统的发育加速并渐趋成熟。此期由于神经内分泌调节不够稳定，受外界环境的影响大，易引起心理、行为、精神不稳定。

第二节　儿童生长发育规律及影响因素

生长和发育是儿童不同于成人的重要特点。生长是指儿童各器官、系统的长大和形态变化，可测出其量的改变；发育是指细胞、组织、器官分化完善和功能成熟，为质的改变。生长和发育两者紧密相关，不能截然分开。生长是发育的物质基础，而发育成熟状况又反映在生长的量的变化上。生长发育的过程既包括身体的变化也包括心理的变化，呈现出特有的规律性与相应的阶段性。

一、生长发育规律

不论在总体上还是各器官、系统的发育上，生长发育都遵循一定的规律。认识生长发育规律有助于儿科护士对儿童生长发育状况进行正确评价与指导。

（一）生长发育的连续性和阶段性

生长发育在整个儿童时期不断进行，呈连续的过程，但各年龄阶段生长发育的速度不同，年龄越小，生长发育越快。如体格增长在生后1年，尤其是前3个月最快，生后第1年为第一个生长高峰，以后生长速度逐渐减慢，至青春期又迅速加快，出现第二个生长高峰。

（二）系统器官发育的不平衡性

人体各器官、系统的发育遵循一定规律，发育速度不同，有各自特点。神经系统发育较早（脑在生后2年内发育较快），生殖系统发育较晚，淋巴系统发育则先快而后减慢（儿童期迅速生长，于青春期前达高峰，以后逐渐减慢），皮下脂肪在年幼时较发达，而肌肉组织则到学龄期才发育加速。其他系统，如呼吸、循环、消化、泌尿等的发育基本与体格生长平行（图2-1）。各系统发育速度的不同与其在不同年龄阶段的生理功能有关。

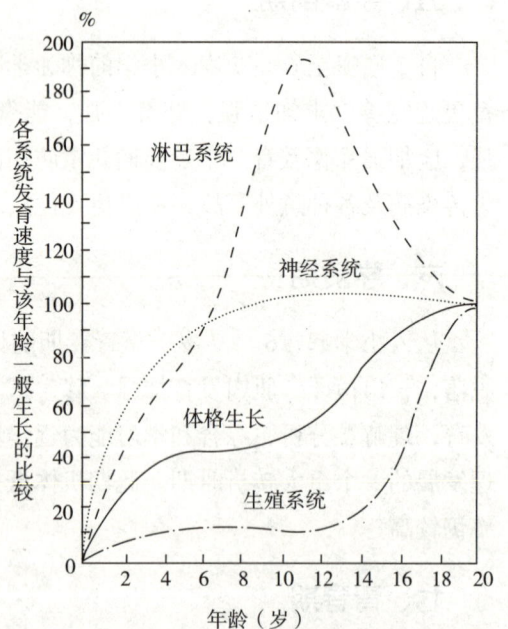

图 2-1　生长发育的不平衡

（三）生长发育的顺序性

生长发育通常遵循由上到下、由近到远、由粗到细、由低级到高级、由简单到复杂的顺序或规律。如出生后运动发育的规律是：先抬头，后抬胸，再会坐、立、行（自上到下）；先抬肩、伸臂，再双手握物；先会控制腿，再控制脚的活动（由近到远）；先会用全手掌握持物品，以后发展到能以手指端拿取（从粗到细）；先会画直线，进而能画图、画人（由简单到复杂）；先会看、听、感觉事物、认识事物，再发展到记忆、思维、分析、判断（由低级到高级）。

（四）生长发育的个体差异

儿童生长发育在一定范围内因受各种内外因素的影响而存在着相当大的个体差异，每个人生长的"轨道"不会完全相同。体格上的个体差异一般随年龄增长而越来越显著，青春期差异更大。儿童的生长发育水平虽有一定的正常范围，但所谓正常值不是绝对的，判断儿童生长发育是否正常必须考虑各种因素对个体的影响，并应进行连续动态的观察，才能做出正确的判断。

二、影响生长发育的因素

遗传因素和环境因素是影响儿童生长发育的两个最基本因素。遗传决定生长发育的潜力，这种潜力从受精卵开始就受到众多外界因素的作用与调节，表现出个人的生长发育模式；环境则决定发育的速度及最终达到的程度。两个因素相互作用，决定每个儿童的生长发育水平。

（一）遗传因素

父母双方的遗传因素决定儿童生长发育的"轨道"。种族、家族的遗传信息影响深远，如皮肤、头发的颜色，面部特征，身材高矮，性成熟的迟早，营养素需要量及疾病易感性等。严重影响儿童生长发育的遗传代谢性疾病、内分泌障碍、染色体畸形等，与遗传有更多的直接关系。

（二）环境因素

自然、社会、家庭环境直接或间接地影响着儿童各个阶段的生长发育与健康。在胎儿期更易受孕母生活环境、营养、情绪、健康状况等各种因素的影响。出生后不仅受母亲、家庭成员的影响，还受社会文化等大环境的影响。

1. 营养 合理营养是儿童生长发育的物质基础，年龄越小受营养影响越大。当各种营养素比例恰当、充足，加上适宜的生活环境，可使儿童生长潜力得到最好的发挥。宫内营养不良不仅使胎儿体格生长落后，严重时还影响脑的发育；生后营养不良，特别是第 1～2 年的严重营养不良，可影响体重、身高（长）及智能的发育。儿童摄入过多能量所致的肥胖也会对生长发育造成严重影响。

2. 孕母情况 胎儿生长发育与孕母的生活环境、营养状况、情绪等关系密切。妊娠早期病毒性感染可导致胎儿先天性畸形；孕母严重营养不良可引起流产、早产和胎儿体格生长以及脑发育迟缓；孕母受药物、放射线、环境毒物污染和精神创伤等，均可使胎儿发育受阻。因此，妊娠期要保持孕母身体健康、心情愉快、情绪稳定，膳食平衡、营养丰富，环境安静、舒适、空气清新，做到不抽烟、不酗酒、不滥用药物，避免接触各种有害物质、放射线等。

3. 家庭环境 家庭环境对儿童健康的重要作用易被家长和医护人员忽视。舒适的居住环境、充足的阳光、新鲜的空气、清洁的水源、温馨和睦的家庭气氛都能促进儿童的生长发育和身心健康。反之，则带来不良影响。健康的生活方式、科学的护理、良好的教养、适当的锻炼均是保证儿童体格、神经心理发育达到最佳状态的重要因素。培养科学有序的生活习惯，进行谦虚礼让的家庭教育是儿童身心健康成长的前提与保障。

4. 社会大环境 随着年龄的增长，儿童越来越多地受到社会大环境的影响。一方面，与外界接触能开阔视野，活跃思维，丰富知识。但由于儿童缺乏辨别、分析能力，社会环境中的某些不健康因素难免带来一些消极的影响。对于某些不健康因素，首先应该采取物理性隔离，例如学龄期儿童应远离成人娱乐场所、游戏厅、网吧等。其次，发挥家庭的屏障作用，教育儿童分辨健康信息，自觉抵制社会不良因素影响。

5. 疾病和药物　疾病对生长发育的影响十分明显。急性感染性疾病常使体重减轻；长期慢性疾病则同时影响体重和身高的增长；内分泌疾病常引起骨骼生长和神经系统发育迟缓；先天性疾病（如先天性心脏病、21- 三体综合征等）对体格和神经心理发育的影响更为明显。通常 2 岁以内儿童，疾病痊愈后，如营养充足，会出现"追赶生长"现象，即儿童身高、体重等短期内加快增长，且不改变生长发育规律。药物也可影响儿童的生长发育，如长期应用肾上腺皮质激素可致身高增长的速度减慢。

第三节　儿童体格生长及评价

一、体格生长评价指标

体格生长应选择易于测量、有较好人群代表性的指标来表示。常用的指标有体重、身高（长）、坐高（顶臀长）、头围、胸围、上臂围等。

（一）体重

体重为各器官、系统、体液的总重量。其中骨骼、肌肉、内脏、体脂、体液为主要成分。因体脂与体液变化较大，体重在体格生长指标中最易波动。体重易于准确测量，是最易获得的反映儿童生长与营养状况的指标。儿科临床中多用体重计算药量和静脉输液量。

新生儿出生体重与胎次、胎龄、性别及宫内营养状况有关。我国 2015 年九市城区调查结果显示男婴平均出生体重为（3.38±0.40）kg，女婴为（3.26±0.40）kg。出生后体重增长延续胎儿宫内体重生长的趋势。生后 1 周内因乳量摄入不足，加之水分丢失、胎粪排出，可出现暂时性体重下降（生理性体重下降），在生后 3～4 天达最低点，下降范围为 3%～9%，以后逐渐回升，至出生后第 7～10 天应恢复到出生时的体重。如果体重下降超过 10% 或至第 10 天还未恢复到出生时的体重，则视为病理状态，应分析其原因。如生后及时合理喂哺，可减轻或避免生理性体重下降的发生。出生时体重受宫内因素影响大，生后的体重与营养、疾病等因素密切相关。

随年龄增加儿童体重的增长逐渐减慢。我国调查资料显示，正常足月儿生后第 1 个月体重增加可达 1～1.7kg，生后 3～4 个月体重约等于出生时的 2 倍；第 1 年内婴儿前 3 个月体重的增加值约等于后 9 个月体重的增加值，即 12 个月时婴儿体重约为出生时的 3 倍（10kg），是生后体重增长最快的时期，为第 1 个生长高峰；生后第 2 年体重增加 2.5～3.5kg，2 岁时体重约为出生时 4 倍（12～13kg）；2 岁至青春前期体重增长减慢，年增长值约 2kg。进入青春期后体格生长又加快，每年可达 4～5kg，持续 2～3 年，呈现第 2 个生长高峰。

儿童体重的增长为非等速增加，且存在个体差异，进行评价时应以个体儿童自己体重的变化为依据，不可把"公式"计算的体重或人群体重均数（所谓"正常值"）当作"标准"进行评价。当无条件测量时，为便于医护人员计算儿童用药量和液体量，可用以下公式估计体重（表 2-1）。

表 2-1　儿童体重、身高估算公式

年龄	体重（kg）	年龄	身高（长）（cm）
出生时	3.25	出生时	50
3～12 个月	［年龄（月+9）]/2	12 个月	75
1～6 岁	年龄（岁）×2+8	1～6 岁	年龄（岁）×7+75
7～12 岁	［年龄（岁）×7-5］/2	7～10 岁	年龄（岁）×6+80

（说明：参考王卫平主编人民卫生出版社《儿科学》第9版）

（二）身高（长）

身高（长）是指从头顶到足底的全身长度。3岁以下儿童仰卧位测量身长，3岁以后立位测量身高。身高（长）的增长规律与体重的增长规律相似，年龄越小，增长越快，也出现婴儿期和青春期两个生长高峰。新生儿出生时身长平均为50cm，出生后前3个月身长增长11～13cm，满3个月时平均身长约为62cm，6个月时约为68cm，12个月身长约为75cm，生后第1年身长平均增长约25cm，呈现第1个高峰。第2年增长速度减慢，平均为10～12cm，2岁时平均身长约为87cm。2岁后身高（长）稳步增长，平均每年增加5～7cm，至进入青春早期出现第2个身高增长高峰，持续2.5～3年，女孩平均年增高8～9cm，男孩平均年增高9～10cm。女孩进入青春期较男孩约早2年，故10～13岁的女孩常较同龄男孩为高。但男孩到青春期后身高加速增长，且持续时间较长，故最终身高大于女孩。估计身高（长）的公式见表2-1。

身高（长）包括头、躯干（脊柱）和下肢的长度。这三部分的增长速度并不一致。生后第1年头部生长最快，躯干次之，而青春期身高增长则以下肢为主，故各年龄期头、躯干和下肢所占身高（长）的比例各不相同。某些疾病可使身体各部分比例失常，需要测量上部量（从头顶至耻骨联合上缘距离）和下部量（从耻骨联合上缘到足底距离）进行比较，帮助判断。出生时上部量＞下部量，中点在脐上；随着下肢长骨增长，中点下移，2岁时在脐下；6岁时在脐与耻骨联合上缘之间；12岁时恰位于耻骨联合上缘，此时上部量与下部量相等（图2-2）。

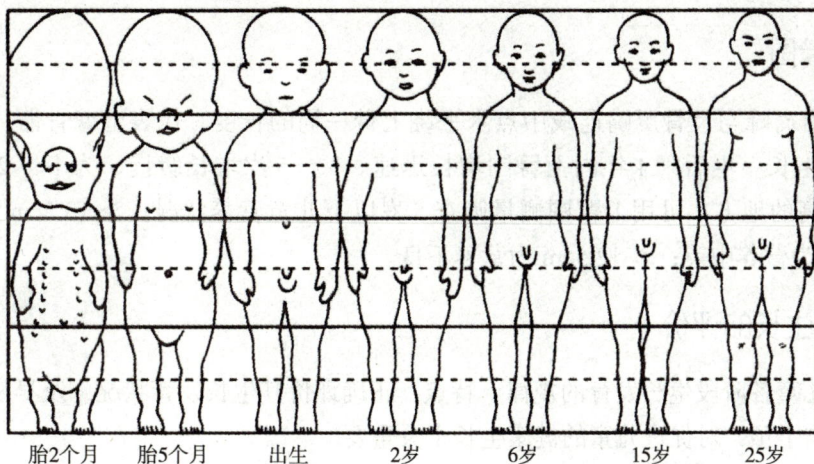

| 胎2个月 | 胎5个月 | 出生 | 2岁 | 6岁 | 15岁 | 25岁 |

图 2-2　胎儿时期至成人身体各部比例

身高（长）的增长与遗传、种族、内分泌、营养、运动和疾病等因素有关。明显的身材异常往往由甲状腺功能减低、生长激素缺乏、营养不良、佝偻病等引起。短期的疾病与营养波动不会明显影响身高（长）。

（三）坐高（顶臀长）

坐高是由头顶至坐骨结节的长度。3 岁以下儿童取仰卧位测量，称顶臀长。坐高代表头颅与脊柱的发育，其增长规律与上部量增长相同。由于下肢增长速度随年龄增加而加快，坐高占身高的百分数则随年龄增加而下降，由出生时的 67% 降至 14 岁时的 53%。此百分数显示了身躯上、下部比例的改变，比坐高绝对值更有意义。

（四）头围

头围指经眉弓上方、枕骨结节绕头 1 周的长度，是反映脑发育和颅骨生长的重要指标。胎儿期脑生长居各系统的领先地位，出生时头围相对大，平均 33 ～ 34cm；第 1 年前 3 个月头围的增长值（6cm）约等于后 9 个月头围的增长值（6cm），即 1 岁时头围约为 46cm；生后第 2 年头围增长减慢，约为 2cm，2 岁时头围约 48cm；2 ～ 15 岁头围仅增加 6 ～ 7cm，15 岁时头围约 54cm，基本同成人。头围的测量在 2 岁以内最有价值。头围过小提示有脑发育不良的可能，头围过大或增长过速提示有脑积水、脑肿瘤的可能。

（五）胸围

胸围是沿乳头下缘经肩胛角下缘绕胸一周的长度。胸围代表肺与胸廓的生长。出生时胸围 32cm，略小于头围 1 ～ 2cm，1 岁左右胸围约等于头围。1 岁至青春前期胸围大于头围（约等于头围 + 年龄 –1cm）。1 岁左右头围与胸围的增长在生长曲线上形成头、胸围的交叉，此交叉时间与儿童营养、胸廓的生长发育有关，肥胖儿由于胸部皮下脂肪厚，胸围可于 3 ～ 4 个月时暂时超过头围；营养不良、佝偻病、缺少锻炼的儿童胸围超过头围的时间可推迟到 1.5 岁以后。

（六）腹围

腹围指平脐（小婴儿以剑突与脐之间的中点）水平绕腹一周的长度。2 岁前腹围与胸围大约相等，2 岁后腹围较胸围小。腹围异常增大多提示腹水及消化道先天畸形，如先天性巨结肠等。

（七）上臂围

上臂围指沿肩峰与尺骨鹰嘴连线中点水平绕上臂一周的长度，代表上臂骨骼、肌肉、皮下脂肪和皮肤的生长。生后第 1 年内上臂围增长迅速。1 ～ 5 岁增长缓慢，为 1 ～ 2cm。在无条件测体重和身高的地方，可用上臂围测量筛查 5 岁以下儿童营养状况：> 13.5cm 为营养良好；12.5 ～ 13.5cm 为营养中等；< 12.5cm 为营养不良。

二、体格生长的评价

充分了解儿童各阶段生长发育的规律、特点，正确评价其生长发育状况，及早发现问题，给予适当的指导与干预，对促进儿童的健康生长十分重要。

（一）体格生长评价的常用方法

常使用于体格生长评价的统计学方法有以下几种：

1. 均值离差法　正常儿童生长发育状况多呈正态分布，常用均值离差法，以平均值（$\bar{X}$）加减标准差（SD）来表示，如 68.3% 的儿童生长水平在 $\bar{X}$ ±1SD 范围内；95.4% 的儿童在 $\bar{X}$ ±2SD 范围内；99.7% 的儿童在 $\bar{X}$ ±3SD 范围内。通常 $\bar{X}$ ±2SD（包括总体的 95%）为正常范围。

2. 百分位法　当测量值呈偏正态分布时，百分位数法能更准确地反映所测数值的分布情况。当变量呈正态分布时，百分位数法与离差法两者相应数值相当接近。由于样本常呈偏正态分布，则两者的相应数值略有差别。在体格生长评价时两者均广泛应用，目前一般都用百分位法。离差法计算较简单，百分位数法计算相对较复杂，但精确。

3. 标准差离差法（Z 积分或 Z score，SDS）　可进行不同质（不同年龄、性别、不同指标）人群间比较，用偏离该年龄组标准差的程度来反映生长情况，结果表示也较精确。

$$Z\ score = \frac{X - \bar{X}}{SD}$$

其中，X 为测得值，$\bar{X}$ 为平均值，SD 为标准差。Z 积分可为正值，也可为负值。

4. 中位数法　当样本变量为正态分布时中位数等于均数与第 50 百分位数。当样本变量分布不是完全正态时，选用中位数而不是算术平均数作为中间值。因此时样本中少数变量分布在一端，用算术平均数表示则对个别变量值影响大。故用中位数表示变量的平均水平较妥。

5. 生长曲线评价法　生长曲线评价法将同性别、各年龄组儿童的某项体格生长指标（如身高、体重等）值按离差法或百分位数法的等级绘成曲线，将定期连续测量的个体儿童的体格生长指标数值每月或每年点于图上，并绘成曲线与标准曲线做比较，可了解该儿童目前所处生长水平；比较前后数据，可看出其生长趋势和生长速度为正常、向下（增长不足、下降）、向上（增长加速）、或平坦（不增），及时发现偏离，分析原因予以干预，这种连续动态测量较单次测量更能说明问题。

（二）体格生长评价内容

体格生长评价包括生长水平、生长速度和匀称程度 3 个方面的评价。

1. 生长水平　将某一年龄时点所获得的某一项体格生长指标测量值（横断面测量）与生长标准或参照值比较，得到该儿童在同年龄、同性别人群中所处的位置，即此儿童该项体格生长指标在此年龄的生长水平。所有单项体格生长指标，如体重、身高（长）、头围、胸围、上臂围等均可进行生长水平评价。

2. 生长速度　对某一单项体格生长指标定期连续测量（纵向观察），将获得的该项指标在某一年龄阶段的增长值与参照人群值比较，得到该儿童该项体格生长指标的生长速度。以生长曲线表示生长速度最简单、直观，定期体检是生长速度评价的关键。这种动态纵向观察个体儿童的生长规律方法，可发现每个儿童有自己稳定的生长轨道，体现个体差异。因此，生长速度的评价较生长水平更能真实了解儿童生长状况。

3. 匀称程度　是对体格生长指标之间关系的评价。①体型匀称：常以身高（长）所得的体重与参照人群值进行比较，反映体型生长的比例关系，即一定身高的相应体重增长范围，间接反映身体的密度与充实度。其优点是不依赖于年龄，是判断 2 岁以内儿童营养不良和超重肥胖最常用的指标之一。②身材匀称：以坐高（顶臀高）/ 身高（长）的比值与参照人群值比较，反映下肢生长状况，评价身材是否均称。

（三）体格发育评价的注意事项

1. 采用规范的测量工具及正确的测量方法，获取准确的各项体格评价指标数据进行统计分析。

2. 选择合适的正常儿童体格生长标准参照值作为比较，并采用适当的体格生长评价方法。国家卫生和计划生育委员会建议采用 2015 年中国九大城市儿童的体格发育数据为我国儿童参照人群值。评价方法可参考 2021 年《中华儿科杂志》发布的《儿童体格发育评估与管理临床实践专家共识》。

3. 应定期纵向观察、横向比较，以了解儿童的生长趋势，不可单凭一次检查结果就做出结论。

4. 早产儿体格生长有允许的"落后"年龄范围，对早产儿进行发育水平评价时，应矫正胎龄至 40 周（足月）后再评价。一般身长至 40 月龄、头围至 18 月龄、体重至 24 月龄后不再矫正。

5. 体格测量的评价结果应结合全面体格检查、实验室检查结果、生活现状和健康史等综合分析，从而得出较准确的判断。

三、骨骼发育

（一）头颅骨的发育

颅骨随脑的发育而发育。可根据头围大小，骨缝及前、后囟闭合时间来评价颅骨发育。婴儿出生时颅骨缝稍有分离，于 3～4 个月时闭合。前囟为顶骨和额骨边缘形成的菱形间隙（图 2-3），其对边中点连线长度在出生时为 1.5～2.0cm，后随颅骨发育而增大，6 个月后逐渐骨化而变小，1～1.5 岁时闭合，最迟不超过 2 岁。前囟早闭或过小见于脑发育不良；前囟闭合延迟、过大见于佝偻病、先天性甲状腺功能减低症等；前囟饱满常提示颅内压增高，见于脑积水、脑炎、脑膜炎、脑肿瘤

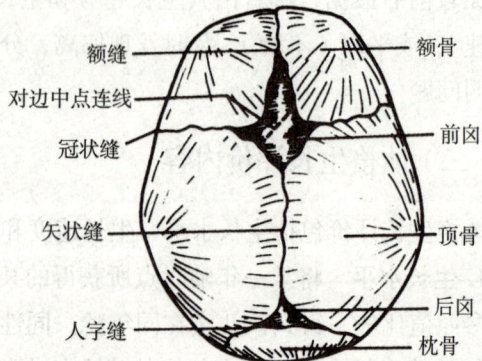

图 2-3　婴儿的囟门

等疾病，而前囟凹陷多见于极度消瘦或脱水患儿。后囟为顶骨与枕骨边缘形成的三角形间隙，出生时已很小或已闭合，最迟于生后 6～8 周闭合。

（二）脊柱的发育

脊柱的增长反映脊椎骨的发育。出生后第 1 年脊柱增长快于下肢，1 岁以后则落后于下肢增长。出生时脊柱无弯曲，仅呈轻微后凸。3 个月左右随抬头动作的发育出现颈椎前凸，此为脊柱的第 1 个弯曲；6 个月后会坐时出现胸椎后凸，为脊柱的第 2 个弯曲；1 岁左右开始行走时出现腰椎前凸，为脊柱的第 3 个弯曲。至 6～7 岁时韧带发育后，这 3 个脊柱自然弯曲为韧带所固定。注意儿童坐、立、走姿势，选择适宜的桌椅，避免儿童脊柱发生弯曲畸形。

（三）长骨的发育

长骨的生长主要由长骨干骺端的软骨骨化、骨膜下成骨，使长骨增长、增粗，当骨骺与骨干融合时，标志长骨停止生长。随年龄的增加，长骨干骺端的软骨次级骨化中心按一定顺序及骨解剖部位有规律地出现。骨化中心出现的多少可反映长骨的生长成熟程度。用 X 线检查测定不同年龄儿童长骨干骺端骨化中心出现的时间、数目、形态的变化，并将其标准化，即为骨龄，可判断骨骼发育情况。

骨生长与生长激素、甲状腺素、性激素有关。骨龄在临床上有重要诊断价值，如甲状腺功能低下症、生长激素缺乏症骨龄明显延后；真性性早熟、先天性肾上腺皮质增生症骨龄超前。但正常骨化中心出现的年龄差异较大，诊断骨龄延迟时一定要慎重。

四、牙齿的发育

人一生有乳牙（共 20 个）和恒牙（28 ~ 32 个）两副牙齿。生后 4 ~ 10 个月乳牙开始萌出，乳牙萌出顺序一般为下颌先于上颌、自前向后（图2-4），约于 3 岁前乳牙出齐，2 岁以内乳牙的数目为月龄减 4 ~ 6。乳牙萌出时间个体差异较大，与遗传、内分泌、食物性状有关。13 个月后仍未萌牙称为乳牙萌出延迟。

6 岁左右萌出第一颗恒牙（第一恒磨牙），在第二乳磨牙之后；6 ~ 12 岁乳牙逐个被同位恒牙替换；12 岁左右萌出第二恒磨牙；约在 18 岁以后萌出第三恒磨牙（智齿），也有终生第三恒磨牙不萌出者。

牙位	萌出时间
上牙切牙	6 ~ 14 个月
上侧切牙	7 ~ 18 个月
上尖牙	18 ~ 24 个月
上第一磨牙	10 ~ 17 个月
上第二磨牙	20 ~ 30 个月
下第二磨牙	20 ~ 30 个月
下第一磨牙	10 ~ 17 个月
下尖牙	18 ~ 24 个月
下侧切牙	6 ~ 14 个月
下中切牙	4 ~ 10 个月

图 2-4　乳牙萌出顺序

出牙为生理现象，出牙时个别儿童可有低热、唾液增多、流涎及睡眠不安、烦躁等症状。牙齿生长异常可见于外胚层生长不良、钙或氟缺乏、甲状腺功能低下等疾病。较严重的营养不良、佝偻病、甲状腺功能减低症、21- 三体综合征等患儿可有出牙迟缓、牙釉质差等。

五、生殖系统发育

生殖系统的发育通过下丘脑 - 垂体 - 性腺轴调节。青春期生殖系统迅速发育，持续 7 ~ 10 年。青春期分为三个阶段：①青春前期：女孩 9 ~ 11 岁，男孩 11 ~ 13 岁。性腺、性器官开始发育，出现第二性征，具有生殖能力，身高生长加速，为 2 ~ 3 年。②青春中期：出现第二生长高峰，第二性征全部出现，为 2 ~ 3 年。③青春后期：女孩 17 ~ 21 岁，男孩 19 ~ 24 岁，身高生长停止，性发育完全成熟，为 3 ~ 4 年。青春期发育的年龄与第二性征出现顺序有很大个体差异。

性早熟（即青春期提前出现）是指女孩在 8 岁以前，男孩 9 岁以前出现第二性征；女孩 14

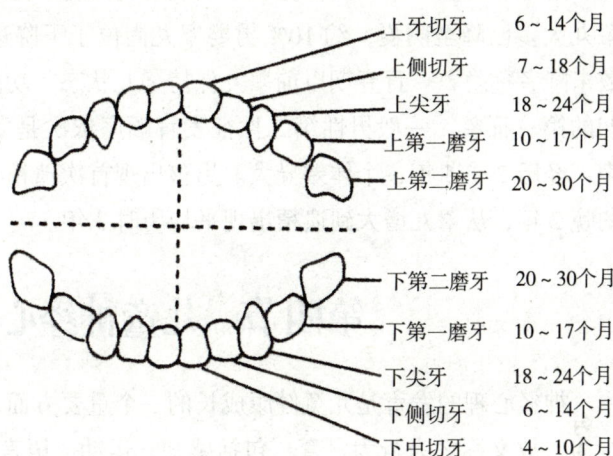

岁以后，男孩 16 岁以后无第二性征出现为性发育延迟。

（一）女性生殖系统发育

女性生殖系统发育包括女性生殖器官的形态、功能和第二性征发育。女性生殖器官包括卵巢、子宫、输卵管、阴道。乳房、阴毛、腋毛的发育标志着第二性征发育。青春前期卵巢发育非常缓慢，月经初潮时卵巢尚未完全成熟，重量仅为成人的 1/3，性功能随卵巢成熟而逐渐完善。一般女孩第二性征发育顺序依次是乳房、阴毛、初潮、腋毛。乳房发育是第二性征中发育最早的征象，大多在 9～11 岁。女孩从乳房增大到月经初潮平均历时 2.5～3 年。月经初潮来临，标志女性生殖功能发育成熟。

（二）男性生殖系统发育

男性生殖系统发育包括男性生殖器官的形态、功能和第二性征发育。男性生殖器官包括睾丸、附睾、阴茎。第二性征生长主要表现为阴毛、腋毛、胡须、变声及喉结的出现。出生时男婴睾丸大多已降至阴囊，约 10% 男婴睾丸尚位于下降途中某一部位，一般 1 岁内下降到阴囊，少数未降者称隐睾。青春期以前睾丸保持婴儿状态，功能处于静止状态。睾丸增大发育是男性青春期的第一征象。一般男性第二性征发育顺序依次是睾丸、阴茎、阴毛、腋毛、胡须、喉结、变声，经历 2～5 年，个体差异大。男孩出现首次遗精标志男性性功能发育成熟，较女孩月经初潮约晚 2 年，从睾丸增大到遗精出现平均历时 3 年。

第四节　儿童神经心理发育及评价

神经心理的发育是儿童健康成长的一个重要方面，与体格发育相互影响，主要反映在日常的行为，故又称之为行为发育，包括感知、运动、语言、情感、思维、判断和意志、性格等方面，以神经系统的发育和成熟为物质基础。神经心理发育除与先天遗传因素有关外，还与后天所处环境及受到的教育等密切相关，与体格生长一样，神经心理发育的异常可能是某些系统疾病的早期表现。

一、神经系统的发育

在胎儿期，神经系统的发育领先于其他各系统，尤其是脑的发育最为迅速。新生儿脑重量已达成人的 25% 左右，此时神经细胞数目已与成人相同，但其树突与轴突少而短。出生后脑重量的增加主要由于神经细胞体积增大和树突的增多、加长，以及神经髓鞘的形成和发育。神经髓鞘的形成和发育在 4 岁左右完成，在此之前，尤其在婴儿期，各种刺激引起的神经冲动传导缓慢，且易于泛化，不易形成兴奋灶，易疲劳而进入睡眠状态。婴儿出生时的活动主要由皮质下系统调节，故动作不自主且肌张力高，以后随脑实质的增长、成熟，转为由大脑皮质中枢调节，对皮质下中枢的抑制作用也渐明显。生长时期的脑组织耗氧较大，儿童脑耗氧在基础代谢状态下占总耗氧量的 50%，而成人为 20%。

脊髓的发育随年龄而增重、加长。在胎儿期，脊髓下端在第 2 腰椎下缘，4 岁时上移至第 1 腰椎，在进行腰椎穿刺时应注意。髓鞘的形成自上而下，延续到 3 岁。

出生时婴儿即具有觅食、吸吮、吞咽、握持、拥抱等一些先天性反射和对强光、寒冷、疼痛的反应。有些先天反射如吸吮、握持、拥抱等反射会随年龄增长而消失，否则会影响动作发育。若不能引出先天反射或先天反射持续不消失，均表明神经系统发育异常。婴儿肌腱反射较弱，腹壁反射和提睾反射也不易引出，到1岁时才稳定。3～4个月前婴儿肌张力较高，凯尔尼格征（Kernig sign）可为阳性，2岁以下巴宾斯基征（Babinski sign）阳性亦可为生理现象。

婴儿出生后2周左右即可形成第一个条件反射，即抱起喂奶时出现吸吮动作；2个月后逐渐形成与视觉、听觉、味觉、嗅觉、触觉等相关的条件反射；3～4个月开始出现兴奋性和抑制性条件反射；2～3岁时皮质抑制功能逐渐发育完善，到7～14岁时皮质抑制调节功能达到较成熟水平。

二、感知的发育

感知是通过各种感觉器官从环境中选择性地获取信息的能力。感知的发育对儿童运动、语言、社会适应能力的发育起着重要的促进作用。

（一）视感知发育

新生儿已有视觉感应功能，瞳孔有对光反应，在安静清醒状态下可短暂注视物体，但只能看清15～20cm内的事物。第2个月起可协调地注视物体，开始有头眼协调；3～4个月时喜看自己的手，追寻活动的人或物体，头眼协调较好；6～7个月时目光可随上下移动的物体垂直方向转动，出现眼手协调动作，开始认识母亲和常见物品如奶瓶，喜红色等鲜艳明亮的颜色；8～9个月时开始出现视深度感觉，能看到小物体；18个月时已能区别各种形状，喜看图画；2岁时可区别垂直线与横线；5岁时已可区别各种颜色；6岁时视深度已充分发育。视觉发育的关键期在3个月到6岁。

（二）听感知发育

婴儿出生时鼓室无空气，听力差；生后3～7天听觉已相当良好；3～4个月时头可转向声源，听到悦耳声时会微笑；6个月时能区别父母声音，唤其名有应答表示；7～9个月时能确定声源，区别语言的意义；1岁时听懂自己的名字；13～24个月时可寻找不同响度的声源，能听懂简单的吩咐；3岁以后能更精细地区别不同声音；4岁时听觉发育已完善。新生儿听力筛查是早期发现听力障碍的有效办法，我国正逐步将其纳入常规新生儿筛查内容。

（三）味觉和嗅觉发育

婴儿出生时味觉发育已很完善，嗅觉已基本发育成熟。新生儿对不同味道如甜、酸、苦、咸等可产生不同的面部表情，闻到乳香会寻找乳头；4～5个月时对食物轻微的味道改变已很敏感，是味觉发育的关键期，应适时添加各类换乳期食物。生后1～2周的新生儿可辨别母亲和其他人的气味，3～4个月时能区别愉快与不愉快的气味，7～8个月时开始对芳香气味有反应。

（四）皮肤感觉发育

皮肤感觉包括触觉、痛觉、温度觉及深感觉等。新生儿眼、口周、手掌、足底等部位的触觉已很灵敏，而前臂、大腿、躯干的触觉则较迟钝。新生儿已有痛觉，但较迟钝，疼痛刺激后出现泛化的现象，可引起全身或局部的反应，2个月起才逐渐改善。新生儿温度觉很灵敏，尤其对冷的反应。2～3岁时儿童能区分物体的大小、软硬和冷热等；5岁时能分辨体积相同而重量不同的物体。

（五）知觉发育

知觉是人对事物的综合反映，与各种感觉能力的发育密切相关。5～6个月时随动作能力的发展及手眼的协调动作，逐步了解物体各方面的属性，其后随着语言的发展，1岁末儿童开始有空间和时间知觉；3岁能辨上下；4岁能辨前后；5岁能辨左右；4～5岁时开始有时间概念，如早晚、今天、明天和昨天等。

三、运动的发育

运动发育是以脑的发育为前提，运动能力反映儿童神经系统的发育水平。运动发育分为大运动（包括平衡）和精细运动两大类。

（一）平衡与大运动

1. 抬头　新生儿俯卧时能抬头1～2秒，2个月竖抱时能抬头，3个月时抬头较稳；4个月时抬头很稳并能自由转动。

2. 翻身　婴儿大约4个月时能从仰卧位翻至侧卧位，4～7个月时能有意识地从仰卧位翻身至俯卧位，然后从俯卧位翻至仰卧位。

3. 坐　3个月婴儿扶坐时背腰呈弧形，6个月时能双手向前撑住独坐，8个月时能坐稳，并能左右转身。

4. 爬　婴儿3～4个月时可用手撑起上身数分钟，7～8个月时已能用手支撑胸腹，有时能在原地转动身体或后退；8～9个月时可用双上肢向前爬，但上、下肢的协调性不够好；12个月左右能用手与膝跪爬，15个月时可爬上台阶。学习爬的动作有助于胸部及智力发育，并能提早接触周围环境，促进神经系统的发育。

5. 站、走、跳　5～6个月扶立时双下肢可负重，并能上下跳动；8～9个月时可自己扶物站立；10～14个月时能独站和扶走；15～18个月时能独自走稳；18～24个月时能跑，会双足并跳；2岁半时会单足跳；3岁时双足交替走下楼梯；5岁时能跳绳。

（二）精细运动

新生儿两手握拳，2个月时握拳姿势逐渐松开，3～4个月时握持反射消失后可胸前玩手，开始有意识地取物；6～7个月时能用单手抓物，并独自摇摆或玩弄小物体，出现换手与捏、敲等探索性动作；9～10个月时可用拇、示指取物，喜撕纸；12～15个月时学会用匙，乱涂画；18个月时叠2～3块方积木；2岁时可叠6～7块方积木，会一页一页地翻书，能握杯喝水；3岁时在别人的帮助下会穿衣服，能临摹简单图形；4岁时能独自穿脱简单的衣服；5岁时能学习写字。

四、语言的发育

儿童语言的发育除受语言中枢控制外，还需要正常的听觉和发音器官。需要经常与周围人群进行语言交流，其语言才能得以发展。语言的发育经过发音、理解和表达三个阶段。

（一）发音阶段

哭是新生儿第一个反射性的发音，哭叫声在不同刺激（如饥饿、不适、疼痛等）时有所区别。婴儿 2 个月时能发出和谐的喉音，3～4 个月咿呀发音，7～8 个月能发"爸爸""妈妈"等复音，但都没有词语的真正意义，8～9 个月能模仿成人所发简单音节。

（二）理解语言阶段

婴儿在发音过程中逐渐理解语言。通过视觉、触觉、体位觉等与听觉的联系，婴儿逐步理解一些日常用品，如奶瓶、电灯等。6 个月时能听懂自己的名字，9 个月左右的婴儿能听懂简单的词意，如"再见""抱一下"等。10～12 个月时有意识地叫"爸爸""妈妈"。亲人对婴儿自发的"爸爸""妈妈"等语言的及时应答，促使婴儿逐渐理解这些音的特定含义。

（三）表达语言阶段

在理解的基础上，婴儿学会表达语言，一般 12 个月开始会说单词，18 个月时能用 15～20 个字，指认并说出家庭主要成员的称谓；24 个月时能指出简单的人、物名和图片，并说由 2～3 个字组成的短句；而到 3 岁时能指认许多物品名，会说短歌谣；4 岁时能讲述简单的故事情节。儿童说话的早晚与父母的教育、关注是分不开的。当婴儿说出第一个有意义的字时，意味着他真正开始用语言与人交流。

五、心理活动的发展

（一）注意的发展

注意是人对某一部分或某一方面环境的选择性警觉，或对某一刺激的选择性反应。注意可分无意注意和有意注意。新生儿在强烈的声光或红色物体的刺激下可引起无意注意，3 个月开始能短暂地集中注意人的脸和声音。幼儿时期虽有有意注意，但稳定性差，易分散、转移。5～6 岁后才能较好地控制自己的注意力，但集中时间约 15 分钟，7～10 岁约 20 分钟，10～12 岁约 25 分钟，12 岁以后约 30 分钟，注意的范围也逐渐扩大。

（二）记忆的发展

记忆是对过去事物的感知、思考和体验在头脑中的反映，包括识记（大脑中形成暂时联系）、保持（大脑中留下痕迹）和回忆（大脑中痕迹恢复）三个基本环节。回忆又可分为再认和重现。再认是以前感知的事物在眼前重现时能认识；重现则是以前感知的事物虽不在眼前出现，但可在脑中重现。5～6 个月的婴儿能再认母亲和其他亲近的人，但 1 岁以后才有重现。婴幼儿时期的记忆特点是时间短、内容少，易记忆带有欢乐、愤怒、恐惧等情绪的事情，且以机械记忆为主，精确性差、暗示性大，常被误认为说谎。随着思维、理解、分析能力的发展，才出现有意记忆和逻辑记忆，使记忆能力进一步拓宽加深，能记忆大量较复杂的事情。

（三）思维的发展

思维是个体应用理解、记忆和综合分析能力来认识事物的本质和掌握其发展规律的一种精神活动，是心理活动的最高形式。1岁以后开始产生思维。婴幼儿的思维为直觉活动思维，即思维离不开客观事物及行为；学龄前儿童以具体形象思维为主，尚不能理解事物间的逻辑关系，随着年龄增长，儿童才逐渐学会综合、分析、分类、比较等抽象思维方法，使思维具有目的性、灵活性和判断性，再进一步发展独立思考的能力。

（四）想象的发展

新生儿无想象能力；1～2岁时想象处于萌芽状态，局限于模拟成人生活中的某些个别动作，如模拟妈妈的动作给布娃娃喂饭；3岁以后想象内容增多，但仍为片断、零星的想象；学龄前期儿童想象力有所发展，但以无意想象和再造想象为主，想象的主题易变；有意想象和创造性想象到学龄期才迅速发展。

（五）情绪、情感的发展

新生儿因生后不易适应宫外环境，常处于消极情绪中（如不安、啼哭），而哺乳、抱、抚摸等可使婴儿情绪愉快；2个月时积极情绪增多；6个月后能辨认陌生人时逐渐产生对母亲的依恋，至9～12个月时达高峰。婴幼儿情绪表现特点为时间短暂，反应强烈，容易变化，外显而真实，易冲动。随着年龄的增长和与周围人的接触增多，儿童对不愉快因素的耐受性逐渐增强，能够有意识地控制自己的情绪，情绪反应渐趋稳定。

（六）意志的发展

意志是自觉地、主动地调节自己的行为，克服困难以达到预期目标或完成任务的心理过程。新生儿没有意志。婴幼儿为了表现坚强，暂时不放声大哭等为意志的最初形式。随着年龄的增长，语言思维发展的深入，社会交往的增多和成人教育的影响，儿童意志品质逐步形成和发展。

（七）个性和性格的发展

婴儿期由于一切生理需要均依赖成人，逐渐建立对亲人的依赖性和信任感；幼儿时期已能独立行走，说出自己的需要，故有一定自主感，但又未脱离对亲人的依赖，常出现违拗言行与依赖行为相交替现象；学龄前期儿童生活基本能自理，主动性增强，但主动行为失败时易出现失望和内疚；学龄期开始正规学习和生活，重视自己的学习成绩，如发现不如意将产生自卑心理；青春期体格生长和性发育开始成熟，社会交往增多，心理适应能力增强，但易出现波动，在感情和朋友问题或道德评价和人生观等问题上处理不当易发生性格变化。

儿童神经精神发育进程见表2-2。

表2-2　儿童神经精神发育进程

年龄	粗细动作	语言	适应周围人和物的能力、行为
新生儿	无规律、不协调动作，紧握拳	能哭叫	音乐和铃声使全身活动减少
2月	直立位及俯卧位时能抬头	发出和谐的喉音	能微笑，有面部表情，眼随物转
3月	仰卧位变为侧卧位，能用手摸东西	咿呀发音	头部可随看到的物或听到的声音转动180度，注意自己的手

续表

年龄	粗细动作	语言	适应周围人和物的能力、行为
4月	扶住髋部时能坐，可以在俯卧位时用两手支持抬起胸部，手能握持玩具	笑出声	抓面前物体，玩自己的手，见食物表示喜悦，较有意识的哭笑
5月	扶腋下能站直，两手能各握一玩具	能喃喃地发出单调音节	伸手取物，辨别人声，望镜中人笑
6月	能短暂独坐，用手摇玩具	能听懂自己的名字	能识别熟人和陌生人，自拉衣服，自握足玩
7月	会翻身，独坐较久，将玩具从一手换到另一手	能发出"爸爸""妈妈"等复音，但无意识	能听懂自己的名字，自握饼干吃
8月	会爬、会坐起和躺下，会扶着栏杆站起来，会拍手	会重复大人所发的简单音节	注意观察大人的行动，开始认识物件，两手会传递玩具
9月	试着独站，会从抽屉中取出玩具	能懂"再见"等较复杂语句	见熟人会伸出手来要人抱，能与人合作游戏
10～11月	能独站片刻，扶椅或推车走几步，能用拇、食指对指拿东西	开始用单词，能用一个单词表示很多意义	能模仿成人动作，会招手"再见"，抱奶瓶自食
12月	可独走，弯腰拾东西，会将圆圈套在木棍上	能说出物品名字如灯、碗，指出自己的手、眼	对人事物有喜憎之分，穿衣合作，用杯喝水
15月	走得很好，能蹲着玩，能叠一块方木	会说出几个词和自己的名字	能表示同意或不同意
18月	能爬台阶，拉着玩具车走，能倒退几步，有目标地扔皮球	能认识并指出自己身体各部位	会表示大小便，懂命令，会自己进食
2岁	能双脚跳，手的动作更准确，会用勺子吃饭	会说2～3个字构成的句子	能完成简单动作如拾物品，表达懂、喜、怒、恐等
3岁	跑、跳稳，会骑三轮车，会洗手、洗脸，能穿脱简单衣服	能说短歌谣，数几个数	认识图画上的东西，能识别男女，自称"我"表现自尊心、同情心、怕羞
4岁	能爬梯子，会穿鞋，扣衣扣	能唱歌，认识三种颜色	能画人像，初步思考问题，记忆力强，好发问
5岁	能单腿跳，快跑，会系鞋带	开始识字	能分辨颜色，数10个数，知道物品用途及性能
6～7岁	会简单的劳动和手工，如扫地、擦桌子、剪纸、泥塑、结绳等	能讲故事，开始写字	能数几十个数，可做简单加减，喜独立自主，形成性格

第五节　儿童生长发育偏离

一、体格生长偏离

体格生长偏离是指儿童体格生长偏离正常轨道，是儿童生长发育过程中最常见的问题。

（一）体重生长偏离

1. 低体重　儿童体重低于同年龄、同性别正常儿童体重平均数减2个标准差，或第3百分位以下。常见原因有喂养不当、偏食挑食、神经心理压抑等所致的能量和蛋白质摄入不足；急慢性疾病所致的消化吸收障碍和代谢消耗增加。干预原则为补充营养物质，积极治疗原发疾病，去除有关心理因素，培养良好的饮食习惯。

2. 体重过重　儿童体重超过同年龄、同性别正常儿童体重平均数加 2 个标准差，或第 97 百分位以上。原因有营养物摄入过多、活动量过少；病理性体重增加等。干预原则为减少热能性食物摄入和增加机体对能量的消耗；积极治疗原发疾病。

（二）身高（长）生长偏离

1. 身材矮小　儿童身高（长）低于同年龄、同性别儿童身高（长）正常参照值平均数减 2 个标准差，或第 3 百分位以下。原因有遗传、喂养不当、疾病等。在纵向生长监测中必须随访身高，尽早发现身材矮小，分析原因早期干预。

2. 身材过高　儿童身高（长）高于同年龄、同性别儿童身高（长）正常参照值的均值加 2 个标准差，或第 97 百分位以上。见于正常家族性高身材、真性性早熟、一些内分泌疾病（如垂体性肢端肥大症）、结缔组织性疾病（如马方综合征）等。

二、儿童行为问题

在儿童的成长发育过程中心理行为问题较常见，对儿童身心健康影响较大。近年来的调查结果显示我国儿童行为异常的发生率为 13.97% ～ 19.57%，而且有逐年上升趋势。儿童行为异常多表现在日常生活中，容易被家长忽视或过度评价。因此，区分正常和异常的行为非常重要，目前有多种衡量儿童行为的量表可帮助区分儿童异常行为问题。

儿童的行为问题一般可分为生物功能行为问题（遗尿、多梦、夜惊、过分挑食等）、运动行为问题（儿童擦腿综合征、咬指甲、磨牙、吸吮手指、挖鼻孔、活动过多等）、社会行为问题（破坏、偷窃、说谎、攻击等）、性格行为问题（惊恐、害羞、忧郁、社交退缩、交往不良、违拗、易激动、胆怯、过分依赖、过分敏感、发脾气等）和语言问题（口吃等）等。

男孩的行为问题常多于女孩，男孩多表现为运动与社会行为问题；女孩多表现为性格行为问题。儿童行为问题与年龄、性格、发育水平、父母教养方式、父母的文化、学习环境等有密切关系。

多数儿童的行为问题可在发育过程中自行消失。对儿童行为问题的处理应以积极强化反应为主，即鼓励良好行为。对儿童不良行为不予理睬是阻止这种行为发展的较好办法，不理睬有消极强化意义，无副反应。

1. 屏气发作　表现为呼吸运动暂停的一种异常性格行为问题，多见于 6 ～ 18 个月婴幼儿，5 岁前会逐渐自然消失。屏气发作常在情绪急剧变化时，如发怒、恐惧、剧痛、剧烈叫喊时出现，因换气过度，使呼吸中枢受抑制，脑血管扩张，脑缺氧时可有昏厥，口唇发绀，躯干、四肢挺直，甚至四肢抽动，持续 0.5 ～ 1 分钟后呼吸恢复，症状缓解，1 日可发作数次。屏气发作与以后惊厥发生无关。这种儿童性格多暴躁、任性、好发脾气，常用此行为来控制环境和抚养者。对此类儿童应加强家庭教养，遇矛盾冲突时应耐心哄劝，避免粗暴打骂，尽量不让孩子有发脾气、哭闹的机会。

2. 吮拇指、咬指甲癖　3 ～ 4 个月后的婴儿生理上有吮吸要求，常自吮手指尤其是拇指以安定自己。这种行为常发生在饥饿时和睡前，多随年龄增长而消失。但有时儿童因心理上得不到满足而精神紧张、恐惧焦虑，或未得到父母充分的爱，又缺少玩具、音乐、图片等视听觉刺激，孤独时便吮拇指，渐成习惯，直至年长时尚不能戒除。长期吮手指可影响牙齿、牙龈及下颌发育，致下颌前突、齿列不齐，妨碍咀嚼。咬指甲癖的形成过程与吮拇指相似，多见于学龄前期和学龄期儿童。对这类儿童要多加爱护和关心，消除其抑郁、孤独心理，当其吮拇指或咬指甲时应分散其注意力，鼓励儿童建立改正坏习惯的信心，不能打骂讽刺，以免产生自卑心理。

3. 遗尿症　正常幼儿在 2 ～ 3 岁时已能控制排尿，如在 5 岁后仍发生不随意排尿即为遗尿症。大多数发生在夜间熟睡时，称夜间遗尿症。遗尿症可分为原发性和继发性两类。原发性遗尿症多见，多有家族史，男孩多于女孩（2：1 ～ 3：1），无器质性病变，多因控制排尿的能力迟滞所致。健康状况欠佳、疲倦、过度兴奋紧张、情绪波动等都可使症状加重，有时会自动减轻或消失，亦可复发。部分患儿持续遗尿直至青春期，往往造成严重的心理负担，影响正常生活与学习。原发性遗尿症的治疗首先要取得家长和患儿的合作。护理人员应指导家长安排适宜的生活制度和坚持排尿训练，绝对不能在儿童发生遗尿时加以责骂、讽刺、处罚等，否则会加重其心理负担。应训练儿童将排尿时间间隔逐渐延长，每次排尿务必排尽；晚餐后应适当控制入水量，睡前排尿，不宜过度兴奋；睡熟后父母可在其易发生遗尿时间之前唤醒，使其习惯于觉醒时主动排尿，必要时亦可采用闹钟协助训练。

继发性遗尿症大多是由疾病引起，如糖尿病，尿崩症，泌尿道畸形、感染（尤其是膀胱炎、尿道炎、会阴部炎症）等，智力低下、神经精神创伤等也可引起继发性遗尿症。继发性遗尿症在处理原发疾病后症状即可消失。

4. 儿童擦腿综合征　是指儿童通过摩擦动作引起兴奋的一种运动行为障碍。在儿童中并不少见，女孩与幼儿更多见。发生擦腿综合征的儿童智力正常，发作时神志清醒，多在睡前、睡醒后或在独自玩耍时发生，可因注意力被分散而终止。发作时儿童两腿伸直交叉夹紧，手握拳或抓住东西使劲，有时依床脚、墙角或骑跨栏杆进行。儿童擦腿综合征大多因外阴局部受刺激，反复发作渐成习惯。因此，要注意会阴部的清洁卫生；尽早穿封裆裤，衣裤、被褥不可太厚、太紧；发作时以有趣事物分散儿童的注意力、睡前让儿童疲倦后很快入睡、醒后立即起床；鼓励儿童参加各种游戏，使其生活轻松愉快，随年龄增长此习惯动作逐渐自行缓解。

三、注意力缺陷多动障碍

注意力缺陷多动障碍（attention-deficit hyperactivity disorder，ADHD）为学龄儿童中常见的行为问题，多发生于儿童时期，主要临床表现为明显的注意力集中困难和注意时间短暂，活动过多和冲动，伴有学习困难和人际交往困难。（具体内容详见第十五章第三节）

四、学习障碍

学习障碍亦称学习困难，是指在获得和运用听、说、读、写、计算、推理等特殊技能上有明显困难，并表现出相应的多重障碍综合征。小学二三年级为发病高峰，男孩多于女孩。可表现为学习功能的偏异，如操作、理解和语言表达能力差；听觉辨别能力弱，分不清近似音，交流困难；眼手协调能力障碍；知觉转换和视觉 - 空间知觉障碍；辨别形状能力不够。其原因有先天遗传因素、产伤、窒息、大脑发育不全和周围环境缺乏有利刺激或心理问题等。学习障碍儿童智力不一定低下，但由于其认知特性导致患儿不能适应学校学习和日常生活。因此，应详细了解情况，分析其原因，加强教育训练，根据个体情况有针对性地进行矫治，同时须取得家长的理解和密切配合。

五、孤独症谱系障碍

孤独症谱系障碍（autistic spectrum disorders，ASD）主要以社会交往障碍、语言交流障碍、兴趣狭窄和行为方式刻板为特征，多起病于婴幼儿期。男性发病率高于女性，男女患病比例为2.3∶1～6.5∶1。大部分患儿伴有明显的精神发育迟滞和智力低下，少部分患儿智力在某一方面相对正常水平高。病因至今尚不明确，也没有特效药物治疗，但早期筛查、早期干预效果较好，主要采用综合性教育和行为训练，使孤独症症状得到不同程度的改善。

第六节　儿童发展理论

几个世纪以来，生物学家、社会学家及心理学家都从不同的角度研究人的生长发育，由此产生了许多理论。这些理论对于帮助人们了解人在各个生长发育时期的心理及行为特点有重要的意义，并使我们能更深刻地认识人的本质。

一、弗洛伊德的性心理发展理论

弗洛伊德（Freud S），著名奥地利精神病学家，被誉为"现代心理学之父"，通过精神分析法观察人的行为，创建了性心理发展理论。弗洛伊德的理论注重于儿童性心理的发展、对自己身体的欣赏及与他人关系的建立。他认为性本能是个性发展过程中具有重要意义的因素。他用"性心理"来描绘感官愉悦的体验，认为人的性心理发展分为5个阶段，每个阶段都有一个"性需求"需要得到满足。若某一阶段的需要未得到满足，便会产生心理及情绪问题，人格发展出现障碍，形成人格固结，并影响下一阶段的发展。

（一）口腔期

口腔期（oral stage，0～1岁）婴儿专注于与口腔有关的活动，通过吸吮、吞咽、咀嚼等口腔活动来获得快乐与安全感。如口部欲望得到满足，则有助于婴儿情绪及人格的正常发展。如此期发展不顺利，则会造成成年以后自恋、悲观、退缩、嫉妒、猜疑、苛求等人格特征，有些人会出现咬指甲、吸烟、吸毒、酗酒等不良行为。

（二）肛门期

肛门期（anal age，1～3岁）儿童关心与直肠及肛门有关的活动，愉快感主要来自于排泄所带来的快感及对排泄的控制。排便环境和氛围对儿童的个性有着深远的影响，如父母在这段时期对儿童的大小便训练恰当，则孩子能与父母产生和谐的关系，养成有秩序的习惯，学会控制自己，并形成日后人际关系的基础。如父母在这段时期对儿童的大小便训练出现问题或儿童有与排泄有关的不愉快经历，则会形成缺乏自我意识或自以为是、冷酷无情、顽固、吝啬、暴躁等人格特征。

（三）性蕾期

性蕾期（pllallic stage，3～6岁）儿童对自己的性器官感兴趣，并察觉到性别差异。男孩更偏爱母亲形成恋母情结，女孩偏爱父亲易形成恋父情结。健康的发展在于与同性别的父亲或母亲建立起性别认同感，有利于形成正确的性别行为和道德观念。如发展不顺利，则会产生性别认同困难或由此而产生其他的道德问题。

（四）潜伏期

潜伏期（latent stage，6～12岁）儿童早期的性欲冲动被压抑到潜在意识领域，把精力投放到智力及身体的活动上，儿童的兴趣不再限于自己的身体，转而注意自己周围环境中的事物，愉快感来自于对外界环境的体验，喜欢与同性别的伙伴游戏或一起活动。如果发展好，可获得许多人际交往经验，促进自我发展。此期发展不顺利，则会造成强迫性人格。

（五）生殖期

生殖期（genital stage，12岁以后）深藏于潜意识中的性欲冲动，随青春期的到来开始涌现。对异性发生兴趣，注意力由父母转移到所喜爱的性伴侣，有了与性别有关的职业计划、婚姻理想。如此期性心理发展不顺利，会导致严重的功能不全或病态人格。

性心理发展理论的主要贡献在于发现了潜意识及其在人类行为中所起的作用。人们常常不注意潜意识，因而往往无法认清一些影响人们情绪和支配人们行为的真正动机。性心理发展理论有助于护士正确理解和评估不同年龄阶段儿童外在的焦虑、紧张、愤怒等不良情绪和反常行为作为一种心理防卫所反映出的内心深处的需要和期盼，及时采取有效的护理措施，并指导家长根据不同年龄阶段性心理发展的特点，养育和训练儿童，以利于儿童健康人格的发展。如当幼儿住院时，应询问其在家时的排便方式和习惯，并应尽量维持其已养成的习惯；对12岁以上的孩子应进行必要的性知识教育，护理时注意保护其隐私。

二、艾瑞克森的社会发展理论

艾瑞克森（Erikson E），美籍丹麦裔心理学家，将弗洛伊德的理论扩展至社会方面，形成了心理社会发展理论。艾瑞克森的理论强调文化及社会环境对人发展的影响，认为生命的历程就是不断达到心理社会平衡的过程。他将人的一生分为8个心理社会发展阶段（前5个阶段与儿童的心理社会发展有关），并认为每个阶段均有一个特定的发展问题，这些问题即是儿童健康人格的形成和发展过程中所必须遇到的挑战或危机。成功地解决每一阶段的发展问题，就可健康地步入下一阶段；反之，将导致不健康的结果而影响后一阶段的发展。

（一）婴儿期（0~1岁）

主要的心理社会发展问题：信任对不信任。

信任感是发展健全人格最初且最重要的因素，人生第一年的发展任务是与照顾者（通常是父母）建立起信任感，学习爱和被爱。良好的照料是发展婴儿信任感的基本条件。婴儿来到一个陌生的环境，必须依靠他人来满足自己的需要，如果母亲或母亲代理人的喂养、抚摸等使儿童的各种需要得到满足，儿童的感受是愉快的和良好的，其对父母的信任感就得以建立，这一信任感是儿童对外界和他人产生信任感的来源。信任感发展的结果是乐观，对环境和将来有信心，形成有希望的品质。与此相反，如果儿童经常感受到的是痛苦、危险和无人爱抚，便会产生不信任感和不安全感，婴儿会把对外界的恐惧和怀疑情绪带入以后的发展阶段。

（二）幼儿期（1~3 岁）

主要的心理社会发展问题：自主对羞怯或怀疑。

此阶段幼儿通过爬、走、跳等动作来探索外部世界，很快明确独立与依赖之间的区别，并开始觉察到自己的行为会影响周围环境与环境中的人，从而形成独立自主感，他们在许多领域开始独立的探索，通过模仿他人的动作和行为进行学习；同时由于缺乏社会规范，儿童任性行为达到高峰，喜欢以"不"来满足自己独立自主的需要。当幼儿自我实现得到满足和鼓励时，其自主性得到发展。此时，如果父母替孩子包办一切，而不允许他们去做想做的事，或对其独立行为缺乏耐心，进行嘲笑、否定和斥责，将会使儿童产生羞愧和疑虑，儿童将怀疑自己的能力，并停止各种尝试和努力。因此，父母对孩子合理的自主行为必须给予支持和鼓励，避免过分干预；同时，应用温和、适当的方式约束儿童，使其按社会能接受的方式行事，学会适应社会规则。此期顺利发展的结果是自我控制和自信，形成有意志的品质。

（三）学龄前期（3~6 岁）

主要的心理社会发展问题：主动对内疚或罪恶感。

随着身体活动能力和语言的发展，儿童探究范围扩大，他们开始主动探索周围的世界，敢于有目的地去影响和改变环境，并能以现实的态度去评价个人行为。如果对他们的好奇和探究给予积极鼓励和正确引导，则有助于他们主动性的发展，这意味着他们愿意发明或尝试一些新活动或新语言，他们自己订计划、订目标，并极力争取达到目标，而不是单纯地模仿其他孩子或父母的行为。反之如果成人总是指责孩子的行动是不好的，禁止他们有一些离奇的想法或游戏活动，或要求他们完成其力所不能及的任务，都会使他们产生内疚感、缺乏自信、态度消极、怕出错、过于限制自己的活动。此期顺利发展的结果是建立方向感和目标感，形成有目的的品质。

（四）学龄期（6~12 岁）

主要的心理社会发展问题：勤奋对自卑。

此期是成长过程中的一个决定性阶段。儿童迫切地学习文化知识和各种技能，学会遵守规则，从完成任务中获得乐趣，并强烈追求如何将事情做得完美。如果在这个时期儿童能出色完成任务并受到鼓励和赞扬，则可能发展勤奋感；如果无法胜任父母或老师指定的任务，遭受挫折和指责，儿童就会产生自卑感。此期顺利发展的结果应是学会与人竞争，求得创造和自我发展，形成有能力的品质。父母、老师等都有责任帮助儿童发掘其自身的勤奋潜力。

（五）青春期（12~18 岁）

主要的心理社会发展问题：角色认同对角色混淆。

随着身体迅速而显著的变化，青少年开始关注自我，探究自我，经常思考我是怎样一个人或适合怎样的社会职业（角色）的问题。他们极为关注别人对自己的看法，并与自我概念相比较，一方面要适应自己必须承担的社会角色，同时又想扮演自己喜欢的新潮形象，因此，他们为追求个人价值观与社会观念的统一而困惑和奋斗。正常的社会心理发展主要来自于建立其独立自主的人生观念，并完善自己的社会能力和发展自身的潜能，形成忠诚的品质。如无法解决上述冲突，则会导致角色混淆，没有自控力，没有安全感。

心理社会发展理论有助于护士认识儿童发展过程中所面临的问题或矛盾，并认识到疾病常常引起这些矛盾的激化，进而影响和改变儿童生活及心理的正常发展；在此基础上，护士能更好地理解儿童的行为，更准确地发现护理问题，采取有效的护理措施。如护理婴儿时，应经常抱起或抚摸，鼓励家长参与护理活动，以利于其信任感的形成；对幼儿应鼓励其进行力所能及的自理活动；允许学龄儿童帮助准备或整理用物（如准备胶布等），使其有成就感；对儿童提出的各种问题应予耐心解答，对儿童有益的主动行为要加以赞赏。

三、皮亚杰的认知发展理论

皮亚杰（Piaget J），瑞士心理学家，基于对儿童行为的长期观察，提出了儿童认知发展理论。皮亚杰认为儿童的智力起源于他们的动作或行为，智力的发展就是儿童与经常变化着的、要求其不断做出新反应的外部环境相互作用的结果。皮亚杰把认知发展过程分为4个原则阶段，每个阶段都是对前一个阶段的完善，并为后一阶段打下基础。各个阶段的发展与年龄有一定关系，但每个人又由于其他因素的影响而各不相同。

（一）感觉运动期（0~2岁）

儿童通过与周围事物的感觉运动性接触，如吸吮、咬、抓握、触摸、敲打等行动来认识世界，其间经历6个亚阶段，主要特征是形成自主协调运动，能区分自我及周围的环境，构成了自我概念的雏形，开始出现心理表征，能将事物具体化，对空间有一定的概念，并具有简单的思考能力，形成客体永久概念，即意识到物体是永远存在的而不会神秘消失。

（二）前运思期（2~7岁）

儿童能用语言符号、象征性游戏等手段来表达外部事物。思维特点以自我为中心、单维、不可逆，即从自己的角度去考虑和看待事物，不能理解他人的观点，只关注事物的一个方面，不理解事物的转化或逆向运动，能将事物依次接连起来，但缺乏正确的逻辑推论能力。

（三）具体运思期（7~11岁）

儿童能比较客观地看待周围事物，不再以自我为中心，学会从别人的观点看问题，能理解事物的转化，并能凭借具体形象的支持，进行逻辑推理活动，形成守恒概念，即能认识到客体外形变化，其特有的属性可以不变，能进行可逆性思维。

（四）形式运思期（12岁以上）

儿童的思维能力开始接近成人水平，他们不仅思考具体的（现存的）事物，也能思考抽象的（可能发生的）情境，并具有综合性的思维能力、逻辑推论能力及决策能力。

认知发展理论可帮助护士了解不同发展阶段儿童的思维和行为方式，设计出刺激和促进儿童发展的活动，并采取儿童能够接受的语言和方式与之沟通；根据不同时期儿童智力发展水平，为他们选择治疗性的玩具、图书、画片或阅读材料，向他们有效地解释治疗和护理过程，以及传授健康保健的方法，以提高护理质量。例如，可根据具体运思期儿童依赖具体形象进行逻辑推理的特点，运用生动形象的图片、模型、事例帮助他们理解护理要求，使他们能自觉配合和参与护理活动。

四、科尔伯格的道德发展理论

科尔伯格（Kohlberg L），美国哈佛大学教授，基于对儿童和成人道德发展的研究，提出了3期6段的道德发展学说。科尔伯格认为，所谓道德发展，指个体在社会化过程中，随年龄的增长而逐渐学到的是非判断标准，以及按该标准去表现的道德行为。

（一）前习俗期（1~6岁）

儿童固守家长和其他权威人物的教导，对他们来说，道德是外来的概念。当面对道德的两难情境，进行好坏、对错的判断时，他们往往依据外界对其的限制，而不能兼顾行为后果是否符合社会习俗或道德规范。此期又分为两个阶段：①惩罚－顺从导向阶段：儿童根据行为的结果而不是行为本身来判断好坏，是非观念建立在回避惩罚的基础上，因害怕惩罚，他们无条件地遵从规则，服从家长、老师或其他权威人士，他们没有语言和行为一致的观念。②相对功利导向阶段：是非观念主要建立在满足自身需要的基础上，以自我为中心。儿童认为正确的行为是指与自己的需求相一致的行为。尽管他们也有公平、回报、共享的概念，但这些概念是很实际的、具体的，而没有公正、感激、忠诚的含义。

（二）习俗期（6~12岁）

儿童的道德观念开始形成。当面对道德的两难情境时，他们一般以社会习俗或规范为准则，行为动机主要为符合父母、家庭、社会的需要，能遵守社会道德及法规，有了忠诚和服从的概念。此期包括两个阶段：①好孩子导向阶段：儿童的思维和行为都集中在他人的反应上，一切行为均为得到他人的认可，认为只有个人做得好才能赢得赞扬。儿童在理解他人感受的基础上，达到父母或他人的期望。②社会秩序导向阶段：道德发展从关心他人发展到明确社会需求上，思维和行为能遵守社会习俗和法规，服从团体规则，尊重法律权威，有责任心，有义务感，有一定的法制观念。

（三）后习俗期（12岁以上）

儿童将社会道德规范内化，形成个人的道德理想和良心，能全面地进行自我约束，有个人需要、团体利益的道德观念和原则。当面对道德的两难情境时，他们凭自己的良心及个人的价值观念进行是非善恶的判断，而未必受传统习俗或社会规范的限制。达到此道德水平的人，并非在思想上反抗社会规范，而是在符合大众利益的基础上，寻求更适合的社会规范。此期也分为两个阶段：①社会契约导向阶段：尊重法规，认为人生的目标就是要对社会负责，保证大多数人的利益。②普遍道德原则导向阶段：个体将普遍的道德原则内化，凭借自己的良心判断是非，追求平等、博爱的人生原则，诸如公平、正义、尊重人格等。这些原则是个人自主选择的，并非每个人的道德水平都能达到这个阶段。

在护理过程中，护士可应用此理论对儿童及其家长进行指导，促进儿童道德的发展。如教育儿童养成良好的道德观念，首先要教育他们遵守社会规范，在适当的场合表现适当的行为；学龄期儿童处于好孩子导向阶段，要向他们说明必要的规章制度，对他们的行为多鼓励赞赏，使他们能够按照严格的规章制度指导自己的行为，这样不仅有利于他们道德观念的形成和发展，也有利于他们服从治疗护理方案，如按时服药等。

【思考题】

1. 描述新生儿和婴儿正常体格生长发育变化。

2. 婴儿期语言发育有什么特点？

3. 幼儿期大运动和精细运动可以有哪些里程碑式的变化？

4. 学龄前儿童可以出现哪些正常生理、认知和心理社会变化？

第三章
儿童健康促进

学习目标

【知识目标】

1. 能阐述各年龄期儿童的主要特征和健康促进的主要措施。
2. 能复述计划免疫的方式、程序、常见反应和注意事项。

【能力目标】

1. 能准确实施儿童健康评估，并根据评价结果对儿童开展健康促进。
2. 能在儿童发生意外伤害时进行现场处理，并能指导儿童家长预防常见的意外伤害。
3. 能根据各期儿童特点制订体格锻炼和游戏方式。

【素质目标】

1. 评估中耐心细致，尊重、保护患儿；操作中动作轻柔，关心、爱护患儿。
2. 形成以促进儿童身心健康为己任的职业情操。

健康促进是通过研究儿童各年龄期生长发育规律及其影响因素，以采取有效措施，促进有利因素，帮助儿童实现最佳身心健康状况及提升社会能力发展的一门学科。

目前我国已建立了较完整的妇幼卫生保健网和相应的保健机构，完善了相关的预防保健制度，通过各级儿童保健组织对不同年龄阶段的儿童进行预防保健指导、计划免疫和生长发育的监测以及儿科疾病的管理等，以达到增强儿童体质、促进儿童身心健康、降低儿童发病率和死亡率的目的。

第一节　各年龄期儿童的健康促进

一、胎儿期健康促进

胎儿期是儿童"先天之本，一生之基"，因此，做好胎儿期保健，使胎儿形神俱备，将为出生后的儿童健康发育成长打下良好的基础。胎儿期主要是通过对孕母的产前保健，达到保护胎儿在宫内健康生长发育，直至安全娩出，降低围生期死亡率的目的。

（一）预防遗传性疾病和先天畸形

提倡和普及婚前遗传咨询，禁止近亲结婚，有遗传性疾病家族史者应做产前诊断，以决定是否保留胎儿。胎儿期是致畸敏感期，尤其是胚胎发育的前 3 个月。由于导致畸形的原因错综复杂，除注意遗传因素外，孕母还应避免接触放射线和铅、汞、苯、有机磷农药等化学毒物；避免吸烟、酗酒；避免感染及妊娠并发症，以预防先天畸形、流产、早产和异常分娩的发生。患有心肾疾病、糖尿病、甲状腺功能亢进或低下、结核病等慢性疾病的孕母应在医生指导下确定能否怀孕及孕期的用药，高危孕妇应定期做产前检查，必要时终止妊娠。

（二）保证充足营养

胎儿生长发育所需的营养物质完全依赖于孕母的供给，孕母的营养状况影响胎儿正常的生长发育，尤其是妊娠后 3 个月的营养对保证胎儿加速生长和储存产后泌乳所需能量非常重要。因此，孕母要注意合理搭配膳食，妊娠早期应注意补充叶酸和碘，妊娠后期应加强铁、锌、钙和维生素D 等重要营养素的补充。同时，孕母也要防止因营养物质摄入过多而导致胎儿过大影响分娩。

（三）其他

孕母应保持心情愉悦，减少精神负担和心理压力，保证充足的睡眠和有规律的生活，注意劳逸结合，高危孕妇应加强监护，重视妊娠期并发症的处理，远离不良因素，预防流产、早产的发生。

二、新生儿期健康促进

新生儿刚刚脱离母体，各器官系统发育尚未成熟，抵抗能力较弱，加之对外界环境的适应和调节能力差，易患各种疾病。特别是生后 1 周内的早期新生儿发病率和死亡率极高，死亡率约占婴儿期的 2/3，故新生儿期是儿童健康促进的重要阶段，而生后 1 周内新生儿的保健则是重中之重。

社区卫生服务中心的妇幼保健人员一般会在新生儿期进行家访，访视时间通常包括 4 次，初访：出院后 1 ～ 3 天内；周访：生后 5 ～ 7 天；半月访：生后 10 ～ 14 天；满月访：生后27 ～ 28 天。高危儿和检查有异常者应增加访视次数。家访的目的是及早发现问题，及早实施干预，从而降低新生儿的发病率或尽可能减轻疾病的严重程度。

（一）保暖

保暖是新生儿期重要的护理措施。新生儿居室应阳光充足，通风良好，温、湿度适宜，冬季新生儿易患与低体温相关的疾病，应因地制宜采取不同的保暖措施，夏季避免室内温度过高、衣被过厚或包裹过严，以防止脱水热。

（二）合理喂养

母乳是新生儿最佳的食品，提倡母乳喂养，宣传母乳喂养的优点，指导正确的哺乳方法和技巧，如母乳不足或无法进行母乳喂养者，应指导家长采取科学的人工喂养方法。

（三）日常护理

1. 指导家长学会观察新生儿　包括体温、呼吸、面色、吸吮是否有力、哭声、大小便和精神状态等。

2. 保证充足的睡眠　每天最好达 20 小时，睡眠时要更换体位，以侧卧为好，不主张用枕头。

3. 清洁卫生　新生儿新陈代谢旺盛，有条件者应每日进行沐浴，正确进行眼睛、口腔、鼻腔和外耳道的清洁护理；脐带未脱落前做好脐带护理；保持臀部皮肤清洁干燥，便后用温水清洗臀部并吸干；选用柔软吸水性强的浅色棉布类尿布，避免使用不透气的塑料布或橡皮布，防止尿布皮炎发生；女婴注意会阴部的清洁和干燥，防止上行性尿路感染。

4. 衣着　根据室温选择合适柔软棉布制作的衣被，新生儿不宜包裹过紧，衣服的样式要简单、宽松，便于穿、脱，应保证四肢活动自如。

（四）预防意外伤害

防止因包被蒙头过严，哺乳姿势不当，乳房堵塞新生儿口、鼻部或溢乳时未能及时发现，奶液呛入气管引起窒息，避免物品遮盖口、鼻或压迫胸腹部引起呼吸困难。

（五）预防疾病

保持室内空气清新，定时开窗通风，新生儿用具应专用，食具用后要煮沸消毒，保持衣被和尿布的清洁干燥；接触新生儿之前应洗手，凡患有感染性或传染性疾病者不能接触新生儿，家人患感冒时须戴口罩，缩短与新生儿的接触时间，尽量减少探视和亲吻新生儿，避免交叉感染；按时接种卡介苗和乙肝疫苗。出生两周后开始遵医嘱口服维生素 D，以预防佝偻病的发生。尽早进行先天性遗传性代谢性疾病和听力筛查。

（六）心理保健

指导父母进行新生儿抚触，经常与新生儿说话、唱歌并用彩色玩具逗引，以促进视、听、触觉的发展和智力的发育，培养新生儿对周围环境的定向力和反应能力，建立和培养父母与新生儿之间的感情，促进新生儿身心健康的发展。

三、婴儿期健康促进

此期儿童生长发育最为迅速，需要的能量和营养素也相对更多，但其消化和吸收功能尚未成熟，容易发生消化功能紊乱和营养不良等疾病，故合理喂养是婴儿期的保健重点。

（一）合理喂养

提倡母乳喂养，部分母乳喂养或人工喂养婴儿首选配方奶粉。4 个月以上婴儿应开始按原则及时、正确地添加辅食，使其适应多种食物，减少以后挑食、偏食的发生，并为断奶做准备。在添加辅食的过程中，家长要注意食物的选择和烹调的方式，也要注意观察婴儿的粪便，及时判断辅食添加是否恰当。

（二）日常护理

1. 清洁卫生　养成每日早、晚给婴儿洗脸、洗脚和清洁会阴部的良好习惯，勤换衣裤，根据季节每日或隔日沐浴，沐浴后应注意拭干皮肤皱褶处，并涂婴儿爽身粉。婴儿头部前囟处易形成鳞状污垢或痂皮，可涂植物油，待痂皮软化后用婴儿皂和温水清洗干净，不可强行剥离，以免引起皮肤破损或出血，在哺乳或进食后喂少量温开水以清洁口腔。

2. 牙齿保健　在 4～10 个月乳牙开始萌出时，婴儿可有一些不舒适的表现，为减轻不适感，可提供一些较硬的饼干、烤面包片等食物咀嚼。指导家长每天用湿润的纱布擦洗齿龈和乳牙，婴儿不能含乳头或奶嘴入睡，除容易导致蛀牙外，还可因不良吸吮习惯造成下颌、颜面畸形等。

3. 衣着　婴儿的衣服尽量不用纽扣，宜用带子，要样式简单、宽松而少有接缝，便于穿脱及四肢活动。

4. 睡眠　良好的睡眠有利于婴儿健康。3～4个月后保证每天15个小时左右的睡眠时间，掌握婴儿睡眠时间逐渐缩短的生理特点，逐步养成夜间以睡眠为主、白天以活动为主的作息习惯。睡眠环境不需要过分安静，白天光线应柔和、稍暗，夜晚应熄灯睡觉。婴儿应有固定的睡眠场所和睡眠时间，睡前避免过度兴奋，保持身体清洁、干爽和舒适，可以放一些舒缓轻柔的乐曲，不可用喂哺催眠，不拍、不摇、不抱，否则醒来后不容易再次入睡；睡觉时最好是侧卧位，因小婴儿易吐奶或溢奶，仰卧位可导致窒息，侧卧时要注意两侧经常更换，以免面部或头部变形；尽量不要轻易打扰熟睡的婴儿或破坏已养成的睡眠习惯。

5. 大小便训练　指导家长对婴儿进行大小便的训练，婴儿3个月后即可把尿，会坐后可以坐便盆练习大小便，每次3～5分钟，婴儿坐盆时不要分散其注意力。6个月开始白天不用尿布，夜间按时叫醒小便，逐渐训练晚上也不用尿布。随食物性质的改变和消化功能的成熟，婴儿大便次数减少到每日1～2次时，开始训练定时排大便。

6. 活动　家长可帮助1～6个月的婴儿进行肢体被动运动，6～12个月的婴儿根据发育特征在家长的指导下每日进行大动作（爬、扶站、走）和精细动作（抓、取物品）的训练。家长应每日带婴儿进行户外活动，以增强身体对外界环境的适应能力和预防佝偻病的发生。

（三）防止意外伤害

意外伤害是婴儿期最常见的死亡原因之一，包括异物吸入、窒息、中毒、触电、跌落、烧伤和烫伤等。应向家长特别强调意外伤害的防范。

（四）预防疾病

婴儿对传染性疾病有较高的易感性，为预防传染病的发生，须按计划免疫程序完成基础免疫。同时要定期为婴儿进行健康检查和生长发育监测，以便及早发现、及早治疗。

（五）早期教育

1. 视、听能力训练　婴儿期是感知觉发育的重要时期，应结合生活实践，逐渐认识和熟悉生活环境，通过颜色鲜艳、能发声、能走动的玩具吸引婴儿注意力，也可让其通过看、指、找、摸等动作，促进感知觉的协调发展。

2. 动作的发展　父母为婴儿提供运动的空间和机会。2个月时可开始练习空腹俯卧，培养俯卧抬头以扩大婴儿的视野；3～6个月的婴儿应用玩具练习婴儿的抓握能力，并训练翻身；7～9个月时用能够滚动的、颜色鲜艳的软球等玩具逗引婴儿爬行，同时练习婴儿站立、坐下和迈步；10～12个月婴儿会玩"躲猫猫"的游戏，鼓励婴儿学走路。

3. 语言的培养　儿童语言发育的关键时期是生后9～24个月，家长要利用一切机会和婴儿说话或逗引婴儿学语，利用日常接触的人和物，引导婴儿把语言同人、物及动作联系起来。婴儿期与父母亲接触密切的儿童，其语言和智能发育较好。

4. 心理保健　促进父母与婴儿的情感交流。哺乳过程是一种与婴儿潜在的心灵沟通方式，特别是母乳喂养的婴儿能频繁地与母亲皮肤接触，母亲的抚摸、温柔的话语能带给婴儿最大的安全感，婴儿通过父母的皮肤接触能获得情绪上的满足，在安稳、舒适、温馨和喜悦中，感受到父母亲的疼爱和关怀，有利于婴儿生长发育，也加深了亲子之间的浓厚感情，有利于婴儿良好性格的培养。

四、幼儿期健康促进

幼儿的生长速度较前期减慢，其能量需求也有所下降，但神经心理发育迅速，独立性和自主性也不断发展。此期幼儿好奇心和模仿能力增强，行走和语言能力增强。然而，自身的免疫力仍不够完善，对外界危险的识别能力也较差，十分容易发生意外伤害。

（一）合理安排膳食

幼儿正处在断奶之后乳食变更阶段，且生长发育速度仍较快，应保证各种营养素充足且均衡。部分幼儿在 18 个月左右会出现营养需求和食欲下降现象，称为生理性厌食。幼儿的咀嚼消化功能虽较婴儿期成熟，但 2 ~ 2.5 岁前乳牙未出齐，咀嚼和胃肠消化能力较弱，食物应细、软、烂、碎，种类和制作方法需多样化，形、色、香、味应俱全，以增进食欲。

（二）日常护理

1. 衣着　幼儿的衣着应颜色鲜艳便于识别，且宽松、保暖、舒适，利于自己穿、脱和自理能力的培养。3 岁左右应学习穿、脱衣服，整理自己的用物，培养自我服务意识和能力，家长应为他们创造自理条件。

2. 牙齿　乳牙已萌出，应注意牙齿的清洁卫生，因幼儿不能很好地刷牙，有效的牙齿清洁可由父母协助。初期可选择用软布轻轻清洁牙齿表面，逐渐改用软毛牙刷，早晚各 1 次，牙膏应选择幼儿自己喜欢的味道。为保护牙齿应少吃易致龋齿食物（如食用糖、面包、土豆等），鼓励饭后漱口，杜绝含奶嘴入睡的习惯，定期进行口腔检查。

3. 睡眠　睡眠时间随年龄和活动量的增加而减少。每日保证 12 ~ 14 小时睡眠，培养幼儿按时入睡和独立睡眠的习惯。睡眠之前不做节奏快、吸引注意力的事情，减弱房间的灯光，让幼儿带一个喜欢的玩具上床，可用柔和的声音讲故事等帮助其入睡。

4. 大小便训练　幼儿期的重要任务之一是大小便的训练。2 岁左右的幼儿在生理和心理上已做好大小便训练的准备，理解应在什么时间和地方排泄，并能用语言或动作表达这一需求。训练时家长应多采用赞赏和鼓励的方式，训练失败时不要表示失望或责备幼儿，在环境突变时，已经形成的排泄习惯会改变，但当幼儿情绪平稳后，排泄习惯会恢复。

5. 户外活动　坚持每日户外活动，保证每天 2 ~ 3 小时空气浴、日光浴，以增强对环境的适应能力。

6. 卫生习惯的培养　培养幼儿定时洗澡，勤换衣裤，养成饭前便后洗手、不喝生水、不吃未洗净的瓜果、不随地吐痰和大小便、不乱扔瓜果纸屑等不良习惯。

（三）预防意外伤害

幼儿期意外伤害事故发生率较高，应指导家长加以防范，如在户外玩耍时应加以监督，过马路要有成人带领；让幼儿远离热源和电源；保管好可能引起中毒的物品和药品；门窗、阳台、床都应牢固，设有栏杆，防止发生跌落；根据幼儿期的发育特点选择适合的游戏和安全的游戏场所进行活动。

（四）预防疾病

幼儿免疫功能仍不健全，感染性疾病和传染病发病率较高。应继续加强预防接种和防病工作，每 3～6 个月做 1 次健康检查，预防营养不良、单纯性肥胖、龋齿等。

（五）心理保健

1. 动作发展　根据年龄选择合适的游戏和玩具，成人可引导或帮助幼儿玩耍，鼓励其独自活动，以发展动作协调性。

2. 语言发展　满足幼儿的好奇心、求知欲和表现欲，重视与幼儿的语言交流，鼓励幼儿多说话，促进语言发育。与幼儿进行语言交流时，用词要正确，发音要准确，语句要连贯完整。

3. 培养良好品德　幼儿期应重视品德教育，应学会与他人分享快乐与成功，互助友爱，教会尊敬长辈、讲礼貌等，由于幼儿模仿能力强，教育过程中成人要给幼儿树立好榜样。

4. 防治常见的心理行为问题　针对幼儿常见的心理行为问题（包括违拗、发脾气、抗拒和破坏性行为等），家长应采取有效措施。

五、学龄前期健康促进

学龄前儿童体格发育较前减慢，但智力发展快、独立活动范围大，具有好奇、多问的特点，是性格形成的关键时期。

（一）合理营养

学龄前儿童饮食类型接近成人，但食品制作仍要多样化，做到粗细交替，荤素合理搭配，保证各种营养素的摄入，切忌食物品种单调，每餐雷同。利用该阶段儿童喜欢参与食品制作、布置餐桌的机会，进行营养知识、食品卫生知识的教育，培养其定时进食、不偏食、不挑食的健康饮食习惯和良好的进餐礼仪。

（二）日常护理

学龄期儿童能表达自己的愿望并能独立行事，但动作缓慢、不协调，应鼓励自理或他人协助，不要包办。

（三）预防疾病

每年做 1～2 次健康检查和体格测量，进行视力、龋齿、缺铁性贫血及寄生虫病等常见病的筛查与矫治。

（四）预防意外伤害

学龄前期儿童好奇、好模仿，接触面广而无经验，常有外伤、溺水、中毒、交通事故等事件发生。要积极开展安全教育，采取相应措施，防止意外伤害的发生。

（五）心理保健

1. 品德教育　根据儿童心理发展的特征，通过日常生活锻炼其独立生活能力，同时培养关心集体、遵守纪律、团结协作、热爱劳动等道德品质。

2. 促进智力发展　此期儿童智能发育更趋完善，语言和思维能力进一步发展，具有较强的可塑性。通过开展讲故事、组织各种游戏（绘画、搭积木、剪贴和做模型）、弹奏乐器、唱歌和跳舞、参观等活动，培养儿童多方面的兴趣和爱好，提高想象、思维能力，陶冶情操，为入小学打好基础。

3. 防治常见的心理行为问题　包括吸吮拇指、咬指甲、遗尿、手淫、攻击性或破坏性行为、害怕等，家长应针对原因采取有效措施。

六、学龄期健康促进

学龄期儿童智力发育更加成熟，对事物具有一定的分析、理解能力，认知和心理发展非常迅速，是接受科学文化教育的重要时期，也是心理发展上的一个重要转折时期。

（一）合理营养

此期儿童的膳食要求营养充分、均衡，以满足其体格生长、心理和智力发展等需求。重视早餐和课间加餐，安排饮食时可让儿童参与制订菜谱和准备食物，以增加食欲。经常进行营养卫生宣教，纠正挑食、偏食、吃零食、暴饮暴食等不良习惯。

（二）日常护理

1. 体格锻炼　学龄期儿童动作的速度和控制能力增强，可进行较大运动量的锻炼和较持久的运动，具备必要的动作协调性、时间控制和专注能力。每天应进行户外活动和体格锻炼，要注意活动的兴趣性、适合性、安全性及娱乐性，在运动中建立自尊意识和团体意识，教会儿童适当的技巧和安全防护原则。

2. 睡眠　根据年龄、活动量、健康状况等因素制订个体化的休息和睡眠方案，每天保证9～10个小时的睡眠时间。

3. 牙齿保健　此期儿童正处于换牙的关键时期，应注意口腔卫生，定期牙科检查。培养每天早晚刷牙、餐后漱口的习惯，预治龋齿、牙齿错位咬合、牙痛、口腔感染等疾病。

4. 预防近视　学龄期儿童应特别注意保护视力，保持正确的写字、读书姿势，要在光线充足的地方学习，看书写字时间不能太长，课间到户外活动，积极开展眼保健操活动，预防近视发生。一旦发生近视，要及时就医。

5. 养成正确的坐、立、行等姿势　学龄期是骨骼生长发育的重要阶段，某些不良姿势，如听课、看书、写字时弯腰、歪头、扭身，站立和行走时歪肩、驼背等会使脊柱异常弯曲，可影响胸廓的正常发育，造成骨骼畸形。

（三）预防意外伤害

学龄期儿童常发生的意外伤害包括车祸、溺水，以及在活动时的擦伤、割伤、挫伤、扭伤或骨折等。应教会儿童正确使用活动器具，学习交通规则和意外事故的防范知识，以减少伤残的发生。

（四）预防疾病

要定期进行健康检查，按时预防接种，预防传染性疾病和肠道寄生虫病等。

（五）心理保健

1. 培养良好习惯　注意培养良好的学习习惯和性格，加强素质教育，通过体育锻炼培养儿童的毅力和奋斗精神，培养健康的兴趣爱好，陶冶高尚情操，帮助儿童抵制各种不良风气的影响。

2. 防治常见的心理行为问题　此期常见的问题是不适应学校生活，表现为焦虑、恐惧，旷课或拒绝上学。其原因较多，如不愿意与家人分开，上学时产生分离性焦虑；对学校陌生环境产生恐惧；害怕某位老师；与同学关系紧张；害怕考试等。家长首先要查明原因，采取相应措施，同时，需要学校和家长相互配合，帮助儿童尽快适应学校生活。

七、青春期健康促进

青春期是个体由儿童过渡到成人的时期，有显著的生理及心理的变化，是一生中决定体格、体质、心理和智力发育、发展的关键时期。

（一）加强营养

青春期是生长发育的第二高峰期，体格生长迅速，脑力劳动和体力活动消耗增加，需增加能量和蛋白质、维生素及矿物质（如铁、钙、碘等）等营养素的摄入。

（二）日常护理

1. 保证充足睡眠　青少年需要充足的睡眠和休息以满足迅速生长的需要，睡眠每天不少于9小时，养成早睡早起的睡眠习惯，家长应起到榜样和监督作用。

2. 加强体育锻炼　按学校规定的锻炼项目开展体育活动，以增强体质，培养意志。青少年时期体育活动能减少高血压、高血脂、肥胖的发生，减少青少年发生抑郁和情感障碍的危险。

3. 培养良好的卫生习惯　重点强调少女的经期卫生指导，如保持生活规律，避免受凉、剧烈运动及重体力劳动，注意会阴部卫生，避免坐浴等。

4. 建立健康的生活方式　受社会不良因素的影响，青少年容易染上吸烟、饮酒、吸毒及滥用药物等不良习惯，应加强正面教育，宣传吸烟、吸毒的危害，培养其对自己的生活方式和健康负责，帮助其养成良好、健康的生活习惯。

（三）预防意外伤害

意外创伤和事故是青少年，尤其是男孩常见的问题，包括运动创伤、打架斗殴所致损伤、交通事故、自杀等，除安全教育外，还应进行不良情绪和行为的筛查、咨询和心理疏导等。

（四）预防疾病

青少年应重点防治结核病、风湿热、沙眼、屈光不正、龋齿、肥胖、神经性厌食和脊柱弯曲等疾病，通过定期健康检查，早期发现、早期治疗。由于青少年神经内分泌调节不够稳定，还可出现良性甲状腺肿、痤疮、贫血等，女孩易出现月经不规则、痛经等。日常生活中应注意观察，一旦出现及时处理。

（五）心理保健

1. 加强教育　包括法制、品德和性教育。青少年易受外界环境因素的影响，需要接受系统的法制教育，自觉抵制腐化堕落思想的影响。性教育是青春期健康教育的一个重要内容，家长、学校和保健人员可通过交谈、宣传手册、生理卫生课等方式对青少年进行性教育，以祛除青少年对性的困惑。对于青少年的自慰行为，如手淫等应给予正确引导，避免夸大其对健康的危害，以减少恐惧、苦恼、追悔等心理冲突和压力。

2. 防治常见的心理行为问题　青少年常见的心理行为问题包括出走、自杀及对自我形象不满等，家庭及社会应给予重视，并采取积极措施，帮助青少年顺利度过青春期。

第二节　散居与集居儿童健康促进

儿童居住方式，通常分为散居和集居两种形式。散居儿童主要分布在社区，通常以家庭为单位，以单个或两个儿童的生活模式为主，其健康促进的实施需要深入社区，深入每个家庭。而集居儿童主要以集体机构为单位，属于多个儿童群体生活的方式。儿童的特点可因其居住方式不同而存在差异，应因地制宜，根据各自居住方式的特点实施儿童健康促进工作。

一、散居儿童

散居儿童（children living at home）是指从出生至入小学前未进入托儿所或幼儿园而散居在各个家庭中的儿童。管理重点为 0～3 岁婴幼儿，此期间儿童生长发育速度快，是体格生长和心理发育的关键时期，由于散居儿童居住地分散、人数众多，要让每个儿童都能够享有卫生保健，就必须依靠各级儿童保健机构形成的城乡保健网，实行城乡分级分工、分责任开展儿童护理保健工作。

（一）建立儿童保健卡

掌握社区儿童的基本情况是做好儿童健康促进工作的必备条件，为每一个儿童建立健康档案，包括儿童的姓名、性别、出生日期、家庭地址、父母的一般情况；记录新生儿访视、定期体检或生长监测情况等；了解并核实社区内人口资料，包括总人口数、出生数、婴儿及 5 岁以下儿童死亡数、各年龄组儿童数等；了解各年龄组儿童体格发育水平、营养状况、常见病和多发病患病情况等；尤其要关注高危儿、体弱儿、发育迟缓儿的家庭，为其提供更多的服务和帮助。

（二）新生儿家庭访视

建立新生儿健康管理卡和预防接种卡。每次访视的重点内容不同，对早产儿、低体重儿或足月小样儿应增加访视次数。

（三）保健门诊

儿童保健门诊主要任务是促进儿童健康成长，目的是采用先进的检查诊断技术，尽早发现问题，尽早给予正确的健康指导，以降低各种疾病的患病率和死亡率，提高儿童健康水平。定期对儿童进行健康检查，通过连续的纵向观察可获得个体儿童的体格生长和社会心理发育趋势，以便早期发现问题，给予正确的健康指导、宣教和采取相应的措施。

1. 检查频度　6 个月以内婴儿每月 1 次；7～12 个月婴儿 2～3 个月 1 次；幼儿 3～6 个月 1 次；学龄前儿童每年 1～2 次；高危儿、体弱儿宜适当增加检查次数。

2. 检查内容　体格测量及评价，测量头围、胸围、身长（高）、体重等，3 岁后每年测视力 1 次；全身各系统的体格检查；建立儿童保健卡；询问个人史，包括出生史、喂养史、生长发育史、预防接种史、既往疾病史、家庭环境与教育等；常见病如缺铁性贫血、寄生虫病等，可定期做辅助检查以明确诊断；对临床可疑佝偻病、发育迟缓、微量元素缺乏等疾病应做相应的进一步检查。

（四）特殊保健门诊

如体弱儿或高危儿随访门诊；视觉和听觉检测门诊，可及时发现和治疗有视、听障碍的儿童；口腔门诊指导预防和矫治口腔疾病；还可设立营养指导门诊、智力筛查门诊、心理咨询门诊、遗传咨询门诊等，以便及早诊治。

（五）完成儿童计划免疫

由社区儿童保健机构和防疫部门一起有计划、有目的地按照免疫程序完成预防接种工作。

（六）传染病管理

及时发现传染病患儿，对已确诊的传染病患儿进行家庭访视，指导家长在居家条件下采取消毒和隔离措施，采取正确的护理措施，并向家属、邻里宣传预防知识，防止传染病的传播。对于新确诊的传染病，要及时填写传染病疫情报告卡。

（七）健康教育

要重视与儿童家长的接触，进行面对面的健康教育，把护理保健工作深入到各个家庭。利用各种机会，通过各种渠道和方式，如微信公众号、微视频推送、报纸杂志、宣传画、科普材料、墙报、宣传栏等，宣传包括营养与喂养、疾病和意外的预防、体格锻炼、儿童早期教育等保健知识。

二、集居儿童

集居儿童（children at collective agency）是指在国家设置或民办的托儿所、幼儿园内集体居住的儿童，多数为 3 岁以上的学龄前儿童，其根本任务是在集居的条件下促进儿童的身心健康。在集居的条件下，儿童彼此接触的机会多，一旦发生急性传染病很快就会蔓延到一个班甚至全园（所）。因此，集体机构必须贯彻以预防为主的方针，建立卫生保健制度，做好集体儿童的卫生保健工作，保证儿童的健康成长。

（一）合理安排日常生活

合理的生活习惯不仅能保证每个儿童有充足的睡眠，按时进食和游戏，还为保教工作创造条件。由于集体机构中儿童年龄不同，每天的睡眠时间和次数、进餐的时间和次数，以及活动时间的长短都各不相同，必须根据儿童的年龄及生理、心理特征对其进行合理的分班，建立合理的生活制度，安排好生活日程。对已建立的生活制度应严格执行，保证儿童精神愉悦，身体健康。

（二）加强膳食管理

掌握各年龄组儿童营养需要及配膳原则，按年龄特点安排每周食谱，避免单调，定期进行营养计算，配备经过专业培训的营养师，讲究烹调方法和营养卫生，食物应适合儿童的消化能力，饭菜要多样化，应有各种米面、青菜、肉以及豆制品，以满足儿童生长发育对各种营养素的需要；注意食品卫生，食物应新鲜干净；儿童按时进食，不挑食、不偏食的良好进食习惯。科学合理的膳食不仅能为儿童生长发育提供充足的原料，同时也能预防营养性疾病的发生。

（三）开展早期教育

早期教育（early education）对儿童的智力发展极为重要，早期教育应遵循：①保教工作必须从儿童的生理和心理特点出发，个别教育与集体教育相结合。②保教任务应与生活中的每个环节相结合，发展儿童与成人间良好的关系，促进儿童动作、语言、认知等能力的发展。③以儿童为中心，动静相结合，有组织的活动与个别活动相结合，室内与室外活动相结合。④教育内容与方式应符合儿童神经心理与体格发育的规律，充分注意儿童认知的直观性和模仿性等特点，采取相应的教育方法，组织各种活动，坚持启发、诱导和正面教育。⑤尊重儿童的个性，注重趣味性和灵活性。为儿童提供适当的玩具、教具和运动设施，寓教于乐，把保教任务融进儿童的每一项生活中去。

（四）健康检查制度

1. 入园健康检查 儿童在进入托儿所或幼儿园以前要进行全面健康检查，包括生长发育指标测量、体格检查、预防接种史、既往病史及传染病接触史等，为每个儿童建立健康卡。

2. 定期健康检查 监测儿童生长发育情况，发现问题及时处理。

3. 晨、午、晚间检查 日托在每晨间、午间检查儿童的健康情况，全托还应增加晚间检查，以便早期发现儿童的异常情况，做到早期诊断、及时治疗。

4. 工作人员健康检查 上岗前要进行健康检查，包括全面体格检查，胸透，化验肝功能、乙肝表面抗原等，以后每年复查 1 次。

（五）加强传染病管理，按时完成预防接种

按年龄和季节完成防疫部门所布置的预防接种工作，建立简易隔离治疗室，发现传染病患儿后即行隔离，并对接触易感儿采取检疫措施。及时了解疫情，做到早预防、早发现、早报告、早诊断、早治疗、早隔离。

（六）清洁卫生消毒

定期进行环境卫生大扫除，随时消灭蚊、蝇、鼠等，对玩具、桌椅、用具及室内空气等定期进行消毒。儿童的卧室和活动室应光线充足、空气新鲜，每天保证通风 3 次，每次最少 30 分钟；经常晒被褥，换洗床单。严格厨房卫生管理制度，餐具每次要消毒。保证儿童每人一巾一杯一勺，每天消毒 1 次。培养儿童良好的个人卫生习惯，饭前便后用流动水洗手，经常洗澡、剪指甲、换洗衣服，饭后漱口，早晚刷牙等。每天下班后班级用紫外线等消毒；走廊公共区等每天多次消毒液擦拭和清理消毒；幼儿卫生间每次用后及时消毒；所有员工必须定期在卫生防疫部门做身体检查，合格后方能上岗。

（七）体格锻炼

根据儿童年龄特点建立体格锻炼制度，有组织、有计划地开展各种形式的游戏和体格锻炼。充分利用空气、日光和水，通过游戏和体育活动增强儿童体质及抗病能力。体格锻炼的内容和方法应不断改进，进行登记和分析，以提高体格锻炼的效果。

（八）进行安全教育，防止意外事故

严格接送制度，以防儿童走失。对房屋、场地、桌椅、门窗、大型玩具等设备要定期检查，

及时维修。妥善保管危险物品，如刀、剪、热水瓶、药品等，要放在儿童拿不到的地方，煤炉、电源要加防护罩，防止烧伤、烫伤、中毒等意外事故。保健医生应具有一定的意外事故急救知识和急救技术，对已发生的意外事故能进行简单正确的处理。

（九）与家长保持联络

密切联系儿童家长，取得家长的支持和配合，共同做好集居儿童的健康促进工作。

第三节　体格锻炼

体格锻炼是指自婴儿时期开始，进行有目的、有计划地锻炼，对肌肉的发育、肌力的增长、平衡和协调能力的发展、耐力的获得均很重要，是促进儿童生长发育、增进健康、增强体质的积极措施。通过体格锻炼能提高机体对外界环境的适应力、耐受力和抵抗力，培养儿童坚强的意志和性格，促进儿童德、智、体、美、劳全面发展。

儿童体格锻炼的形式多种多样，应循序渐进，由简单到复杂。可根据儿童的年龄、体质、性格特征、环境、季节和温度等特点，安排体育运动、集体游戏、户外活动或皮肤锻炼（利用日光、空气和水）等，促进儿童机体发育。体格锻炼可增强体质，提高抵抗力和健康水平，获得适应气候变化的能力，减少疾病的发生。各种锻炼形式之间能互相补充、彼此加强，锻炼时可以同时采用 2～3 种形式。

一、户外活动

户外活动一年四季均可进行，可增强儿童体温调节能力及对外界气温变化的适应能力，同时可促进儿童生长发育，预防佝偻病的发生。根据不同年龄和不同的季节特点，安排各种不同的户外活动，时间和次数逐渐增加。外出时衣着适宜，冬季户外活动要注意保暖。

二、皮肤锻炼

1. 婴儿抚触　抚触是对婴儿全身皮肤、肌肉进行轻柔爱抚与温和按摩，是一种简便易行、安全有效的婴儿护理方法。抚触可促进血液循环、改善消化功能、有利于肌肉的放松与活动，可给婴儿愉快的刺激，减弱应激反应，提高婴儿抗病能力，同时也是父母与婴儿之间最好的交流方式之一，可促进其身心发展。

2. 水浴　是利用水的机械作用和水的温度刺激身体，可提高皮肤适应冷热变化的能力，水浴可使皮肤血管收缩或舒张，从而促进机体的血液循环、新陈代谢及体温调节。根据儿童年龄特点、体质和环境温度，选择不同的水温和水浴方式，如温水浴、擦浴、淋浴和游泳。

3. 空气浴　是利用空气的温度、湿度、气流、气压、日光等物理因素直接刺激皮肤，促进机体新陈代谢、健壮呼吸器官和增强心脏活动，提高儿童对外界环境适应能力的一种健身锻炼法，常和日光浴一起进行。气温越低，作用时间越长，刺激强度就越大，健康儿童从出生时即可进行。锻炼时间和温度可根据儿童年龄及特点而定，注意季节变化。

4. 日光浴　是通过天然太阳光的照射，调节儿童机体功能，促进身心健康发展。日光中的红外线可促进皮肤的血管扩张，使血液循环加速，增强儿童心肺功能；紫外线能使皮肤中的 7- 脱氢胆固醇转变为维生素 D，可改善钙、磷代谢，预防佝偻病的发生。日光浴适于 1 岁以上儿童，一般宜在气温 22℃以上、无大风时进行。

三、体育运动

儿童对玩耍和游戏能够无师自通，通过游戏和玩耍学习知识，认识世界，学习处理环境中的人、事、物，并对自己有所认识。了解各期儿童生理、心理特点，选择合适的游戏和活动可促进儿童身心健康发展。托儿所及幼儿园可采用活动性游戏方式，如赛跑、扔沙包、滚球、丢手绢、立定跳远等；年长儿可利用器械进行锻炼，如木马、滑梯；学龄儿童可以由老师组织各种田径活动、体操、球类、舞蹈、游泳、滑冰、骑车、跳绳等。体育锻炼要持之以恒、循序渐进、科学安排、充分准备，同时注意个体差异，对于不同健康状况的儿童应选择不同的锻炼方法、时间、强度和紧张度，并随时观察儿童对锻炼的反应，以采取相应的调整措施，达到增强体质的目的。另外，配合合理的生活制度，补充适量的能量和营养素，增强身体机能。

第四节　常见意外事故及预防

意外事故是指突然发生的、外来的、非本意的、非疾病的各种事件对人体所造成的损伤，常常发生在一瞬间，后果严重，不仅对儿童的生活产生影响，还可能导致其发生疾病或某种能力丧失，甚至是致死致残，对儿童身心健康发展乃至整个家庭造成巨大的负面影响。目前，无论发达国家还是发展中国家，意外伤害已经成为 1 ～ 14 岁儿童的主要死亡原因，它已成为威胁儿童健康和生命的主要问题，是一项全球性亟待解决的重要公共卫生课题。因儿童缺乏认知能力，不能识别环境中的危险因素，加上儿童有好奇心重、活泼好动和好模仿的特点，易发生意外事故，如外伤、气管异物、中毒、溺水等。跌伤、动物咬伤、交通事故、烫伤、异物、溺水被列为儿童意外伤害的前六位。儿童意外发生的原因很多，其中大部分可以防范，保护儿童和对成人进行教育是预防儿童意外事故的关键措施。

一、交通事故

交通事故是儿童常见的意外事故。家长应对儿童进行交通安全教育，以身作则，培养自觉遵守交通规则的意识；尽可能为儿童提供安全的游戏场所；学龄前儿童过马路时家长要牵着手，不可在马路上奔跑或玩耍，不要在人多或车多的公路上独自行走；在乘车、骑自行车时做好各种防护准备。

二、窒息

出生 1 ～ 3 个月的婴儿常发生溢乳，奶液或奶块呛入气管引起窒息；较大的婴儿由于好奇心重，玩耍时可能将小物品，如豆类、塑料小玩具、硬币、纽扣等塞入鼻腔、外耳道或口中，引起鼻腔、外耳道或消化道异物；婴幼儿口含食物哭闹、嬉笑、跑跳或打闹，食物误入气管而引起窒息。要培养良好的饮食习惯，进食时不要随意说话，勿惊吓、引逗、责骂儿童，以免儿童惊叫、大笑、哭闹而将食物吸入气管；不给婴幼儿整粒花生、瓜子、豆类等坚果类及带刺、带骨、带核的食品；家长应检查玩具的小部件是否牢固，不给婴幼儿体积小、易吞入的玩具，如珠子、棋子等。

三、外伤

儿童缺乏预见性，自我防范意识差，在玩耍或运动时易受伤，如跌伤、脱位、骨折、烧伤、烫伤、触电、切割、挤压等。日常生活中远离电、热源，如电器、热锅、热水瓶、明火等；婴幼儿居室的窗、楼梯、阳台、床等设栏杆；妥善放置易燃、易爆、易破损的物品；玩具、器械设备定期检查，保证完好，玩耍时应有成人陪伴；不要让儿童触及锐利的危险物品，如小刀、剪、针等。

四、中毒

儿童常见的急性中毒包括食物、有毒动植物、药物中毒等。其防范措施包括：保证儿童食物清洁、卫生和新鲜；教育儿童勿随便采集野生植物及野果，避免食用有毒植物；药物应放置在儿童拿不到的地方，内服药与外用药分开存放；剧毒药品及农药要妥善保管与使用，避免儿童接触；严禁儿童玩弄煤气灶，定期检查煤气是否漏气，以免一氧化碳中毒。

五、溺水

幼儿多以不慎跌入水中引起溺水，年长儿多以游泳发生意外引起。其预防措施有：不可将儿童单独留在澡盆中；儿童不能单独呆在水缸、水桶、浴池边；教育儿童不可独自去池塘边、河边或开放性水域玩耍；让年长儿了解溺水的预防知识，掌握一些自救互救的技能。

第五节　儿童计划免疫

儿童计划免疫是根据儿童免疫特点和传染病发生情况而制定的免疫程序，通过有计划地使用生物制品进行预防接种，以提高儿童的免疫水平，达到控制和消灭传染病的目的。

一、计划免疫的种类

（一）主动免疫

主动免疫是指给易感者接种特异性抗原，以刺激机体产生特异性抗体，从而获得免疫力，预防相应的传染病。其特点是起效慢，但作用时间长。主动免疫制剂在接种后经过 2～3 周才能产生抗体，持续 1～5 年后逐渐减少。因此，在完成基础免疫后，还要适时地安排加强免疫，巩固免疫效果。常用主动免疫制剂包括：

1. 菌苗　用细菌菌体或细菌多糖体制成，包括死菌苗和活菌苗。①死菌苗：由于死菌苗进入体内不能生长繁殖，维持时间短，产生免疫力不高，因此接种量大，需多次重复注射。如霍乱、百日咳、伤寒菌苗等。②活菌苗：活菌苗接种到人体后，可生长繁殖，但不引起疾病，产生免疫力时间长且效果好，因此接种量小，次数少。如卡介苗、鼠疫、布鲁氏菌菌苗等。

2. 疫苗　用病毒或立克次体接种于动物、鸡胚或组织培养，经处理后形成。包括灭活疫苗，如乙型脑炎和狂犬病疫苗等；减毒活疫苗，如脊髓灰质炎和麻疹疫苗等。活疫苗的优点与活菌苗相似，但活疫苗不可在注射胎盘球蛋白或丙种球蛋白的 3 周内应用，以防发生免疫抑制作用。

3. 类毒素　用细菌所产生的外毒素加入甲醛，使其变成无毒性而且仍有抗原性的制剂，如白喉和破伤风类毒素等。

（二）被动免疫

被动免疫是指未接受主动免疫的易感者在接触传染源后，给予相应的抗体，使其在短期内（一般约 3 周）获得免疫力。因其起效快，作用时间短，只做应急预防和治疗，如给予注射麻疹疫苗的麻疹易感儿注射丙种球蛋白预防麻疹，受伤后注射破伤风抗毒素预防破伤风等。

常用被动免疫制剂（又称免疫血清）包括抗毒素、抗菌血清和抗病毒血清以及丙种球蛋白等。此类制剂来自于动物血清，对人体是一种异型蛋白，注射后容易引起过敏反应或血清病，尤其是重复使用时应特别慎重。

二、计划免疫程序

免疫程序是指接种菌苗或疫苗的免疫步骤和方法。我国卫生和计划生育委员会规定1岁内必须完成卡介苗、脊髓灰质炎疫苗、百白破混合制剂、麻疹疫苗和乙肝疫苗的接种。根据本地区疾病流行情况、家长的意愿，可进行乙型脑炎减毒疫苗、流行性脑脊髓膜炎疫苗、风疹疫苗、腮腺炎疫苗、流感疫苗、甲肝疫苗等接种。建立计划免疫卡保证接种对象和接种项目能够准确、及时，避免发生错种、重种和漏种。儿童计划免疫程序见表3-1。

表3-1　儿童计划免疫实施程序表

疫苗名称	预防疾病	接种年龄	接种部位	接种途径	备注
乙肝疫苗 Hep B	乙型肝炎	0、1、6月龄	上臂外侧三角肌或大腿前外侧中部	肌内注射	出生后24小时内接种第1剂次
卡介苗 BCG	结核病	出生时	上臂外侧三角肌	皮内注射	即便卡痕未形成，不予补种
脊髓灰质炎灭活疫苗 IPV	脊髓灰质炎	2月龄	上臂外侧三角肌或大腿前外侧中部	肌内注射	
脊髓灰质炎减毒活疫苗 bOPV	脊髓灰质炎	3月龄、4月龄、4岁		口服	冷开水送服或含服，服后1小时内禁止热饮
百白破疫苗 DTaP	百日咳、白喉、破伤风	3、4、5、18月龄	上臂外侧三角肌或臀部	肌内注射	每剂次间隔需≥28天
白破疫苗 DT	白喉、破伤风	6岁	上臂外侧三角肌下缘	肌内注射	
麻风疫苗 MR	麻疹、风疹	8月龄	上臂外侧三角肌下缘	皮下注射	
麻腮风疫苗 MMR	麻疹、腮腺炎、风疹	18月龄	上臂外侧三角肌下缘	皮下注射	
乙脑减毒活疫苗 JE-L	流行性乙型脑炎	8月龄，2岁	上臂外侧三角肌下缘	皮下注射	
乙脑灭活疫苗 JE-I	流行性乙型脑炎	8月龄，2岁、6岁	上臂外侧三角肌下缘	皮下注射	8月龄接种2剂次，间隔7～10天
A群流脑疫苗 MPSV-A	流行性脑脊髓膜炎	6、9月龄	上臂外侧三角肌下缘	皮下注射	两剂次间隔需≥3个月
A+C流脑疫苗 MPSV-AC	流行性脑脊髓膜炎	3、6岁	上臂外侧三角肌下缘	皮下注射	两剂次间隔需≥3年；MPSV-A第2剂次与MPSV-AC第1剂次间隔≥12个月
甲肝减毒活疫苗 HeP A-L	甲型肝炎	18月龄	上臂外侧三角肌下缘	皮下注射	
甲肝灭活疫苗 HeP A-I	甲型肝炎	18、24月龄	上臂外侧三角肌附着处	肌内注射	

三、预防接种的准备与注意事项

（一）接种前的准备工作

1.环境准备 接种场所应光线明亮，空气流通，温度适宜；接种及抢救物品摆放有序。

2.心理准备 做好解释、宣传工作，介绍所接种疫苗的类型、益处和可能的副反应，消除小儿紧张、恐惧心理，争取家长和儿童的合作。接种宜在饭后进行，以免晕厥。

3.物品的准备 制品认真检查核对，按照规定方法稀释、溶解、摇匀后使用。

4.严格掌握禁忌证 接种前认真询问病史及传染病接触史。

（1）一般禁忌证：有急性传染病接触史而未过检疫期者；较重的心、肝、肾疾病；慢性疾病急性发作期；严重皮肤病以及正在接受免疫抑制剂治疗的患儿应推迟常规的预防接种。

（2）特殊禁忌证：各种制剂的特殊禁忌证应严格按使用说明书执行。有明确过敏史者禁种白喉类毒素、破伤风类毒素、麻疹疫苗（特别是鸡蛋过敏者）、脊髓灰质炎糖丸疫苗（牛奶或奶制品过敏）、乙肝疫苗（酵母过敏或疫苗中任何成分过敏）；发热、腹泻期忌服脊髓灰质炎疫苗；近1个月注射过丙种球蛋白者，不能接种活疫苗；有抽搐史者禁用百日咳菌苗。

（二）接种时的注意事项

1.认真检查核对 常规执行"三查七对"制度；掌握接种的剂量、途径和次数，按使用说明完成全程和加强免疫；按各种制品要求的间隔时间接种，一般接种活疫苗后需隔4周，接种死疫苗后需隔2周再接种其他活（死）疫苗。

2.严格无菌操作 要做到一人一针一管；抽吸后剩余药液不能放置超过2小时；一般用2%碘酊及75%乙醇或0.5%碘伏消毒皮肤，待干后注射；接种活疫苗、菌苗时，只用75%乙醇消毒，因活疫苗、菌苗易被碘酊杀死，影响接种效果。接种后剩余药液应废弃，活菌苗应烧毁。

四、接种后的反应及护理

（一）一般反应

1.局部反应 接种后数小时至24小时左右，注射部位会出现红、肿、热、痛，有时伴有局部淋巴结肿大或淋巴管炎。反应程度因不同个体而有所差异，红肿直径＜2.5cm为弱反应，2.6～5cm为中等反应，＞5cm为强反应。局部反应一般持续2～3天自行消退，反应轻者无须特殊处理，重者可做局部热敷。接种活菌（疫）苗，则局部反应出现较晚、持续时间较长。

2.全身反应 在接种后24小时内出现不同程度的体温升高，持续1～2天。体温＜37.5℃为弱反应，37.5℃～38.5℃为中等反应，＞38.6℃为强反应，还常伴有头晕、恶心、呕吐、腹泻、全身不适等反应。接种活疫苗需经过一定潜伏期（5～7天）才有体温上升，一般无须特殊处理，注意适当休息、多饮水即可。若高热持续不退，应到医院诊治。

（二）异常反应

1.过敏性休克 在注射后数秒或数分钟内发生。表现为烦躁不安、面色苍白、口周青紫、呼吸困难、四肢湿冷、脉细数、恶心呕吐、惊厥、大小便失禁甚至昏迷，如不及时抢救，可在短期内危及生命。此时要使患儿平卧，吸氧，并立即皮下或静脉注射1：1000肾上腺素0.5～1mL，必要时可重复注射，注意保暖。病情稳定后尽快转至医院继续抢救治疗。

2. 晕厥 个别儿童由于空腹、疲劳、紧张或恐惧等原因出现晕厥。一般在接种时或接种后几分钟内出现头晕、心慌、面色苍白、出冷汗、手足冰凉、心跳加快等症状，重者心跳、呼吸减慢，血压下降，知觉丧失。应立即使患儿头低平卧，保持安静，饮少量温开水或糖水即可恢复正常，若数分钟后仍不恢复者，可针刺人中、合谷、十宣穴，必要时皮下注射 1∶1000 肾上腺素，每次 0.01 ～ 0.03mL/kg。

3. 过敏性皮疹 以荨麻疹最为多见，一般在接种后几小时至几天内出现，经服用抗组胺药物后即可恢复。

4. 全身感染 有严重的原发性免疫缺陷综合征或继发性免疫功能损害者，接种活菌（疫）苗后可扩散为全身感染。

（三）偶合症

偶合症是指接受预防接种的儿童正处于某种疾病的潜伏期，抑或机体存在尚未被发现的基础性疾病，在接种后巧合发病，或者巧合复发、加重。偶合症的发生与接种疫苗本身并无关系，只是时间上的巧合。

第六节　儿童健康评估

儿童健康评估主要涉及儿童生长发育、营养状况、心理发育、行为发育、家庭环境等方面。儿童在许多方面与成人不同，必须掌握儿童身心特点，运用多方面知识，以获得全面、准确的主、客观资料，为制定护理方案打下良好的基础。

一、健康史

资料来源于患儿、家长或看护人员，通过交谈掌握既往史、一般情况、主诉、现病史、家族史、个人生活史（如出生史、生长发育史、喂养史及预防接种史等）、发病经过，以及儿童的心理社会情况等。

二、身体评估

一般采用视、听、触、嗅等方式对儿童进行体格检查以取得客观资料。护理体检的目的是对儿童身体、心理、社会适应等方面进行评估，为提出护理诊断、制定合理的护理措施提供依据。评估内容包括外表、体格生长指标的测量、各器官及全身情况。

三、心理评估

1. 婴儿期 婴儿期是儿童身心发育最快的时期，对住院的反应随月龄增长而有所不同，多数表现出分离时的紧张和寻找，重逢时的愉悦和轻松，对陌生环境和陌生人有排斥倾向。应评估其感知觉、语言及动作的发育情况，以及适应环境的能力。护理人员要多与患儿接触，如抚摸、搂抱、亲近，呼其乳名，减少不良环境刺激。

2. 幼儿期 幼儿期患儿住院后产生的心理变化比婴儿更强烈。因不熟悉医院环境，感到恐惧，常出现不合作、反抗、任性、违拗等心理反应，拒绝接触医护人员。护理人员态度要亲切、和蔼，尽可能设固定护士，在患儿父母在场的情况下接触患儿，了解患儿表达需求常使用的方式及生活习惯，引导患儿熟悉医院环境，采用多种方式与患儿交流，减少其恐惧和焦虑心理。

3. 学龄前期 学龄前期患儿住院的主要反应是对陌生环境的不习惯，对住院的不理解，尤其惧怕因疾病或治疗而破坏身体的完整性。但因智能发展更趋完善，思维能力进一步发展，能较准确地认识事物，能控制和调节自己行为，故表现较温和，如悄悄哭泣、难以入睡等。护理人员应掌握此期儿童特点，运用简单易懂的语言解释住院的原因，陪同儿童玩游戏、绘画、看电视或讲故事等，使其有机会表达情感，转移其恐惧、焦虑情绪。

4. 学龄期 学龄期患儿主要反应是与学校及同学分离，担心学业，感到孤独。因对疾病缺乏了解，忧虑自己会残疾或死亡，也有的患儿因住院给家庭造成严重的经济负担而感到内疚。此期儿童自尊心较强、独立性增加，表现比较隐匿，努力做出若无其事的样子来掩盖内心的恐慌。护理人员应多了解患儿的生活、饮食习惯，向家长介绍患儿的住院反应，以便家长对患儿进行帮助，鼓励患儿完成力所能及的自我护理活动和个人卫生处理，并给予适当的选择权利，增强患儿的自信心和安全感。鼓励与同伴或老师联系，允许他们来医院探视。

5. 青春期 青春期患儿对疾病或受伤的生理和心理因素有更多的了解，知道疾病与某些器官功能的不良有关。对疾病的发生和治疗有一定的见解和自我控制能力，更关注疾病或受伤对身体形象的影响以及隐私问题。与同伴分离常带来痛苦和不安。护理人员要以成人的方式对待他们，在交谈时考虑其心理反应，给予理解、关心、耐心解答患儿提出的各种问题，建立融洽和信任的关系。鼓励他们与同伴、老师保持联系，维持正常的社交活动，减轻其自卑和退缩行为。

6. 临终儿童的心理评估 面对儿童死亡是最困难、最痛苦的事情，不同年龄的儿童对死亡的认识和反应是不同的。婴幼儿不理解死亡，往往用哭闹来表达不舒服。学龄前儿童常将死亡与睡眠混淆，认为死亡是暂时的，不知道死后不能复生，还会将死亡与自己的不良行为联系在一起，认为是对自己的一种惩罚。他们害怕与父母的分离，认为只要有父母在身边，就感到安全。学龄期儿童对死亡有了更多的认识，逐步了解了死亡的概念，开始懂得死亡是生命的终结，是不可避免的，开始惧怕死亡。青少年对死亡的认识与成人相似，但很难接受。

四、营养评估

通过评估及时了解和发现儿童群体和个体存在的营养问题，及时采取有效的干预措施，避免和减少营养性疾病的发生。营养状况的评估包括是否母乳喂养、辅食添加及饮食情况、大便的性质和次数等，均应详细记录。

五、辅助检查

1. 实验室检查 通过实验室检查帮助诊断疾病，了解目前病情，推测预后，指导治疗和预防。常进行的检查有血液、体液或排泄物的检测及生化分析；肝、肾、胰和各内分泌系统的功能检查；微生物、免疫学、血清学检查以及病理解剖学检查等。一些疾病（先天性代谢性疾病）离开实验室检查，就不能确诊，有些疾病（如代谢异常病）在新生儿期进行筛查，可早期发现、早期进行相应治疗。实验室检查受多种因素的影响，收集标本时应注意技术细节。

2. 影像学检查 包括 X 线、CT、磁共振、超声、核医学等技术。通过影像学检查获得更多的信息，对于辅助临床诊断、观察疗效具有重要的价值。

在评估检查时一般应遵循自上而下的原则，为获得准确的检查结果，应视儿童病情、年龄特点、耐受程度及当时情绪灵活掌握，适当调整顺序。如检查婴儿时，可先听诊胸部和心脏，最后检查眼部、口腔及咽部等易引起婴儿不适哭闹的部位；对幼儿可先检查四肢后再检查其他部位，以减少幼儿的恐惧；对急诊及抢救病例，先重点检查生命体征及与疾病有关的部位，边询问边检查、边抢救，全面的体检待病情稳定后再进行，以免耽误救治。

六、家庭评估

家庭评估在儿童健康评估中发挥着十分重要的作用，无论家庭成员，还是家庭环境，都是儿童身心健康的重要影响因素，因此应注重对儿童家庭的整体评估，主要包括家庭结构和家庭功能的评估。在评估中还应注意沟通的方法和技巧，充分取得儿童及家长的信任、理解和支持，及时对家长的疑惑进行解释，涉及隐私的信息注意保护。

（一）家庭结构评估

1. 家庭成员组成　评估儿童的家庭人数、家庭类型，还应涉及父母的婚姻状况，是否有分居、离异及死亡等情况。

2. 家庭成员的职业及受教育情况　评估儿童父母的受教育程度，掌握的技能种类及程度，目前所从事的职业，包括工作时间、工作地点、工作强度、工作性质等。

3. 文化习俗及宗教信仰　评估家庭成员中有无宗教信仰及文化习俗的差异性，进而了解该儿童家庭的生活方式、饮食习惯、保健方式、育儿理念和教育教养方式等。

4. 家庭及社区环境　评估该儿童的家庭居住状况，如共同居住人口数量、居住面积、房间布局、居住的隐私性与安全性等；社区环境主要评估儿童所在幼儿园或学校的位置、交通情况、娱乐空间、活动设施以及环境中潜在的危险因素等。

（二）家庭功能评估

1. 家庭成员的关系及角色　家庭成员之间的关系是否融洽，气氛是否和谐，成员之间是否相互关心、爱护和支持。

2. 家庭中的权威及决策方式　评估家庭成员的分工、家庭决策方式以及主要决策人。

3. 沟通交流情况　评估儿童是否愿意与父母沟通，如沟通形式、沟通频率等；评估父母是否愿意倾听孩子的想法，是否能够接纳孩子的意见和建议。

4. 家庭保健能力　评估家庭成员中是否具备科学合理的育儿知识、技能与经验，如是否能够对儿童常见疾病有一定的认知能力和处理能力。

【思考题】

1. 彤彤，女，2岁半，如何向其家长宣教该年龄段儿童健康促进的关键措施？

2. 萌萌，女，8个月，已能用双上肢向前爬。请问除了练习爬行外，还能为萌萌安排哪些锻炼方式促进其动作发育？

3. 浩浩，男，6个月，按照计划免疫程序规律接种，请问此时浩浩已经接种了哪些疫苗？

第四章

青春期健康与疾病

扫一扫，查阅本章数字资源，含PPT、音视频、图片等

学习目标

【知识目标】

1. 能列举青春期生理发育特点。

2. 能描述青春期发育常见问题及其表现。

【能力目标】

1. 能解释青春期发育常见问题的原因。

2. 能解释青春期常见心理行为问题的原因。

3. 能根据青春期常见问题的特点，采取有效干预措施。

【素质目标】

1. 科学对待青春期常见问题，坚持做好青少年卫生保健宣教工作。

2. 提高共情能力，理解和安抚患儿，减轻患儿心理负担和不良情绪。

案例导入

张某，男孩，15岁，初三学生，寒假后一直未按时返校。初一时，张某和语文老师因矛盾发生口角，担心老师为难自己，以退学为由要挟家长，强烈要求转学。家长希望在新的学习环境，孩子能有新的开始，第一学期结束后，给孩子办理了转学手续。时隔一年，张某又和班主任老师发生两次口角摩擦，再次提出转学。家长无奈，再次给孩子转学到另一家中学。张某升入初三后，一直不能适应新的环境，常常感到莫名的孤独和焦躁，寒假结束后，拒绝上学。

问题：

1. 孩子在青春期发生了什么？

2. 针对孩子所存在的问题，应采取哪些调适措施？

青春期是儿童发育到成年人的过渡时期，是青少年生理发育和心理发展急剧变化的时期，也是人生观和世界观逐步形成的关键时期。这一时期从第二性征开始出现至体格发育完全及性成熟。此阶段机体内发生一系列形态、功能、生理、生化以及心理、行为的显著变化，这一系列变化都是在神经内分泌的调控下完成的。由于生理上快速成熟，但心理、行为和社会学方面的发育相对滞后，造成青春期发育过程中产生特有的问题，应给予高度重视。

第一节　青春期生理发育特点及常见问题

一、青春期生理发育特点

（一）青春期的身体形态和器官功能变化

青春期生理功能主要有两大突出变化：一是身体外形的改变，二是内脏功能的完善健全。这一时期，身高和体重明显增加，身高增加主要是下肢骨生长导致，体重增加除了与骨骼增长、内脏增大有关外，特别和肌肉、脂肪的增长相关。

青春期脑的重量虽然增长有限，但大脑皮质内部结构和功能却发育得更加复杂和完善，大脑皮质的沟回增多并加深，神经的联络纤维数量大大增加，兴奋的传递能力明显提高，分析、判断和理解能力增强，反应的灵敏性、准确性增高，神经系统的发育基本完成。

青春期心肌增厚、心肌收缩力显著增强，心脏重量迅速增加，每搏输出量增多，血压也明显增高。肌肉增长、增粗、水分含量减少、弹性增大，肌肉变得坚实有力。此外，肺活量也显著增加。进入青春期后，青少年基础代谢率高于成人，因此表现为食欲旺盛。

（二）青春期的性生理发育

青春期第二性征出现，男女之间外表出现明显差异。男性喉结凸起，声音变粗，胡须和腋毛开始长出。睾丸增大，性腺发育成熟，开始出现遗精。女性声音变尖变高，皮肤细腻，乳房逐渐发育而隆起，骨盆、臀部宽大，胸部、肩部及臀部的皮下脂肪更加丰富，呈现女性特有的外形特征。青春期女性卵巢增大，并分泌雌性激素，卵泡开始发育，出现月经来潮。月经初潮时间早晚与遗传、环境、营养等因素有关。

（三）青春期神经内分泌变化

青春期，生长激素、促性腺激素、促甲状腺激素、促肾上腺皮质激素等都分泌增多，达到新的水平，这些与生长发育有关的激素不仅保证了机体各个器官与组织的生长、发育和成熟，而且大大促进了生殖器官与生殖功能的发育与成熟，这些激素还可以调节中枢神经系统和自主神经系统的功能，进而影响学习、记忆、行为等。生长激素作用于全身的组织细胞，可以增加细胞的体积和数量，促进个体生长。促甲状腺激素通过调节甲状腺素水平促进机体的代谢过程。促性腺激素有两种：一种是促卵泡激素，刺激卵巢中卵泡的发育和睾丸中精子的生成；一种是黄体生成素，促进卵巢黄体生成和刺激睾丸间质细胞的发育。促肾上腺皮质激素刺激肾上腺皮质，主要产生糖皮质激素和性激素。这些激素水平的高低主要受下丘脑－垂体系统的调节，直接与青春期改变有关，可能导致青春期常见的生理或病理变化。

青春期，女性体内雌激素水平增高，雌激素可以促进女性生殖器及乳房的发育，促进月经初潮来临，同时对体格生长、骨骺愈合也有促进作用。雌激素主要来自卵巢，以雌二醇的生物活性最强。青春期，男性雄激素水平增高，雄激素主要来自睾丸，其中以睾酮作用最强。睾酮作用不仅能促进蛋白质合成、骨骼肌肉发育，能促进男性生殖器官发育，还能维持男性第二性征和性欲，促进精子的生长。

二、青春期发育常见问题

青春期是个体遗传潜能发挥最充分的时期，同时又极易受到外界环境因素的影响，两者共同作用，决定着青春期发育的最终水平。

（一）青春期甲状腺肿大

青春期甲状腺的发育达人生高峰，甲状腺分泌的甲状腺素，具有调节新陈代谢、兴奋神经、促进生长发育的作用。青春期生长发育增快，对甲状腺素的需要量增多，如果碘摄入不足，合成的甲状腺素不能满足机体需要，可导致垂体分泌过量的促甲状腺激素，刺激甲状腺腺体增生和代偿性肥大，表现为两侧甲状腺腺体弥漫性肿大，质地柔软，一般摸不到结节。青春期过后，肿大的甲状腺可以自行消退，无须特殊治疗。而对于症状相对严重者，可适当补充甲状腺素，也可多食海产品，增多碘的摄入量。对处于青春发育期的青少年，多摄入一些富含碘的食物，如海带、紫菜等，可以很好地预防青春期甲状腺肿大的发生。

（二）痤疮（acne）

痤疮又称粉刺，是毛囊皮脂腺的慢性炎症性皮肤病，好发于青春期。该病多发生于面部、胸背上部及肩部，偶尔发生在其他部位。多表现为黑头粉刺、毛囊丘疹、脓疱结节或瘢痕等，常伴有脂溢性皮炎。一般无自觉症状，炎症明显时可有疼痛。青春期后，大多数患者均能自然痊愈或症状减轻。痤疮发病因素尚未完全明了，可能与内分泌因素、皮脂的作用、毛囊内微生物、免疫、遗传等因素有关。部分患者的发病还受到情绪及饮食等因素影响，摄入过多动物脂肪及糖类食物、胃肠功能障碍、某些微量元素如锌缺乏、精神紧张、湿热气候等对痤疮可产生不利影响；接触矿物油或碘化物、溴化物等药物也可加剧痤疮恶化。多吃富含纤维和维生素的食物，少吃动物性脂肪、甜食和刺激性食物，经常保持皮肤清洁，有助于防治痤疮。

（三）青春期高血压

青春期高血压的特点是收缩压升高，可达 140～150mmHg，舒张压正常或升高不明显，平时无不良感觉，仅在过度疲劳或剧烈运动后有头晕、胸闷等症状。其发生的主要原因是由于青春期心脏发育加快，心肌收缩力大大提高，但血管发育落后，二者发育不平衡导致血压增高。另外，青春期激素分泌增多，神经系统兴奋性增高，自主神经调节功能不平衡，也会导致血压增高现象。青春期高血压是暂时性的，过了青春期，随着心血管系统发育趋于平衡，血压多数会恢复正常，属于生理现象。如果没有家族史，一般不主张过早应用降压药物，但必须调整饮食，建立良好健康的生活方式，使血压逐步恢复正常。应鼓励青少年养成良好的饮食习惯，少吃咸食、甜食及含脂肪高的食物，多吃新鲜蔬菜和水果，不吸烟、不酗酒，保持情绪愉快，适当锻炼，减少心理紧张和心理压力。

（四）月经不调和经前期综合征

月经不调表现为月经周期紊乱，经期、经量异常，可见于青春期女性。卵巢器质性病变或功能失调、全身性疾病或其他内分泌腺体疾病等影响卵巢功能者都可能引起月经失调。心理原因可以导致功能性月经失调，如精神压力过大引起忧思、焦虑等，严重的甚至闭经。

经前期综合征与神经－内分泌功能失调有关，心理因素在发病中占有重要地位。其主要表现为焦虑、易怒、乳房胀痛、头痛、眩晕、情绪不稳等，这些症状可引起心理改变。一般经期过后症状减弱或消失。因此，保持乐观而稳定的情绪将有助于减少和预防经前期综合征。

（五）乳房发育问题

乳房发育是女性第二性征中最早出现的征象。发育过程中，有可能出现乳房过小或过大、双侧乳房发育不均、乳房不发育以及乳房包块等现象。因此，青春期要注重乳房保健。随乳房的发育，要及时配戴松紧大小合适的胸罩；保持正确的坐、立、行、走姿势；保持乳房清洁，避免外伤；加强体育锻炼，同时保持充足的营养，利于乳房发育；必要时在医师指导下进行适当治疗。

（六）遗精

遗精是男性性成熟的一种表现，是指在没有性交或手淫情况下的射精，是男性在青春期开始出现的一种特殊生理现象。第一次遗精多发生于 14 ～ 15 岁，但也有人早在 11 岁或推迟到 18 岁以后，多见于夜间睡眠中发生。中医将精液自遗现象称为遗精或湿精，有梦而遗者为梦遗，无梦而遗，甚至清醒时精液自行滑出称为滑精。其原因是青春发育期的男性睾丸不断分泌大量的雄激素，产生的精液积聚在输精管内，当达到饱和状态时，便会通过遗精的方式排出体外。1 个月遗精 7 ～ 8 次以内属于正常，遗精次数过于频繁，尤其是梦遗，可能会扰乱睡眠，导致心理紧张、头痛、头晕、乏力等症状。学校和家长要正确对待青春期遗精青少年，引导和帮助其形成健康的性心理，养成良好的卫生习惯，如及时换洗内衣裤并清洗外生殖器，内裤不宜过紧；学会转移注意力，把精力放在学习上，积极参加课外活动；作息合理，劳逸结合，建立规律的生活。

（七）手淫（masturbation）

手淫又称自慰，是指通过手、器具等自我抚弄或刺激性器官而产生性兴奋或性高潮的一种行为。手淫是青春期最典型的性行为活动，男、女均可发生，以男性多见，可以起到缓解性心理和性生理紧张的作用。但频繁手淫会影响青少年身体的正常发育，表现为体格生长受限、记忆力下降、注意力不集中、生殖器充血感染等，严重影响到青少年的生活和学习，同时也会给青少年带来心理压力，而且这一心理压力所造成的危害远远超过生理反应带来的危害。因此，应对青少年进行正确的心理疏导和性教育，科学认识手淫，培养广泛的爱好和兴趣，使其注意力转向健康的日常生活和学习中；安排好生活作息，避免穿着紧身衣裤，养成良好的卫生习惯。

第二节　青春期心理发展特点及常见心理行为问题

一、青春期心理发展特点

青春期是人类身心发展逐渐走向成熟的重要阶段，其心理发展与外部因素紧密关联。此阶段的思维发展具有更高的抽象概括性，开始形成辩证思维，独立性和批判性有了显著发展，但看问题容易片面化和表面化；情绪情感易出现两极性；自主意识增强，自尊心变强，渴望交流和友谊，易冲动并富于幻想；性意识萌动并表现为初期的与异性疏远，到逐渐愿意与异性接近，或对异性产生朦胧的依恋等心理变化；易出现逆反心理，心态不平衡向平衡过渡。

青春期身体发育加速，而心理和社会适应能力发展相对滞后，心理上容易出现骚乱和波动，形成复杂的青春期心理卫生问题，导致心理社会发育障碍，如焦虑、抑郁、不良习惯等。这些问题绝大多数是暂时现象，只要得到适当的引导和帮助便能得到解决；但如果没有及时、合理解决，长时间持续，问题会变得复杂、严重，造成心理缺陷，甚至影响健康、学习和生活，严重者还可能危及家庭和社会。

二、青春期常见心理行为问题

（一）青春期综合征

青春期综合征是青少年特有的生理失衡和由此引发的心理失衡病症。主要表现为：①脑神经功能失衡：思维迟钝、记忆力下降、注意力分散、学习成绩下降；白天精神萎靡、昏沉瞌睡，夜晚大脑兴奋、难以入眠。②性神经功能失衡：性冲动频繁，形成不良的性习惯，过度手淫，并且难以用毅力克服。③心理功能失衡：自卑自责、忧虑抑郁、烦躁消极、敏感多疑、自暴自弃、厌学、离家出走，甚至自虐、轻生现象。

青春期综合征主要是因为青春期生理与心理发育不同步、心理发育相对滞后、过度用脑和不良习惯导致的，严重影响青少年身心健康和人格健全。学校、家庭和社区均应高度重视，应引导和教育青少年正确对待，用理智战胜情感，用顽强的意志力克服不良行为，健康平稳地度过青春期。

（二）青春期焦虑症

焦虑症（anxiety disorder）即焦虑性神经症，是由一组情绪反应组成的综合征，是一种紧张不安、恐惧的情绪体验，患者以反复发作的惊恐不安或焦虑情绪反应为主要症状，同时伴有心慌、气短、出汗、坐立不安等自主神经系统功能紊乱。青春期是焦虑症的易发期，这个时期随着生长发育加快，第二性征出现，个体身心变化处于一个转折点，对自己在体态、生理和心理等方面的变化，会产生一种神秘感，甚至不知所措。如女孩由于乳房发育而不敢挺胸、月经初潮而紧张不安；男孩出现性冲动、遗精、手淫后的追悔自责等，这些都将对青少年的心理、情绪及行为带来很大影响，严重危害青少年的身心健康。因此，必须予以及时、合理的治疗，一般以心理治疗为主，必要时配合药物治疗。

（三）青春期抑郁症

抑郁症（depression）是以抑郁情感为突出症状的心理障碍，表现为情绪低落、思维迟钝、动作和语言减少，伴有焦虑、躯体不适和睡眠障碍等，女孩的患病率是男孩的两倍。青春期的情绪改变是对身体改变、社会角色和各种关系变化的一种适应，有反应强度大且易变化的特点，尤其是在遭遇挫折和烦恼的情况下，容易出现神经系统的功能失调。如果反应异乎寻常的强烈和低落，可出现持续性的紧张、焦虑、内疚、恐慌、抑郁等状态，以致发生抑郁症。青春期抑郁症的表现多种多样，主要有以下几种：①自暴自弃：自责、自怨自艾；认为自己笨拙、愚蠢、丑陋和无价值。②多动：男性多见，表面淡漠，但内心孤独和空虚。有的则用挑衅斗殴、逃学、破坏公物等方式发泄情感郁闷。③冷漠：整天心情不畅、郁郁寡欢，感觉周围一切都是灰暗的。严重的青春期抑郁症会影响青少年身心健康，所以防治青春期抑郁症是青少年保健工作的重点内容，需要综合治疗，家庭、学校、社区应创造宽松、和谐的治疗环境，以心理治疗和药物治疗为主，还要辅以家庭和团体训练。

（四）饮食障碍

1. 神经性厌食症（anorexia nerosa）　指个体通过节食等手段，有意造成并维持体重明显低于正常标准为特征的一种饮食障碍，早期为主动性节食、厌食，进而缺乏食欲、消瘦、内分泌代谢紊乱。该病多见于青少年女性，以故意节食至体重减轻为特征，与家庭氛围不良、环境影响、神经内分泌异常等有关。常表现为对体重增加的恐惧、焦虑和对体重下降的特殊快感，伴随有便秘、胃胀、身体虚弱、心率变缓、血压下降、皮肤粗糙、闭经、抑郁、社交障碍等，如不及时治疗将会导致严重后果。本病尚无系统性治疗方法，以心理治疗为主，结合行为调节、药物治疗和营养康复。

2. 神经性贪食症（bulimia nervosa）　是指反复发作和不可抗拒的摄食欲望及暴食行为。因害怕体重增加，常采取引吐、导泻、禁食等方法以消除暴食引起的发胖，女孩多见。在进食过程中，可因躯体不适，如腹痛、恶心等终止贪食发作，随后多伴有自责、抑郁等症状。反复呕吐和导泻可导致食管以及胃部的撕裂伤、低钾血症、低氯性碱中毒等。治疗方法有心理治疗（认知 – 行为或人际治疗）、药物治疗和营养治疗，但预后欠佳。

（五）其他

1. 网瘾　是指上网者由于长时间地和习惯性地沉浸在网络时空当中，对互联网产生强烈的依赖，以致达到了痴迷的程度而难以自我摆脱的行为状态和心理状态。其基本判断标准主要包括四个方面：①行为和心理上的依赖感。②行为的自我约束和自我控制能力基本丧失。③学习和生活的正常秩序被打乱。④身心健康受到较严重的损害。网瘾与青少年心理、生理的发育规律有一定的关系，同时受到社会环境、家庭教育的影响。青少年因网络引发的众多问题给社会和家庭带来的影响是不言而喻的，"禁网"不是解决网瘾的有效办法，对青少年的网络行为要立足于青少年的心理健康教育、网络教育及社会 – 学校 – 家庭的整体教育，通过改善学校和家庭的环境，塑造青少年的健康人格，从而建立对"网瘾"的免疫力。

2. 物质滥用（substance abuse）　是指反复、大量地使用与医疗目的无关且具有依赖性的一类有害物质，包括烟、酒、特殊药物，如镇静药、镇痛药、鸦片类、大麻、可卡因、幻觉剂、有同化作用的激素类药物等。由于青春期的心理特点、现代社会的复杂性增加及各种药物的广泛可得，使得越来越多的青少年滥用这些物质。物质滥用造成青少年身心损伤已经成为全世界一大公害。滥用物质的种类因年龄、性别、地区、种族和地理因素不同而不同，青少年中常见的滥用物质及其损害有以下几种。

（1）酒精：饮酒可令人产生欣快、头晕、眼花、多语和短期记忆障碍等，酒精主要危害中枢神经系统，长期大量饮酒会对大脑及其他重要器官产生损害，导致记忆力下降、智力障碍、胃炎、肝损害（如酒精性肝炎、肝硬化）等。

（2）烟草：烟草中的尼古丁可引起神经兴奋，使人产生依赖性。吸烟是导致心血管疾病、慢性支气管炎、肺气肿、肺癌、咽癌等多种癌症及胃溃疡的主要危险因素。同时，动脉硬化的严重程度与吸烟时长有关，青春期开始吸烟者动脉硬化的危险增加。

（3）致幻剂：也称拟精神病药，包括大麻、麦角二乙胺等。使用此类药物后首先出现的是知觉改变，随后出现生动的幻觉、片段的妄想及相应情绪、行为的改变，产生类似精神病患者的表现。常伴随有瞳孔扩大、视力模糊、颜面发红、心率加快、出汗、震颤、生理反射亢进等。

（4）镇静催眠药：包括巴比妥类和苯二氮䓬类。这类药物的主要药理作用是中枢抑制。临床上主要用于镇静催眠和抗焦虑，由于应用范围甚广，极易形成滥用。

（5）兴奋剂：包括可卡因、咖啡因、苯丙胺及哌甲酯等中枢神经系统兴奋药物。此类药物反复使用易形成依赖，可出现情绪高涨、精神运动性兴奋、判断力下降等一系列中毒症状。

（6）阿片类：包括阿片、吗啡、海洛因、美沙酮、喷他佐辛等。海洛因是目前所有毒品中成瘾性最强、戒断症状最重、复吸率最高、滥用人数最多、对社会及家庭危害最大的毒品。吸食阿片后，可导致高度的心理及生理依赖性，长期使用后停止则会发生渴求药物、易怒、发抖、寒战、打冷战等戒断症状；过量使用可造成急性中毒，严重者引起呼吸抑制导致死亡。

预防青春期物质滥用的有效方法是培养青少年良好的心理健康，加强抵制滥用物质的宣传教育。对物质滥用的青少年，成功的长期处理方法是在生理戒毒后进行连续的医学随访和提供适宜的社会和心理支持。

3. 青少年伤害

伤害（injury）是指突然发生的各种事件或事故对人体所造成的损伤（一般指尚未死亡者），包括各种物理、化学和生物因素。伤害不只限于身体上的伤害，也包括心理或精神上的伤害。15～19岁青少年，伤害死因顺位为自杀、车祸、意外中毒、溺水、意外跌落和他杀。

（1）自杀：是指自愿的、自己动手让自己死亡的行为，是一种自我惩罚和毁灭性的行为。青少年自杀的原因有：①遗传因素：有自杀行为的青少年有时可有家族自杀行为倾向。②心理障碍：如抑郁症、精神分裂症、厌世症、边缘人格、攻击性行为人群等，是青少年自杀的高危人群。③环境因素：父母不和睦，亲子关系紧张，可使产生自杀行为；学校课程负担重、考试失败是近年来自杀的重要原因。④其他：如失恋、性行为问题、物质滥用等。防患于未然，将自杀现象消灭在萌芽状态，是预防青少年自杀的必然要求。

（2）暴力：是指一种以威胁或身体力量对他人造成伤害或死亡的行为。青少年暴力行为与发生在家庭内外的暴力有关，对有暴力行为的青少年需要识别和干预。预防暴力需要依靠改变个人行为、改善家庭环境、提高社区和全社会的整体环境共同实现：①加强对青少年的法制教育和正确引导，使青少年具备正确的世界观、人生观、价值观，学会知法懂法，保护自己，远离犯罪。②家庭与学校传统教育不容忽视，家长应教导子女遵从最基本的价值取向，学校应健全相关管理制度，从日常教学管理方面敦促青少年健康成长。③加强对大众传媒、娱乐场所的监管，避免青少年受到不良文化侵害。④加强青少年心理知识教育和心理技能训练，提高处世经验和能力。⑤学校、家庭和社区加强安全教育和自护自救教育，预防与控制伤害发生。

青春期是人生的黄金时期，这个时期正是学知识、长才干、树立远大理想、塑造美好心灵的关键时期。因此，应集中精力，努力学习，健康地度过这人生的金色年华。

【思考题】

1. 青春期发育常见问题有哪些？
2. 青春期常见心理行为问题有哪些？
3. 结合实际，请解释如何预防青春期物质滥用。

第五章

儿童营养与喂养

学习目标

【知识目标】

1. 能概述儿童能量的分配及儿童特殊能量需要。

2. 能列出儿童对不同营养素的需求。

3. 能复述母乳喂养、人工喂养的概念，能说出母乳喂养的优点及护理要点。

4. 能描述人工喂养的注意事项。

5. 能阐述辅食添加的原则。

【能力目标】

1. 能指导母亲进行有效母乳喂养。

2. 能指导母亲进行正确的人工喂养。

3. 能指导母亲合理添加辅食。

4. 能正确评价生长发育不同阶段儿童的营养状况。

【素质目标】

1. 坚持宣教母乳喂养的好处，提高母乳喂养率。

2. 提高共情能力，安抚和爱护患儿，能耐心地指导母亲合理喂养，提高家属对儿童喂养的信心。

第一节　儿童能量与营养素的需要

营养（nutrition）是指人体获得和利用食物维持生命活动的整个过程。食物中经过消化、吸收和代谢能够维持生命活动的物质称为营养素（nutritions）。根据其化学性质和生理作用可将营养素分为七大类，即蛋白质、脂类、碳水化合物、矿物质、维生素、水和膳食纤维。根据人体对各种营养素的需要量或体内含量多少，可将营养素分为宏量营养素、微量营养素和其他膳食成分（膳食纤维、水）。人体对宏量营养素的需要量较大，包括碳水化合物、脂类和蛋白质。这三种营养素经体内氧化后均可以释放能量，故又称为产能营养素。人体对微量营养素需要量相对较少，包括矿物质和维生素。微量营养素本身并不供能，故又称非产能营养素。根据在体内的含量不同，矿物质又可分为常量元素和微量元素。维生素则可根据溶解性分为脂溶性维生素和水溶性维生素。

一、能量的需要

蛋白质、脂肪、碳水化合物属于宏量营养素，是供给能量的三大营养素，为维持儿童的健康提供必需的能量。三大营养素在体内的产能分别为：蛋白质 16.8kJ/g（4kcal/g），脂肪 37.8kJ/g（9kcal/g），碳水化合物 16.8kJ/g（4kcal/g），正常儿童能量的需要包括基础代谢所需、食物的热力作用、生长发育所需、活动消耗和排泄消耗五个方面。

（一）基础代谢所需

儿童基础代谢的能量需求比成人高。婴幼儿期，此部分能量所需占总能量的 50%～60%。1 岁以内婴儿基础代谢所需能量平均每日约 230kJ/kg（55kcal/kg），以后随年龄增长、体表面积的增加而逐渐减少，7 岁儿童每日需 184kJ/kg（44kcal/kg），12 岁时的需要量已接近成人，每日约需 126kJ/kg（30kcal/kg）。

（二）食物的热力作用

食物的热力作用是指进餐后几小时内发生的超过基础代谢率的能量消耗，主要用于体内营养素的代谢（食物消化、吸收、转运、代谢利用和储存）。食物的热力作用与食物成分有关，以蛋白质为最高。蛋白质的热力作用相当于蛋白质本身产能的 30%，脂肪为 4%，碳水化合物为 6%。婴儿期以乳类喂养为主，蛋白质较多，其食物的热力作用占总能量的 7%～8%，混合饮食的年长儿约占 5%。

（三）活动消耗

儿童活动所需能量与体格大小、活动强度、类别、持续时间等密切相关。活动频繁的儿童与同龄安静的儿童相比，此部分能量需求可高出 3～4 倍。婴儿每日需 63～84kJ/kg（15～20kcal/kg），随着年龄增长、活动量的增加，需要量也增加，至 12～13 岁时，每日约需 126kJ/kg（30kcal/kg）。

（四）生长发育所需

生长发育所需能量与儿童的生长速度成正比。1 岁以内婴儿体格发育速度最快，此项能量需要相对较多，占总能量的 25%～30%。6 个月以内的婴儿每日所需能量可达 167～209kJ/kg（40～50kcal/kg），6 个月～1 岁每日需 63～84kJ/kg（15～20kcal/kg），1 岁以后随着生长速度逐渐平稳，能量需要随之减少，每日需 20kJ/kg（5kcal/kg），至青春期能量需要又大幅增加。增加 1kg 体重需摄入 18410～23849kJ（4400～5700kcal）的能量。

（五）排泄消耗

一般情况下未完全消化吸收的食物通过排泄所损失的能量不超过总能量的 10%，但腹泻或肠道功能紊乱时可增加。

以上五个部分能量总和为儿童能量的总需要量。一般基础代谢占 50%，排泄消耗占 10%，生长和运动所需占 32%～35%，食物的热力作用占 7%～8%。依据儿童年龄、体重、生长速度来估计每日所需的总能量，新生儿第 1 周约需 250kJ/kg（60kcal/kg），第 2～3 周约需 418kJ/kg（100kcal/kg）。一般常用的简单计算法：婴儿每日总能量所需约为 460kJ/kg（110kcal/kg），以后每 3 岁减去 42kJ/kg（10kcal/kg），至 15 岁时约为 250kJ/kg（60kcal/kg）。总能量的需求个体差异比较大，即使体重相仿的健康儿童，瘦长体型者所需的能量比肥胖的高，对能量的需求更大。总能量供给不足，可导致儿童生长发育迟缓、体重不增。但总能量长期供给过剩，有引发肥胖的危险，应予以重视。

二、营养素的需要

（一）产能营养素（宏量营养素）

1. 碳水化合物　是人体最主要的供能物质，碳水化合物所产生的能量占总能量的 55%～65%。可分为单糖（如葡萄糖、半乳糖、果糖）、双糖（如蔗糖、麦芽糖、乳糖等）和多糖（如淀粉、糊精、糖原、纤维素等）。婴儿膳食中的碳水化合物主要为乳糖、蔗糖、果糖、淀粉类，来自乳类、蔬菜水果、蜂蜜、谷类、豆类等。婴幼儿对碳水化合物的需要量相对较多，1 岁以内婴儿每日约需 12g/kg；2 岁以后每日约需 10g/kg。

2. 脂类　包括脂肪和类脂，是机体的第二供能营养素，所供能量占每日总能量的 35%～50%。构成脂肪的基本单位是脂肪酸，其中必需脂肪酸（最重要的是亚油酸）对细胞膜功能、基因表达、防治心脑血管疾病和生长发育都有重要作用。膳食中的脂肪主要为中性脂肪（甘油三酯）。儿童膳食中的脂类主要来自母乳、乳制品、蛋黄、肉类、植物油、鱼肝油、坚果类等。

3. 蛋白质　是构成机体组织、细胞和体液的主要成分，也是组成体内酶、激素和抗体的主要成分，其次还有供能作用，所供能量占总能量的 8%～15%。

婴幼儿和青春期儿童生长发育快，蛋白质的需要量也相对较高。婴儿蛋白质需要量为每日 1.5～3g/kg，其中优质蛋白（动物和大豆蛋白质）应占 50% 以上。母乳所含蛋白质营养价值高，母乳喂养儿每日需 2g/kg，而牛奶喂养儿则需 2.5～3.5g/kg。植物蛋白的利用率较低，完全由植物蛋白供给营养的婴儿每日需 4g/kg。一般蛋白质所供的能量占总能量的 8%～15%，年龄越小该比例越高。儿童膳食的蛋白质来源主要有乳类、蛋类、肉类、豆类及豆制品等。

（二）非产能营养素（微量营养素）

1. 矿物质

人体除去碳、氢、氧、氮以外的元素称为矿物质，包括常量元素和微量元素。矿物质不供能，主要在构成人体的物质和调节体内生理、生化功能方面发挥着重要作用。

（1）常量元素：每日从膳食中摄入矿物质的量在 100mg 以上，人体含量占体重 0.01% 以上的元素称为常量元素，如钙、磷、镁、钠、氯、钾、硫等 7 种，其中钙和磷接近人体总重量的 6%，是构成牙齿、骨骼组织的重要元素，2 岁以下每日钙在骨骼增加约 200mg，应注意补充。儿童时期容易出现钙缺乏，尤其在生长发育迅速或体内维生素 D 摄入不足时更易出现，缺钙可致手足搐搦症等。但钙过量可造成一定危害，需特别注意钙的补充控制在可耐受最高摄入量（2g/d）以下。乳类是钙的最好来源，大豆是较好来源。

（2）微量元素：体内含量很少，占体重 0.01% 以下，需通过食物摄入的元素称为微量元素。人体必需微量元素有 14 种，即碘、锌、硒、铜、钼、铬、钴、铁、锰、镍、硅、锡、钒、氟，其中铁、锌、碘缺乏症是全球最主要的微量营养缺乏病。

铁是合成血红蛋白的主要物质，缺铁可致小细胞低色素性贫血，儿童膳食中的铁主要来自动物肝脏、蛋黄、动物血、肉类、深色蔬菜等；缺锌儿童可出现食欲不振、味觉差、矮小症、男孩性腺发育不良、肠病性肢端皮炎等，膳食中的锌主要来源于肉类、蛋类、谷物；缺碘可致甲状腺功能不足（甲状腺肿、地方性克汀病），膳食中的碘主要从海藻类、海鱼等食物中获取。

2. 维生素 是维持人体正常生理功能所必需的一类有机物质，在体内含量极微，但在机体代谢所必需的酶或辅酶中发挥核心作用。维生素种类很多，但多数维生素不能在体内贮存，一旦缺乏则出现代谢过程停滞或停止。维生素可分为脂溶性维生素（维生素 A、D、E、K）和水溶性维生素（维生素 B、C 及叶酸等）。脂溶性维生素排泄缓慢，缺乏时症状出现较迟，过量易致中毒。水溶性维生素易溶于水，易从尿中排出体外，需每日供给，缺乏时迅速出现症状，过量一般不易发生中毒。

儿童时期容易缺乏的是维生素 A、D、C、B_1。缺乏维生素 A 可致儿童暗适应能力下降、眼干燥症、皮肤和黏膜角化、生长发育受阻、免疫力低下，膳食中的维生素 A 可从动物肝肾、鱼肝油、乳类、蛋黄及胡萝卜等食物中获取；缺乏维生素 D 可致佝偻病、手足抽搐症、骨软化症、生长障碍等，可通过接受日光照射自身转化合成，也可从鱼肝油、肝、蛋黄等食物中获取；维生素 C 缺乏可致坏血病，主要从新鲜蔬果中获取；维生素 B_1 缺乏可致脚气病，影响心脑功能，维生素 B_1 含量丰富的食物有动物内脏、肉类、植物性食物（如豆类、粗粮等）。

（三）其他膳食成分

1. 水 水是维持生命的必要物质，是人体的重要成分，人体的新陈代谢、体温调节和生理平衡离不开水。水主要通过饮水和食物摄取，组织代谢和食物在体内氧化过程也可产生一部分水。儿童水的需要量与能量摄入、食物种类、肾功能成熟度、年龄等因素有关。婴儿新陈代谢旺盛，水的需要量相对较多，每日约 150mL/kg，以后每增加 3 岁减少 25mL/kg。

2. 膳食纤维 指一般不易被消化的食物营养素。膳食纤维按来源可分为可溶性（果胶、树胶）和不溶性（如纤维素、半纤维素、木质素）两类。可溶性纤维可减低脂肪酸和胆固醇的吸收，而影响血脂水平；不溶性纤维能促进排便。一般从谷类、新鲜蔬菜、水果中获取，膳食纤维可吸收大肠水分，使粪便体积增加，肠蠕动加速。儿童适宜的摄入量为每日 20 ～ 35g。

【小结】

儿童能量需要包括基础代谢所需、食物的热力作用、活动消耗、生长发育所需、排泄消耗等 5 个方面。可依据儿童年龄、体重、生长速度来估计每日所需的总能量，婴儿每日总能量所需约为 460kJ/kg（110kcal/kg），以后每增加 3 岁减去 42kJ/kg（10kcal/kg），长期能量过多或过少均影响儿童生长发育。儿童产能营养素的需求，一般蛋白质占总能量的 8% ～ 15%，脂肪占30% ～ 35%，碳水化合物占 55% ～ 65%。非产能营养素对儿童的生长发育也非常重要，儿童时期易缺乏的矿物质有钙、铁、锌、碘，易缺乏的维生素有 A、D、C、B_1，缺乏时出现相应的疾病及表现，应及时补充。

案例导入

男婴，两个月，其母 G_1P_1，足月顺产，出生体重 3.5kg，生后给予母乳喂养。母亲主诉母乳不足，婴儿吃不饱，频繁啼哭，抱孩子来医院就诊。全面检查后没有发现器质性疾病。

问题：

1. 如何指导母亲正确母乳喂养？

2. 如何指导母亲在婴儿 6 个月以后合理添加辅食？

第二节　儿童喂养与膳食安排

合理喂养是儿童健康成长的基础。儿童喂养包括以母乳或其他乳类为主要食物的喂乳阶段、在乳类喂养的基础上添加辅食的过渡阶段及成人饮食阶段等3个阶段。

一、婴儿喂养

婴儿喂养是主要以乳类喂养为主的喂乳阶段，其喂养方式有母乳喂养、部分母乳喂养、人工喂养3种。

（一）母乳喂养

母乳是满足婴儿生理和心理发育的最理想的天然食物，对婴儿的健康生长发育有不可替代的作用。世界卫生组织和联合国儿童基金会制定的《婴幼儿喂养全球战略》中主张6个月以内进行纯母乳喂养，持续母乳喂养伴随辅助食品至婴儿2岁或以上。

1. 母乳的特点

（1）营养丰富：①蛋白质：母乳所含白蛋白（约占总蛋白的2/3），主要为乳清蛋白，促乳糖蛋白形成，在胃内形成的凝块细小柔软，利于消化吸收。母乳所含必需氨基酸比例适宜，牛磺酸含量高，能促进婴儿神经系统和视网膜的发育。母乳喂养婴儿很少产生过敏。②碳水化合物：母乳中90%的碳水化合物为乙型乳糖，利于脑发育；促进双歧杆菌和乳酸杆菌的生长，抑制大肠杆菌繁殖，产生B族维生素；利于肠蠕动；还有利于小肠对钙的吸收。③脂肪：母乳中不饱和脂肪酸含量多，初乳中更高，可促进婴儿髓鞘的形成及中枢神经系统发育；母乳中的脂肪颗粒小，含有较多脂肪酶，易于消化吸收。④维生素：母乳中维生素A、C、E含量较高，维生素B及叶酸含量虽较少，但能满足婴儿需要；母乳中维生素D含量较低，应及时补充维生素D，如出生两周开始补充鱼肝油或鼓励尽早进行户外活动；母乳中维生素K含量亦较低，应鼓励乳母多吃蔬菜、水果，适当补充维生素K。⑤矿物质：母乳中矿物质含量较低，适应婴儿肾功能不完善的状况，且吸收率远高于牛乳。母乳中钙、磷比例适当（2∶1），含乳糖多，钙吸收率高；锌易吸收，利用率高；铁吸收率（49%）虽高于牛奶（4%），但母乳含铁量低，故母乳喂养儿4～6个月后也要补充铁剂。

（2）生物作用：①缓冲力小：人乳pH为3.6（牛奶pH为5.3），对酸碱的缓冲力小，不影响胃液酸度（胃酸pH为0.96），有利于酶发挥作用。②含免疫成分（营养性被动免疫）：母乳中含有不可替代的免疫成分和大量免疫活性细胞。初乳含丰富的分泌型IgA（SIgA），对预防新生儿和婴儿消化道感染有重要意义；乳铁蛋白为重要的非特异性防御因子，能与细菌竞争结合乳汁中的元素铁，阻碍细菌的代谢和分裂繁殖，而达到抑菌效果，在预防婴儿肠道感染中起重要作用；母乳的免疫活性细胞中巨噬细胞占85%～90%、淋巴细胞占10%～15%，释放多种细胞因子而发挥免疫调节作用；母乳中的催乳素是一种有免疫调节作用的活性物质，可促进新生儿免疫功能的成熟；双歧因子可促进肠道内乳酸杆菌生长，从而抑制大肠杆菌、痢疾杆菌的生长繁殖；母乳中的溶菌酶能水解革兰阳性菌胞壁上的乙酰基多糖，使之破坏并增强抗体的杀菌效能；母乳中所特有的低聚糖可阻止细菌黏附于肠黏膜，促使乳酸杆菌生长。③含生长调节因子：为一组对细胞增殖、发育有重要作用的因子，如牛磺酸、激素样蛋白（上皮生长因子、神经生长因子），以及某些酶和干扰素。

表5-1　母乳、牛乳养分比较（100g）

	母乳	牛乳
能量	290kJ（70kcal）	290kJ（70kcal）
pH	6.97	6.57
蛋白质（g）	0.9	3.3
乳清蛋白/酪蛋白	3/2	1/4
碳水化合物（g）	7.0	4.8
脂肪（g）	3.8	3.8
不饱和脂肪酸（%）	8.0	2.0
矿物质（mg）	200.0	800.0
钙磷比例	2：1	1.2：1
铁（mg）	0.05	0.05
铁吸收率	49%	4%

（3）其他：母乳喂养还有经济、方便、温度适宜、有利于婴儿心理健康的优点。母亲哺乳可加快乳母产后子宫复原，减少再受孕的机会。

1.母乳的变化

（1）各期母乳成分变化：初乳为婴儿出生至产后5日内的乳汁；5～14日的乳汁为过渡乳；14日以后的乳汁为成熟乳；10个月以后的乳汁为晚乳。母乳中的脂肪、水溶性维生素、维生素A、铁等营养素与乳母饮食有关，而维生素D、E、K与乳母饮食成分关系不大。初乳量少，每日量5～45mL，淡黄色、略稠、碱性，含脂肪较少而蛋白质较多（主要为免疫球蛋白），维生素A、牛磺酸、生长因子和矿物质的含量较丰富，并含有初乳小球（由充满脂肪颗粒的巨噬细胞及其他免疫活性细胞组成），对新生儿的生长发育和抗感染十分重要；过渡乳的总量增多，脂肪含量高，蛋白质与矿物质含量逐渐减少；成熟乳的总量虽多，但蛋白质含量更少；晚乳的量和乳汁的各种营养成分均很少。

（2）哺乳过程的乳汁成分变化：每次喂哺的乳汁随其分泌的先后，成分也略有差异。最初部分（第一部分）分泌的乳汁脂肪含量低而蛋白质含量高，第二部分分泌的乳汁脂肪含量逐渐增加而蛋白质含量逐渐降低，最末部分（第三部分）乳汁中脂肪含量最高（最初部分的2～3倍）。

（3）乳量变化：每日的泌乳量因乳母的健康状况、饮食状况略有差异。产后第1～2天乳汁较少，约第3天已能满足新生儿需要，成熟乳量每日可达700～1000mL，一般产后6个月泌乳量逐渐下降。

2.母乳喂养的优点

（1）营养丰富，满足营养需求：母乳中含有适合婴儿的各种营养物质，且比例合适，其质与量能随着婴儿的生长发育及需要而变化，以满足婴儿的需求。

（2）增强抗病能力：母乳中含有不可代替的免疫成分和免疫活性细胞，通过母乳喂养可获得免疫因子和抗体，增加抵抗力。母乳喂养的婴儿较少患呼吸道感染、感染性腹泻等疾病。

（3）喂哺简便：母乳温度适宜，不易污染，不需消毒、新鲜、省时、方便、经济。

（4）增进母婴感情：母乳喂养时母婴的密切接触有利于母婴之间的情感互动。通过与母亲的皮肤接触以及母亲的爱抚、温柔的话语、目光对视等，可使婴儿获得安全感，并互相产生依恋感，这些有利于促进婴儿心理健康与社会适应能力的发育，也利于母亲迅速融入角色。

（5）利于母亲健康：母乳喂养可促进催产素分泌，加强子宫收缩，促进恶露排出，又可防止产后子宫出血；乳汁连续分泌超过 6 个月，可逐渐消耗妊娠期储备的脂肪，利于乳母体形的恢复；哺乳母亲也较少发生乳腺癌、卵巢癌等疾病。

4. 母乳喂养的护理

母乳喂养成功与否取决于三个条件：一是充足的乳汁；其次是有效的泌乳和射乳反射；三是有力的吸吮。所以，母乳喂养的护理要保证这三个因素。

（1）两大原则：① 三早：早接触、早吸吮、早开奶。早接触：分娩后，母婴皮肤接触应在生后 30 分钟以内开始，接触时间不得少于 30 分钟。早吸吮：生后 30 分钟以内开始吸吮母亲乳房。早开奶：第一次开奶时间是在分娩后 30 分钟以内。三早有利于母婴情感建立，同时促进乳汁早分泌，还可以降低婴儿生理性黄疸、生理性体重下降、低血糖的发生。②按需哺乳：是指母乳喂养过程中不严格地限制喂奶的间隔时间，有需求就喂养，包括婴儿有需求可以随时哺喂，同时母亲感觉到奶胀，而婴儿肯吃，也可以随时哺乳。按需哺乳做到少吃多餐，有利消化吸收，此外频繁吸吮可以促进母乳的分泌。母婴同室有利于按需哺乳进行。随着婴儿的成长，吸入的奶量逐渐增多，可逐渐转为按时喂养，一般每 2 ～ 3 小时喂 1 次，以后随月龄增长添加辅助食品并逐渐减少哺喂次数。每次哺乳时间以 15 ～ 20 分钟为宜。

（2）方法：①哺乳姿势：可以根据具体情况采取不同姿势，使母亲全身肌肉放松，体位舒适，这有利于乳汁的分泌。一般母亲采取坐位，一手怀抱婴儿，使其头、肩部枕于母亲哺乳侧肘腕部；另一手拇指与其余四指分别放在乳房上、下方，手掌托住乳房，将整个乳头和大部分乳晕置入婴儿口中。当奶流过急，婴儿有呛、溢乳时，可采取食、中指轻夹乳晕两旁的"剪刀式"喂哺姿势。两侧乳房交替进行哺乳，每次尽量使一侧乳房排空后再换另一侧。②实施：哺喂前先做好清洁准备。先清洁双手，然后用温水毛巾清洁乳头、乳晕，湿热敷乳房 2 ～ 3 分钟，沿乳腺管的走向，从外侧逐渐按摩到乳晕。抱起婴儿，用乳头轻触婴儿的口唇，促进婴儿觅食反射，当婴儿张口时顺势将乳头和乳晕放入婴儿的口中。哺乳后，轻轻用手抵住婴儿下颌，将乳头抽出。

（3）注意事项：①目光的交流：母乳喂养是母婴情感建立的纽带，建议母亲在哺喂婴儿时多与婴儿进行眼神交流，同时爱抚婴儿。②含住乳晕的大部分：婴儿的嘴唇应包住乳头和乳晕或大部分乳晕，下巴紧贴乳房。因存放乳汁的乳窦开口在乳晕下方，如婴儿吃奶时只含住乳头，不仅吸吮不到乳汁，还会造成乳头皲裂。③吃空一侧再吃另一侧：在哺喂婴儿时一侧乳房喂完后，再喂另一侧乳房。未吃空的一侧可以用吸奶器吸出，下一次哺喂时从未吃空的一侧开始哺喂。两侧乳房交替哺乳，可以刺激乳汁的再分泌，避免乳汁淤积而发生乳腺炎。④拍背、打嗝、右侧卧位：哺喂后，要让婴儿坐起来或抱着直立一会儿，将婴儿头靠在母亲的肩上，用手轻拍其背部，让婴儿打几个嗝，把咽入胃内的空气排出，右侧卧位放置于床上，可以减少溢奶的发生。

（4）乳量判断：在母乳喂养时，正确判断乳量是否充足十分重要。可依据婴儿的尿量、体重，母亲及婴儿的状态综合判断。可根据以下几点判断乳量充足：妈妈在哺乳前，乳房有饱胀感；婴儿平均每吸吮 2 ～ 3 次，可以听到咽下的声音；每日大便 2 ～ 4 次，小便 8 ～ 9 次；婴儿体重增长良好；能够安静入睡 2 ～ 4 小时，随着月龄的增长，夜间睡眠为 5 ～ 6 小时。

（5）母乳喂养的禁忌证：母亲患有严重的心肺疾病或传染性疾病时不宜哺喂，如 HIV 或慢性肾炎、糖尿病、恶性肿瘤、精神病、癫痫或心功能不全等。新生儿患有半乳糖血症遗传代谢病，不能进行母乳喂养。目前认为乙肝母亲可以母乳喂养，但这类儿童应该在出生后24小时给予特异性高效价免疫球蛋白，同时按照免疫程序按时接种乙肝疫苗。母亲感染结核病，经治疗，无临床症状时可以继续哺乳。

（6）乳房保健：①乳头皲裂：乳头皲裂是哺乳期乳头发生的浅表溃疡。常在哺乳的第1周发生，初产妇多见。妊娠后期经常用干燥柔软的小毛巾轻轻擦拭乳头，以增加乳头表皮的坚韧性；每次喂奶前后都要用温开水洗净乳头、乳晕，忌用肥皂或酒精清洗乳头；哺喂时让婴儿含住乳晕的大部分；每次哺乳后挤出一点奶水涂抹在乳头及乳晕上，让乳头保持干燥。以上措施可以预防乳头皲裂的发生。如已经发生，裂口疼痛厉害时暂停哺喂，可以用吸乳器吸出乳汁以减轻炎症反应，促进裂口愈合，可涂儿童鱼肝油滴剂或保护性油膏以促进乳头恢复，但在喂奶时要先将药物洗净。②乳头凹陷：如有乳头凹陷，妊娠后期就应在医生的指导下进行乳头牵拉练习，产后如未纠正，应用吸奶器将乳头吸出后，顺势让婴儿含住。③乳腺炎：哺喂时要注意吸空一侧再吸另一侧，可有效预防乳腺炎的发生，同时注意睡觉的姿势，防止再泌乳时挤压乳房。如已经发生，应在医生的指导下进行湿热敷，同时沿乳腺管的方向按摩乳房，必要时需要"回奶"。

（7）断奶时机：断奶指由完全依靠乳类喂养逐渐过渡到多元化食物的过程。随着婴儿年龄增长，各项生理功能逐步适应摄入非流质食物，母乳已不能完全满足其营养与生长所需。因此，婴儿生后4~6个月开始添加辅食，逐渐减少哺乳次数。一般建议10~12个月可以完全断奶，世界卫生组织建议母乳喂养至2周岁。建议避开夏季炎热季节或患病期间断奶，以春秋季断奶比较好。

（二）部分母乳喂养

部分母乳喂养是指母乳和牛奶或其他代乳品混合喂养的一种方法（又称为混合喂养），可分为补授法和代授法。补授法是母乳喂哺次数不变，每次先喂母乳，将两侧乳房均排空，然后再根据儿童的需要补充其他乳品。代授法是每日用其他乳品代替母乳喂养1次至数次。采用代授法时，每日母乳喂哺次数最好不少于3次，否则泌乳量会迅速减少。

（三）人工喂养

以配方奶或其他代乳品完全替代母乳喂养的方法，称为人工喂养。4~6个月以内的婴儿由于各种原因不能进行母乳喂养时采用人工喂养法。牛奶、羊奶、马奶等可作为代乳品，其中牛奶最常用。

1. 配方奶粉 是以母乳的营养素含量及其组成为依据，对牛奶进行改造的奶制品。营养成分主要变化是降低蛋白质含量在1.2~1.8g/L，去除牛奶中部分酪蛋白，添加脱盐乳清蛋白，使二者比例接近母乳，强化适当的必需氨基酸（如牛磺酸及胱氨酸）；去除牛奶中部分饱和脂肪酸，加入与母乳同型的活性顺式亚油酸及亚麻酸，提高必需脂肪酸含量；α乳糖和β乳糖按4∶6的比例添加，并使其平衡，同时加入可溶性多糖，提高乳糖含量；脱去一部分牛奶中含量较高的钙、磷和钠盐，使钾、钠和钙、磷比例恰当。另外，配方奶中还强化了婴儿生长所需要的微量营养素，如维生素A、维生素D、β-胡萝卜素、铁、锌等。配方奶粉的营养成分接近母乳，但不具备母乳的其他优点，尤其是缺乏母乳中的免疫活性物质和酶，仍不能代替母乳，但较鲜牛奶或全脂奶粉更易消化吸收，营养更平衡、全面，即冲即食，应用方便，故在不能母乳喂养时首选配方奶粉。

2. 牛奶人工喂养 牛奶比其他动物性乳制品营养价值高，故作为母乳缺乏时的第一选择。但与母乳相比，它还是有很多不足，成分不适合婴儿。

（1）牛奶的特点：①牛奶中蛋白质含量高，以酪氨酸为主，在胃中形成的乳凝块大，不易消化；②牛奶的乳糖含量低于母乳，主要以甲型乳糖形式存在，利于大肠埃希菌生长；③牛奶中脂肪颗粒大，缺乏脂肪酶，不易消化，不饱和脂肪酸（亚麻酸仅为2%）明显低于母乳（8%）；④牛奶含矿物质高，增加婴儿肾脏负荷，尤其磷含量高，磷易与酪氨酸结合，影响钙的吸收；⑤牛奶含有β乳白蛋白和牛血清白蛋白，可致婴儿过敏、腹泻；⑥牛奶缺乏免疫物质，牛奶喂养婴儿患感染性疾病的机会较多。

（2）全牛奶的改造：由于牛奶成分不适合婴儿，故采用牛奶喂养时，需进行稀释、加糖、加热、加水等改造，使之适合婴儿的消化能力和肾功能。①稀释：降低牛奶中矿物质、蛋白质的浓度，减轻婴儿消化道和肾脏负荷，稀释度应根据婴儿月龄而定，生后不足两周者采用2∶1（2份奶加1份水）比例稀释，以后逐渐过渡到3∶1或4∶1；满月后即可用全奶。②加糖：加糖改变宏量营养素的比例，利于吸收，软化大便，一般100mL牛奶加5～8g糖，常用蔗糖；③加热：煮沸既可达到灭菌要求，还可使牛奶中的蛋白质变性，在胃中不易凝成大块，利于消化，煮沸时间过长导致短链脂肪酸易挥发而失去香味，酶及维生素易被破坏；④加水：降低矿物质、蛋白质浓度，减轻婴儿消化道、肾脏负荷。

3. 奶量估计 为了指导家长或评价婴儿的营养状况，常需要估计婴儿乳量。婴儿的体重、推荐摄入量以及奶制品规格是估计婴儿奶量的必备资料。

（1）配方奶粉摄入量估计：婴儿能量需要量约为460kJ（110kcal）/（kg·d），一般市售婴儿配方奶粉100g供能约为2029kJ（500kcal），约20g/（kg·d）配方奶粉可满足婴儿需要。按规定调配的配方奶粉可满足婴儿每日营养素、能量及液体总量需要。

（2）全奶量估计：可以用以下方法来计算。首先，采用婴儿的能量需要量来计算：婴儿能量需要量约为460kJ（110kcal）/（kg·d），而100mL全牛奶供能280kJ，8%糖牛奶100mL（100mL牛奶加食糖8g），供能约418kJ，故婴儿需要8%糖牛奶100mL/（kg·d）。例如一个婴儿体重5kg，他一天就需要能量550kcal（110kcal/（kg·d）*5kg），每100mL加5%～10%糖的牛奶，可以提供能100kcal，一个体重5kg的婴儿，一天的牛奶量就是550mL，相当于市售鲜牛奶2瓶（250mL/瓶），注意牛奶中一定要加糖，否则提供的热能不足。其次，以婴儿的目前体重来计算：这是一种简单的计算方法。婴儿每2kg体重1天1瓶鲜牛奶（250mL/瓶）。如婴儿体重6kg，每日的牛奶量为3瓶。最后，水量的计算：用牛奶喂养婴儿，应当另外加些水，这是由于牛奶中的矿物质含量多、水分不能满足婴儿的需要。水的需要量可以这样简单计算：即给婴儿喂1瓶鲜牛奶，应另外加水80mL。6kg体重的婴儿，一日应另外加水240mL，相当于1牛奶瓶的水。

4. 人工喂养的注意事项

（1）选择合适的奶嘴：奶嘴的软硬度和奶嘴孔的大小应适宜，奶嘴孔大小一般以奶瓶倒置时液体呈滴状连续滴出为宜。

（2）正确试温：喂哺前先将乳汁滴在手腕掌测试温度，温度接近体温方可喂哺。

（3）避免吞入空气：喂哺时奶瓶要始终保持倾斜，使奶嘴端充满乳汁，以免吸入奶瓶中的空气。喂哺后轻拍婴儿后背，促使吞入的空气排出。

（4）加强乳制品及食具卫生：乳液应分次配制，现配现用；在冷藏情况下，可保存约4小时，但再次使用时除加热处理外，必须先确认有无变质。每次配乳所用的食具必须洗净、消毒。最好选用大口玻璃奶瓶，易于清洗，便于煮沸消毒。

（5）注意时间与乳量：一般每3～4小时喂养1次，每日喂哺6～7次，以后根据情况减少次数，增加乳量。每次喂哺时间以20分钟为宜（不宜超过30分钟）。婴儿食量个体差异较大，在初次配乳后，观察婴儿食欲、体重、粪便等情况，及时调整乳量。

（四）辅助食品的添加

婴儿辅助食品又称作过渡期食品。虽然母乳和牛奶等代乳品基本能满足婴儿生长发育和营养素需要，但乳类中维生素 D 和铁含量较少，如果不及时补充，容易发生佝偻病和缺铁性贫血。随着月龄的增加，婴儿能量需要和各类营养素的需要也逐渐增多，单纯乳类喂养不能满足婴儿需要，须及时补充。

1. 添加目的　添加辅食可锻炼儿童的吞咽、咀嚼功能，又可让儿童尝试不同的食物，培养儿童积极主动的进食行为，为断乳做准备。使用小勺、杯子、碗等餐具进食，锻炼儿童的动作协调与自理能力，通过喂食过程，可促进亲子互动与沟通，促进儿童智力、心理发育。

2. 添加原则

（1）添加方式：从少到多，从稀到稠，从细到粗，一种到多种，循序渐进添加辅食。如大米，从米汤到稀粥，到稠粥，再到软饭。

（2）添加时间：婴儿 4～6 月龄是食物引入的"关键窗口期"，不早于 4 月，不迟于 8 月。要在儿童健康、消化功能正常时添加新的辅食，患病时暂缓添加辅食。

（3）食物质量：应单独制作，不要以成人食品代替。

（4）注意观察：每次添加新的辅食，要观察儿童大便有无异常，以掌握其消化吸收情况。

（5）味道清淡：少盐不甜、忌油腻。婴儿肾功能尚不完善，8 个月以下的婴儿食物中不宜加盐，以免增加肾脏的负担。

（6）坚持试喂：家长应平和心态，耐心尝试，不轻易放弃，坚持试喂。一种新食物一般需经7～10 天才能适应。每次试喂新食物后密切注意消化情况，如有呕吐、腹泻、荨麻疹等，应暂停喂哺，过些时候再从很小量开始尝试。如果没有异常，3～5 天后可以加第 2 种食物。

3. 添加顺序

婴儿添加辅食的顺序详见表 5-2。

表 5-2　婴儿添加辅食的顺序

月龄	食物性状	可添加的食物	供给的营养素
0.5～3 月	液态	维生素 D 制剂或浓缩鱼肝油 果汁、菜汤	维生素 A、D 维生素 C、矿物质
4～6 月	泥状	米汤、米糊、稀粥等 蛋黄、动物血、肝泥、鱼泥、豆腐、菜泥、水果泥 鱼肝油	能量（锻炼吞咽功能） 蛋白质、铁、维生素、矿物质、纤维素 维生素 A、D
7～9 月	末状	粥（软饭）、烂面、饼干等 全蛋、动物血、肝、鱼、肉末、菜末、水果泥 鱼肝油	能量（锻炼咀嚼功能） 蛋白质、铁、维生素、矿物质、纤维素 维生素 A、D
10～12 月	碎、软	稠粥、软饭、面条、饼干、带馅食品、面包等 蛋、动物血、肝脏、鱼、碎肉、豆制品、碎菜、水果、油 鱼肝油	能量 蛋白质、铁、维生素、矿物质、纤维素 维生素 A、D

二、幼儿膳食安排

幼儿消化功能逐渐成熟，饮食以谷类为主，搭配肉、蛋、鱼、蔬菜、水果等。蛋白质以优质蛋白为主，能量、维生素、矿物质供应要充足。因幼儿的咀嚼和消化能力仍较弱，食物应软、细、烂。幼儿期生长速度较婴儿期减缓，能量需要相对下降，食欲也相对略下降，易出现偏食或对某些食物缺乏兴趣，应经常更换食物的品种和烹制方法。鼓励幼儿独立进食，满足其自主进食的欲望，锻炼自我进食的能力和培养良好的饮食习惯，避免强迫儿童进食。此期一般安排三餐正餐，上下午各安排一次点心。晚餐后除水果外，一般不宜再进食。

三、学龄前儿童膳食安排

此期儿童膳食接近成人，做到粗细交替、荤素搭配，但应避免油腻、坚硬或辛辣食品。每日安排三餐一点，进食间隔以 4 小时为宜。合理搭配膳食，经常更换食谱，进餐前不宜吃零食，进食定时、定量。此期由于骨骼生长迅速，对钙需要量较大，应注意补充。避免挑食、偏食，培养良好的饮食习惯。

四、学龄儿童膳食安排

学龄儿童膳食同成人，膳食应多样化和合理均衡。供给足够的蛋白质，以增强记忆力，多食蔬菜及水果，以补充维生素及微量元素，尤其注意维生素 D、钙、铁的补充。早餐要保证高营养，以满足脑力消耗多及体力活动量大的需求，提倡课间加餐。

五、青春期膳食安排

青春期体格发育进入高峰期，总能量及各种营养素的需要量明显增加，应注意保证各种营养素，尤其是钙、锌、铁的摄入。此期需结合青少年关注形体变化、追求个性的心理特点，合理安排饮食。

【小结】

儿童喂养包括以母乳或其他乳类为主要食物的喂乳阶段、在乳类喂养的基础上添加辅助食品的过渡阶段及成人饮食阶段等 3 个交叉阶段。婴儿喂养包括母乳喂养、人工喂养及部分母乳喂养。母乳是最理想的婴儿食品，有很多优点，应提倡母乳喂养。随着儿童生长发育和月龄的增长，应及时、循序渐进地添加辅食，补充营养素，促进发育。家长应了解幼儿期、学龄前期、学龄期和青春期各阶段生理、心理特征及饮食需要的变化，在保证儿童营养摄入的基础上养成良好的饮食习惯、进食行为。

第三节　儿童营养状况评价

营养是儿童生长发育不可缺少的因素，而且与疾病的发生有密切关系。儿童营养状况评估是衡量儿童每日平均所摄取的营养物质与生理需求之间是否相称。定期对儿童营养状况进行评估，可及早发现问题、及时调整饮食，以保证儿童正常的生长发育。儿童营养状况可以通过询问健康史和营养调查两个方面来全面获取营养方面的信息，从儿童的临床表现、体格发育评价、膳食调查以及实验室检查四方面进行综合评价。

一、健康史询问

详细询问进食情况可初步了解儿童每日能量及营养素的摄入状况，如询问进食量、进食餐数、食物种类、烹调方式、饮食习惯、辅食添加情况、食欲等。母乳喂养儿要了解每天哺乳次数、哺乳后儿童情况、乳母营养状况及添加辅食情况等；人工喂养要询问乳品种类、调配浓度、量、次数、辅食种类等。此外还需了解儿童的胎产史、疾病史、服药史、生长环境，询问有无口角炎、多汗、烦躁、前囟闭合延迟、经常性牙龈出血等营养素缺乏症状。

二、营养调查

（一）膳食调查

膳食调查是指通过对儿童群体或某个儿童每日摄入食物的种类和数量的调查，计算出每人每日摄入的各种能量和营养素及各种营养素之间的相互比例关系，且与国家推荐的膳食供给量进行比较，分析其膳食状况。常用的调查方式有询问法、记账法、称重法。

（二）体格检查及生长发育评估

儿童营养素缺乏和过量均可出现相应的临床表现，如维生素 D 缺乏可导致骨骼改变，如鸡胸、颅骨软化等；能量过剩或缺乏可导致肥胖或消瘦等。这些体征有助于诊断。

测量儿童体格生长指标，将自身前后测量数值进行比较，或与全国（或当地）同年龄同性别儿童的均值相比较，了解一般营养状况。常用的测量指标有体重、上臂围、皮下脂肪厚度（皮褶厚度）等。

（三）实验室检查

通过儿童体液或排泄物中各种指标的检测结果，结合膳食调查、体格检查等，可较准确地评价儿童营养状况。常用的实验室指标有血液微量元素含量、血液中营养成分的浓度、血液中酶活性测定、尿液中营养素的排泄量及代谢产物含量、营养素负荷试验、氮平衡试验等。

【小结】

营养状况是影响儿童生长发育的重要因素，而且与多种疾病的发生有密切关系。定期进行儿童健康史询问及营养调查，对儿童营养状况进行评价，可及早发现问题，及时调整饮食，以保证儿童正常的生长发育。

【思考题】

1. 为什么刚哺乳完的婴儿需要保持右侧卧位？
2. 为什么说母乳是婴儿最好的食品？
3. 如何指导乙肝妈妈正确进行母乳喂养？
4. 某婴儿 6 个月，体重为 8kg，如采用牛奶喂养，该婴儿每日所需的奶量和水量是多少？如何指导其母亲添加辅食？

学习目标

【知识目标】

1. 能阐述儿科住院护理常规、儿科常用护理技术。

2. 能描述儿科门诊、急诊、病房的设置和管理要求。

3. 能描述患儿熟悉住院环境的护理要求。

4. 能够标准、清晰地阐述儿科护理技术操作的目的、评估要点、操作流程及注意事项。

【能力目标】

1. 能为不同年龄阶段的儿童病室设计温度、湿度。

2. 能够说出不同年龄阶段儿童以及不同途径的给药管理。

3. 能够独立完成儿科护理技术操作的各项准备。

4. 能够全面演示儿科护理技术的操作流程。

5. 能够分析解决儿科护理技术操作中遇到的问题与状况。

【素质目标】

1. 注重人文关怀，实施儿科护理技术操作过程中根据患儿及家长的心理特点，增添沟通内容。沟通需专业、耐心，从而体现儿科护理服务的精细和安全。

2. 坚持严谨的学习态度，不断钻研儿科护理新技术，提高创新能力。

我国儿童医疗机构有三种类型：儿童医院、综合型医院的儿科和妇幼保健院。儿童医院和综合型医院的儿科设有门诊、急诊和病房三部分。

第一节　儿童医疗机构的设置及护理管理

一、儿科门诊设置

1. 设置　儿科门诊应设有预诊处、挂号处、测体温处、候诊室、诊查室、治疗室、采血室、化验室、配液中心、输液中心、饮水处、厕所等。

（1）预诊处：是儿科门诊特有的部门。护士可运用望诊、问诊和简单体检协助家长选择就诊科室，节约就诊时间；早期鉴别传染病，及时隔离，减少交叉感染；为急重症患儿赢得抢救时机。预诊处应设在距门诊大门最近处，或综合型医院儿科门诊入口处。预诊处应设有两个出口：一个通向候诊室，另一个通向隔离室。

（2）挂号处：儿童经过预诊后，可挂号就诊。

（3）测体温处：就诊前为发热患儿检测体温并记录，必要时及时通知医生。

（4）候诊室：环境应宽敞、空气流通，有足够的候诊椅和 1～2 张儿童床供家长为患儿更换尿布、包裹使用。同时应备有饮水设备及消毒水杯。候诊室内可准备图书、玩具等缓解小儿候诊时的烦躁和哭闹。室内应有卫生宣传栏、宣传单或多媒体播放设备，及时向家长和患儿进行宣教。

（5）诊查室：室内设有桌、椅、诊断床及洗手设备等。

（6）隔离室：应有数间，供不同种类传染病患儿就诊。应备有隔离衣、紫外线灯、洗手设备等物品；并设专人为隔离的患儿及家长提供挂号、交费、取药等服务。

（7）治疗室：备有各种治疗所需的设备、器械和药品，可进行必要的治疗，如各种注射器、敷贴等。

（8）厕所：儿童专用，座便或蹲便以及洗手盆应稍低矮，方便小儿使用。备卫生纸、便盆、尿杯，为留标本使用。

2. 护理管理　儿科门诊的特点是陪伴就诊的家属多、流动量大，且家长的焦虑程度大于其他科室。因此，门诊管理上应注意以下几个方面：

（1）保证有序就诊：根据就诊的患儿量弹性排班，合理搭配护士，每天有资深护士组织及管理患儿，建立电子病历信息库，将患儿每次的诊治情况录入信息库，提高就诊速度和质量。

（2）密切观察病情：护士应经常巡视患儿，发现异常情况及时处理。

（3）杜绝差错事故：严格执行各种操作规程、查对制度，避免任何差错事故的发生。

（4）预防院内感染：从预诊开始及时发现传染病的可疑征象，及时隔离。

（5）开展健康教育：积极为就诊儿童及家长提供促进生长发育、合理喂养、常见疾病的预防与保健知识，促进儿童身心健康。

二、儿科急诊设置

儿科急诊有发病急、病情变化快、意外事件多发，且随季节变化而改变等特点。应根据这些特点设置急诊 24 小时开放，做好抢救准备，对处于紧急和危重状态中的患儿实施及时、准确的诊治与抢救。

1. 设置　儿科急诊应设有诊查室、抢救室、治疗室、观察室、小手术室等。

（1）抢救室：内设床位 1～2 张，配备抢救车一台（内有急救药品和手电、压舌板、开口器、舌钳、各种型号注射器、输液器、标本采集器等）、心电监护仪、人工呼吸机、气管插管用具、供氧设备、吸引装置、雾化吸入器、洗胃用具等设备和各种穿刺包、切开包、导尿包、灌肠包等治疗用品，以满足抢救危重症患儿的需要。必要时还可配备应急照明灯、简易吸引器、简易呼吸器等，以备停电、停水等特殊情况时使用。

（2）治疗室：有各种治疗药品和设备，可进行各项治疗。

（3）观察室：设病床及常规抢救设备，供病情缓解仍需观察的患儿使用。

（4）小手术室：除手术室的基本设备外，还应准备清创小手术、烧伤的初步处理、骨折固定等器械用品和抢救药品。

2. 护理管理

（1）重视急诊抢救五要素：人、医疗技术、药品、仪器设备和时间是急诊抢救的五要素，其中人起主要作用。急诊护士应熟练掌握儿科急诊抢救的理论和各种技能，更应具有高度的责任心、敏锐的观察力和判断能力，随时观察病情变化，出现紧急情况时，有较强的组织能力和处理能力。药品种类齐全、仪器设备先进、时间上争分夺秒都是保证抢救成功缺一不可的重要环节。危重患儿应先抢救后挂号，先用药后交费，提前诊治。

（2）执行急诊岗位责任制：分工明确，各司其职，坚守岗位，随时做好抢救患儿的准备。对抢救药品和设备专人管理，每班交接，随时处于备用状态，以保证抢救工作的连续性。

（3）建立儿科常见急诊的抢救常规和护理流程：培养儿科急诊专科护士，定期组织护理人员学习，熟练掌握各种疾病的抢救程序、护理要点及技术操作，不断提高抢救效率。

（4）加强急诊文件管理：建立完整规范的急诊病历，准确记录患儿就诊的时间、一般情况、诊治过程等。紧急抢救中遇有口头医嘱，须立即当面复述无误后方可执行，并于抢救结束后6小时内及时补记于病历上，为进一步治疗和护理提供依据。

（5）做好登记：经过急诊观察的患儿需登记，以便追踪总结。

三、儿科病房设置

1. 设置 儿科病房应设有普通病室、重症监护室、医护办公室、治疗室、游戏室、配膳（奶）室、盥洗室、浴室、厕所等。病室的细节设置也应为患儿和家长考虑，如墙壁可粉刷为柔和的颜色并装饰患儿喜爱的卡通图案。

（1）普通病室：可分为大、小两种，大病室放置4～6张床，小病室为1～2张床。每张床占地$2m^2$，床与床的距离应大于1m，床与窗台的距离应大于1m。

（2）重症监护室：主要收治病情危重、需要抢救和观察的患儿，室内应备齐各种抢救设备，并做好收治新患儿的准备。为满足患儿家长的探视需求，可在监护室内设置摄像器材，以便家长通过监护室外的电视屏幕了解患儿情况。患儿病情稳定后可转入普通病室。

（3）医护办公室：设在病房中央，靠近重症监护室和较小的婴儿病室，方便观察和抢救。

（4）游戏室：设在病房入口处，室内阳光充足，布局合理。为各年龄患儿提供清洁的玩具和图书，并播放优美的儿歌，使患儿心情愉快。

（5）治疗室：内外相通的两个房间，内间为处置室，外间为操作室，以备各种输液、注射、穿刺使用，利于无菌操作，又可避免影响其他儿童。

2. 护理管理

（1）环境管理：病房的颜色要明快，布置要符合小儿生理、心理特点，营造欢快、活泼的气氛，可采用小儿喜爱的卡通画装饰，设置尽可能家庭化、儿童化、学校化，减少患儿的恐惧感和陌生感。病室光线适宜，采用自然光，既便于医护人员观察，又不影响患儿休息与睡眠。温湿度依患儿年龄而定：足月新生儿适宜的室温为22℃～24℃，婴幼儿为20℃～22℃，相对湿度为55%～65%；年长儿病室的适宜温度为18℃～20℃，相对湿度为50%～60%。

（2）生活管理：合理安排饮食、衣着、睡眠和游戏，既要符合治疗疾病的需要，也要满足其生长发育的需求。餐具选择安全无毒、易清洗、不易碎的材质，患儿的衣服以浅色、样式简单、无纽扣为宜，被服用柔软棉布制作。护士可带领患儿模仿他们观察到的周围活动开展游戏，例如，可为患儿选择"医生"或"护士"娃娃、"注射器"和"听诊器"等仿真玩具，消除恐惧心理，缩短护患距离，使患儿配合治疗。

（3）安全管理：病房设施首先要保证安全，如窗户、阳台、暖气应有护栏，防止坠窗和磕碰；婴幼儿床安装滑动床栏并且要坚固，防止坠床；病区内使用防滑地面，防止滑倒跌伤；电源插座外加保护装置，以防触电等。各项护理操作也要考虑安全问题，注射后医疗用品及时回收毁形，防止误服及针刺伤等。严格执行查对制度，掌握一定的约束和固定技巧，防止意外发生。护士经常巡视，防止患儿私自外出发生意外或走失。

（4）预防感染：根据收治患儿情况安排病室。按年龄分为新生儿室、婴儿室、幼儿室、儿童室；按有无感染可分为感染病室和非感染病室；按病情分为急性期病室和恢复期病室。急性期病室又可分为呼吸道感染病室和肠道感染病室等。根据季节、天气情况每日开窗通风；按时进行空气、床单元、地面的消毒；严格执行消毒隔离制度，护理人员应戴口罩，操作前后认真洗手，保持手的清洁；做好家属陪伴及探视的管理，病室内人员不宜过多。

（5）疫情报告：病区内发现或有疑似传染病的患儿，应立即转至单独病室，专人护理，严格执行消毒隔离制度。同时应建立健全疫情报告和登记制度。医务人员是疫情的法定报告人，一旦发现中华人民共和国《传染病防治法》规定要报告的患儿，应立即以通过填写"传染病报告卡"或电话、网络等形式向防疫机构报告，对曾接触过该患儿的易感儿应酌情做被动免疫，防止传染病蔓延，并做好登记。

第二节　住院儿童的护理

儿童正处在生长发育阶段，也是人格形成的重要时期，生病住院对他们是一个挫折，会引起各种心理变化，会出现哭闹、沉默、抵触、反抗等。不同年龄的儿童对疾病和住院的了解、反应和应对方法有一定的差异性，因此适应时间也各不相同。护理人员应了解不同年龄阶段住院儿童的心理社会方面的需求，利用沟通的方式给予针对性的指导，努力调整患儿的不快乐、苦闷、焦虑、恐惧等心理，以患儿及家庭为中心，制订护理计划，实施完善的护理方案，缩短患儿对住院的适应时间，使患儿积极配合治疗。

一、住院环境的熟悉

1. 责任护士首次接触患儿，要了解患儿住院前的生活习惯，可把患儿喜爱的玩具和物品放到床旁，让患儿对护士熟悉和适应并产生好感。

2. 多抚摸、拥抱、接近患儿，以满足患儿的情感需求，并对护士建立信任感。

3. 运用沟通技巧，引导患儿及家长熟悉病区环境及人员，如护士站、治疗室、游戏室、主治医生、护士长、主管护士等；提供颜色鲜艳、声音悦耳的游乐设施，进行感知觉的刺激，缓解恐惧情绪。

4. 鼓励家长陪护，尽量满足陪护者的生活需求，缓解住院患儿的分离性焦虑。

二、住院护理常规

（一）入院护理常规

1. 迎接新患儿　接到入院通知后，根据病情、年龄安排床位。主动、热情接待患儿及家长并送至病床边，介绍病室情况及其他病友和家长。

2. 入院护理评估　通过交谈、观察和体格检查等方式了解一般情况、主诉、现病史、既往史和家庭的氛围、日常活动等。测量生命体征（体温、脉搏、呼吸、血压）及体重、身高，必要时测头围、胸围、腹围等。应尽量避免患儿兴奋、哭闹、哺乳时进行测量，肤色、呼吸、脉搏等会有影响，发现异常应在平静几分钟后再次测量，不可延误至下一次。

3. 制订护理计划　建立纸质或电子病历，准确记录测得的体重和生命体征，并通知医生，完成入院护理记录的书写。

4. 入院宣教　向患儿家长介绍病区作息时间、探视时间及住院制度等。讲解床单元的设备和使用，如床档、呼叫系统的使用方法。指导辅助检查的目的、地点与常规标本的留取方法、时间和注意事项等。

5. 急重症患儿入院护理　接到通知后，立即在重症监护室内准备好床单位、急救设备和药品，通知医护人员做好抢救准备。患儿进入病室后，应密切观察患儿病情变化，积极配合医生抢救，做好抢救记录。

（二）住院护理常规

1. 一般护理

（1）生活起居：根据情况为患儿制订生活日志，保证充分的休息与睡眠。急重症患儿应卧床休息，病情稳定后可在床上适当活动，如坐起玩玩具、看书等，恢复期逐渐增加活动量。根据病情与季节安排患儿擦浴与洗浴，经常更换衣服与被褥，保持清洁。

（2）饮食护理：遵医嘱给予饮食护理，指导饮食宜忌。正在断奶的婴儿住院期间暂停断奶和添加辅食，继续母乳喂哺；幼儿和年长儿可在护士的协助下集体进餐，以促进食欲。餐具每次用后消毒，饭前便后洗手。与配膳室联系，为特殊疾病患儿提供特殊饮食，如无盐（或低盐）饮食、低脂饮食、高蛋白饮食、低蛋白饮食、糖尿病饮食等。

2. 病情观察

（1）监测生命体征，做好护理记录：①新入院患儿每日测体温、呼吸、脉搏2次，连测3日；体温37.5℃以上时，每日测体温、呼吸、脉搏4次；体温正常3日后，每日测体温、呼吸、脉搏1次；每周测血压1次。②3岁内患儿一般听心率，免测血压。危重患儿或有病情变化时遵医嘱监测生命体征。③每次测量后将结果及时、准确记录，必要时通知医生。

（2）监测二便与体重：每日记录大、小便次数。每周测体重1次，或遵医嘱执行。

（3）遵医嘱执行分级护理，按时巡视病房：严密观察患儿神志、面色、生命体征、囟门、哭声、指纹、舌脉、分泌物、排泄物的情况，若发现异常，应报告医生，并配合抢救。

3. 用药护理　遵医嘱给药，注意观察治疗效果和药物的不良反应。指导口服药物的服药时间、温度和方法，注意观察服药后的效果反应，并向患儿及家长做好药物相关知识宣教。

4. 心理护理　根据病情，定期开设家长课堂，对患儿及家属进行相关健康指导，使之对疾病、治疗、护理等知识有一定了解，积极配合治疗。积极开展治疗性的游戏活动，如由护士组织听音乐、看动画片、讲故事、绘画等活动。

5. 严格执行消毒隔离制度，预防交叉感染　普通病室每日通风，新生儿病室和重症监护室每日空气消毒1次，治疗室每日2次；每日用消毒液清洁治疗车、操作台面、床栏杆和地面等。

（三）出院护理常规

1. 健康指导

（1）住院期间应根据患儿病情、预后和家长的接受能力有针对性地制订出院宣教计划。住院时分次以书面或口头的方式告知家长，帮助患儿和家长掌握必要的护理知识，使之学会如何促进患儿恢复健康。

（2）发放出院所带药品，指导用药方法。

（3）安排复诊时间，与家长共同复习出院后所需的护理知识和技术。

2. 办理出院手续　接到医生下达的出院通知后，协助家属准备出院的物品。协助家长办理出院手续，并征求家长的意见和建议，留下联络方式，以便随访。

3. 床单位消毒　做好病室和床单位的终末消毒，铺备用床，准备迎接新患儿。

第三节　儿科常用护理技术

一、小儿给药法

（一）口服法

【目的】

治疗疾病或缓解症状；协助诊断；补充液体以维持正常生理功能。

【评估与准备】

1. 评估　患儿年龄、病情、口腔情况、吞咽功能、有无呕吐、用药史、过敏史。

2. 护士准备　洗手，戴口罩。

3. 物品准备　发药车、药物、药杯、服药卡、研钵、搅拌棒、水壶、弯盘、纱布等。

4. 环境准备　病室环境安静、整洁、光线充足。

【操作流程】

1. 核对医嘱单、服药卡和药物。婴幼儿口服给药剂型常选用水剂、糖浆、混悬剂或片剂，片剂需研碎药物后加入温水，搅匀。

2. 携用物至患儿床旁，告知患儿及家长操作目的、给药时间、配合方法等。

3. 抱起患儿，取半卧位或平卧位抬高头部并偏向护士一侧，颏下围治疗巾。护士左手固定患儿前额，右手持药杯将按照医嘱准确量取的药液自口角沿口颊方向慢慢倒入患儿口中，并停留片刻，直至确认其咽下药物后喂服少许温开水。喂药完毕将患儿抱直，轻拍背部后平卧，但头部仍要偏向一侧。

4. 服药后核对，观察服药后反应。给予家长针对性的宣教。

5. 协助患儿取舒适体位，整理床单位，整理用物，洗手，记录。

【注意事项】

1. 鼓励和训练年长儿自己服药，服药时护士适当使用坚定的眼神、温柔而肯定的语气和患儿能够理解的语言，及时表扬患儿良好的合作行为，并可赠与患儿卡通图书、贴纸等奖励。

2. 了解药物性能、服药方法和时间，注意有无特殊贮存要求。

3. 任何药物都不宜与牛奶、果汁、食物等混合喂哺。

4. 根据患儿吞咽情况，调整喂药的速度和剂量。

5. 患儿完全平卧、哭闹时不可喂药，以免发生呛咳或引起呕吐。急救、意识不清、呕吐不止或禁食水时禁用口服给药方法。

（二）肌内注射法

【目的】

给予需迅速发挥疗效，不能或不宜静脉注射或口服的药物。

【评估与准备】

1. 评估 患儿病情、药物的性质和量、用药史、过敏史、注射部位的皮肤及肌肉情况。

2. 护士准备 洗手，戴口罩。

3. 物品准备 治疗盘、药物、皮肤消毒液、棉签、注射器、弯盘、砂轮、注射卡等。

4. 患儿准备 协助患儿排空二便。

5. 环境准备 病室环境安静、整洁，光线充足。

【操作流程】

1. 核对医嘱单、注射卡和药物，稀释及抽吸药液，初次排气后置于无菌治疗盘内。

2. 携用物至患儿床旁，告知患儿及家长操作目的、给药时间、配合方法等，协助患儿取得适当体位。

3. 确定注射部位，以穿刺点为中心螺旋式消毒两遍，直径大于 5cm。

4. 再次核对，排尽空气。

5. 一手绷紧注射部位皮肤，另一手持注射器，中指固定针栓，与皮肤呈 90°角进针，抽吸无回血后推注药液，同时观察患儿的反应。注射完毕快速拔针，用干棉签按压针眼片刻至无出血。

6. 注射后核对，观察患儿和注射局部有无异常情况。给予家长针对性的宣教。

7. 协助患儿整理衣着，取舒适体位，整理床单位，整理用物，洗手，记录。

【注意事项】

1. 严格执行查对制度、无菌技术操作原则和消毒隔离工作制度。

2. 注射时置患儿于安全位置，适当加以约束。

3. 婴儿注射针头长度勿超过 2.5cm；两岁以下婴幼儿多采用股外侧肌和臀中肌、臀小肌注射，不宜采用臀大肌注射，以免误伤神经；两岁以上儿童一般在臀大肌外上方和臀中肌、臀小肌注射。

4. 年长儿采用"两快一慢"注射法；对婴幼儿，可采取进针、推注药及拔针均快的"三快"特殊注射技术，以缩短注射时间，防止意外发生。

5. 需要同时注射两种药液时，应注意配伍禁忌。

（三）静脉注射法

【目的】

经静脉注入少量药物，用于治疗疾病、补充能量和协助诊断。

【评估与准备】

1. 评估 患儿病情、药物的性质和量、用药史、过敏史、穿刺部位的皮肤情况、静脉充盈及管壁弹性。

2. 护士准备 洗手，戴口罩。

3. 物品准备 治疗盘、药物、皮肤消毒液、棉签、注射器、头皮针、弯盘、砂轮、止血带、脉枕、一次性治疗巾、注射卡等。

4.患儿准备 协助患儿排空二便。

5.环境准备 病室环境安静、整洁，光线充足。

【操作流程】

1. 核对医嘱单、注射卡和药物，稀释及抽吸药液，安牢头皮针，初次排气后置于无菌治疗盘内。

2. 携用物至患儿床旁，告知患儿及家长操作目的、给药时间、配合方法等，协助患儿取得舒适体位。

3. 选择粗且直、弹性好的静脉，避开关节及静脉瓣，穿刺肢体下方垫脉枕及治疗巾，穿刺点上方6cm处扎止血带，以穿刺点为中心螺旋式消毒两遍，直径大于5cm。再次核对、排尽空气，协助患儿握拳，一手绷紧皮肤，另一手持针，针头斜面向上与皮肤成30°角沿静脉方向进针。见回血后，再推进少许，松开止血带，嘱患儿松拳，固定针头，缓慢推注药液，同时观察患儿的反应。注射完毕快速拔针，用干棉签按压针眼片刻至无出血。

4. 注射后核对，观察患儿及注射局部有无异常情况。对家长给予针对性的宣教。

5. 协助患儿整理衣着，取舒适体位，整理床单位，整理用物，护士洗手，记录。

【注意事项】

1. 严格遵守查对制度和无菌注射原则，确保用药安全。

2. 根据药物种类、性质、用量、对静脉的刺激程度和患儿年龄、病情，掌握推药速度。必要时可使用静脉注射泵，确保速度均衡准确。推药过程中，注意观察注射局部情况和患儿反应。

3. 注射对局部有刺激性的药物时，应先注入少许生理盐水，确保针头在静脉内，再注射药物。

4. 需要多次推注药液时注意保护血管，由远端到近端选择静脉注射部位，必要时给予热敷和理疗。

二、更换尿布法

【目的】

保持臀部皮肤的清洁、干燥和舒适；防止尿液、粪便等因素对皮肤长时间的刺激，预防尿布皮炎的发生。

【评估与准备】

1.评估 婴儿臀部皮肤情况。

2.护士准备 修剪指甲，洗手。

3.物品准备 尿布、尿布桶、温水和盆、毛巾，必要时按臀部皮肤情况准备治疗药物及烤灯等。

4.环境准备 病室环境安静、整洁，温湿度适宜，无对流风。

【操作流程】

1. 携用物至床旁，告知家长操作目的、方法等。拉下近侧床档，尿布折成长条形备用。

2. 松开包被，解开污湿的尿布，一手轻提婴儿双足，暴露臀部，另一手用原尿布清洁处从前向后轻轻擦拭会阴及臀部，取下污染尿布置于尿布桶中。

3. 婴儿如有大便，将婴儿抱起用温水洗净会阴及臀部，注意清洗皮肤褶皱，用干毛巾拭干，必要时涂药。

4. 一手轻提婴儿双足，使臀部抬高，另一手将清洁尿布一端置于婴儿腰下，其较厚层部分，女婴要放在后面、男婴要放在前面，放下双足，将两腿间的尿布另一端上拉覆盖于下腹部，新生儿脐带脱落前应将尿布前端向下反折，暴露脐带残端。整理好尿布。

5. 拉平婴儿衣服，包好包被，整理床单位，拉好床档。

6. 护士清理用物，洗手，记录。

【注意事项】

1. 选择质地柔软、吸水性强、透气性好的浅色棉质尿布，以减少对臀部皮肤的刺激，便于观察二便情况。

2. 操作时动作轻快，避免婴儿暴露过久。

3. 尿布包扎应松紧适宜，以免过紧影响婴儿活动，或过松导致二便外溢。

4. 更换尿布应在喂奶前进行，以防溢奶的发生。

三、婴儿沐浴法

【目的】

保持婴儿皮肤清洁，预防感染；促进皮肤排泄与散热；促进血液循环，使婴儿感到舒适，利于健康。

【评估与准备】

1. 评估　婴儿身体状况及皮肤情况。

2. 护士准备　修剪指甲，洗手。

3. 物品准备　热水及沐浴盆或专用沐浴池、水温计、婴儿沐浴液、婴儿洗发液、大毛巾、小毛巾、浴巾、尿布、清洁衣裤、包被、棉签、碘伏、弯盘、无菌石蜡油等。

4. 环境准备　关闭门窗，调节室温至26℃～28℃。

【操作流程】

1. 操作台上按顺序准备：浴巾、包被、清洁衣裤、尿布。

2. 测水温：告知家长操作目的和方法后抱婴儿至沐浴室。沐浴盆内备温热水，测量水温37℃～39℃。用于降温时，水温低于体温1℃。备用时水温稍高2℃～3℃。

3. 清洗面部：脱去婴儿衣服，用浴巾包裹婴儿全身。护士用左前臂托住婴儿背部，左手托住头颈部，左臂及腋下夹住婴儿臀部和下肢，移至沐浴盆或沐浴池旁。右手用小毛巾蘸清水轻轻自眼内眦向外眦擦拭，调换小毛巾清洁部分，擦洗另一只眼；更换小毛巾各清洁面，从上到下擦洗面部，顺序为额部→鼻翼→颊部→下颌；擦洗双耳，注意耳郭和外耳道的擦洗；用棉签清洁鼻孔。

4. 清洗头部：用左手拇指和中指将婴儿双耳郭向前折，压住外耳道口，防止水流入耳内；右手将婴儿头发淋湿，用婴儿洗发液清洗头发，清水洗净并用毛巾擦干。

5. 去掉浴巾，抱起患儿，护士左手握住婴儿左肩及腋窝处，使婴儿头部枕于护士前臂处；右手托住婴儿双腿近腹股沟处，轻轻将婴儿放坐于盆中。

6. 保持左手的姿势固定婴儿，右手涂抹沐浴液，按顺序清洗颈部、胸部、腹部、腋下、上肢、手部、会阴、下肢、足部。洗后用清水冲净沐浴液。清洗阴部时，女婴要用手分开大阴唇，自前向后清洗；男婴要将包皮轻轻向上推，用清水清洗。

7. 右手从前面握住婴儿左肩及腋窝，使婴儿头颈部俯于护士右前臂，左手涂抹沐浴液清洗其后颈、背部、臀部，洗后用清水冲净沐浴液。

8. 洗毕，抱出婴儿至操作台上，立即用清洁的浴巾包裹，擦干全身；脐带未脱落者，用75%

酒精棉签消毒脐带残端及脐周；垫尿布，更换清洁衣服，包好包被，放回婴儿床。

9. 整理物品，洗手，记录。

【注意事项】

1. 沐浴时间可选在哺乳后 1 小时，避免因改变体位引起吐奶。

2. 沐浴时随时观察婴儿情况，如面色、呼吸等，出现异常应停止操作，立即报告并处理。

3. 沐浴时注意不要将水和浴液溅入婴儿的口腔、鼻腔和耳内，注意将手和皮肤褶皱处清洗干净。

4. 脐带未脱落或刚刚脱落的婴儿，避免脐窝进水，可使用防水护脐贴保护脐部。

5. 沐浴后婴儿体表水分蒸发会带走大量热能，因此应加强保暖，半小时内不要打开包裹，给予哺乳或喂服温开水。

6. 婴儿头部如有皮脂结痂，不可用力去除，可涂液体石蜡等油剂浸润，待痂皮软化后清洗。

7. 沐浴过程中，应通过语言和非语言方式与婴儿进行情感交流。

四、约束法

【目的】

限制患儿动作，便于护理操作及诊疗；保持某种体位，防止躁动不安的婴儿坠床、撞伤、抓伤等意外，保证患儿安全。

【评估与准备】

1. 评估 患儿年龄、病情、意识情况及活动度、合作程度和沟通理解能力。

2. 护士准备 洗手，戴口罩。

3. 物品准备 约束带、纱布、大床单或包被等。

【操作流程】

1. 携用物至床旁，告知家长使用约束法的目的及操作方法，取得家长的合作。

2. 全身约束法

（1）将大单或包被折成自患儿肩部至踝部的宽度，长度以能包裹患儿两圈半为宜，将患儿平卧于大单上。

（2）以靠近护士一侧大单或包被从肩部经过前胸紧紧包裹患儿的身体，至对侧腋窝处掖于身下。

（3）取对侧大单自患儿胸前将靠近护士一侧肢体包裹好，剩余部分塞于身下，必要时外面用约束带固定。

3. 四肢约束法 用约束带一端（垫纱布）系于手腕或足踝部，另一端系于床档处，约束四肢末端，限制手足活动。

【注意事项】

1. 约束带的松紧度要适宜，以能放入一指为宜。

2. 实行四肢约束的患儿注意手足的位置，以免拉床档时夹伤手足。

3. 要使患儿肢体处于功能位置，不要过度限制患儿肢体活动。

4. 加强巡视，被约束的部位每 15 分钟检查 1 次，每 1 ～ 2 个小时松开 1 次并按摩局部，重点观察腕、踝部位的皮肤温度、颜色，以保证被约束的患儿安全和治疗顺利进行。

5. 治疗结束及时将约束解除。

五、头皮静脉输液法

婴幼儿头皮静脉丰富且表浅、不滑动、便于固定。头皮静脉输液易于患儿保温、方便肢体活动，因此婴幼儿静脉输液既往多选用头皮静脉，常采用额上静脉、额浅静脉及耳后静脉。但由于头皮静脉输液时如果发生较大剂量药液外渗，局部容易形成瘢痕，影响皮肤生长和美观。因此目前临床上不建议首选头皮静脉输液，而首选上肢静脉。

【目的】

1. 输入药物和液体，达到解毒、控制感染、治疗疾病的目的。

2. 纠正水和电解质失调，维持酸碱平衡。

3. 补充营养，维持热量。

4. 纠正血容量不足，维持循环血量。

【评估与准备】

1. 评估 患儿年龄、病情、心肺功能、头部静脉情况及周围皮肤完整性、意识状态、合作程度。

2. 护士准备 洗手，戴口罩。

3. 物品准备 治疗车、治疗盘、医嘱单、输液卡、巡视卡、液体及药物、注射器、输液器、输液贴、棉签、一次性垫巾、砂轮、皮肤消毒液、纱布、固定用头套、剃须刀，弯盘。

4. 患儿准备 协助患儿排空二便。

5. 环境准备 清洁、舒适，光线明亮。

【操作流程】

1. 核对医嘱单、输液卡和瓶贴及药物，检查药液，消毒后按医嘱加药，将输液器粗针头插入输液瓶塞内，关闭调节夹。

2. 携用物至床旁，告知患儿家长操作方法、目的、配合方法等。核对患儿及药物，将输液瓶挂于输液架上，排气一次成功，备好胶布。

3. 将枕头放在床沿，铺一次性垫巾于枕上，患儿横卧于床中间，头枕于枕上，必要时用全身约束法约束。

4. 两名护士操作时，一人固定患儿头部与肢体，另一人立于患儿头端操作。根据需要剃除穿刺部位的毛发，纱布擦净。消毒皮肤后，再次核对，排尽空气，一手绷紧静脉两端皮肤，另一手持针，沿静脉走向缓缓进入，见回血后，打开调节夹，见药液滴入通畅，患儿无异常，输液胶布固定头皮针针柄、针头及导管，将输液管绕于合适位置，头套妥善固定。

5. 根据患儿年龄、病情及药物性质调节滴数。再次核对，填写巡视卡。

6. 整理床单位，协助患儿取舒适体位，指导家长适当约束患儿。

7. 整理用物，洗手，按要求记录，签名。

【注意事项】

1. 严格遵守查对制度，操作符合无菌技术原则，注意药物配伍禁忌，中西药之间用生理盐水冲管。

2. 针头刺入静脉，如未见回血，可轻捏头皮针后部以确定回血；因静脉细小或充盈不足而无回血者，可稍稍打开调节器，让极少量液体进入，如畅通无阻，皮肤无隆起及变色，且输注顺利，证明穿刺成功；如沿静脉走行皮肤变白色则说明误入动脉，应快速拔针并加压按压针眼

5～10分钟至无出血时，更换部位重新穿刺。

3.穿刺中应注意观察患儿的面色、唇色和哭声等情况，切不可只顾操作而忽视了病情观察。

4.每15～30分钟巡视1次，观察输液情况，如输液是否顺利，速度是否合适，药液是否输注完毕，局部有无肿胀，针头有无移动、脱出，固定是否妥善，患儿有无不适及有无输液反应发生。

六、外周静脉输液法

【目的】同头皮静脉输液法。

【评估与准备】

1.评估　患儿年龄、病情、心肺功能、外周静脉情况及周围皮肤完整性、意识状态、合作程度。

2.护士准备　洗手，戴口罩。

3.物品准备　治疗车、治疗盘、医嘱单、输液卡、巡视卡、液体及药物、注射器、输液器、输液贴、棉签、一次性垫巾、砂轮、皮肤消毒液、止血带、脉枕、弯盘、固定用手（足）板。

4.患儿准备　协助患儿排空二便。

5.环境准备　清洁、舒适，光线明亮。

【操作流程】

1.核对医嘱单、输液卡和瓶贴及药物，检查药液，消毒后按医嘱加药，将输液器粗针头插入输液瓶塞内，关闭调节夹。

2.携用物至床旁，告知患儿家长操作方法、目的、配合方法等。核对患儿及药物，将输液瓶挂于输液架上，排气一次成功。

3.选择粗直弹性好，避开关节和静脉瓣的静脉；放脉枕及垫巾、止血带、备胶布。常规消毒皮肤，距穿刺点上6cm扎止血带，协助患儿握拳，再次消毒，再次核对、排气。

4.一手绷紧静脉两端皮肤，另一手持针在距静脉最清晰点向后移0.3cm处穿刺，见回血后再沿静脉走行进针少许；松开止血带、松拳、打开调节夹，待液体滴入通畅，输液胶布固定后再用手（足）板加强固定。

5～7同头皮静脉输液法。

【注意事项】同头皮静脉输液法。

七、静脉留置针穿刺法

【目的】

适用于静脉输液、输血等。可留置较长时间，减少反复穿刺给患儿带来的痛苦，利于保护血管、给药和抢救。

【评估与准备】

常规评估告知后，告知患儿家长静脉留置针穿刺的优势和费用相对普通输液略高，取得合作。

【操作流程】

1.参照头皮静脉输液法1～3条。

2.检查留置针包装、有效期与质量，打开留置针包装。先将输液器头皮针插入肝素帽内合适位置，待留置针内气体排尽后再将头皮针全部插入。

3. 留置针穿刺：穿刺者立于患儿头端，消毒皮肤两遍（直径 8cm×8cm），打开调节夹，再次使少量药液滴出，关闭调节夹，检查针头及输液管内无气泡，左右松动针芯，确定针尖斜面向上。旋转松动留置针外套管，取下护针帽。一手在消毒区外绷紧皮肤、固定静脉，在选定的静脉最清晰点后 0.5cm 处缓慢进针，见回血后调整角度，再沿静脉进针少许，持针翼及透明三通将导管全部送入血管。一手固定针翼，一手稍稍打开调节夹，待液体滴入通畅后后退针芯，将针芯完全撤回安全保护组件，向右旋动，将其卸下，丢入废弃物收集箱内。无菌透明敷贴固定：以穿刺点为中点，透明敷贴无张力固定，肝素帽高于导管尖端，敷贴要将白色隔离塞完全覆盖。延长管成 U 型固定，肝素帽高于导管尖端，且与静脉平行。Y 型接口向外不能压迫静脉。记录留置时间于透明敷贴上。

4. 输液结束封管：每次输液结束，用无菌等渗盐水或稀释肝素溶液封管。拔出头皮针，常规消毒肝素帽，用注射器向肝素帽内注入封管液，脉冲式冲管，边推注边退针（无菌等渗盐水每次 5mL，每 6～8 小时重复封管 1 次；稀释肝素溶液每次用量 2～5mL）。先关闭封闭夹，再拔出注射器。

【注意事项】

1. 留置针常规留置时间为 72 小时，特殊药物和对静脉刺激性较强的药物应缩短留置时间。

2. 留置期间穿刺部位注意防水，不要用力过猛，延长管避免受压打折，以免造成大量回血而堵塞导管。注意观察套管有无移动、脱出，透明敷贴有无卷曲，固定是否牢固，必要时及时更换。

3. 每次输液前先用无菌等渗盐水 5mL 冲管后，再输入药物。

八、婴幼儿灌肠法

【目的】

1. 刺激肠蠕动，解除便秘，排除肠内积气，减轻腹胀。

2. 清洁肠道，为手术、检查做准备。

3. 为高热患儿降温。

4. 稀释和清除肠道中的有害物质，减轻中毒反应。

【评估与准备】

1. 评估　患儿年龄、病情、排便习惯、心理状态、肛周皮肤、黏膜状况。

2. 护士准备　洗手，戴口罩。

3. 物品准备　治疗盘、一次性灌肠包（含无菌手套、灌肠器和适合各年龄患儿的不同型号肛管）、弯盘、石蜡油、棉签、卫生纸、量杯、水温计、橡胶单、一次性垫单、便盆、输液架、屏风，根据医嘱配制灌肠液（温度为 39℃～41℃）。

4. 患儿准备　协助患儿排空二便。

5. 环境准备　安静整洁、温度适宜。

【操作流程】

1. 携用物至床旁，核对患儿，并告知家长灌肠的目的、灌肠时的感觉和配合方法，关闭门窗，遮挡患儿。

2. 协助患儿取左侧卧位，双腿屈膝，脱裤至膝下，臀部移至床沿，铺橡胶单和一次性垫巾，弯盘置于臀旁，注意保暖。

3. 打开一次性灌肠包，戴手套，连接肛管，关闭调节夹。

4. 复测灌肠液温度，将灌肠液倒入灌肠袋内，挂于输液架上，液面距肛门 30 ～ 40cm。

5. 排尽空气，关闭调节夹，润滑肛管前端。适当约束患儿，分开臀裂，暴露肛门，嘱患儿深呼吸，轻轻插入肛管，婴儿 2.5 ～ 4cm，幼儿 5 ～ 7.5cm。

6. 固定肛管，打开调节夹，使灌肠液缓缓灌入。

7. 灌肠过程中注意灌肠液流速，有便意时嘱患儿深呼吸，适当放低灌肠袋。

8. 灌肠结束，关闭调节夹，用卫生纸包住肛管拔出放入弯盘中。擦拭并轻揉肛门部，脱去手套。

9. 协助患儿整理衣着，取舒适体位，嘱患儿保留 5 ～ 10 分钟后再排便；不能配合的患儿，护士可轻轻夹紧其两侧臀部数分钟。取出垫巾和橡胶单，整理床单位，开窗通风。

10. 清理用物，用物按医疗垃圾处理，洗手，记录。

【注意事项】

1. 婴幼儿灌肠量根据年龄及病情而定，小于 6 个月婴儿约为每次 50mL；6 ～ 12 个月约为每次 100mL；1 ～ 2 岁约为每次 200mL；2 ～ 3 岁约为每次 300mL。急腹症、消化道出血的患儿禁止做大量不保留灌肠。伤寒患儿灌肠量不能超过 500mL，液面距肛门不超过 30cm。

2. 高热患儿降温灌肠时，灌肠后保留 30 分钟后排便，便后 30 分钟复测体温。

3. 灌肠过程中尽量少暴露患儿，避免着凉。

4. 灌肠过程中注意与患儿交流，了解患儿的感受，并分散其注意力。

5. 灌肠过程中注意观察患儿反应，如有脉动过速、面色苍白、汗出肢冷、剧烈腹痛、异常哭闹等，应立即停止操作，并通知医生。

九、暖箱使用法

【目的】

为出生体重低于 2000g 的患儿创造一个温度和湿度适宜的环境，保持体温正常稳定，提高未成熟儿的成活率；保护性隔离，利于高危新生儿的成长发育。

【评估与准备】

1. 评估 患儿的胎龄、出生体重、日龄、生命体征、一般情况、有无并发症、家长心理状况。

2. 护士准备 洗手，戴口罩。

3. 物品准备 已清洁消毒的暖箱，铺好箱内婴儿床。

4. 环境准备 调节室温高于 23℃，减少热损失。

【操作流程】

1. 携用物至床旁，告知家长使用暖箱的目的、方法，签署知情同意书。

2. 入箱前准备 ①接通电源，打开开关键。检查暖箱各项性能完好，贮水槽中加入蒸馏水至水位指示线；②根据患儿体重和出生日龄设定预热温度（表 6-1）湿度为设定为 60% ～ 80%。预热 30 ～ 60 分钟能升到所需温度。

表 6-1　不同出生体重新生儿适宜暖箱预热温度

出生体重（kg）	温箱温度（℃）			
	35	34	33	32
1.0 ～	初生 10 天内	10 天后	3 周后	5 周后
1.5 ～		初生 10 天内	10 天后	4 周后
2.0 ～		初生 2 天内	2 天后	3 周后
25 ～			初生 2 天内	2 天后

3. 入箱后护理　①再次核对，去除包被，婴儿包裹尿布或只穿单衣抱至箱内，关闭箱门；②记录入箱时间、体温；③定时测量体温，在患儿体温未升至正常之前，每 30 ～ 60 分钟测量 1 次，升至正常后，每 4 小时测量 1 次。根据体温调节箱温和湿度，保持患儿体温在 36.5℃～ 37.5℃，并做好记录。

4. 出箱条件　①体重达 2000g 以上，体温恢复正常；②室温维持在 24℃～ 26℃，暖箱内不加热时，患儿能保持正常体温；③患儿在暖箱内生活了 1 个月以上，体重虽不足 2000g，但一般情况良好。

【注意事项】

1. 全面交接班，严格遵守操作规程及消毒隔离工作制度，保证治疗安全。

2. 使用中随时观察，注意各种仪表显示是否正常，如暖箱发出报警信号，及时查找原因，妥善处理。

3. 严禁骤然提高暖箱温度，以免患儿体温上升造成不良后果。

4. 一切护理操作应尽量通过操作窗在箱内集中进行，如喂奶、换尿布、清洁皮肤、观察病情及检查等，尽量减少打开箱门次数及时间，以免箱内温度波动；若需短暂出箱治疗检查，也需在保暖措施下进行，以免患儿受凉。

5. 暖箱避免放置在阳光直射、有对流风或取暖设备附近，以免影响箱内温度。

6. 备用状态的暖箱也应专人管理，定期检测性能，有故障及时维修。

7. 保持暖箱的清洁

（1）使用期间贮水槽用水每天更换 1 次；连续使用时，每周更换暖箱 1 次，用过的暖箱用消毒液擦拭后用紫外线照射；定期做细菌培养，如培养出致病菌应将暖箱搬离病房彻底消毒，防止交叉感染。

（2）空气净化盒每日擦拭，过滤布每日清洗 1 次，若有破损应及时更换。

（3）暖箱使用完毕做好终末消毒，晾干复位备用。

十、光照疗法

【目的】

氧化分解血清中脂溶性的非结合胆红素为水溶性的异构体，通过胆汁、尿液排出体外，从而降低血清胆红素浓度，治疗新生儿高胆红素血症。

【评估与准备】

1. 评估　日龄、体重、生命体征、黄疸的程度和范围、胆红素检查结果等。

2. 护士准备　洗手，戴口罩，戴墨镜。

3. 物品准备

（1）光疗箱：波长 450nm 的蓝色荧光灯，单面光 160W 或双面光 320W，上、下灯管与床面距离 40cm 和 20cm。擦拭灯管及反射板表面。

（2）遮光眼罩、纸尿裤、胶布等。

4. 患儿准备 入箱前清洁皮肤，禁忌在皮肤上涂粉和油脂；剪短指甲，防止抓伤皮肤；双眼佩戴护眼罩，避免光线损伤视网膜；除会阴、肛门部用长条尿布遮盖外，其余均裸露，特别注意保护男婴阴囊。

5. 环境准备 调节室内温度 26℃～ 28℃。冬季要注意保暖，夏季要防止过热。

【操作流程】

1. 入箱前准备 告知家长光照疗法的目的、方法、光疗过程中常见的护理问题，签署知情同意书。①接通电源，检查光疗箱的性能和灯管亮度，湿化器水箱内加入 2/3 满的蒸馏水；②预热 3 ～ 5 分钟，使箱温升至 28℃～ 32℃，调节箱内相对湿度达 55%～ 65%。

2. 入箱后护理 ①再次核对，将患儿全身裸露，佩戴遮光眼罩，用尿布遮盖会阴部，抱入箱中，记录入箱时间；②使患儿皮肤均匀受光，并尽量使身体广泛照射，若使用单面光疗箱每 2 小时更换体位 1 次，可以仰卧、侧卧、俯卧交替使用；③每 2 小时测体温 1 次，根据体温调节箱温，使体温保持在 36℃～ 37℃。如体温高于 37.8℃或低于 35℃，要暂停光疗，经处理体温恢复后继续治疗；④光疗过程中，应按医嘱静脉输液、按需喂奶，保证水分及营养供给；⑤密切观察病情并记录，注意患儿精神、反应、呼吸、脉搏及黄疸程度的变化，观察大小便颜色与性状；检查皮肤有无发红、干燥、皮疹及破损；有无呼吸暂停、烦躁、嗜睡、发热、腹胀、呕吐、惊厥等；监测血清胆红素。有异常情况及时与医师联系，查找原因并处理。

3. 出箱条件 ①光疗可连续或间断照射，间隔时间和总时间按病情而定，一般情况光照 24 ～ 48 小时可获得满意疗效，重症患者则需 48 ～ 72 小时，但连续光疗时间不宜超过 4 天；②出箱前，预热衣服后给患儿穿好，关闭电源，除去遮光眼罩，抱回病床，按要求记录。

【注意事项】

1. 保持灯管和反射板清洁，每日擦拭，防止灰尘影响光照强度。灯管累计使用时间达 1000 小时及时更换。

2. 严格交接班，加强巡视。俯卧照射时要有专人看护，以免口鼻受压影响呼吸，及时清除患儿的呕吐物、汗水、大小便，保持玻璃的透明度。工作人员为患儿检查、治疗、护理时，需戴墨镜。

3. 注意观察光疗不良反应，光疗过程中如有发热、烦躁、哭闹、嗜睡、皮疹、呕吐、腹泻、大便呈深绿色、低血钙抽搐等，应暂停光疗，并与医生联系。

4. 光疗超过 24 小时会造成体内核黄素缺乏，一般光疗同时或光疗后应补充核黄素，以预防激发的红细胞谷胱甘肽还原酶活性降低导致的溶血。

5. 光疗结束后，倒净湿化器水箱内水，做好整机的清洗、消毒。光照箱专人管理，定点放置在干净、温湿度变化小、无阳光直射的场所，处于备用状态。

十一、换血疗法

【目的】

替换出血中的免疫抗体和致敏红细胞，阻断溶血；降低血清中的非结合胆红素，防止发生核黄疸；纠正因溶血引起的贫血及心力衰竭。

【换血指征】

1. 母婴 ABO 血型不合或 Rh 血型不合，产前确诊为溶血病；出生时脐血血红蛋白 120g/L，或总胆红素 > 68μmol/L，伴水肿、肝脾肿大、心力衰竭等。

2. 生后 12 小时内血清胆红素每小时上升 > 12μmol/L，或已达到 342μmol/L 者。

3. 高胆红素血症患儿经光照治疗无效者。

4. 已有核黄疸早期表现者。

【评估与准备】

1. 评估 换血指征，患儿病情、日龄、体重、生命体征及一般状况和家长的心理状态。

2. 护士准备 洗手，戴口罩，穿手术衣，消毒双手，戴无菌手套。

3. 物品准备

（1）血源选择：对 Rh 血型不合溶血者，应选用 Rh 血型与母亲相同、ABO 血型与患儿相同的血液；对 ABO 血型不合溶血者，可用 O 型红细胞和 AB 型血浆。换血量为 150 ～ 180mL/kg（约为患儿全身血量的 2 倍）。应尽量选用新鲜血，库存血不应超过 3 天。

（2）手术衣 2 件、无菌手术包 1 套，静脉切开包 1 个。

（3）输液用品及急救药品和设备。

4. 患儿准备 做常规血液检测，换血前 4 小时禁食或抽空胃内容物，进行静脉输液。

5. 环境准备 于手术室或经消毒处理的环境中进行，室温维持在 26℃ ～ 28℃，预热远红外辐射台。

【操作流程】

1. 告知操作的目的、方法和换血过程中可能出现的护理问题，签署换血及输血知情同意书。患儿仰卧于远红外辐射台上，贴上尿袋，固定四肢，暴露脐部。

2. 常规消毒腹部皮肤（上至剑突，下至耻骨联合，两侧至腋中线）、铺无菌巾，将硅胶管自脐带残端插入脐静脉，或行脐静脉切开后插入 6 ～ 7cm，连接三通管一端，抽血测定胆红素及生化项目，测定静脉压后，三通管另一端连接输血装置开始换血。

3. 如患儿心功能良好，开始换血时，以每次 10mL 等量进行交换，逐渐增加到每次 20mL，速度控制在每分钟 2 ～ 4mL/kg，匀速进行，每次交换不超过总换血量的 10%，对低体重儿、病情危重者，速度放慢。

4. 每换血 100mL，测静脉压 1 次，保持静脉压稳定在 0.588 ～ 0.785kPa。静脉压高提示血容量过多，有心衰的可能，则抽血量可大于注入血量；静脉压低提示血容量不足则反之。准确记录每次抽出和注入的血量、时间。

5. 换血完毕拔出导管，结扎缝合后消毒，覆盖纱布，轻轻压迫固定。

6. 记录，监测生命体征、血糖和局部伤口情况，观察心功能情况和低血糖征象。

【注意事项】

1. 严格执行无菌操作，避免感染。

2. 插管动作轻柔，避免造成静脉管壁及内脏的损伤。

3. 自冰箱取出血液后应恢复至室温。

4. 抽血、注血速度均匀，每次注血前，都要抽回血；注射器内不能有空气，防止空气栓塞；换血过程中注射器、三通管、管道必须用含肝素的生理盐水多次正压冲洗，防止凝血。抽注血不顺利时，应首先检查插管位置是否堵塞，切忌用力推注，以免损伤血管。

5. 术中注意保暖；密切观察皮肤颜色、全身情况；严密监测心电图、呼吸、血压、心率、血氧饱和度、血糖、出入量等，及时处理意外情况。

6. 换血前、换血中、换血结束时均需抽取血标本，测定血胆红素、生化项目，以判断换血效果及病情变化。

【换血后护理】

1. 继续蓝光照射治疗。

2. 密切观察病情，如黄疸消退情况、切口有无渗血，如有呼吸不规则、双吸气、呻吟等异常现象，及时采取抢救措施。

3. 监测生命体征，术后第一小时每15分钟一次，第二小时每30分钟一次，第三、四小时每1小时一次，病情平稳后常规监测；每小时监测血糖一次，连续4次；每1～3天复查一次血常规和血清胆红素。

4. 保持伤口局部清洁，大小便后及时更换尿布，伤口未拆线前不宜沐浴。必要时加用抗生素。换血后禁食6小时，6小时后试喂糖水，若吸吮正常且无呛咳呕吐，可正常喂养。

十二、小儿推拿法

【目的】

通过对小儿体表的特定部位或穴位施以手法，达到循行气血、通畅经络、安神定气、调和脏腑、防治疾病、助长益智的目的。

【评估与准备】

1. 评估　患儿年龄、病情、合作程度、局部皮肤完整性及家长的认知情况。

2. 护士准备　修剪指甲，洗手，戴口罩，除去手表等硬物。

3. 物品准备　治疗床、治疗车、医嘱卡、常用介质（如凡士林、按摩油、酒或姜汁等）、大浴巾、毛巾、纱布。

4. 患儿准备　协助患儿更换尿布或排空二便，穿单衣。

5. 环境准备　安静、清洁，调节室温至24℃～26℃。

【操作流程】

1. 告知患儿及家长操作的目的、手法及配合方法。根据年龄、病情和所选推拿部位及穴位，协助患儿取合适体位。婴幼儿可坐在家长的腿上，或卧在家长怀中；年长儿根据需要取得合理体位。暴露所需部位，注意保暖。

2. 推拿手法

（1）推法：以拇指或食、中二指的螺纹面着力，附着在体表的穴位或部位上，做单一方向直线或环旋移动。直推法是用拇指桡侧或指面，或食、中二指指面在穴位上做直线推动；旋推法是用拇指指面在穴位上做顺时针旋转推动；分推法是两手拇指桡侧或指面，或食、中二指指面自穴位向两旁分向推动；合推法与分推法相反，从穴位两侧向中间推动。

（2）拿法：用单手或双手的拇指和食、中指拿提穴位或患处皮肤、肌肉、筋腱，用力内收后放手，做一松一紧、轻重交替、持续不断的提捏动作的治疗方法。

（3）揉法：以手指指端或螺纹面、掌根、大鱼际贴在穴位上做顺时针或逆时针的环旋运动，带动皮下组织一起揉动的手法。

（4）按法：以拇指或中指的指端或螺纹面、掌根或掌面附着在一定部位或穴位上，逐渐向下用力按压，按而留之或一压一放的持续进行的手法。

（5）摩法：将手掌或手指指腹贴于患部，做规律的环形或来回抚摩运动，不带动皮下组织的手法。

（6）掐法：用拇指爪甲在选定的穴位处进行掐切，是一种强刺激手法。掐时要逐渐用力，不要掐破皮肤。

【注意事项】

1. 根据推拿的部位和手法，采用不同的体位，使患儿舒适，术者省力。

2. 根据患儿年龄、体质、病情及发病部位选择合适的手法、刺激强度和推拿时间。手法娴熟，快慢轻重适宜，用力均匀，禁用暴力。

3. 小儿饥饿或饱腹状态时均不适宜推拿，最佳推拿时间为饭后 1 小时。一般每次 15 ~ 20 分钟，每日 1 次；高热等疾病急性期可每日 2 次。

4. 为减少阻力，预防患儿和术者皮肤擦伤及增强效果，治疗时可适当涂擦润滑剂或生姜汁等介质。

5. 推拿后患儿应安静休息，避免剧烈运动及吹风受凉，不要立即进食。

十三、婴儿抚触

【目的】

促进血液循环及新陈代谢，改善睡眠，加快消化和吸收，促进体格和智能发育，增强免疫力，增进感情。

【评估与准备】

1. 评估　婴儿一般状况及合作程度、皮肤的完整性。

2. 护士准备　修剪指甲，除去手表等饰物，洗手。

3. 用物准备　润肤露或润肤油、尿布、毛巾被或毯子。

4. 患儿准备　协助婴儿沐浴、排空二便。

5. 环境准备　室温调至 26℃ ~ 28℃，播放柔和、舒缓的轻音乐，利于彼此放松。

【操作流程】

1. 向家长解释操作目的及方法，将婴儿抱至抚触台上，除去衣服，身下铺毛巾被。

2. 抚触者先倒适量的润肤油于掌心，揉搓温暖双手。抚触的顺序为：头面部→胸部→腹部→上肢→手部→下肢→足部→背部→臀部。

3. 头面部抚触：双手拇指置于婴儿前额，其余四指托住后枕部。两拇指指腹交替从鼻根向发际滑动；两拇指从额部中央分别向两侧滑动至耳垂；一只手托住婴儿头部，另一只手四指从前额发际向上向后滑动至枕后（避开囟门），两指在耳后乳突部轻轻按压；两拇指从下颌部中央向面部外上侧滑动，让上下唇形成微笑状。

4. 胸部抚触：两手掌交替从胸部的外下方肋缘向对侧上方滑动至肩部（避开乳头），在胸部划成一个大的交叉。

5. 腹部抚触

（1）两手交替从右下腹向左下腹滑动（避开脐部），成顺时针方向划半圆。

（2）操作者的右手在婴儿右腹由下向上画一个英文字母"I"，由右至左划一个倒的"L"，由右向左划一个倒写的"U"。同时用关爱的语调向婴儿说"我爱你"，婴儿会很开心。

6. 四肢抚触：双手交替握住上肢近端，边轻轻挤捏边滑向远端；双手夹着手臂，自上而下揉搓大肌肉群及关节。下肢与上肢相同。

7. 手足抚触：护士拇指指腹从患儿手掌掌面根侧依次推向指侧，并提捏各手指关节。足与手相同。

8. 背部抚触：婴儿呈俯卧位，头偏向一侧；以脊柱为中心，两手掌自上而下向两侧滑动；示指和中指沿脊椎自上而下由颈椎抚触至尾骨部位；双手从骶尾部由内向外做环形滑动抚触臀部。

9. 操作完毕，用毛巾擦净婴儿身体，穿好衣服，包好包被，抱回婴儿床内。

10. 整理用物，消毒操作台面，洗手，记录。

【注意事项】

1. 抚触时间一般安排在婴儿进奶后 1 小时左右，不饥饿、不烦躁的时候。操作时应保持室温，注意保暖。

2. 抚触者应动作轻柔、用力均匀，以婴儿舒适为宜。全程手指不离开婴儿。

3. 抚触者应心情放松，充满爱意，面带微笑；抚触过程中用温柔的眼神和亲切的语言与婴儿交流，使婴儿处于安静愉悦的状态。

4. 抚触时间从 5 分钟开始，逐渐延长至 15 ~ 20 分钟。

5. 操作中要密切观察婴儿反应及合作程度，如有发热、抽搐、哭闹、肌张力高、皮肤颜色变化时应立即停止抚触。

十四、婴儿游泳

【目的】

促进婴儿神经系统的发育，增强呼吸系统、心血管系统功能，促进消化、吸收和排泄，促进骨骼、肌肉发育，增强运动能力，提高免疫功能，减少疾病的发生，利于婴儿身心发育。

【评估与准备】

1. 评估 婴儿的生命体征、身体状况、进食时间、与前次游泳的间隔时间、过敏史等。

2. 护士准备 修剪指甲，除去手表等饰物，洗手。

3. 物品准备 婴儿游泳池、冷热水、水温计、安全气囊、脐贴、毛巾被、婴儿衣物。

4. 环境准备 婴儿游泳室温度 28℃ ~ 30℃。

【操作流程】

1. 婴儿专用游泳池内注入适量温水，测量水温，保持 38℃为宜。

2. 向家长解释操作目的和方法，取得合作。婴儿排空二便后抱至游泳室，脱去衣物，仔细检查全身皮肤有无皮疹、破损、红肿、感染等，如有异常及时告知医生和家长，酌情决定是否进行游泳。

3. 脐部覆盖防水脐贴。

4. 根据婴儿颈围大小选择合适的安全气囊，仔细检查气囊有无破损、漏气，气体是否充足。

5. 给婴儿佩戴安全气囊，将气囊开合处置于头的侧方，检查粘扣是否扣严。佩戴好之后再次用双手整理气囊与脖颈相交处，避免气囊卡住下颌及面颊。

6. 将婴儿由脚至胸缓慢放入水中，两手分别轻托臀部及颈部，视婴儿适应情况逐步放开双手。

7. 婴儿在水中自由活动 10 ~ 25 分钟后，将其抱出游泳池，去除安全气囊及脐贴。

8. 迅速擦干水迹，用毛巾被保温，面部涂润肤膏。

9. 用 75% 酒精棉球清理外耳道、脐部。必要时用一次性护脐包扎、用棉签蘸润肤油清理鼻腔。

10. 测量婴儿体重、身长，并做好记录。穿好衣服，头部包裹毛巾或头发擦干后离开游泳室。

【注意事项】

1. 掌握适应证和禁忌证：适应证为足月分娩的顺产儿、剖宫产儿（胎龄＞38周），出生体重＞2500g，Apgar评分＞8分，健康状况良好的婴儿。禁忌证为难产儿、Apgar评分＜8分；早产儿、低体重儿（体重＜2500g）；患先天性疾病，如先天性心脏病、皮肤病、严重畸形等；患有婴幼儿疾病需要或正在接受治疗者；脐部感染者。操作前测量体温，如体温超过37.2℃，或有流鼻涕、打喷嚏等感冒症状时应暂停游泳。

2. 游泳期间必须由专人看护，婴儿与看护者的距离必须在看护人一臂之内。

3. "婴儿游泳"专用保护圈使用前必须进行安全检查，如型号是否匹配，保险按扣是否牢固，是否漏气。套好后检查下颌部是否垫托在预设位置，婴儿要缓慢入水。

4. 为防止交叉感染，婴儿泳池或桶内套一次性塑料袋，一人一换一消毒。

5. 泳池的水深应＞50cm，以婴儿足不触及池底为标准。

第四节　儿童用药特点及护理

药物治疗是儿童综合治疗的重要组成部分，合理、正确的用药往往会在治疗中起到关键性作用。

一、儿童用药特点

1. 儿童肝肾功能及某些酶发育不完善，对药物的解毒代谢功能较差。

2. 儿童血 - 脑脊液屏障发育不完善，药物容易通过血脑屏障达到神经中枢。

3. 儿童年龄阶段不同，对药物反应不同，药物的毒副作用有所差别。

4. 胎儿及婴儿易受母亲用药的影响。

5. 儿童易发生电解质酸碱平衡紊乱。

6. 对患儿家族中有药物过敏史者应慎重选择用药。

二、药物的选择及护理

儿童用药应慎重选择，不可滥用。选择用药的主要依据是儿童年龄、病种和病情，同时要考虑儿童对药物的特殊反应和药物的远期影响，有针对性地选择药物。

（一）抗生素的应用及护理

儿童容易患感染性疾病，故常用抗生素等抗感染药物。选用时一定要有针对性，避免滥用抗生素而发生细菌耐药性，婴幼儿长时间地滥用广谱抗生素容易发生鹅口疮、肠道菌群失调和消化功能紊乱等副作用。同时注意药物副作用，如儿童应用链霉素、卡那霉素、庆大霉素等药物时，注意有无听力和肾脏的损害，要严格控制剂量、疗程。

（二）肾上腺皮质激素的应用及护理

糖皮质激素有抗炎、抗毒、抗过敏及免疫抑制等作用，儿科常将其与抗生素合用治疗急性重症感染，或单独用于结缔组织病、过敏性疾病及自身免疫性疾病等。激素对休克、脑水肿等危重患儿抢救时不可缺少，但要防止滥用。短期大量用药可掩盖病情，故诊断未明确时一般不用。长期使用可使患儿免疫力降低，继发感染；抑制骨骼生长；影响水、盐、蛋白质和脂肪代谢等。突然停药会引起反跳现象及肾上腺皮质功能不全综合征。水痘患儿使用激素后，可使病情加重，故禁用。

（三）镇咳祛痰药的应用及护理

婴幼儿支气管较窄，不会主动咳嗽，炎症时易发生阻塞，引起呼吸困难。婴幼儿一般不用镇咳药，多用祛痰药口服或雾化吸入，使分泌物稀释，易于咳出。哮喘患儿提倡局部吸入 β_2 受体激动剂类药物，必要时也可用茶碱类。但新生儿和小婴儿慎用。

（四）镇静药的应用及护理

在患儿高热、烦躁不安、剧咳不止等情况下可考虑给予镇静药。常用药物有苯巴比妥、水合氯醛、地西泮等。使用时应特别注意观察患儿呼吸情况，以免发生呼吸抑制。

（五）退热药的应用及护理

患儿发热，在体温高于 38.5℃时才使用药物降温，有高热惊厥史患儿可在体温上升期及早应用退热药物。一般使用对乙酰氨基酚和布洛芬退热，但剂量不宜过大，必要时 4 ～ 6 小时可反复使用，用药后注意观察体温和出汗情况，及时补充液体。小婴儿退热多采用物理降温和多饮水等措施，婴儿不宜使用阿司匹林。

（六）止泻药和泻药的应用及护理

对腹泻患儿慎用止泻药，除用口服补液疗法防治脱水和电解质紊乱外，可适当使用保护肠黏膜的药物，或辅以含双歧杆菌或乳酸杆菌的制剂以调节肠道的微生态环境。儿童便秘一般不用泻药，多采用饮食调整和通便法。

三、药物的剂量计算

儿童用药剂量较成人更需准确。可按以下方法计算：

（一）按体重计算

按体重计算是最常用、最基本的计算方法，多数药物已给出每千克体重、每日或每次需要量，按体重计算更简单易行，故临床广泛应用。

每日（次）剂量＝体重（kg）× 每日（次）每千克体重所需药量。患儿体重应按实际测得的值为准。如已超过成人剂量则以成人量为限。

（二）按体表面积计算

此法计算药物剂量较其他方法更为准确，被认为科学性强，既适用于成人，又适用于各年龄小儿。

每日（次）剂量＝患儿体表面积（m²）× 每日（次）每平方米体表面积所需药量

儿童体表面积可按下列公式计算：

体重 ≤ 30kg，儿童体表面积（m²）＝体重（kg）×0.035+0.1

体重 > 30kg，儿童体表面积（m²）＝ ［体重（kg）－30］×0.02+1.05

（三）按年龄计算

方法简单易行，用于剂量幅度大、不需十分精确的药物，如营养类药物等可按年龄计算。

（四）按成人剂量折算

此法仅用于未提供儿童剂量的药物，所得剂量一般偏小，故不常用。

儿童剂量 = 成人剂量 × 儿童体重（kg）/50

四、给药的方法

（一）口服法

口服法是最常用的给药方法，简单易行、副作用小。如条件许可，尽量采用口服给药。药物剂型有水剂、片剂及冲剂。婴幼儿通常选用糖浆、水剂或冲剂。也可将药片研碎加糖水吞服。年长儿可用片剂或药丸。

鼓励幼儿直接服药，然后喝喜爱的饮料去除苦味。婴儿喂药时最好抱起或抬高头部，可用滴管或去掉针头的注射器给药；若用小药匙喂药，则从口角处慢慢倒入，待药液咽下后才将药匙拿开或用拇指和食指轻捏双颊，使之吞咽。

（二）注射法

注射法分为皮下、肌肉、静脉、鞘内及胸、腹腔等注射法，此法见效快，但对儿童刺激大，易造成患儿恐惧，且臀部肌内注射次数过多，可能影响下肢功能。故用于急症或重病患儿，一般口服药能取得良好效果的，不用注射给药，避免操作复杂及出现不良反应。

（三）外用法

以软膏为多，也可用水剂、混悬剂、油剂等。根据用药部位，可对患儿适当约束，以免患儿因抓、摸使药物误入眼、口而发生意外。

（四）其他方法

雾化吸入较常用，需专人照顾。灌肠给药较少，可用栓剂塞肛。含剂、漱剂对年幼儿使用不便，年长儿可用。

第五节　儿童疼痛管理

疼痛是人类的一种主观体验，并伴有一系列的生理变化和心理行为反应。随着延伸护理的发展，疼痛作为"第五生命体征"被测量，儿童疼痛管理日益受到关注。不同年龄段儿童对疼痛的体验和反应有所不同。但因为儿童的生理特点，年龄较小的儿童在经历疼痛时无法用语言准确表达，因此，运用适合儿童年龄和发育水平的评估工具，全面准确评估疼痛，帮助缓解疼痛非常重要。

一、儿童疼痛的评估

进行儿童疼痛的评估时可以依据 QUESTT 原则进行。QUESTT 原则包括：询问儿童（Question the child）；使用疼痛量表（Use a reliable and valid pain scale）；评价行为以及生理学参数的变化（Evaluate the child's behavior and physiologic changes）；确保父母的参与（Secure the parent's involvement）；干预时考虑导致疼痛的原因（Take the cause of pain into account when intervening）；采取行动并评价成效（Take action and evaluate results）。

（一）各年龄阶段对疼痛的反应

1. 新生儿和婴幼儿 疼痛时可表现出持续的哭闹，哭声比日常的哭泣声音高且尖锐，面部可有疼痛的表情，如眼睛紧闭、眉毛和前额紧锁、嘴巴张开、肢体扭动并拒绝他人的安抚。因手术引起的疼痛时，可见反复抓挠手术部位。9～12个月的婴儿则能在感到疼痛时，用手推动他人，表现出抗拒行为。疼痛还可引起血压、心率、血氧饱和度、皮肤颜色和睡眠的改变。

2. 学龄前儿童 能够描述疼痛的位置及程度，但不具有判断、量化和排序的能力。儿童很难理解"能想到的最厉害的疼痛"，往往会选择疼痛评分量表中的最高分；难以理解疼痛的意义，很难将"打针"这种能带来身体疼痛的操作与治愈疾病的积极后果联系起来，而将疼痛视为是一种对其错误行为的惩罚，为了避免注射和其他类似的侵入性操作，甚至会否认疾病导致的疼痛；会认为某人应该为自己的疼痛负责；在预期疼痛的发生和疼痛出现时，患儿会剧烈反抗，甚至有攻击行为。

3. 学龄儿童 能描述疼痛的位置和程度。随着年龄长大，能够逐渐量化疼痛的程度，会为表现勇敢和能控制自己而忍受疼痛不予表达，甚至不期望他人发现他们的疼痛。在疼痛时，患儿会表现得安静、沉默。此时护士应注意观察这些表现。

4. 青少年 因既往经验的积累，对疼痛的描述更熟练准确。能用社会所接受的方式来表现疼痛，但出于自尊和对个人隐私的保护，在面对家人和朋友时，青少年会控制自己的表情和行为，否认疼痛的存在，所以评估时应注意保护患儿隐私。

（二）疼痛患儿的病史采集

为了全面了解儿童疼痛的情况，在评估疼痛的原因、部位、时间、性质、程度、伴随症状、影响因素和缓解措施后，还要注意评估其对疼痛的表达方式、既往疼痛的经历和行为表现，以及父母对疼痛的反应。对于年幼的儿童，大部分信息需要父母提供，护士应积极与其父母沟通，并鼓励父母的参与。

（三）儿童疼痛评估工具

儿童因为年龄、认知水平、情绪等因素的影响，对疼痛的感受以及描述均有不同。新生儿和婴幼儿最一致的疼痛行为指标为面部表情肌扭曲及大声哭泣；学龄前儿童已能够以语言表达疼痛的程度；青少年则可以准确描述疼痛，因此"对疼痛的主诉"可以作为评估的方式。

疼痛评估的工具，正是基于上述各种因素发展而来。选择合适的评估工具，可以对儿童是否存在疼痛以及疼痛的程度等进行较为准确的评估。目前可供选择的儿童疼痛评估工具有多种，主要有自我报告、行为观察和生物学参数测定三种方式。为了对儿童疼痛进行准确的评估，选择评估工具时，应综合考虑患儿的年龄阶段、疾病的严重程度、诊疗情况等因素，也可以联合使用多种评估工具，以提高准确性。

新生儿、婴幼儿和学龄前期儿童常用的可选用新生儿面部编码系统（Neonatal Facial Coding System，NFCS）、CRIES术后疼痛评分、FlACC量表、儿童疼痛观察评分标准、脸谱疼痛量表、筹码片量表等评估工具件表。3岁以上儿童适用脸谱疼痛量表图（图6-1），该量表有6个卡通脸谱，从代表"无痛"的笑脸到"最痛"的痛苦面容，等级分值分别是0、1、2、3、4、5，匹配

0～10分的疼痛评分系统。8岁以上的儿童则可使用成人的疼痛评估工具，如视觉模拟评分法，数字量表图（图6-2）等，数字量表图使用一根垂直或水平直线，两端分别代表"无痛"0分和"剧痛"10分。

不同的医疗机构对疼痛评估有专门的规定和程序，包括评估的频次、评估工具的选择以及相应的护理措施。有研究表明：预防和护理儿童疼痛时必须使用统一的疼痛量表，建立一致性的疼痛评估方法。

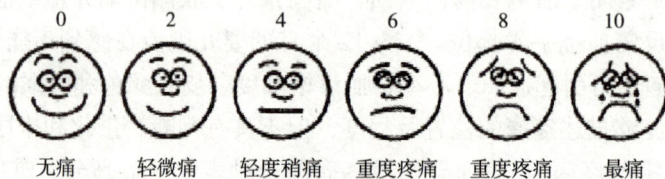

0	2	4	6	8	10
无痛	轻微痛	轻度稍痛	重度疼痛	重度疼痛	最痛

图6-1　脸谱疼痛评估量表图

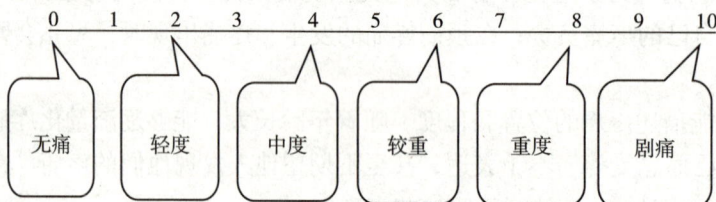

0	1	2	3	4	5	6	7	8	9	10
无痛		轻度		中度		较重		重度		剧痛

图6-2　数字量表图

二、儿童疼痛的护理

对疼痛儿童的护理，其目标是缓解或控制疼痛、减轻或消除疼痛带来的不良生理变化以及心理行为反应。大致可分为药物性干预和非药物干预方法两种方式。

（一）药物性干预

使用药物缓解或控制疼痛时，应按时评估和记录儿童的疼痛水平、监测可能的不良反应和各项指标，如呼吸频率、血氧饱和度和是否出现呕吐等，保证治疗的有效性和安全性。

1. 根据医嘱给予止痛药物　很多用于成人的非阿片类和阿片类药物也可以用于儿童疼痛的控制，药代动力学与成人相似，但部分药物具有严重的副作用，要注意鉴别使用。非阿片类药物包括对乙酰氨基酚和非甾体抗炎药物如布洛芬，是世界卫生组织推荐的控制疼痛的一线药物，作用于周围神经系统属于轻度、中度的疼痛，如关节炎引起的疼痛。给药途径主要是口服和肛门给药，不建议肌内注射给药。需注意阿司匹林可引起 Reye 综合征，12岁以下患儿不能使用。阿片类药物如吗啡、可待因等则可作用于中枢神经系统，适用于中度及重度的疼痛，可以选用口服、经肛门、肌内注射、静脉注射、经硬膜外、黏膜、皮肤等多种给药途径，但需注意其抑制中枢神经系统的副作用。

儿童肝脏、肾脏功能尚不够成熟，容易发生药物副作用，因此应注意药物的准确剂量和配置，并注意观察药物的副反应。

2. 使用自我控制式止痛法（PCA）镇痛　5岁以上儿童的认知程度能够了解操作目的和方法，可以采用 PCA 镇痛；5岁以下或者不能合作的儿童，可以采用护士或父母控制镇痛的方法。护士应注意严密观察，防止出现过度镇静和呼吸抑制。

（二）非药物性干预

非药物性干预也有很好的镇痛效果，可联合镇痛药物使用或单独使用。非药物性疼痛干预方式主要分为两类：①认知－行为改变法，包括放松技巧、分散注意力、冥想法，正向鼓励法以及生物反馈法；②生物物理干预法，如吸吮、冷热疗法以及按摩疗法。下面重点介绍其中几种方法：

1. 放松技巧　如表情放松法、深呼吸放松法、想象放松法和肌肉放松法等。

2. 冥想法　如想象喜欢的事物、场景等。适用于学龄期以上的儿童。

3. 分散注意力　主要有两种方式，即被动性和主动性两种类型。此两种方法简便易行且效果良好。应鼓励家长的积极参与，使用时应先创造舒适的环境和轻松友好的气氛。主动性分散注意力法需要儿童的积极参与，例如新生儿在接受疼痛性操作时给予安慰奶嘴，采用非营养性喂养的方法分散其注意力；让幼儿和学龄前儿童吹肥皂泡或者提供新奇的玩具给患儿游戏；学龄前期儿童通过唱歌、听故事、玩掌上电动玩具等方式；青春期儿童则可玩电子游戏等，都有助于缓解疼痛。被动性分散注意力法只需家长或医务人员进行分散注意力即可，例如用柔软的毯子将新生儿和婴儿包裹，或者是让母亲将患儿抱在怀中贴在胸前，进行直接的皮肤接触，给予抚触按摩；年龄较小的儿童可给予拥抱、摇晃和轻拍；可以唱歌、播放音乐、讲故事，给幼儿和学龄前儿童听；可以指导青春期患儿一些放松技巧等。

4. 冷热疗法　热疗可以促进血液循环，使肌肉放松；冷疗可以减轻水肿，缓解急性软组织损伤导致的疼痛。

5. 蔗糖溶液或葡萄糖溶液　可用于新生儿镇痛。手术或疼痛性操作，如足跟采血前两分钟口服 12% ～ 24% 的蔗糖溶液或葡萄糖溶液 2mL；早产儿根据孕周适当降低口服量，一般不低于 0.5mL；超低出生体重以及血糖水平不稳定的婴儿必须谨慎使用。

6. 积极的自语　指导儿童疼痛时使用积极的自我鼓励语言。

7. 思维停顿　识别疼痛事件中积极的因素、可靠的信息，将积极、可靠的事实凝练成语句，指导儿童记住这些语句，当经历痛苦的时候回想这些语句。

8. 皮肤刺激　使用简单有节奏的揉捏、压力震颤或电子震颤。

【小结】

本章主要介绍了儿童医疗机构的设置、护理管理，住院儿童护理和临床儿科常用护理技术，儿童用药特点及护理，儿童疼痛管理等内容。儿科护士应熟练掌握常用护理技术操作，为患儿提供科学、标准的护理技术操作，以促进康复及生长发育。

【思考题】

1. 简述头皮静脉输液法与静脉留置针穿刺法的异同点。
2. 简述如何实施正确的抚触护理。
3. 简述使用暖箱及光疗箱的护理异同点。
4. 简述儿童用药特点、药物选择、不同途径的给药方法及护理。

第七章

新生儿与新生儿疾病患儿的护理

学习目标

【知识目标】

1. 能复述新生儿分类方法与命名、新生儿特殊生理状态的定义以及 Apgar 评分法。

2. 能区别正常足月儿与早产儿的特点及护理、生理性黄疸与病理性黄疸的特点。

3. 能解析新生儿窒息、新生儿缺氧缺血性脑病、新生儿颅内出血、新生儿呼吸窘迫综合征、新生儿寒冷损伤综合征、新生儿溶血病、新生儿感染性疾病、新生儿低钙血症、新生儿低血糖的病因与发病机制、临床表现及治疗要点。

4. 能归纳新生儿胎粪吸入综合征、新生儿坏死性小肠结肠炎、新生儿产伤性疾病、新生儿出血症的病因、临床表现及治疗要点。

【能力目标】

1. 能对正常足月儿、早产儿、小于胎龄儿和大于胎龄儿进行护理。

2. 能配合医生对新生儿窒息患儿实施复苏抢救。

3. 能运用护理程序对新生儿疾病患儿实施整体护理，并对其家庭开展健康教育。

【素质目标】

1. 培养护理新生儿疾病患儿的责任感与价值观。

2. 增加对危重新生儿的抢救意识和急救能力，践行救死扶伤的理念。

案例导入

患儿，女，2 天，因"皮肤明显黄染 1 天"而入院。患儿家长于 1 天前发现患儿皮肤黄染且逐渐加重。病史：患儿 G_3P_2，出生时胎龄为 35 周，出生体重 2.5kg，身长 48cm，顺产，胎盘无异常，无胎膜早破及宫内窒息史。Apgar 评分：1 分钟 8 分，5 分钟 9 分。生后 2 小时开奶，人工喂养，大小便正常。入院查体：体温 36.3℃，脉搏 121 次 / 分，呼吸 32 次 / 分，体重 2.4kg。早产儿貌，前囟平、软，颈软，反应欠佳，全身皮肤黄染，双侧瞳孔等大等圆，对光反射灵敏，呼吸平稳，双肺呼吸音正常，腹软，肠鸣音正常，肌张力正常。血液检查：血清总胆红素 270μmol/L。患儿血型为 O 型 Rh 阳性，患儿母亲为 O 型 Rh 阴性。Coombs 试验阳性。

问题：

1.该患儿入院时最可能的医疗诊断是什么？护士该如何向家长讲解患儿皮肤黄染的原因？

2.该患儿首优的护理诊断/合作性问题是什么？需要护士密切观察的患儿病情要点有哪些？

3.在住院过程中，患儿突然出现反应低下、吸吮无力，该患儿可能发生的临床情况是什么？护士应为患儿采取的主要护理措施有哪些？

4.该患儿住院治疗2周后达到出院标准，预出院。护士应对患儿家长实施的健康教育内容包括哪些？

第一节　新生儿分类

新生儿（neonate）是指从脐带结扎到生后28天内的婴儿。出生后新生儿的生存环境发生了巨大的变化，为了适应环境的巨变，各系统功能及形态随之发生了显著的变化。但由于新生儿各系统、器官功能发育不完善，此期儿童的发病率及死亡率高，尤其是围生期的发病率及死亡率最高。

【新生儿分类】

根据胎龄、出生体重、出生体重与胎龄的关系、出生后周龄等进行新生儿分类。

1.根据胎龄分类　胎龄是指从最后1次正常月经第1天起至分娩时为止，通常以周表示。

（1）足月儿（full-term infant）：指胎龄满37周至未满42周（260～293天）的新生儿。

（2）早产儿（pre-term infant）：指胎龄未满37周（<259天）的新生儿，又称为未成熟儿。其中，胎龄未满28周者称为极早早产儿；胎龄满28周至未满32周者称为非常早产儿；胎龄满32周至未满34周者称为中度早产儿；胎龄满34周至未满37周者称为晚期早产儿。

（3）过期产儿（post-term infant）：指胎龄满42周及以上（≥294天）的新生儿。

2.根据出生体重分类　出生体重是指出生1小时内的体重。

（1）正常出生体重儿（normal birth weight neonate）：指出生体重在2500～4000g的新生儿。

（2）低出生体重儿（low birth weight neonate）：指出生体重<2500g的新生儿。其中出生体重<1500g者，称为极低出生体重儿（very low birth weight neonate）；出生体重<1000g者，称为超低出生体重儿（extremely low birth weight neonate）。

（3）巨大儿（giant neonate）：指出生体重>4000g的新生儿，包括正常新生儿与有疾病的新生儿。

3.根据出生体重与胎龄的关系分类

（1）适于胎龄儿（appropriate for gestational age，AGA）：指出生体重在同胎龄儿平均出生体重的第10百分位至90百分位之间的新生儿。

（2）小于胎龄儿（small for gestational age，SGA）：指出生体重在同胎龄儿平均出生体重的第10百分位以下的新生儿。我国将胎龄已足月，而出生体重在2500g以下的婴儿称为足月小样儿，是小于胎龄儿中最常见的一种。

（3）大于胎龄儿（large for gestational age，LGA）：指出生体重在同胎龄儿平均出生体重的第90百分位以上的新生儿（图7-1）。

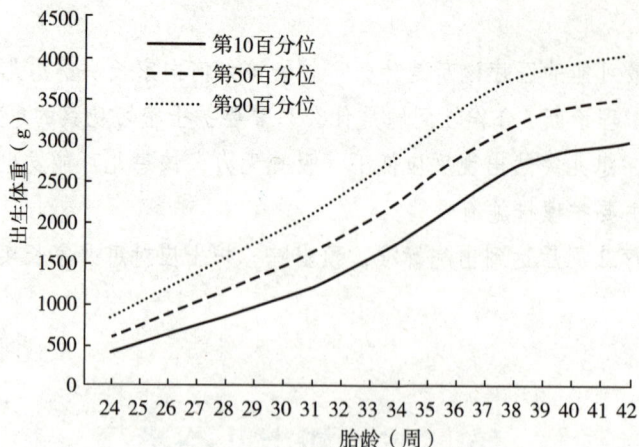

图 7-1　新生儿分类：胎龄与出生体重的关系

4. 根据出生后周龄分类

（1）早期新生儿：指出生后 1 周以内的新生儿。其发病率和死亡率在整个新生儿期最高，需要加强监护和护理。

（2）晚期新生儿：指出生后第 2 周至第 4 周末的新生儿。

5. 高危儿（high risk neonate） 指已发生或有可能发生危重疾病而需要监护的新生儿。常见于以下几种情况：

（1）孕母因素：①疾病史：孕母患有糖尿病、慢性心肺肾疾病、甲状腺疾病、癫痫、性传播疾病或感染等；②异常妊娠史：孕母年龄 > 40 岁或 < 16 岁、孕期有妊娠高血压综合征、羊膜早破、胎盘早剥等，或过去有流产、死胎等；③其他：孕母有吸烟、吸毒或酗酒史，接触过有害物质，如放射线、化学毒物、药物等。

（2）分娩史：早产、难产、手术产、急产、胎位不正、脐带绕颈、产程延长、分娩过程中使用镇静和止痛药物史等。

（3）胎儿和新生儿因素：多胎、宫内感染、窒息、胎心异常、先天畸形、1 分钟和 5 分钟 Apgar 评分低于 7 分、任何部位的出血等。

【小结】

新生儿是指从脐带结扎至生后 28 天内的婴儿，根据胎龄、出生体重等进行新生儿分类。因新生儿生理调节和适应能力弱，故发病率和死亡率高，其中围生期的发病率和死亡率最高。诸多原因导致新生儿已发生或可能发生危重情况，称为高危儿，应给予特殊监护。

第二节　新生儿的特点及护理

【新生儿特点】

正常足月儿（normal full-term infant）是指胎龄 ≥ 37 周且 < 42 周，出生体重 ≥ 2500g 并 ≤ 4000g，无任何畸形和疾病的活产婴儿。

（一）正常足月儿和早产儿外观特点

正常足月儿与早产儿在外观上各具特点，可根据初生婴儿的体格特征来评定其胎龄（表 7-1）。

表 7-1　正常足月儿与早产儿外观特点

	正常足月儿	早产儿
身长	≥47cm（约 50cm）	＜47cm
皮肤	红润、皮下脂肪丰满，毳毛少	绛红、皮下脂肪少，毳毛多
头部	头约占全身比例 1/4，头发分条清楚	头约占全身比例 1/3，头发细而乱
耳壳	软骨发育好，耳舟成形、直挺	缺乏软骨，耳壳软，耳舟不清楚
指（趾）甲	达到或超过指（趾）端	未达指、趾端
足底纹	足底纹较深，遍及整个足底	足底纹少
乳腺	乳晕清楚，乳头突起，乳房结节＞4mm	乳晕不清，乳房无结节或结节＜4mm
外生殖器	男婴睾丸已降至阴囊，女婴大阴唇遮盖小阴唇	男婴睾丸未降或未全降，女婴大阴唇不能遮盖小阴唇

（二）正常足月儿和早产儿生理特点

1. 呼吸系统　胎儿在宫内通过胎盘进行气体交换，呼吸处于抑制状态，仅有微弱的呼吸运动；肺内充满液体，出生时经产道挤压，约 1/3 肺液由口、鼻排出，其余在建立呼吸后逐渐被肺血管和淋巴系统吸收。新生儿娩出吸气后啼哭，肺泡扩张，开始建立自主呼吸。因呼吸中枢发育不完善，足月儿呼吸节律常不规则，频率较快，安静时约为 40 次 / 分。如持续超过 60 次 / 分，称为呼吸急促。新生儿胸廓呈圆桶状，胸腔小，肋间肌薄弱，呼吸主要靠膈肌的升降，呈腹式呼吸。新生儿呼吸道管腔狭窄，黏膜柔嫩，血管丰富，纤毛运动差，易致鼻塞、感染、呼吸困难及拒乳。

早产儿呼吸中枢及呼吸器官发育未成熟，呼吸浅快不规则，易出现周期性呼吸和呼吸暂停（apnea）。周期性呼吸是指 5～10 秒短暂的呼吸停顿后又出现呼吸，不伴有心率、血氧饱和度变化及青紫；呼吸暂停是指呼吸停止≥20 秒，伴心率减慢（＜100 次 / 分）或青紫、血氧饱和度下降，其发生与胎龄有关。早产儿肺泡表面活性物质少，易发生呼吸窘迫综合征；由于肺发育不成熟、感染及炎性损伤而致支气管肺发育不良（bronchopulmonary dysplasia，BPD），即慢性肺疾病（chronic lung disease，CLD）。

2. 循环系统　胎儿娩出后血液循环动力学发生重大变化：①脐带结扎，胎盘 - 脐血循环终止；②随着呼吸建立、肺膨胀，肺循环阻力下降，肺血流增加；③从肺静脉回流至左心房的血量显著增加，压力升高，使卵圆孔功能性关闭；④由于氧分压增高，动脉导管收缩，继而功能性关闭，完成胎儿循环向成人循环的转变。严重肺炎、酸中毒、低氧血症时，肺血管压力升高，当压力等于或超过体循环时，可致卵圆孔、动脉导管重新开放，出现右向左分流，称为持续胎儿循环或持续肺动脉高压。新生儿心率波动大，一般为 90～160 次 / 分，平均为 120～140 次 / 分，血压平均为 70/50mmHg。早产儿心率偏快，血压较低，部分可伴有动脉导管闭合延迟。

3. 消化系统　足月儿出生时吞咽功能已完善，但食管下端括约肌松弛，幽门括约肌较发达，胃容量较小（为 30～60mL），胃呈水平位，易溢乳或呕吐。新生儿小肠吸收面积相对较大，肠壁较薄，通透性高，利于吸收母乳中的营养物质和免疫球蛋白，同时易吸收其他蛋白质、肠腔内毒素和消化不全产物，引起过敏和中毒。消化道已能分泌充足的消化酶，但淀粉酶分泌不足，至出生后 4 个月时才达到成人水平，因此不宜过早喂淀粉类食物。胎粪由胎儿肠道分泌物、胆汁及咽下的羊水等组成，为墨绿色，呈糊状。一般生后 10 ～ 12 小时（24 小时内）开始排出，2 ～ 3 天排完。若生后 24 小时仍未排胎粪，应检查有无肛门闭锁或其他消化道畸形。新生儿肝内尿苷二磷酸葡萄糖醛酸基转移酶的量及活性不足，是生理性黄疸的主要原因（50% ～ 60% 的足月儿出现生理性黄疸），同时对多种药物处理能力低下，易出现药物中毒。

早产儿吸吮力差，吞咽反射弱，胃容量小，胃排空更慢，常出现哺乳困难，易发生呕吐、腹胀、腹泻。消化酶含量接近足月儿，但胆酸分泌少，脂肪的消化吸收能力较差，对脂溶性维生素吸收不良。早产儿肠蠕动差，易发生胎粪排出延迟、粪便滞留，甚至发生功能性肠梗阻。因缺血缺氧、喂养不当和炎性损伤等原因，早产儿中坏死性小肠结肠炎发病率较高。因肝脏合成蛋白能力差，易发生低蛋白血症。肝内尿苷二磷酸葡萄糖醛酸基转移酶的量及活性比足月儿更低，超过 80% 的早产儿可出现生理性黄疸，且黄疸较重，持续时间较长。早产儿体内糖原储备少，易发生低血糖。

4. 泌尿系统　足月儿出生时肾脏结构发育已完成，但功能仍不成熟。肾脏的稀释功能与成人相似，但肾小球滤过率低，浓缩功能差，不能有效地处理过多的水和溶质，易发生水肿。新生儿一般在生后 24 小时内开始排尿（少数在 48 小时内排尿），若生后 48 小时后仍未排尿，应检查有无泌尿道畸形或梗阻、肾功能障碍等。

早产儿肾浓缩功能更差，肾小管对醛固酮反应低下，对钠的重吸收功能差，易出现低钠血症。葡萄糖阈值低，易发生糖尿。由于普通牛乳中蛋白质含量及酪蛋白比例均高，可致内源性氢离子增加，当超过肾小管的排泄能力时，会引起晚期代谢性酸中毒。因此，人工喂养的早产儿应采用早产儿配方奶粉。

5. 血液系统　足月儿出生时血液中的红细胞、网织红细胞、血红蛋白含量较高。出生时血红蛋白为 170g/L（140 ～ 200 g/L），生后 1 周内静脉血血红蛋白 < 140 g/L，定义为新生儿贫血。血红蛋白以胎儿血红蛋白为主（占 70% ～ 80%），因胎儿血红蛋白对氧有较强的亲和力，氧离曲线左移，不易将氧释放到组织，故新生儿缺氧时发绀不明显。生后第 1 天白细胞数较高，为（15 ～ 20）×10^9/L，以后逐渐下降，至第 10 天左右降至 12×10^9/L。出生时白细胞分类中中性粒细胞约占 65%，随着白细胞总数的下降，中性粒细胞比例也下降，生后 4 ～ 6 天中性粒细胞所占比例与淋巴细胞比例相等，以后淋巴细胞比例占优势。血小板出生时已达成人水平。新生儿肝脏维生素 K 储存量少，凝血因子活性较低。血容量为 85 ～ 100mL/kg，与脐带结扎时间有关。

由于早产儿红细胞生成素水平低下、先天储铁少、血容量迅速增加，"生理性贫血"出现早，而且胎龄越小，贫血持续时间越长，程度越严重；维生素 K 与维生素 D 的储备较足月儿少，更易发生出血、佝偻病。

6. 神经系统　新生儿脑相对大，但脑沟、脑回仍未完全形成。足月儿大脑皮层兴奋性低，睡眠时间长，觉醒时间一昼夜仅为 2 ～ 3 小时，大脑对下级中枢抑制较弱，且锥体束、纹状体发育不全，常出现不自主和不协调动作。出生时已具备多种暂时性原始反射，如觅食反射、吸吮反射、握持反射、拥抱反射等，如新生儿期这些反射减弱或消失，或数月后仍不消失，常提示有神经系统疾病或其他异常。另外，正常足月儿也可引出病理性反射，如克氏征（Kernig 征）、巴彬斯基征（Babinski 征）和佛斯特征（Chvostek 征）等，腹壁和提睾反射不稳定，偶可出现阵发性踝阵挛。脊髓的发育在出生时相对较成熟，脊髓相对较长，脊髓末端约在第 3、4 腰椎下缘，故腰穿时应在 4、5 腰椎间隙进针。

早产儿神经系统成熟度与胎龄有关，胎龄愈小，原始反射越难引出或反射不完全。早产儿易发生缺氧、窒息而导致缺氧缺血性脑病。早产儿（尤其是极低出生体重儿）的脑室管膜下存在发达的胚胎生发基质，故易发生脑室周围－脑室内出血及脑室周围白质软化。

7. 体温 新生儿体温调节中枢功能尚不完善，皮下脂肪薄，体表面积相对较大，皮肤表皮角化层差，易散热。寒冷时主要靠棕色脂肪代谢产热，几乎不通过寒战等物理方式产热。生后如不及时保暖，可发生低体温、低氧血症、低血糖和代谢性酸中毒或寒冷损伤，环境温度过高、进水少及散热不足，可使体温提高，发生"脱水热"。中性温度是指机体维持体温正常所需的代谢率和耗氧量最低时的环境温度，又称为"适中温度"。出生后因环境温度较宫内温度低，所以新生儿在出生后的1小时内体温可下降约2.5℃，如果环境温度适宜，其体温会逐渐回升。出生体重、生后日龄不同，中性温度也不同。新生儿正常体表温度为36.0℃～36.5℃，正常体核温度为36.5℃～37.5℃，不显性失水过多可增加热的消耗，适宜的环境湿度为50%～60%。

早产儿体温调节中枢功能更不完善，棕色脂肪少，产热能力差，肌肉活动少，寒冷时更易发生体温不升或低体温；汗腺发育差，环境温度过高时体温易升高。

8. 能量及体液代谢 新生儿每日总能量需要418～502kJ/kg（100～120kcal/kg）。需水量因出生体重、胎龄、日龄及临床情况等而异。生后第1天需水量为每日60～100mL/kg，以后每日增加30mL/kg，直至每日150～180mL/kg。

早产儿吸吮力弱，消化功能差，摄入的能量在生后数周内常不能达到正常足月儿的水平，因此常需肠道外营养。

9. 免疫系统 新生儿非特异性和特异性免疫功能均不成熟。免疫球蛋白IgG（胎龄越小，含量越低）可通过胎盘，新生儿对一些传染病（如麻疹等）有免疫力而不易感染；IgA和IgM不能通过胎盘，因此易患细菌感染，尤其是革兰阴性杆菌感染。新生儿皮肤黏膜薄嫩易损伤；脐残端未完全闭合，易致细菌感染；呼吸道纤毛运动差，胃酸、胆酸少，杀菌力差，同时SIgA缺乏，易发生呼吸道和消化道感染。新生儿网状内皮系统与白细胞的吞噬作用较弱，血清补体水平较低，也易患感染。

早产儿非特异性和特异性免疫功能更弱，更易患感染性疾病。

10. 常见的几种特殊生理状态

（1）生理性黄疸：参见本章第九节。

（2）生理性体重下降：新生儿在出生后几天内，由于体内水分丢失较多、胎粪排出、摄入乳量较少，出现体重下降，3～4天降至最低点。足月儿下降幅度一般不超过出生体重的10%，早产儿为15%～20%，生后7～10天恢复到出生体重。

（3）"马牙"和"螳螂嘴"：在口腔上腭中线和齿龈部位，有黄白色、米粒大小的小颗粒，是由上皮细胞堆积或黏液腺分泌物积留形成，俗称"马牙"，数周后可自然消退。两侧颊部各有一隆起的脂肪垫，称"螳螂嘴"，有利于吸吮。二者均属正常现象，不可挑破，以免发生感染。

（4）乳腺肿大和假月经：男、女新生儿生后4～7天均可见乳腺增大，如蚕豆或核桃大小，2～3周消退，与新生儿刚出生时体内存有一定数量来自于母体的雌激素、孕激素和催乳素有关。新生儿出生后体内的雌激素、孕激素很快消失，但催乳素维持较长时间，故导致乳腺肿大。切忌挤压，以免感染。部分女婴生后5～7天阴道流出少量血性或大量非脓性分泌物，可持续1周，为来自母体的雌激素突然中断所致，一般无须处理。

（5）新生儿红斑及粟粒疹：生后1～2天，在头部、躯干及四肢常出现大小不等的多形性斑丘疹，称为"新生儿红斑"，1～2天后自行消失。新生儿皮脂腺功能发育未成熟，生后3周内可在鼻尖、鼻翼、颜面部形成小米粒大小、黄白色、突出皮肤表面的皮疹，称"新生儿粟粒疹"，脱皮后自行消失，一般不必处理。

【新生儿护理】

1. 保持呼吸道通畅，维持有效呼吸　娩出后，应在保暖状态下立即清除新生儿口、鼻腔的黏液和羊水，避免发生吸入性肺炎或窒息。保持新生儿舒适体位，如俯卧时头偏向一侧，仰卧时避免颈部前屈或过度后仰。专人看护，经常检查鼻孔是否通畅，及时清除鼻腔分泌物，避免衣被等物阻挡其口鼻或压迫其胸部。低氧血症时予以吸氧，应维持动脉血氧分压 50～80mmHg 或经皮血氧饱和度 91%～95%。

早产儿仰卧时在肩下放置软垫，避免颈部弯曲或呼吸道梗阻。切勿给早产儿常规吸氧，仅在出现口唇青紫或呼吸困难时才予以间断、低流量吸氧，以免引起视网膜病（retinopathy of prematurity，ROP）和支气管肺发育不良（BPD）。吸氧流量或浓度以维持动脉血氧分压 50～70mmHg 或经皮血氧饱和度 85%～92% 为宜。呼吸暂停者可经弹、拍足底、托背、刺激皮肤等方法恢复呼吸，同时遵医嘱给予甲基黄嘌呤类药物，如枸橼酸咖啡因。若无效时，及时给予正压通气（详见本章第三节）。条件允许者可放置水囊床垫，利用水振动减少呼吸暂停的发生。

2. 维持体温稳定

（1）新生儿室条件：应安排在阳光充足、空气流通的向南区域。室内应有空调和空气净化消毒设备，室温保持在 22℃～24℃（早产儿 24℃～26℃），相对湿度 50%～60%。

（2）保暖：出生后应立即用预热的毛巾擦干新生儿，并采取不同的保暖措施，使新生儿处于"中性温度"中。保暖方法有母体胸前怀抱、带帽（寒冷季节戴绒布帽）、热水袋、远红外辐射床、暖箱等。接触新生儿的手、仪器设备、物品等应保持温暖或预热。早产儿最好置于暖箱或远红外辐射床上，尤其是体重小于 2000g 者，应尽早置于暖箱中保暖，并根据胎龄、出生体重、日龄选择中性温度（一般为 32℃～35℃）。早产儿日常护理如喂奶、穿衣、测量体温、更换尿布等操作应在暖箱中进行，每 4～6 小时测体温 1 次，保持体温恒定。

3. 合理喂养　提倡母乳喂养。正常足月儿宜早接触、早吸吮、早开奶，生后半小时即可抱至母亲处哺乳，按需喂哺。无母乳者可给配方奶粉。乳量根据新生儿所需能量及耐受情况计算，遵循从小量渐增的原则，以喂哺后新生儿安静、无腹胀和理想的体重增长（每日 15～30g）为标准（生理性体重下降除外）。新生儿体内贮存维生素 K 较少，足月儿生后应肌注 1 次维生素 K_1 0.5～1mg。

早产儿也应酌情尽早母乳喂养。生命体征平稳的早产儿出生 2 小时即可喂养，以防止低血糖的发生。第一次经口试喂少量 5% 的葡萄糖液，如无吸吮、吞咽问题，再给乳类。吸吮能力差、吞咽功能不协调或有病儿可由母亲挤出乳汁通过鼻饲喂养，无母乳者可暂用早产儿配方奶。早产儿哺乳量及喂奶间隔时间因胎龄、出生体重而定，一般胎龄越小，出生体重越低，每次哺乳量越少，喂奶间隔时间也越短，并根据喂哺后有无腹胀、呕吐、胃内残留（管饲喂养）及体重增长情况调整。极低出生体重儿或极早早产儿可试行微量肠道喂养，哺乳量不能满足所需能量者应辅以静脉营养。出院时若早产儿矫正胎龄已达到适于胎龄儿的标准，应尽可能母乳喂养，无母乳者可选用标准的婴儿配方乳喂养。出院时早产儿矫正胎龄处于小于胎龄儿标准时，母乳喂养者应首选母乳强化剂，欧洲儿科胃肠、肝病营养协会建议添加母乳强化剂至少持续到矫正胎龄 40 周或者根据生长情况持续到矫正胎龄 52 周，无母乳者应选用早产儿出院后配方奶粉，直至达到追赶生长。早产儿体内贮存维生素 K 更少，生后应每天肌注 1 次维生素 K_1 0.5～1mg，连续 3 天，预防出血症。早产儿生后 2 周应开始补充维生素 D。除此之外，早产儿还应补充维生素 A、C 及铁剂等。

4. 预防感染

（1）严格遵守消毒隔离制度：接触新生儿前后应严格洗手，各种护理操作遵守无菌原则。工作人员如患感染性疾病应暂时调离新生儿室，患感染性疾病的新生儿应立即隔离，以防交叉感染。应做好新生儿室及暖箱的日常清洁消毒工作，暖箱中的湿化装置易滋生"水生菌"，应每日换水。新生儿室应避免过度拥挤，每张床最好拥有 3m² 的空间，床间距宜在 1m 以上。

（2）保持脐带残端清洁干燥：脐带残端一般生后 3 ～ 7 天脱落，脱落前应注意脐部有无渗血、渗液，每日沐浴后局部常规消毒，保持脐部清洁干燥，以防脐部感染。脐带脱落后如有黏液或渗血，用聚维酮碘（碘伏）或 75% 乙醇溶液消毒或重新结扎；如有肉芽组织，可用硝酸银烧灼；如有化脓感染，局部先用 3% 过氧化氢溶液（双氧水）清洗，再用碘伏或 75% 乙醇溶液消毒，同时酌情应用适当的抗生素治疗。

（3）皮肤黏膜护理：生命体征稳定后，每日沐浴一次。每次大便后用温水清洗臀部，应选用柔软、透气性好、吸水性强的棉质尿布，勤换尿布，防止红臀或尿布皮炎的发生。衣服宜宽松、柔软。新生儿口腔黏膜薄嫩，血运丰富，较干燥，易受损或发生局部感染，故不宜擦洗口腔黏膜。注意检查皮肤完整性及皮肤情况，尤其是皮肤皱褶处。

（4）预防接种：①卡介苗：生后 3 天接种，目前新生儿接种卡介苗有皮上划痕和皮内注射两种方法。早产儿、有皮肤病变、发热等小儿应暂缓接种，对疑有先天性免疫缺陷的新生儿绝对禁忌接种卡介苗。②乙肝疫苗：生后 24 小时内、1 个月、6 个月时应各注射乙肝疫苗 1 次，每次 5μg。母亲为乙肝病毒携带者，婴儿应于出生后 6 小时内肌注高价乙肝免疫球蛋白（HBIG）100 ～ 200IU，同时更换部位注射乙肝疫苗 10μg；母亲如为乙肝患者，婴儿生后半个月时应再注射相同剂量 HBIG 1 次。

5. 密切观察小儿情况　定时监测新生儿生命体征、体重变化、进食及二便情况。早产儿病情变化快，应用监护仪监测生命体征，注意观察精神反应、哭声、反射、皮肤颜色、末梢循环等情况。早产儿生后几天常出现低血糖，但无症状，故需经常检测血糖，应维持在 2.6mmol/L。早产儿生命体征平稳、能自己吸吮进乳，室温条件下体温平稳、体重稳定增长，并体重超过 2000g，可考虑出院。对曾吸氧治疗的早产儿出院前应做眼底检查，以排除 ROP（视网膜病）。

6. 健康教育

（1）促进母婴感情交流：提倡母婴同室、母乳喂养。在母婴条件允许的情况下，鼓励早接触、早吸吮，进行新生儿抚触，促进感情交流，利于新生儿身心发育。

（2）宣传新生儿保健知识：向家长介绍脐部护理、喂养、保暖、皮肤护理、预防接种等知识。

（3）新生儿筛查：有条件应开展新生儿听力筛查及先天性甲状腺功能减低症、苯丙酮尿症、半乳糖血症等先天性疾病、遗传性疾病的筛查。

【小结】

新生儿期儿童各器官系统功能、形态发生巨大的变化，新生儿的生理调节能力和适应能力弱，发病率和死亡率较高，如护理不当易出现各种疾病。日常生活中应根据其生理特点，维持体温稳定，保持呼吸道通畅，合理喂养，预防感染，并向家长介绍新生儿保健知识，指导科学育儿。早产儿各系统发育更不完善，发病率和死亡率更高，应密切观察病情，给予发育支持性照护。

第三节　新生儿窒息

新生儿窒息（asphyxia of newborn）是指新生儿出生后不能建立正常的自主呼吸而导致低氧

血症、高碳酸血症及全身多脏器损伤的疾病，是导致新生儿死亡、脑瘫和智力障碍的重要原因之一。

【病因】

窒息的本质是缺氧。凡是影响胎儿、新生儿气体交换的因素均可引起窒息。90% 以上发生于产程开始后，产后发生较少。新生儿窒息多为胎儿宫内窘迫的延续。

1. 孕母因素　孕母患有慢性或严重疾病，如心脏病、严重贫血、糖尿病、肺部疾患、中毒及急性传染病等；孕母妊娠期患高血压疾病、癫痫；孕母吸毒、吸烟（包括被动吸烟）；年龄 ≥ 35 岁或 < 16 岁；多胎妊娠等。

2. 胎儿因素　早产儿、小于胎龄儿、巨大儿；发育畸形；羊水或胎粪吸入气道；宫内感染、先天性代谢疾病等。

3. 分娩因素　难产，使用高位产钳，胎头吸引，产程中麻醉药、催产药或镇痛药使用不当等。

4. 胎盘及脐带因素　胎盘早剥、前置胎盘、胎盘老化等；脐带脱垂、打结、绕颈等。

【病理生理】

1. 胎儿向新生儿呼吸、循环转变受阻　正常的胎儿向新生儿呼吸、循环转变过程为：胎儿肺液从肺中清除→分泌肺表面活性物质→建立肺泡功能残气量→肺循环阻力下降、体循环阻力增加→动脉导管和卵圆孔功能性关闭→胎儿循环被终止、新生儿循环开始。窒息时，新生儿呼吸停止或抑制→肺泡不能扩张→肺液不能清除；缺氧、酸中毒→肺表面活性物质产生减少、活性降低→肺血管阻力增加→胎儿循环重新开放、持续性肺动脉高压。后者进一步加重组织缺氧、缺血、酸中毒，最后导致不可逆的器官损伤。

2. 呼吸改变

（1）原发性呼吸暂停（primary apnea）：胎儿或新生儿窒息缺氧时，初起 1～2 分钟呼吸加深加快，如缺氧不能纠正，立即转为呼吸抑制和反射性心率减慢，为原发性呼吸暂停。此时患儿肌张力正常，血管轻微收缩，血压升高，循环尚好，但有发绀。及时给予吸氧、清理呼吸道或适当刺激，即可恢复自主呼吸。

（2）继发性呼吸暂停（secondary apnea）：如缺氧持续存在，出现几次喘息样呼吸后进入呼吸暂停，为继发性呼吸暂停。此时呼吸不规则，心率继续减慢，血压开始下降，肌张力消失，面色苍白或青紫加重。如无正压通气，则无法恢复自主呼吸而死亡。

临床上较难识别原发性呼吸暂停和继发性呼吸暂停时，应按继发性呼吸暂停处理，以免延误抢救。

3. 各器官缺血缺氧改变　窒息开始时，低氧血症和酸中毒引起体内血液重新分布，肌肉、皮肤、肺、肠、肾等非生命器官血管收缩，血流量减少，从而保证心、脑、肾上腺等生命器官的供血。如缺氧持续存在，无氧代谢进一步加重代谢性酸中毒，此时体内储存糖原耗尽，血流代偿机制丧失，心脏功能受损，心率和动脉压下降，生命器官供血减少，发生脑损伤；已处于缺血状态的非生命器官，则因血流量进一步下降而更易出现缺氧缺血性损害。

4. 血生化和代谢改变　缺氧导致血 PaO_2 和 pH 值下降。在窒息应激状态（窒息早期）时，儿茶酚胺及胰高血糖素释放增加，使早期血糖正常或增高；当缺氧持续存在时，糖原耗竭而出现低血糖。窒息时，血游离脂肪酸增加，促进钙离子与蛋白结合而致低钙血症。此外，窒息酸中毒抑制胆红素和白蛋白的结合，降低肝内酶的活力而致高胆红素血症（非结合胆红素增加）；窒息时心钠素和抗利尿激素分泌异常，可造成稀释性低钠血症。

【临床表现】

1. 胎儿宫内窘迫　早期胎动增加，胎心率增快（≥160 次 / 分）。晚期胎动减少甚至消失，胎心率变慢（＜100 次 / 分）或不规则，羊水被胎粪污染呈黄绿色或墨绿色。

2. 新生儿窒息程度判断　Apgar 评分系统是国际上公认的评价新生儿窒息最简捷、最实用的方法。内容包括皮肤颜色（appearance）、心率（pulse）、对刺激的反应（grimace）、肌张力（activity）和呼吸（respiration）五项指标；每项 0 ～ 2 分，总分为 10 分（表 7-2），8 ～ 10 分为正常，4 ～ 7 分为轻度窒息，0 ～ 3 分为重度窒息。分别于生后 1 分钟、5 分钟及 10 分钟进行评分，需要复苏的新生儿还需要在生后 15 分钟及 20 分钟进行评分。其中，生后 1 分钟评分反映窒息程度，5 分钟及 10 分钟评分有助于判断复苏效果和预后，详见表 7-2。

表 7-2　新生儿 Apgar 评分表

体征	评分标准			评分时间	
	0	1	2	1 分钟	5 分钟
皮肤颜色	青紫或苍白	身体红，四肢青紫	全身红		
心率（次 / 分）	无	＜ 100	＞ 100		
弹足底或插鼻管反应	无反应	有些动作，如皱眉	哭、喷嚏		
肌张力	松弛	四肢略屈曲	四肢活动		
呼吸	无	慢，不规则	正常，哭声响		

3. 多器官受损表现　缺氧缺血易造成多器官功能受损，不同细胞、组织对缺氧的易感性及耐受性不同，对缺氧最敏感的是脑细胞，其次为心肌、肝和肾上腺，而上皮细胞和骨骼肌对缺氧耐受性较高，故各器官损伤发生的频率和程度有差异。①中枢神经系统：主要为缺氧缺血性脑病和颅内出血；②心血管系统：出现持续性肺动脉高压、心源性休克和心力衰竭等；③呼吸系统：易出现羊水或胎粪吸入综合征、肺出血和呼吸窘迫综合征等；④泌尿系统：发生肾衰竭和肾静脉血栓形成等；⑤消化系统：出现应激性溃疡、坏死性小肠结肠炎；⑥代谢方面：常见低血糖或高血糖、低血钙、低钠血症、代谢性酸中毒和黄疸加重或消退时间延长等。

【辅助检查】

1. 血气分析　取胎儿头皮血（胎头露出宫口时）行血气分析，$pH ≤ 7.25$ 提示胎儿有严重缺氧。动脉血气分析提示低氧血症、高碳酸血症及混合性酸中毒。

2. 血生化检查　检查血糖、电解质、血尿素氮及肌酐等指标。

3. 影像学检查　头部影像学检查有助于判断缺氧缺血性脑损伤。

【治疗要点】

1. 一般治疗　积极预防和治疗可导致缺氧缺血的各种疾病。

2. 早期预测　胎儿娩出后有窒息危险时，应充分做好抢救和复苏准备工作，包括人员、仪器、药品和物品等。

3. 及时复苏　复苏需要分秒必争，医护配合，遵循 ABCDE 复苏方案。A（airway）：清理呼吸道；B（breathing）：建立呼吸；C（circulation）：维持正常循环；D（drugs）：药物治疗；E（evaluation）：评估。其中前三步最为重要，A 是根本，B 是关键，评估贯穿于整个复苏过程。窒息复苏评估的三大指标是呼吸、心率和血氧饱和度，复苏过程遵循评估 - 决策 - 措施的程序，如此循环往复，直至完成复苏。应严格按照 A → B → C → D 步骤进行复苏，其步骤不能颠倒。

4. 复苏后处理　仍需监测生命体征，注意保暖，加强尿量、血氧饱和度等的监测。如有严重并发症，需尽早转运到新生儿重症监护病房（NICU）治疗。

【护理评估】

1. 健康史　询问母亲妊娠年龄、孕期有无高血压、心脏病等病史；了解患儿胎龄、出生体重、分娩方式、Apgar 评分、产程中用药史、出生时有无羊水污染史与产伤史等；评估有无胎盘早剥、脐带脱垂或绕颈等情况。

2. 身体状况　评估患儿精神反应、生命体征；检查患儿瞳孔、前囟、原始反射、腹壁紧张度、皮肤颜色、四肢肌张力、大小便等，注意患儿有无意识障碍、原始反射减弱、惊厥发作、肌张力降低、腹胀、无尿等情况；了解患儿血气分析、血生化、影像学等检查结果。

3. 心理 – 社会状况　评估家长的心理状况，对本病病因、护理的认知程度以及对本病预后的接受程度。

【护理诊断 / 合作性问题】

1. 不能维持自主呼吸　与缺氧引起呼吸抑制有关。

2. 气体交换受损　与吸入羊水、气道分泌物导致低氧血症和高碳酸血症有关。

3. 体温过低　与缺氧有关。

4. 有感染的危险　与免疫功能低下有关。

5. 潜在并发症　心力衰竭、呼吸衰竭。

【护理措施】

1. 复苏　积极配合医生进行复苏，严格按照 A → B → C → D 步骤进行，顺序不能颠倒。

（1）快速评估：出生后负责复苏的人员应在 3 ～ 4 秒内明确新生儿有无以下问题：①是足月吗？②羊水清吗？③有呼吸或哭声吗？④肌张力好吗？若以上任何一项为"否"，则需进行以下初步复苏。

（2）初步复苏：①保暖：新生儿娩出后即置于远红外床或其预热的抢救台上。②摆好体位：肩部垫卷好的小毛巾，使头部轻微仰伸位。③清理呼吸道：肩娩出前用手挤出新生儿口咽、鼻中的分泌物，新生儿娩出后，用吸球或吸管立即清除口、咽、鼻腔的黏液，吸引时间不超过 10 秒，吸引器负压不应超过 100mmHg，先吸口腔和咽部黏液，再吸鼻腔黏液。对于羊水清或羊水污染，但新生儿有活力（呼吸规则或哭声响亮、肌张力好、心率＞ 100 次 / 分），可以不进行气管内吸引。如羊水混有胎粪，且新生儿无活力（新生儿有活力的定义中任何一项被否定称之为无活力），在婴儿呼吸前，应用胎粪吸引管进行气管内吸引，将胎粪吸出。④擦干：用温热干毛巾快速擦干全身。⑤触觉刺激：采用拍打、轻弹足底或摩擦背部 2 次等方法以诱发自主呼吸。以上步骤应在 30 秒内完成。

（3）正压通气：如患儿仍呼吸暂停或喘息样呼吸，心率＜ 100 次 / 分，应立即在血氧饱和度仪的监测下进行正压通气。足月儿可采用空气复苏，早产儿可采用空氧混合仪，开始给予 21% ～ 40% 的氧气，根据氧饱和度调整吸入氧浓度，使氧饱和度达到目标值。通气频率为 40 ～ 60 次 / 分（心脏按压时为 30 次 / 分），以心率、胸廓起伏、呼吸音及血氧饱和度为评估指标。经 30 秒充分正压通气后评估，如心率＞ 100 次 / 分，出现自主呼吸，可逐步减少并停止正压通气；如呼吸无规律或自主呼吸不充分，或心率＜ 100 次 / 分，须继续用气囊面罩或气管插管正压通气。

（4）胸外心脏按压：如充分正压通气 30 秒后心率持续＜ 60 次 / 分，应同时进行胸外心脏按压，在胸外心脏按压和正压通气 45 ～ 60 秒后评估。胸外心脏按压时可采用双拇指法（操作者双拇指并排或重叠于患儿胸骨体下 1/3 处，其他手指围绕胸廓托在后背）或中、食指法（操作者一手的中、食指按压胸骨体下 1/3 处，另一只手或硬垫支撑患儿背部），按压频率为 90 次 / 分（心脏按压与正压通气频率比为 3：1），按压深度为胸廓前后径的 1/3(1.5～2cm)。按压放松过程中，手指不离开胸壁。按压有效时可摸到股动脉搏动。持续正压通气超过 2 分钟可致胃充盈，需插入 8F 胃管并用注射器抽气和通过在空气中敞开端口缓解。

（5）药物治疗：建立有效静脉通路，保证药物应用。经正压通气、胸外心脏按压 45～60 秒后心率＜60 次 / 分，应遵医嘱给予 1：10000 肾上腺素 0.1～0.3mL/kg，首选脐静脉导管注入；或气管导管内注入 1：10000 肾上腺素 0.5～1mL/kg，5 分钟后可重复 1 次。根据医嘱及时正确输入扩容剂等药物。必要时可给予纳洛酮及血管活性药物。

2. 病情观察　密切观察患儿神志、体温、呼吸、心率、血压、尿量、肤色；观察有无窒息所导致的神经系统症状；注意有无血气变化、酸碱失衡、电解质紊乱、大小便异常及脏器功能紊乱等。

3. 对症护理　积极配合医生进行复苏，注意保暖，使肛温维持在 36.5℃～37℃，病情稳定后置暖箱中保暖或热水袋保暖。护理操作过程要严格消毒和隔离。

4. 用药护理　严格遵医嘱使用药物，注意观察用药后反应。

5. 健康教育　向患儿家长介绍有关疾病知识，解释患儿病情及抢救情况。对康复出院的患儿，指导家长正确的日常生活护理并告知定期复查。对有后遗症的患儿，教会家长促进患儿认知、行为发展的训练方法。

【小结】

新生儿窒息发生的本质是缺氧。临床上常采用 Apgar 评分系统对新生儿窒息进行评分。其中，生后 1 分钟评分可区分窒息程度，5 分钟及 10 分钟评分有助于判断复苏效果和预后。预防和减少该病发生的根本措施在于加强围生期保健，及时处理高危妊娠，加强胎儿监护，避免胎儿宫内缺氧以及正确实施 ABCDE 复苏技术。

第四节　新生儿缺氧缺血性脑病

新生儿缺氧缺血性脑病（hypoxic-ischemic encephalopathy，HIE）是由于围生期窒息引起的部分或完全缺氧、脑血流减少或暂停而导致胎儿或新生儿的脑损伤。我国新生儿发生率为活产儿的 3‰～6‰，在存活者中 20%～30% 可遗留不同程度的神经系统后遗症。HIE 是引起新生儿急性死亡和慢性神经系统损伤的主要原因之一。

【病因】

1. 缺氧　是 HIE 发病的核心。围生期窒息、反复的呼吸暂停、严重的呼吸系统疾病，如感染性肺炎、胎粪吸入综合征、呼吸窘迫综合征等都可引起本病。其中围生期窒息是最主要的病因。

2. 缺血　见于各种引起脑血流灌注减少的疾病。例如心力衰竭、严重心律失常、心跳停止、休克等。

【发病机制】

1. 脑血流改变　缺氧早期（不完全或部分性缺氧），体内血液重新分配，保证心、脑的血液供给；缺氧后期，血液再次重新分配，保证代谢最旺盛部位如基底节神经、脑干、丘脑及小脑等部位的血液供应，而大脑皮层矢状旁区及其下面的白质易受损。急性完全性窒息时，代偿机制无法及时起效，脑损害发生在基底神经节、丘脑、脑干等部位，而大脑皮质不受影响。由于脑组织内的特性不同而具有对损害特有的高危性区域称选择性易损区。足月儿的易损区在大脑矢状旁区的脑组织，早产儿则位于脑室周围的白质区。

2. 脑组织代谢改变 葡萄糖是脑组织能量的最主要来源，但是脑组织储存糖原很少。缺氧时脑组织无氧酵解增加，乳酸堆积，能量急剧减少，引起细胞膜上钠-钾泵、钙泵功能不足，导致细胞发生水肿；氧自由基生成增多、兴奋性氨基酸（尤其是谷氨酸）在细胞外聚积产生毒性作用，最终引起脑细胞水肿、凋亡和坏死。

【临床表现】

本病的主要表现为意识障碍、肌张力和原始反射的改变。根据病情可分为轻、中、重三度，详见表 7-3。

表 7-3 新生儿缺氧缺血性脑病分度

临床表现	轻度	中度	重度
意识	激惹	嗜睡	昏迷
肌张力	正常	减低	松软
拥抱反射	活跃	减弱	消失
吸吮反射	正常	减弱	消失
惊厥	可有肌阵挛	常有	多见，可呈持续状态
中枢性呼吸衰竭	无	有	严重
瞳孔改变	正常或扩大	缩小	不等大，对光反射迟钝
前囟张力	正常	正常或稍饱满	饱满、紧张
病程及预后	症状在 72 小时内消失	症状在 14 日内消失	数天至数周死亡，症状可持续
	预后好	可能有后遗症	数周，病死率高，存活者多有后遗症

急性损伤、病变在两侧大脑半球者，症状常发生在生后 24 小时内，其中 50%～70% 可发生惊厥，特别是早产儿。惊厥最常见的表现形式是轻微发作型或多灶性阵挛型，严重者为强直型，同时有脑水肿表现；病变在脑干、丘脑者，可出现中枢性呼吸衰竭、瞳孔缩小或扩大、顽固性惊厥等脑干症状，常在 24～72 小时病情恶化或死亡。

【辅助检查】

1. 血气分析 取新生儿脐动脉血进行血气分析。pH 值降低可反映胎儿宫内缺氧及酸中毒情况，碱剩余（base excess，BE）及 $PaCO_2$ 有助于识别酸中毒的性质。

2. 头颅影像学检查 ①B 超：有助于了解脑水肿、基底节和丘脑、脑室内及其周围出血病变。②CT 扫描：有助于了解颅内出血的范围和类型，最适合检查时间为生后 4～7 天。③磁共振成像（MRI）：对脑灰质、白质的分辨率异常清晰，对矢状旁区损伤尤为敏感。

3. 脑电生理检查 ①脑电图：可客观反映脑损害严重程度、判断预后，有助于惊厥的诊断，应在生后 1 周内检查。②振幅整合脑电图：可床边连续监测危重新生儿脑功能以评估 HIE 程度及预后。

【治疗要点】

1. 支持疗法

（1）维持良好的通气功能：是支持疗法的中心。根据血气分析给予不同方式的氧疗。

（2）维持脑和全身良好的血流灌注：是支持疗法的关键措施，使脑灌注保持在正常范围内。

（3）维持血糖：保持血糖在正常范围，以提供神经细胞代谢所需能量。

2. 控制惊厥　首选苯巴比妥，顽固性抽搐者加用米达唑仑静脉滴注或水合氯醛灌肠。

3. 治疗脑水肿　控制液体量，每日液体总量不超过 60 ～ 80mL/kg。颅内压增高时，首选利尿剂呋塞米静脉注射，严重者可用 20% 甘露醇静脉滴注。

4. 亚低温治疗　是指用人工诱导方法使体温下降2℃～ 5℃，进而降低能量消耗、减少细胞外谷氨酸、氧化反应达到保护脑细胞的作用，其可应用于中、重度足月 HIE 患儿。

【护理评估】

1. 健康史　询问患儿出生前胎动、胎心率等情况；了解患儿胎龄、分娩方式、产程中用药史、出生时有无羊水污染史、Apgar 评分等；评估患儿是否有循环系统、呼吸系统或神经系统疾病史等。

2. 身体状况　评估患儿呼吸、瞳孔以及前囟；检查患儿有无意识障碍、肌张力降低、原始反射减弱或活跃以及惊厥发作等情况；了解患儿血气分析、脑影像学、脑电生理等检查结果。

3. 心理 – 社会状况　评估家长的心理状况以及对本病病因、护理及其预后的认知程度。

【护理诊断 / 合作性问题】

1. 低效性呼吸型态　与呼吸中枢损害有关。

2. 潜在并发症　颅内压升高、呼吸衰竭。

3. 有废用综合征的危险　与缺氧缺血导致的后遗症有关。

【护理措施】

1. 一般护理

（1）环境和休息：保持病房清洁、安静。一切必要的操作应集中进行，操作应轻、柔、准、稳，切忌用力按压头部，尽量减少对患儿过多搬动和刺激，有颅内高压时，抬高床头 15°～ 30°。

（2）饮食护理：合理喂养，保证足够的热量和水分。患儿无吸吮能力或吞咽能力较差时给予鼻饲或遵医嘱静脉补充营养，每日测量体重并记录。

2. 病情观察　密切观察有无神志、瞳孔、前囟张力和肌张力变化，有无抽搐症状。及时观察并记录患儿生命体征及血氧饱和度等，如有并发症的表现，及时通知医生并协作处理。

3. 亚低温治疗的护理　亚低温治疗时采用循环水冷却法进行选择性头部降温，头部温度下降至 34℃时应控制在 30 ～ 90 分钟。由于头部降温会导致体温相应下降，因此，亚低温治疗的同时需要采用远红外或热水袋等方法为患儿保暖。亚低温治疗结束后，必须给予复温，复温宜缓慢，时间 > 5 小时，保证体温上升的速度不超过 0.5℃ / 小时。

4. 对症护理

（1）给氧：及时清除呼吸道分泌物，保持呼吸道通畅。选择合适的给氧方式，例如鼻导管给氧或面罩给氧等。缺氧严重时可采取气管插管及机械辅助通气。

（2）功能锻炼：有功能障碍的患儿肢体固定于功能位，早期给予动作训练和感知刺激的干预措施，促进脑功能的恢复。

5. 用药护理　严格遵医嘱使用药物，注意观察药物不良反应。使用多巴胺时应注意对血管的影响，防止发生渗漏，经常更换血管输注。使用苯巴比妥钠、咪达唑仑时应防止加重呼吸衰竭。

6. 健康教育　向家长介绍本病的特点，详细解答病情，以得到家长的理解和配合。定期随访，及早发现和处理后遗症。指导家长掌握早期康复干预的措施。

【小结】

新生儿缺氧缺血性脑病发生的主要原因是缺氧。主要临床表现有意识障碍、原始反射和肌张力的改变等。治疗方法包括支持治疗、控制惊厥以及亚低温治疗等。护理重点为合理给氧、亚低温治疗护理及早期康复干预等。

第五节　新生儿颅内出血

新生儿颅内出血（intracranial hemorrhage of the newborn）是新生儿时期常见疾病，因缺氧或产伤引起的严重脑损伤的常见形式。早产儿多见，死亡率高，严重者常留有神经系统后遗症，预后较差。

【病因及发病机制】

1. 缺血缺氧　缺血缺氧一方面直接损伤毛细血管内皮细胞，使其通透性增加或破裂出血。另一方面使脑血流自主调节功能丧失，引起毛细血管破裂出血或缺血性损伤。早产儿在脑室周围的室管膜下及小脑软脑膜下留存未成熟的毛细血管网，对缺氧、血压波动敏感，故早产儿易发生颅内出血。

2. 外伤　主要为产伤引起，如分娩中胎儿头部过分受压、使用产钳造成的机械性损伤等。头皮静脉穿刺、频繁吸引、机械通气时呼吸机参数设置不当等也可引起颅内出血。

3. 其他　不适当输注葡萄糖酸钙、甘露醇等液体可导致毛细血管破裂出血。此外，新生儿肝功能不成熟、凝血因子不足或患有其他出血性疾病也易引起颅内出血。

【临床表现】

主要与出血部位及出血量有关，轻者可无症状，重者短期内死亡。

1. 常见症状

（1）意识形态改变：激惹、过度兴奋或表情淡漠、嗜睡、昏迷等。

（2）眼征：双目凝视、斜视、眼球上转困难、眼球震颤。

（3）颅内压增高：呕吐、前囟隆起、脑性尖叫、惊厥、角弓反张。

（4）呼吸改变：增快或减慢，不规则或呼吸暂停。

（5）肌张力改变：早期增高，以后减低甚至消失。

（6）瞳孔：不等大，对光反应差或消失。

（7）其他：不明原因的黄疸和贫血。

2. 不同部位出血的特点

（1）脑室周围 – 脑室内出血（periventricular–intraventricular hemorrhage，PVH–IVH）：早产儿颅内出血常见类型，多见于胎龄＜32周、体重＜1500g的早产儿。胎龄越小，发病率越高，是早产儿伤残和死亡的主要原因之一。患儿表现为呼吸暂停、嗜睡、肌张力低下及原始反射消失等。严重者很快死亡，存活者常留有脑积水和神经系统后遗症。

（2）蛛网膜下腔出血（primary subarachnoid hemorrhage，SAH）：此类型十分常见，尤其是早产儿，与缺氧、酸中毒、产伤等因素有关。大多数患儿出血量少，无临床症状，预后良好。部分患儿的典型症状是在生后第2天发生惊厥，发作间歇表现正常。极少数患儿因大量出血，于短期内死亡，存活者主要后遗症为脑积水。

（3）脑实质出血（intraparenchymal hemorrhage，IPH）：常见于足月儿。出血部位和量不同，临床症状差异很大。出血部位若在脑干，患儿早期可有瞳孔变化、呼吸不规则、心率过缓等。后期出血部位可液化形成囊肿。可留有脑性瘫痪、癫痫和智力或运动发育迟缓等后遗症。

（4）硬膜下出血（subdural hemorrhage，SDH）：是产伤性颅内出血中最常见的类型。多见于足月巨大儿、臀位异常难产、高位产钳助产儿。出血量少者可无症状，出血量较多者往往于出生24小时后出现惊厥、偏瘫和斜视等症状。严重者可在短时间内死亡。

（5）小脑出血（cerebellar hemorrhage，CH）：多见于胎龄＜32周、体重＜1500g的早产儿或有产伤史的足月儿，临床症状随病因和出血量而不同。严重者主要表现为脑干压迫症状，如呼吸不规则或频繁呼吸暂停、心动过缓、瞳孔改变、惊厥等，可在短时间内死亡。

【辅助检查】

1. 头颅B超检查　对诊断出血部位有重要意义，是诊断PVH-IVH的首选特异性手段。但对蛛网膜下腔、后颅窝和硬膜外等部位出血诊断的价值有限。

2. 头颅CT、MRI检查　确诊的主要依据，尤其MRI是确诊各种颅内出血、评估预后的最敏感的检测手段。

【治疗要点】

1. 止血　可选用维生素K_1、血凝酶等，酌情使用新鲜冰冻血浆。

2. 镇静、止痉　见本章第四节。

3. 降低颅内压　颅内高压者可选用呋塞米静脉注射。有瞳孔不等大、呼吸节律不规则、叹息样呼吸或双吸气者，可使用小剂量甘露醇静脉注射。

4. 应用脑代谢激活剂　出血停止后，可给予胞二磷胆碱、脑活素静脉滴注，10～14天为1个疗程。恢复期可给予吡拉西坦，以改善脑代谢。

5. 外科处理　出血后有脑积水者可行脑室穿刺引流，进行性加重者行脑室–腹腔分流。

【护理评估】

1. 健康史　询问患儿出生前胎动、胎心率等情况；了解患儿出生时胎龄、Apgar评分、有无难产史、产伤史或出血性疾病史等。

2. 身体状况　评估患儿生命体征；检查患儿精神反应、瞳孔、前囟张力以及原始反射情况，注意有无脑性尖叫、呕吐、前囟隆起、惊厥发作等情况；了解患儿头颅B超、CT、MRI等检查结果。

3. 心理－社会状况　评估家长的心理状况、对本病病因与护理的认知程度以及对本病可能致残的接受程度。

【护理诊断/合作性问题】

1. 低效性呼吸型态　与呼吸中枢受抑制有关。

2. 有窒息的危险　与惊厥、昏迷有关。

3. 体温调节无效　与体温调节中枢受损有关。

4. 营养失调（低于机体需要量）　与吸吮反射减弱及呕吐有关。

5. 潜在并发症　颅内压升高。

【护理措施】

1. 一般护理

（1）环境和休息：保持绝对静卧，减少噪声。避免垂头仰卧姿势，抬高头部，可枕冰袋，减少氧耗。所有操作集中进行，动作轻柔、稳准，尽量减少移动和刺激患儿，以免加重病情，保证患儿足够的休息睡眠时间。

（2）合理喂养：保证足够的热量和水分，病情严重患儿禁食72小时以上，禁食期间遵医嘱进行静脉输液提供热量。待病情稳定后先喂水、再喂乳，喂奶时避免抱喂。

2. 病情观察　密切观察患儿生命体征及神志、瞳孔、肌张力等变化。观察有无呼吸暂停、惊厥发生，观察并记录喂养情况（喂乳时间、奶量等）。每天测量头围，观察有无头围增大、病情加重等。

3. 对症护理

（1）维持体温稳定：体温过高给予物理降温，体温过低时给予保暖措施，可使用远红外床、暖箱或热水袋等方法。

（2）保持呼吸道通畅：及时清除呼吸道分泌物，避免造成患儿呼吸困难的因素，如奶瓶、被子压迫或遮盖胸部。根据缺氧程度给予吸氧，注意用氧的方式和浓度，尽可能低流量给氧，避免长期高浓度给氧造成的氧中毒。必要时行气管插管、使用人工呼吸机，并做好相关护理。

4. 用药护理　慎用高渗液体，注意镇静剂对呼吸的影响。

5. 健康教育　向家长详细讲解病情，解除焦虑，减轻紧张情绪。鼓励坚持治疗和随访，如有后遗症指导家长为患儿进行功能训练和智能开发。

【小结】

新生儿颅内出血的主要病因是缺血、缺氧和产伤，临床表现与出血部位、出血量有关。护理要点为协助患儿休息、密切观察病情变化、保持呼吸道通畅和维持体温稳定。

第六节　新生儿呼吸窘迫综合征

新生儿呼吸窘迫综合征（neonatal respiratory distress syndrome，NRDS）是指由于缺乏肺表面活性物质（pulmonary surfactant，PS），出生后不久出现呼吸窘迫并呈进行性加重的临床综合征。由于该病在病理形态上有肺透明膜的形成，故又称之为肺透明膜病（hyaline membrane disease，HMD）。多见于早产儿，是新生儿期重要的呼吸系统疾病。

【病因及发病机制】

1. 病因　肺表面活性物质是由肺泡Ⅱ型上皮细胞合成和分泌的一种磷脂蛋白复合物，在孕18～20周开始产生，缓慢增加，35～36周迅速增加至肺成熟水平。故早产儿胎龄越小，NRDS发病率越高。缺氧、剖宫产、糖尿病孕妇所生新生儿和肺部患有严重感染的新生儿，肺表面活性物质生成受抑制，NRDS发病率增高。

2. 发病机制　见图7-2。

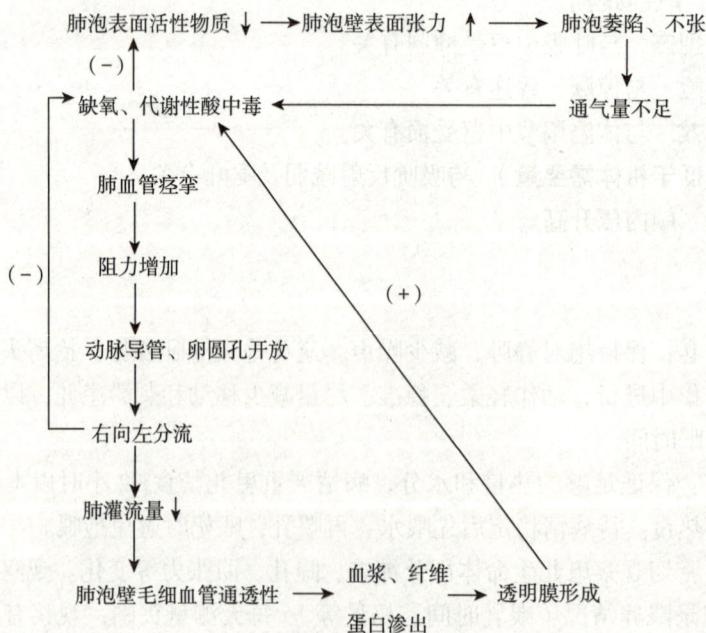

图 7-2　新生儿呼吸窘迫综合征发病机制

【临床表现】

生后 6 小时内出现呼吸窘迫，主要表现为呼吸急促（＞ 60 次 / 分，为增加肺泡通气量）、鼻翼扇动（减少气流阻力）、呼气性呻吟（防止肺泡萎陷）、吸气三凹征（满足增加的肺扩张压）以及发绀（氧合不足）。呼吸窘迫呈进行性加重是本病特点，严重时表现为呼吸浅表、呼吸节律不规则、呼吸暂停及四肢松弛。检查可见胸廓扁平，听诊两肺呼吸音减低，肺泡有渗出时可闻及细湿啰音，以后可听到心音减弱、心前区搏动增强、胸骨左缘第二肋间可闻及收缩期或连续性杂音。患儿通常于生后第 24 ～ 48 小时病情严重，病死率较高，72 小时后明显好转。

【辅助检查】

1. 血气分析　pH 和 PaO_2 降低，$PaCO_2$ 增高，碳酸氢根减少是常见改变。

2. 肺成熟度判定　测定羊水或患儿气管吸引物中卵磷脂（L）和鞘磷脂（S）的比值，如果 L/S ＜ 1.5，提示胎儿肺发育不成熟；L/S1.5 ～ 2，为可疑；L/S ≥ 2，提示胎儿肺发育成熟。取患儿胃液或气道吸引物 1mL 加 95% 酒精 1mL，振荡 15 秒，静置 15 分钟后沿管壁有多层泡沫形成为该试验阳性，可排除本病，如无泡沫可考虑为本病。目前临床已较少使用上述方法判定肺成熟度。

3. X 线检查　是目前确诊 NRDS 的最佳手段，有特征性表现。两肺野透光性普遍降低，内有散在的细小颗粒和网状阴影，呈毛玻璃样；支气管充气征；双肺野均呈白色，肺肝界及肺心界均消失，呈"白肺"。

【治疗要点】

1. 氧疗和辅助通气　给予轻症患儿鼻导管、鼻塞、面罩或头罩吸氧；存在 NRDS 高危因素的早产儿生后早期应用持续气道正压（continuous positive airway pressure，CPAP）通气；已确诊 NRDS 的患儿，CPAP 联合 PS 是治疗的最佳选择。若 CPAP 无效、PaO_2 仍小于 50mmHg 或 $PaCO_2$ 仍大于 60mmHg、频发呼吸暂停时，应行气管插管并采用间歇正压通气（IPPV）加呼气末正压通气（PEEP）。

2. PS 替代治疗　临床应用 PS 分为天然型、改进的天然型、合成型和重组型。一旦确诊 NRDS，力争在生后 24 小时内将 PS 经气管插管滴入肺内，越早越好。目前已不采用传统的气管插管，而是采用微创技术滴入 PS，即：将细导管置入气管内，在不间断鼻塞 CPAP 下通过细导管缓慢滴入 PS。

3. 关闭动脉导管　出现动脉导管开放表现，应限制液体入量并给予利尿剂；应用前列腺合成酶抑制剂（吲哚美辛）和布洛芬等。使用上述药物无效且有明显的血流动力学变化者，考虑手术结扎。

4. 支持治疗　保暖、保证液体和营养供给，纠正酸中毒。若合并感染，依据细菌培养和药敏试验结果选择相应抗生素。

【护理评估】

1. 健康史　询问孕母有无糖尿病史、低血压史或胎盘异常等情况；了解患儿胎龄、分娩方式、Apgar 评分、有无肺部感染史；询问患儿出现呼吸窘迫的时间及进展情况。

2. 身体状况　评估患儿呼吸、心率、心律情况，注意有无呼吸窘迫、呼吸浅表、呼吸节律不规则、呼吸暂停及四肢松弛、呼吸音降低、心前区杂音等情况；了解患儿血气分析、X 线等检查结果。

3. 心理 - 社会状况　评估家长的心理状况以及对本病病因、护理及其预后的认知程度。

【护理诊断 / 合作性问题】

1. 气体交换受损　与肺表面活性物质缺乏、肺泡萎陷及肺透明膜形成有关。

2. 营养失调（低于机体需要量）　与摄入量不足有关。

3. 体温过低　与体温调节功能差、产热少有关。

4. 有感染的危险　与免疫功能低下有关。

【护理措施】

1. 一般护理　保持室内温、湿度适宜。将患儿置于暖箱内保暖，注意箱内温度保持中性温度，使皮肤温度维持在 36℃～36.5℃，以减少耗氧量；供给足够的热量和水分，能哺乳者按需喂养。多数患儿不能经口喂养，可经胃管和静脉补充。

2. 病情观察　严密观察病情变化，监测生命体征及各项指标变化。对使用呼吸机患儿，应密切观察体温、循环情况，分泌物的量、颜色、性质，呼吸方式、呼吸节律的变化，有无三凹征、烦躁、惊厥等表现。如有异常情况及时配合医生处理。

3. 对症护理

（1）保持呼吸道通畅：取头稍后仰卧位，及时清除呼吸道分泌物，分泌物黏稠时可给予雾化吸入和吸痰，以保持呼吸道通畅。

（2）氧疗护理：根据病情及血气分析结果，选择合适的给氧方式，持续进行血氧饱和度监测并记录，使 PaO_2 维持在 50～80mmHg（6.7～10.7kPa），SaO_2 维持在 90%～95%。① CPAP 使用时的护理：鼻塞置入鼻孔前，检查并清除呼吸道分泌物；鼻部采用"工"形人工皮保护鼻部和鼻中隔；保证装置连接严密；吸痰时取下鼻塞并检查鼻部和鼻中隔是否有破损；每小时观察并记录 CPAP 的压力和氧浓度。②机械通气的护理：妥善固定气管插管；测量并记录置管长度；保证各接头无松脱或漏气，管道无扭转受压；吸入气体注意加温湿化。

（3）严格执行无菌操作，预防感染。

4. 用药护理　使用 5% 碳酸氢钠纠正酸中毒时应稀释后缓慢注入。PS 气管内滴入前，应吸净气道内分泌物，将患儿头稍后仰，使气道伸直，于患儿吸气时滴入并转动患儿体位，从仰卧位转到右侧位再到左侧位，使药液均匀进入各肺叶。若患儿出现呼吸暂停、PaO_2 下降、心率减慢应暂停注药，迅速给予复苏囊加压给氧。PS 应用后 4～6 小时内禁止气道吸引。

5. 健康教育　向家长讲解本病知识，尤其是患儿预后及机械通气治疗的必要性。安慰家长，使其理解和配合治疗。同时做好育儿知识的宣教工作。

【小结】

新生儿呼吸窘迫综合征是由于缺乏肺表面活性物质所致，生后不久出现呼吸窘迫并呈进行性加重的临床综合征。CPAP 和应用 PS 是治疗的重要手段。护理要点是 PS 用药护理以及氧疗护理。

第七节　新生儿胎粪吸入综合征

新生儿胎粪吸入综合征（meconium aspiration syndrome，MAS）是指胎儿在宫内或产时吸入被胎粪污染的羊水，发生呼吸道和肺泡机械性阻塞和化学性炎症，出生后即出现呼吸窘迫。足月儿和过期产儿多见。

【病因及发病机制】

1. 胎粪吸入　胎儿在宫内或分娩过程中缺氧时，血流量开始重新分布，肠道与皮肤血流量减少，肠壁缺血，肠蠕动加快，致使肛门括约肌松弛而排出胎粪。同时，缺氧使胎儿呼吸运动由不规则而逐渐发生强有力的喘息，进而将胎粪吸入气管内或肺内；或者在胎儿娩出建立有效呼吸后，将胎粪吸入肺内。

2. 不均匀气道阻塞 气道内的黏稠胎粪引起阻塞性肺气肿和肺不张，导致肺泡通气－血流灌注平衡失调；小气道内的活瓣性阻塞更易导致气胸、间质性肺气肿或纵隔气肿，加重通气障碍，产生急性呼吸衰竭。

3. 肺组织化学性炎症 当胎粪吸入 12～24 小时后，胎粪内胆酸、胆盐、胆绿素、胰酶、消化道脱落下来的细胞等成分的刺激作用可使局部肺组织发生化学性炎症以及间质性肺气肿。此外，由于胎粪有利于细菌生长，故还可以引发肺部细菌性炎症。

4. 肺动脉高压 重症患儿由于缺氧和酸中毒进一步加重，使肺血管阻力持续性增高而出现新生儿持续性肺动脉高压。

【临床表现】

患儿病情轻重差异很大，与吸入羊水的性质和量的多少密切相关。若吸入的羊水较少、混合均匀，患儿可无症状或症状较轻；若吸入的羊水较多、黏稠，可致死胎或出生后不久死亡。多数患儿在出生后即开始出现呼吸窘迫，12～24 小时呼吸困难更加明显，表现为呼吸急促（呼吸频率＞60 次/分）、青紫、鼻翼扇动、呻吟和吸气性三凹征等。查体可见胸廓饱满，双肺早期先有鼾音或粗湿啰音，继之出现中、细湿啰音。若呼吸困难突然加重、听诊呼吸音明显减弱，应警惕肺气漏或者张力性气胸的发生。若患儿出现持续、严重青紫，且于哭闹、哺乳时加重，应疑似持续性肺动脉高压的发生。此外，重症患儿可并发红细胞增多症、低血糖、低钙血症和肺出血等。

【辅助检查】

1. 血气分析 pH 和 PaO_2 降低，$PaCO_2$ 增高。

2. X 线检查 两肺野透光性增强伴有节段性或小叶性肺不张，也可以仅有弥漫性浸润影或并发气胸、纵隔气肿等。

【治疗要点】

1. 促进气管内胎粪排出 对病情较重且出生后不久的 MAS 患儿，可通过气管插管后进行吸引。

2. 对症治疗

（1）氧疗和机械通气：根据缺氧程度选择鼻导管、面罩或头罩吸氧，以维持 PaO_2 在 50～80mmHg（6.7～10.6kPa）或者 $TcSO_2$ 在 90%～95%。当 $FiO_2 > 0.4$ 时，可尝试使用 CPAP；当 $FiO_2 > 0.6$，$TcSO_2 < 85$% 时应行常频机械通气治疗；当合并严重肺气漏和持续性肺动脉高压时，高频通气可作为呼吸机治疗的首选。

（2）肺表面活性物质治疗：近年来有研究报道 PS 可用于严重 MAS 患儿的治疗，但是其确切疗效尚需 RCT 进一步证实。

（3）其他：伴有肺水肿或心力衰竭者应适当限制液体入量；有继发细菌感染者，选用抗生素治疗；出现休克者选用生理盐水或血浆进行扩容，吸入 NO 降低肺动脉高压，同时选择性使用多巴胺等血管活性药物。

【护理评估】

1. 健康史 询问孕母分娩过程是否顺利、有无产程延长史及难产史等；了解患儿胎龄、分娩方式、Apgar 评分、有无胎儿宫内窒迫史及羊水污染史；询问患儿出现呼吸困难的时间及进展情况。

2. 身体状况　评估患儿呼吸频率、呼吸节律、心率、心律情况，注意有无呼吸困难、呼吸音减弱、青紫加重等表现；了解患儿血气分析、X 线等检查结果。

3. 心理－社会状况　评估家长的心理状况、对本病病因、护理及其预后的认知程度。

【护理诊断/合作性问题】

1. 清理呼吸道无效　与胎粪吸入有关。

2. 气体交换受损　与气道阻塞、通气障碍有关。

【护理措施】

1. 一般护理　保持室内温、湿度适宜。将患儿放置辐射床上保暖，使体温稳定于 36.5℃～37.3℃，防止体温波动过大，加重心血管功能紊乱。供给足够的热量和水分，多数患儿不能经口喂养，可采用管饲和静脉高营养方法补充。

2. 清理呼吸道　患儿入院后必须首先彻底清理呼吸道。先吸尽口鼻腔的污染羊水和黏液，然后经口气管插管，吸出气管内的污染羊水，再通过气管插管从气管内注入 37℃无菌生理盐水 0.5～1mL，加压给氧 30 秒，变换体位进行背部叩击振动肺部，用吸引器吸出冲洗液，如此反复至冲洗干净。如果尚未清除呼吸道，尽量不予气道加压通气，因为胎粪吸入后先停留在大气道，如果先予正压通气，胎粪会进入小气道，引起气道阻塞及肺内化学性炎症。

3. 病情观察　使用多功能心电监护仪监测患儿心率、呼吸、血压、SaO_2 变化。严密观察患儿的呼吸频率、节律、深浅度、胸廓起伏状态以及自主呼吸与呼吸机是否同步。对合并持续性肺动脉高压的患儿，应密切观察足背动脉搏动、四肢末梢灌注、尿量等循环系统症状；对合并心力衰竭的患儿，应立即给予吸氧，遵医嘱给予强心、利尿药物，控制补液量和补液速度；对气胸或纵隔气肿的患儿，应立即做好胸腔穿刺及胸腔闭式引流准备。在吸入 NO 时，密切检测患儿心率、心律、呼吸、血压及 SaO_2，以防发生潜在并发症。

4. 机械通气过程的气道护理　应用正确的翻身、叩背、吸痰方法。翻身、叩背、吸痰时两人同时进行操作配合，防止导管移位、打折、堵塞、脱管现象。①翻身：翻身时注意保持患儿的头、颈和肩在一条直线上。②叩背：吸痰之前先用软面罩叩背 2～5 分钟，注意叩背时用另一手固定患儿头颈部，以减少头部晃动。③吸痰：采用密闭式吸痰法遵循"由浅至深，先口后鼻"的原则吸痰，吸痰时间不超过 15 秒/次，吸引负压不应超过 100mmHg。翻身、叩背及吸痰前后应提高吸氧浓度 10%～15%，吸入 30～60 秒后观察患儿面色及 SaO_2，防止发生缺氧。

5. 健康教育　向家长讲述疾病的有关知识和护理要点，及时让家长了解患儿的病情，做好家长的心理护理。

第八节　新生儿寒冷损伤综合征

新生儿寒冷损伤综合征（neonatal cold injure syndrome）简称新生儿冷伤，又称为新生儿硬肿症（sclerema neonatorum，SN），是由于寒冷和（或）多种原因所致。以低体温和皮肤硬肿为主要临床表现，重症可并发多器官功能衰竭。

【病因及发病机制】

本病的主要病因为寒冷、早产、感染和窒息等，发病机制见图 7-3。

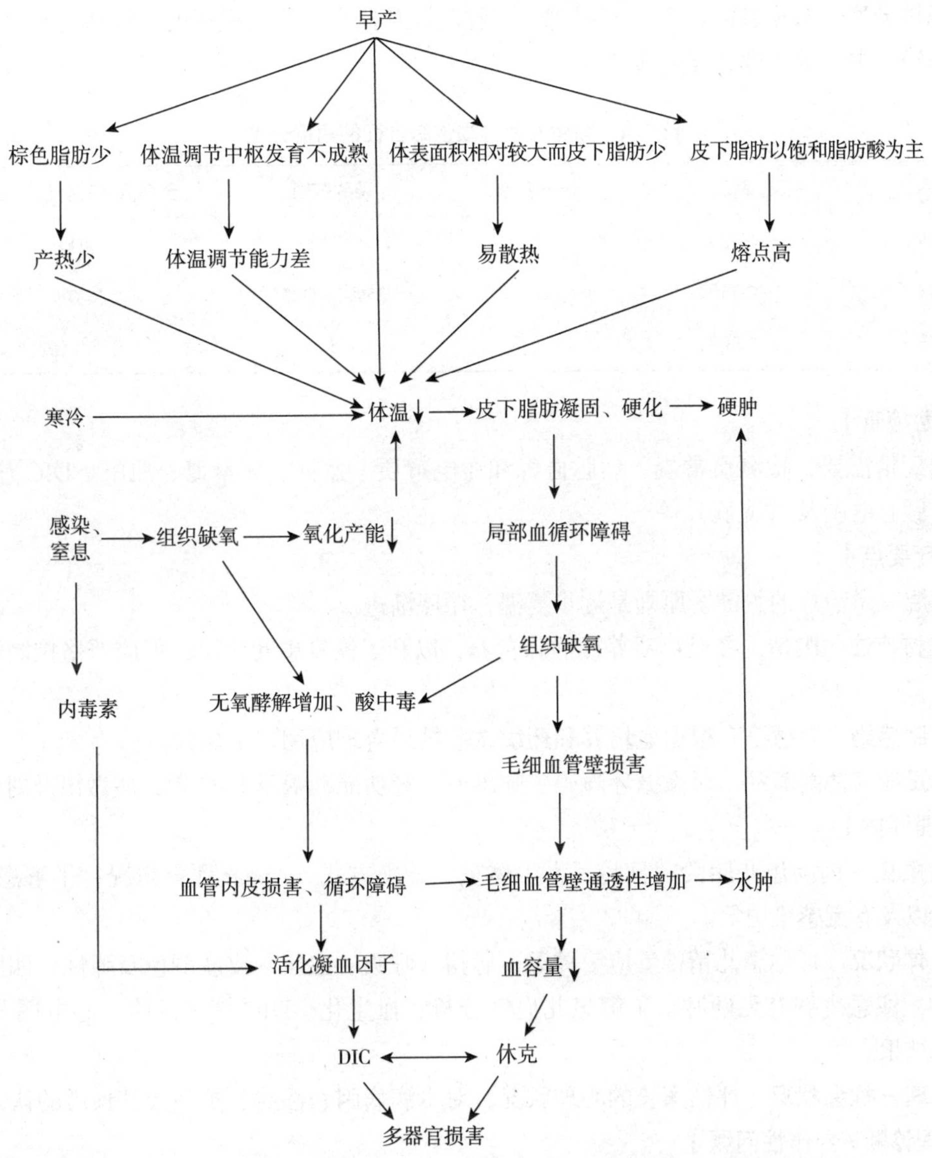

图 7-3　新生儿寒冷损伤综合征发病机制

【临床表现】

本病主要发生在寒冷季节或严重感染时，常于生后 1 周内发病，早产儿多见。

1. 一般表现　患儿反应低下，吸吮能力差或拒乳，哭声低弱或不哭，活动减少，心率减慢，呼吸暂停等。

2. 低体温　新生儿低体温是指体温（核心温度，即距离肛门口 5cm 处的温度）＜ 35℃，轻症为 30℃～ 35℃，重症＜ 30℃，可出现四肢甚至全身冰冷，常伴有心率减慢。

3. 皮肤硬肿　皮肤冷、硬，紧贴皮下组织而不易捏起、不能移动，按之似"橡皮样"感，呈暗红色或青紫色，伴有水肿时压之有轻度凹陷。硬肿呈对称性，发生顺序为：下肢→臀部→面颊→上肢→全身。硬肿的面积可按头颈部 20%、双上肢 18%、前胸及腹部 14%、背及腰骶部 14%、臀部 8%、双下肢 26% 计算。严重硬肿可使患儿活动受限，胸部受累可致呼吸困难。

4. 多器官功能损害　早期常有心音低钝、心率缓慢、微循环障碍表现，重症可并发休克、DIC、急性肾功能衰竭和肺出血等多器官功能衰竭（MOF）。

5. 病情分度　根据肛温、腋－肛温差、硬肿范围及器官功能受损程度，将新生儿冷伤综合征病情分为轻、中、重三度，详见表 7-4。

表 7-4　新生儿寒冷损伤综合征的病情分度

分度	肛温	腋－肛温差	硬肿范围	全身情况及器官功能改变
轻度	≥35℃	正值	<20%	无明显改变
中度	<35℃	0 或负值	25%～50%	反应差、功能明显低下
重度	<30℃	负值	>50%	休克、DIC、肺出血、急性肾衰竭

【辅助检查】

根据病情需要，检测血常规、动脉血气和血电解质、血糖、尿素氮、肌酐、DIC 筛查试验，必要时可做心电图及 X 光胸片等。

【治疗要点】

1. 复温　是治疗的关键。原则是逐步复温，循序渐进。

2. 支持疗法　酌情选择经口喂养或静脉营养，以利于恢复患儿体温，但应严格控制输液速度及液体入量。

3. 控制感染　有感染者根据血培养和药敏试验结果合理应用抗菌药物。

4. 纠正器官功能紊乱　对微循环障碍、肺出血、肾功能衰竭及 DIC 者，应做出及时治疗。

【护理评估】

1. 健康史　询问患儿胎龄、日龄、出生体重、分娩方式、Apgar 评分情况；了解患儿喂养、保暖情况以及有无感染史等。

2. 身体状况　评估患儿精神反应、体温、脉搏、呼吸、血压、皮肤颜色及弹性、四肢末梢温度、尿量，注意皮肤有无硬肿；了解患儿血气分析、血生化、DIC 筛查试验、心电图及 X 光胸片等检查结果。

3. 心理－社会状况　评估家长的心理状况、对本病病因、性质、护理及其预后的认知程度。

【护理诊断 / 合作性问题】

1. 体温过低　与体温调节功能低下、寒冷、早产、感染、窒息等有关。

2. 营养失调（低于机体需要量）　与吸吮无力、能量摄入不足有关。

3. 皮肤完整性受损　与皮肤硬肿、水肿有关。

4. 潜在并发症　感染、肺出血、DIC。

5. 知识缺乏　患儿家长缺乏新生儿寒冷损伤综合征的相关知识。

【护理措施】

1. 一般护理

（1）供氧：新生儿棕色脂肪产热需要氧的参与，吸氧能促使棕色脂肪分解产热，有助于体温恢复正常，故患儿可吸氧，吸氧时须加温、加湿。

（2）保证热量供给：充足的热量有助于复温和维持正常体温。根据患儿的吞咽、吸吮和消化功能，选择合适的喂养方法。能吸吮者可经口喂养，喂养困难或无力吸吮者可用滴管、鼻饲或静脉营养。热量从每日 210kJ/kg（50kcal/kg）开始，逐渐增加至每日 419～502kJ/kg（100～120kcal/kg）。输入液体应先预热，有明显心、肾功能损害者严格控制输液速度和液体入量。

（3）预防感染：做好消毒隔离，遵守无菌操作规程，做好室内、暖箱的清洁消毒。严格限制探视，防止交叉感染。

2. 病情观察　密切观察体温、脉搏、呼吸、硬肿范围及程度，观察有无发热、尿量改变、出血等，详细记录护理单，备好抢救药物和设备（氧气、吸引器、复苏囊、呼吸器等），一旦发生病情突变，争分夺秒有效地抢救。

3. 对症护理

（1）复温：根据患儿体温不同，采取不同的复温方法。目的是在体内产热不足的情况下，通过提高环境温度（减少散热或外加热），以恢复和保持正常体温。

新生儿腋窝下含有较多棕色脂肪，寒冷时氧化产热使局部温度升高，此时腋温高于或等于肛温。正常状态下，棕色脂肪不产热，腋温–肛温差（T_{A-R}）为负值，即$T_{A-R}<0$。重症患儿，因棕色脂肪耗尽，故T_{A-R}亦为负值。疾病初期，棕色脂肪代偿产热增加，则$T_{A-R}\geq0$。因此，T_{A-R}可作为判断棕色脂肪产热状态的指标。

1）肛温>30℃，$T_{A-R}\geq0$，提示棕色脂肪产热较好，此时可通过减少散热使体温回升。将患儿置于已预热至中性温度的暖箱中，一般在6～12小时内恢复正常体温。

2）当肛温<30℃时，多数患儿$T_{A-R}<0$，提示棕色脂肪被耗尽，虽少数患儿$T_{A-R}\geq0$，但体温过低，靠棕色脂肪自身产热难以恢复正常体温，且易造成多器官损害。因此，只要肛温<30℃，一般均应将患儿置于比其肛温高1～2℃的暖箱中进行外加温。每小时提高箱温1℃（箱温不超过34℃），在12～24小时内恢复正常体温。待患儿体温恢复正常后，将其置于中性温度的暖箱中。

3）如无上述条件者，可采用温水浴（水温39℃～40℃，置消毒纱布于脐部并用橡皮膏固定，头露水外，每次12分钟，每天1～2次）、热水袋、电热毯或母亲怀抱等方式复温，但要注意温度，防止烫伤。

（2）加强皮肤护理：衣被、床垫要柔软，勤翻身，避免皮肤受压、拖拉等，防止皮肤破损；及时更换尿布，用软毛巾擦洗臀部；经常更换体位，防止体位性水肿和坠积性肺炎；尽量避免肌内注射，以免由于吸收不良或皮肤破损而引起感染。

4. 用药护理　硬肿症患儿肝肾功能均有不同程度损害，容易出现药物蓄积引起中毒。出血期尽量避免使用影响凝血功能的药物。

5. 健康教育　向家长介绍有关本病的防治知识，解释保证患儿热量和液体供给、使用暖箱的重要性。指导患儿家长正确的保暖方法，保持适宜的环境温度和湿度，避免引起寒冷损伤的各种因素。鼓励母乳喂养，尽早喂养，合理喂养。

【中医概要】

本病属于中医的"胎寒""五硬"范畴。寒邪直中脏腑，伤脾肾之阳；阳气受损，致寒邪凝滞。寒凝则气滞，气滞则血凝血瘀，产生肌肤硬肿。阳气虚衰，不能温煦肌肤，营于四末，故身冷肢厥。阳虚则内寒，寒凝则气滞血瘀，至肌肤僵硬，肤色紫暗。发病部位在脾肾。中医证型分为阳气虚衰、寒凝血涩。根据其虚、实、寒、瘀之不同，分别施治。阳虚者应温补脾肾，寒甚者宜散寒通阳，血瘀者宜行气活血化瘀。辨证施护强调维持体温正常。

【小结】

新生儿寒冷损伤综合征是由于寒冷和（或）多种疾病所致，以低体温和皮肤硬肿为主要临床表现，重症可并发多器官功能衰竭。复温是治疗和护理的关键，原则是逐步复温，循序渐进。护理要点为正确复温，避免引起寒冷损伤的各种因素，保证摄入足够热量。

第九节 新生儿黄疸

新生儿黄疸（neonatal jaundice）是由胆红素（大部分为未结合胆红素）在体内积聚引起的皮肤、黏膜、巩膜或其他脏器的黄染，为新生儿期常见症状之一。部分高未结合胆红素血症患儿，可发生胆红素脑病（核黄疸），多留有不同程度的神经系统后遗症，重者甚至死亡。新生儿血中胆红素 > 5 ~ 7mg/dL（成人 > 2mg/dL）即可出现肉眼可见的黄疸。

一、概述

【新生儿胆红素代谢特点】

1. 胆红素生成过多 胆红素是由血红素分解产生，约 80% 来源于血红蛋白，约 20% 来源于肝脏和其他组织中的血红素及骨髓中红细胞前体（旁路胆红素）。新生儿每日生成的胆红素约为成人的 2 倍（新生儿 8.8mg/kg，成人 3.8mg/kg），其原因是：胎儿期血氧分压偏低，红细胞代偿性增多，出生后血氧分压增高，相对过多的红细胞被迅速破坏；新生儿红细胞平均寿命比成人短，形成胆红素的周期缩短；旁路胆红素较多，产生胆红素的潜力大。

2. 血浆白蛋白联结胆红素能力差 胆红素进入血液，与白蛋白联结后运送至肝脏进行代谢。刚娩出的新生儿常有不同程度的酸中毒，影响血中胆红素与白蛋白的联结，早产儿胎龄越小，白蛋白含量越低，联结胆红素的量也越少。

3. 肝细胞处理胆红素能力差 未结合胆红素进入肝细胞后与 Y、Z 蛋白结合，通过肝细胞内尿苷二磷酸葡萄糖醛酸基转移酶（UDPGT）的催化，形成水溶性的结合胆红素，经胆汁排泄至肠道。新生儿 Y、Z 蛋白含量低，肝细胞摄取胆红素能力减低；肝细胞内 UDPGT 含量和活性极低，形成结合胆红素的功能差；新生儿肝细胞将结合胆红素排泄到肠道的能力存在暂时的缺陷，早产儿更明显，易出现暂时性肝内胆汁淤积。

4. 肠肝循环增加 新生儿肠道正常菌群尚未建立，不能将肠道内的胆红素还原成尿胆原及其氧化产物；肠腔内 β-葡萄糖醛酸酶活性较高，将结合胆红素水解成葡萄糖醛酸及未结合胆红素，后者又被肠道吸收经门静脉达肝脏，使胆红素肠肝循环增多。

由于上述特点，新生儿摄取、结合、排泄胆红素的能力差，当新生儿处于饥饿、缺氧、胎粪排出延迟、脱水、酸中毒、头颅血肿或颅内出血等时，更易发生黄疸或原有黄疸加重。

【新生儿黄疸分类】

目前临床上比较被接受的判定"生理性黄疸"或"病理性黄疸"的方法是高胆红素血症风险评估方法，即：采用日龄（表 7-5）或小时龄胆红素值分区曲线（Bhutani 曲线）；根据不同胎龄和生后小时龄以及是否存在高危因素来评估和判断胆红素浓度对新生儿是否属于正常或安全，以及是否需要蓝光疗法。

表 7-5 足月新生儿 7 天内胆红素百分位值（μmol/L）

	第 1 天	第 2 天	第 3 天	第 4 天	第 5 天	第 6 天	第 7 天
第 50 百分位	77.3	123.3	160.9	183.8	195.3	180.7	164.0
第 75 百分位	95.4	146.7	187.4	217.5	227.4	226.7	200.8
第 95 百分位	125.2	181.6	233.8	275.3	286.4	267.4	264.2

1. 生理性黄疸　又称为非病理性高胆红素血症。由于新生儿胆红素代谢特点，我国的足月新生儿在生后早期几乎都会出现暂时性的血清胆红素增高。生理性黄疸是排除性诊断，其特点包括：患儿一般情况良好；足月儿生后 2 ～ 3 天出现黄疸，4 ～ 5 天达高峰，5 ～ 7 天消退，最迟不超过 2 周；早产儿黄疸多于生后 3 ～ 5 天出现，5 ～ 7 天达高峰，7 ～ 9 天消退，最长可延迟到 3 ～ 4 周；每日血清胆红素升高＜ 85μmol/L（5mg/dL）或者每小时＜ 0.5 mg/dL；血清总胆红素值尚未超过小时龄胆红素值分区曲线（Bhutani 曲线）的第 95 百分位值，或者尚未达到相应日龄、胎龄以及高危因素下的蓝光治疗干预标准。

2. 病理性黄疸

（1）特点：①黄疸在出生后 24 小时内出现；②血清总胆红素值已超过 Bhutani 曲线的第 95 百分位值，或者已达到相应日龄以及高危因素下的蓝光治疗干预标准；血清胆红素每日升高＞ 85μmol/L（5mg/dL）或者每小时＞ 0.5 mg/dL；③黄疸持续时间长（足月儿＞ 2 周，早产儿＞ 4 周）；④黄疸退而复现；⑤血清结合胆红素＞ 34μmol/L（2mg/dL）。出现以上任一情况应考虑为病理性黄疸。

（2）病因：①胆红素生成过多：红细胞增多症、血管外溶血、同族免疫性溶血、感染（败血症）、肠肝循环增加、血红蛋白病、红细胞膜异常；②肝脏摄取和（或）结合胆红素功能低下：缺氧（窒息等）、药物影响（磺胺、水杨酸盐等）、先天性甲状腺功能低下、脑垂体功能低下和先天愚型等；③胆汁排泄障碍：新生儿肝炎、先天性代谢缺陷症、Dubin–Johnson 综合征（先天性非溶血性结合胆红素增高症）、胆管阻塞等。

二、新生儿溶血病

新生儿溶血病（hemolytic disease of the newborn）是指由于母婴血型不合而引起的胎儿或新生儿同族免疫性溶血。在已发现的血型系统中，以 ABO 血型不合最多见，其次是 Rh 血型不合。

【病因及发病机制】

由父亲遗传而母亲所不具备的显性胎儿红细胞血型抗原，通过胎盘进入母体，刺激母体产生相应的抗体，当不完全抗体（IgG）经胎盘进入胎儿血循环后，与红细胞的相应抗原结合（致敏红细胞），在单核 – 吞噬细胞系统内被破坏，导致溶血。

1. ABO 溶血病　主要发生在母亲 O 型，胎儿 A 型或 B 型，如母亲 AB 型或婴儿 O 型，则不发生 ABO 溶血病。在母子 ABO 血型不合中，仅 1/5 新生儿发生 ABO 溶血病。ABO 血型不合者 40% ～ 50% 在第一胎发病。

2. Rh 溶血病　Rh 血型系统中，D 抗原的抗原性最强，故 Rh 溶血病中以 RhD 溶血最常见。一般把具有 D 抗原者称为 Rh 阳性，反之称为阴性。Rh 血型不合溶血病主要发生在 Rh 阴性孕妇和 Rh 阳性胎儿。第一胎很少发生，多发生在第二胎或第二胎以后。当母亲 Rh 阳性（有 D 抗原），但缺乏 Rh 系统其他抗原，而胎儿具有该抗原时也可以发生 Rh 溶血病。

当存在 ABO 血型不合时，Rh 血型不合溶血病较少发生，其机制可能是 ABO 血型不合产生的抗体破坏了进入母体的胎儿红细胞从而使 Rh 抗原未能被母体免疫系统识别。

【临床表现】

症状的轻重与溶血程度基本一致，多数 ABO 溶血患儿黄疸明显，其他无明显异常。Rh 溶血病症状较重，严重者甚至死胎。

1. 黄疸　Rh 溶血病患儿大多在 24 小时内出现黄疸并迅速加重，而 ABO 溶血大多在出生后 2 ～ 3 天出现，血清胆红素以未结合型为主。

2. 贫血   Rh 溶血病患儿贫血一般出现早而重。ABO 溶血者贫血少，一般到新生儿后期才出现。重者出生时可出现全身水肿、皮肤苍白，常有浆膜腔积液、肝脾肿大及贫血性心衰。

3. 肝脾肿大   Rh 溶血病患儿多有不同程度的肝脾肿大，是由髓外造血活跃所致。ABO 溶血病患儿则不明显。

4. 并发症

（1）胆红素脑病：是指血中游离间接胆红素通过血 – 脑屏障引起的脑组织病理性损害，又称为核黄疸，为新生儿溶血病的最严重并发症。一般发生在出生后 4 ～ 7 天，早产儿更易发生。典型临床表现可分为 4 期。①警告期：表现为反应低下、嗜睡、肌张力下降、吸吮无力、拥抱反射减弱等，偶有尖叫和呕吐。持续 12 ～ 24 小时。②痉挛期：表现为抽搐、角弓反张和发热（多与抽搐同时发生）。轻者仅有双眼凝视，重者出现肌张力增高、双手紧握、双臂伸直内旋、角弓反张、呼吸暂停等。此期持续 12 ～ 48 小时。③恢复期：吸吮力及反应好转，肌张力逐渐恢复，角弓反张逐渐消失，抽搐次数减少。此期约持续 2 周。④后遗症期：常见的后遗症有：1）手足徐动：常出现不自主、无目的和不协调的动作；2）眼球运动障碍：眼球向上转动障碍而形成"落日眼"；3）听觉障碍：是胆红素神经毒性的最典型表现，多表现为耳聋、对高音频失听；4）牙釉质发育不良：牙齿呈绿色或深褐色。此外，也可留有脑瘫、智力落后、抽搐、抬头无力和流涎等后遗症。

（2）胆红素所致的神经功能障碍：临床表现为轻度的神经系统和认知异常、单纯听力受损等，而没有典型的胆红素脑病的上述临床表现。

【辅助检查】

1. 母子血型检查   检查母子 ABO 和 Rh 血型，确定有血型不合存在。

2. 检查有无溶血

（1）溶血时血红细胞和血红蛋白减少，网织红细胞增多，血清总胆红素和未结合胆红素明显增加，有助于本病的诊断。

（2）测定溶血病患儿呼出气中 CO 的含量可以有助于判断胆红素生成的速度，可以预测患儿发生重度高胆红素血症的可能性。

3. 致敏红细胞和血型抗体测定   改良直接抗人球蛋白试验（改良 Coombs 试验）结果有红细胞凝聚为阳性，表示红细胞已致敏，是新生儿溶血病的确诊实验，其中，Rh 溶血病阳性率高，而 ABO 溶血病阳性率低；抗体释放试验是检测致敏红细胞的敏感试验，有红细胞凝聚为阳性，亦为确诊实验。ABO 和 Rh 溶血病一般均为阳性。游离抗体试验有助于评估是否继续溶血以及换血后的效果，但不是确诊实验。

【治疗要点】

1. 常规治疗   积极治疗原发病，尽早喂养诱导正常菌群的建立，保持大便通畅。

2. 蓝光疗法（光疗）   是降低血清未结合胆红素简单而有效的方法。

3. 药物治疗   供给白蛋白或血浆，增加与非结合胆红素的联结；使用肝酶诱导剂如苯巴比妥钠、尼可刹米等药物可增加肝内 UDPGT 的生成，促进肝脏摄取未结合胆红素的能力。此外可用 5% 碳酸氢钠和免疫球蛋白，以纠正酸中毒和抑制吞噬细胞破坏致敏红细胞。

4. 换血疗法   出生前已明确诊断或病情严重者可采用换血疗法。换血可以迅速降低血清胆红素，清除血中抗体和致敏红细胞，提供白蛋白和纠正贫血。

【护理评估】

1. 健康史　询问患儿胎龄、日龄、出生体重、分娩方式、Apgar 评分情况；了解母子血型以及患儿喂养、保暖、大小便等情况。

2. 身体状况　评估患儿精神反应、黄疸出现的时间、皮肤黄染的颜色及部位；检查患儿有无贫血、水肿、肝脾肿大、胆红素脑病等情况；了解患儿血常规、胆红素值、母子血型检查、改良 Coombs 试验、抗体释放试验等检查结果。

3. 心理－社会状况　评估家长的心理状况，对本病病因、性质、护理的认知程度以及对胆红素脑病致残的接受程度。

【护理诊断 / 合作性问题】

1. 潜在并发症　胆红素脑病。

2. 知识缺乏　家长缺乏新生儿黄疸的相关知识。

【护理措施】

1. 一般护理

（1）加强保暖：保持病室安静，尽量减少不必要的刺激，置患儿于适中温度中，做好保暖，避免低体温引起游离脂肪酸升高（游离脂肪酸与胆红素竞争联结白蛋白）。

（2）合理营养：根据情况提早喂养，可刺激肠蠕动，有利于建立肠道正常菌群、排出胎粪、减轻黄疸程度。应耐心喂养，按需调整喂养方式，如少量多次、间歇喂养等，保证奶液摄入。必要时静脉输注 10% 葡萄糖液，以防止低血糖的发生。保持大便通畅，必要时灌肠处理。患儿补液时，控制输液量与输液速度，禁忌快速输入高渗性药物，以免开放血－脑脊液屏障，导致胆红素脑病。

2. 病情观察　观察黄疸出现的时间、程度、进展及伴随症状；观察有无溶血性贫血及贫血进展情况；密切观察生命体征，有无呼吸、心率、尿量变化、水肿、肝脾肿大等，以判断有无心力衰竭；观察神经系统的表现，患儿有无拒食、嗜睡、肌张力改变、抽搐等胆红素脑病表现，如有异常情况，立即通知医生，做好抢救准备。

3. 对症护理　做好光疗和换血疗法护理。调整光疗箱内温湿度，双眼佩戴护眼罩（保护视网膜），除会阴部、肛门遮盖外，其余均裸露。光疗时应及时补充水分，按需喂奶，勤巡视，严密观察病情。光疗时间按医嘱进行（一般不超过 4 天），如出现青铜症，停止光疗。

4. 健康教育　向家长详细介绍病情，取得家长的配合。对黄疸较重尤其是发生胆红素脑病的患儿，建议家长尽早带孩子进行新生儿行为神经测定；对有可能留有后遗症的患儿，指导家长早期对患儿进行康复治疗和护理。

【中医概要】

本病属于"胎黄"。发病部位在肝胆、脾胃。脾胃湿热或寒湿内蕴，肝失疏泄，胆汁外溢而致发黄，日久则气滞血瘀。证型有湿热郁蒸、寒湿阻滞、气滞瘀积。生理性黄疸可自行消退，不需治疗。病理性黄疸治疗以利湿退黄为基本法则。根据阳黄与阴黄的不同，分别治以清热利湿退黄和温中化湿退黄。辨证施护强调保证营养摄入，光疗护理。

【小结】

新生儿黄疸可分为生理性与病理性两大类。引起病理性黄疸的主要原因为胆红素生成过多、肝脏摄取和（或）结合胆红素能力低下和胆汁排泄障碍等。护士应掌握新生儿黄疸的临床特点，及时发现病情变化，观察有无胆红素脑病。应做好保暖、光疗、换血的护理，同时注意防治胆红素脑病，留有神经系统后遗症时给予康复护理。

第十节　新生儿感染性疾病

一、新生儿感染性肺炎

感染性肺炎（infectious pneumonia）是新生儿时期常见病，是新生儿死亡的重要原因之一。感染性肺炎可发生在产前、产时或产后，可由细菌、病毒、原虫、真菌、衣原体等引起。

【病因及发病机制】

1. 产前感染　主要的病原体为病毒，如风疹病毒、巨细胞病毒、单纯疱疹病毒等。病原体通过胎盘经血液循环感染胎儿肺部。

2. 产时感染　常见病原体为细菌，如大肠埃希菌、肺炎链球菌、克雷伯杆菌、李斯特菌和 B 族溶血性链球菌等，病毒、支原体亦可引起。因分娩过程中吸入污染的羊水或产道分泌物或断脐消毒不严发生血行感染。

3. 产后感染　细菌以金黄色葡萄球菌、大肠埃希菌多见，病毒则以呼吸道合胞病毒、腺病毒、巨细胞病毒多见，其他病原体有衣原体、支原体、念珠菌等。经呼吸道、血行感染或医源性途径（由于医用器械的消毒不严，或呼吸机使用时间过长，或通过医务人员的手等传播）引起肺部感染。

【临床表现】

产前感染性肺炎多在生后 24 小时内发病，常有窒息史；产时感染性肺炎要经过一定的潜伏期，发病时间因病原体不同而异。细菌性感染在生后 3 ~ 5 天发病，Ⅱ型疱疹病毒感染多在生后 5 ~ 10 天发病，而衣原体感染潜伏期则长达 3 ~ 12 周；产后感染性肺炎则多在生后 5 ~ 7 天内发病。

早期症状不典型，尤其早产儿和低出生体重儿体温常不升。各系统表现亦不典型，主要表现为反应差、哭声弱、拒奶、口吐白沫、呼吸浅促、发绀、呼吸不规则，病情严重者出现点头样呼吸或呼吸暂停。早期肺部体征常不明显，部分患儿双肺呼吸音粗，部分患儿双肺可闻及细湿啰音。

病情严重的患儿可出现心力衰竭、硬肿、腹胀、出血、惊厥等。金黄色葡萄球菌肺炎易并发气胸、脓胸、脓气胸等。

【辅助检查】

1. 血气分析　pH、PaO_2 降低，$PaCO_2$ 增高。

2. X 线检查　细菌性肺炎可显示双肺弥漫性模糊影、密度不均；病毒性肺炎则以间质病变、两肺膨胀过度、肺气肿为主。

3. 外周血常规检查　细菌感染者白细胞总数升高。病毒感染者、体弱儿及早产儿白细胞总数多降低。

4. 病原学检查　取血液、脓液和气管分泌物等做细菌培养和病毒分离。也可用免疫学方法监测细菌抗原、病毒抗体。

【治疗要点】

1. 支持治疗　积极纠正低氧血症与酸中毒，保证能量及营养供给，给予血浆、免疫球蛋白静脉输注等。

2. 呼吸道管理 及时清除口、鼻腔分泌物，给予雾化吸入、体位引流、拍背等，保持呼吸道通畅。

3. 维持血氧 有低氧血症时根据患儿病情与血气分析结果选用相应的氧疗方式，如鼻导管或面罩吸氧、CPAP 给氧等。

4. 控制感染 及早静脉给药，针对病原菌合理使用抗生素。衣原体肺炎首选红霉素；单纯疱疹病毒性肺炎可用阿昔洛韦；巨细胞病毒肺炎可用更昔洛韦。

【护理评估】

1. 健康史 询问母亲孕期有无感染史，有无胎膜早破以及羊水混浊情况；了解患儿胎龄、出生体重、分娩方式、Apgar 评分以及有无感染史。

2. 身体状况 评估患儿精神反应、呼吸频率、节律、呼吸音、心率、心律、心音、皮肤颜色，注意有无哭声弱、拒奶、口吐白沫、呼吸浅促、呼吸不规则、发绀等情况；了解患儿血气分析、X 线、血常规以及病原学等检查结果。

3. 心理 – 社会状况 评估家长的心理 – 社会状况、对本病病因与护理的认知程度以及对患儿出现并发症的接受程度。

【护理诊断 / 合作性问题】

1. 清理呼吸道无效 与气道狭窄、咳嗽反射差有关。

2. 气体交换受损 与气道阻塞、肺部炎症、咳嗽无力有关。

3. 营养失调（低于机体需要量） 与摄入不足、消耗增加有关。

4. 体温调节无效 与感染有关。

5. 潜在并发症 心力衰竭、气胸和纵隔气肿。

【护理措施】

1. 一般护理 病室要保持安静、舒适，空气新鲜，温、湿度适宜。细心喂养，保证足够的热量和水分。鼓励母乳喂养，可按需哺乳，每次哺乳不宜过饱，少量多次，哺乳过程中可休息片刻，防止呕吐和误吸。无母乳时可用婴儿配方奶粉人工喂养，喂养时奶孔宜小，以防止发生呛咳。重者予以鼻饲或静脉补充营养物质及液体。

2. 病情观察 密切观察患儿病情变化，包括反应、呼吸、心率等，做好急救准备。

3. 对症护理

（1）保持呼吸道通畅：患儿取半卧位，头偏向一侧，定时更换体位。及时清除呼吸道分泌物，分泌物黏稠时可给予雾化吸入以湿化气道，必要时可行胸部叩击。

（2）吸氧：根据患儿病情和血氧监测情况，采用鼻导管、面罩或头罩法给氧，使动脉血 PaO_2 维持在 60 ～ 80mmHg（7.9 ～ 10.7kPa）。重症并发呼吸衰竭者，给予正压通气。若在短期内出现心力衰竭，应遵医嘱给予吸氧、强心、利尿、镇静等处理。若患儿突然出现呼吸急促伴明显青紫，考虑发生气胸或脓气胸时，应立即做好胸腔引流的准备及引流后的护理。

（3）维持体温稳定：体温过高时应予物理降温或药物降温，体温过低时可用远红外辐射床、暖箱或热水袋保暖。

4. 用药护理 遵医嘱使用抗生素、抗病毒药物，并密切观察药物不良反应。

5. 健康教育 向家长讲述本病的相关知识，及时让家长了解患儿的病情、治疗措施及护理要点。做好与家长的沟通、安慰工作，缓解其焦虑或恐惧心理。指导家长在天气骤变时应注意随时增减患儿衣服，定期带患儿去相关医疗机构进行健康检查及按时进行预防接种。

【小结】

新生儿感染性肺炎由细菌、病毒、原虫、真菌、衣原体等引起，可发生在产前、产时或产后。一般症状不典型，主要护理措施包括保持呼吸道通畅、合理用氧、注意观察病情、及时处理并发症。

二、新生儿败血症

新生儿败血症（neonatal septicemia）是指病原体侵入新生儿血液循环并生长繁殖、产生毒素造成的全身炎症反应。目前仍是新生儿期主要的感染性疾病之一，其发病率及死亡率较高（尤其是早产儿），常见病原体为细菌，也可为真菌或病毒等。本部分主要阐述新生儿细菌性败血症。

【病因及发病机制】

1. 自身因素

（1）新生儿非特异性免疫功能不完善：①皮肤黏膜屏障功能差，皮肤角质层薄，黏膜柔嫩，细菌和毒素易侵入血液循环；②淋巴结发育不全，缺乏吞噬细菌的过滤作用，不能将感染局限在局部；③血中补体少，中性粒细胞数量少，对某些细菌抗原的调理作用差，吞噬和杀菌作用不足。

（2）新生儿特异性免疫功能差：①新生儿体内缺乏IgG，胎龄愈小，IgG水平愈低，因此早产儿更易感染；②由于IgM和IgA分子量大，不能通过胎盘，易发生革兰阴性杆菌感染；③新生儿血中T淋巴细胞、B淋巴细胞和自然杀伤细胞的免疫应答弱，直接吞噬及杀伤病原体的能力低下。

2. 病原菌　我国以金黄色葡萄球菌最多见，其次为大肠埃希菌。近年来随着新生儿重症监护病房（NICU）的建立和发展，极低出生体重儿存活率明显提高，但是，各种导管、气管插管技术的广泛使用，已经使葡萄球菌、大肠埃希菌、克雷伯杆菌等致病菌败血症呈增加趋势。

3. 感染途径

（1）产前感染：病原体经母亲血液通过胎盘感染胎儿，是最常见的途径（又称宫内感染）。此外母亲生殖道病原体上行感染羊膜囊，胎儿吸入污染的羊水等可导致感染。

（2）产时感染：胎膜早破，分娩时间延长，细菌上行污染羊水，胎儿吸入；吞入产道中污染的分泌物亦可致胎儿感染；产伤也可造成细菌侵入血液。

（3）产后感染：较常见，细菌通过脐部、皮肤、黏膜、呼吸道或消化道侵入，尤以脐部多见，还可以通过医疗器械消毒不严格造成医院性感染。

【临床表现】

早期症状、体征常不典型，一般表现为面色欠佳、反应差、嗜睡、发热或体温不升、不吃、不哭、体重不增等症状。根据发病时间分为早发型和晚发型。①早发型：出生后7天内出现症状，感染发生在产前或产时，常由母亲垂直传播引起，病原菌以革兰阴性杆菌为主（大肠杆菌等）。常呈暴发性多器官受累，尤以呼吸系统症状最为明显，死亡率高。②晚发型：7天以后起病，感染通常发生在产后，常由母亲水平传播引起，病原菌以葡萄球菌、机会致病菌为主。常有脐炎、肺炎或脑膜炎等局灶性感染。

出现以下情况，常提示败血症。①黄疸：可为败血症唯一表现。如黄疸迅速加重、消退延迟或退而复现。②出血倾向：皮肤黏膜瘀点、瘀斑、呕血、便血、肺出血，严重者发生DIC。③肝脾肿大：出现较晚，一般为轻至中度肿大。④休克征象：面色苍白，皮肤花纹，血压下降，尿少或无尿。⑤其他：呕吐、腹胀、中毒性肠麻痹、青紫，可合并坏死性小肠结肠炎、肺炎、化脓性关节炎和骨髓炎等。

【辅助检查】

1. 血常规　白细胞总数＜5×10⁹/L，或增多（≤3天者白细胞总数＞25×10⁹/L；＞3天者白细胞总数＞20×10⁹/L），中性粒细胞中杆状核比例≥0.16，粒细胞内出现中毒颗粒或空泡有诊断价值。

2. 细菌培养　有助于明确诊断及合理选用抗生素。争取使用抗生素前做血培养和药敏试验。如有化脓病灶，可直接涂片细菌检查和脓液培养。

3. 急相蛋白　如C-反应蛋白在急性感染6～8小时内即可上升，8～60小时达高峰，感染控制后可迅速下降。

4. 血清降钙素原　细菌感染后血清降钙素原增高出现的时间较C-反应蛋白早，抗生素治疗有效后血清降钙素原水平迅速下降，具有较高的特异性和敏感性。

【治疗要点】

1. 抗生素治疗　使用抗生素应早期、联合、足量、足疗程（疗程根据血培养结果和有无并发症而定）。病原菌明确者按药敏试验选用敏感抗生素，病原菌未明确者结合流行病学特点和耐药菌株情况选择两种抗生素联合使用。

2. 对症、支持治疗　注意保暖，供氧，保证能量和水的供给，纠正酸中毒及电解质紊乱，及时处理局部病灶，必要时输新鲜血、粒细胞等，早产儿可静注免疫球蛋白。

【护理评估】

1. 健康史　询问母亲孕期有无感染史，有无胎膜早破以及羊水混浊情况；了解患儿胎龄、出生体重、分娩方式、Apgar评分以及有无脐部、皮肤或肺部感染史。

2. 身体状况　评估患儿精神反应、体温、脉搏、呼吸、心率、皮肤颜色、喂养、保暖以及大小便情况；检查患儿脐部和皮肤有无感染情况，有无肝脾肿大、腹胀、休克等；了解患儿血常规、细菌培养、急相蛋白以及血清降钙素原等检查结果。

3. 心理-社会状况　评估家长的心理-社会状况、对本病病因与护理的认知程度以及对患儿出现并发症的接受程度。

【护理诊断/合作性问题】

1. 体温调节无效　与感染有关。

2. 皮肤完整性受损　与脐炎等感染性病灶有关。

3. 营养失调（低于机体需要量）　与消耗过多、摄入不足有关。

4. 潜在并发症　化脓性脑膜炎、DIC等。

【护理措施】

1. 一般护理

（1）保证营养供给：能经口进食者鼓励母乳喂养或给配方奶粉，不能进食者可行鼻饲或静脉内高营养，保证热量和营养供给。必要时输注血浆或免疫球蛋白，以增加营养，提高抗病能力。

（2）预防感染：严格执行无菌技术操作，必要时采取隔离措施，限制探视，避免交叉感染。

2. 病情观察　密切观察生命体征、神志、面色、皮肤、前囟、哭声等情况；观察全身皮肤黏膜有无局部感染灶，如有及时处理；密切观察患儿有无面色青灰、呕吐、前囟饱满、脑性尖叫、惊厥、皮肤发花、四肢厥冷、出血等，以及时发现脑膜炎、感染性休克、DIC等表现，及时通知医生，配合抢救。

3. 对症护理

（1）维持体温稳定：当体温低或体温不升时，及时予以保暖措施，如利用暖箱或母亲怀抱等，使患儿恢复体温；当体温过高时，可散开包被，调节环境温度，供给水分，必要时行物理降温，一般不予降温药物。

（2）皮肤护理：保持清洁干燥，局部有感染灶、破损及时处理，促进皮肤愈合，防止感染蔓延扩散。

4. 用药护理　静脉用药前需做血培养和药敏试验，取血和装送标本的过程要严格遵守无菌原则，避免污染，采血后立即送检。抗生素要现配现用，注意观察药物的毒性作用和不良反应，如使用氨基糖苷类时检测肾功能及听力。

5. 健康教育　向家长解释新生儿败血症的原因，介绍预防和护理知识，防止交叉感染，接触患儿前后严格洗手。正确指导喂养方法、脐部护理措施和保持皮肤黏膜清洁的注意事项等。

【小结】

新生儿败血症是新生儿期主要的感染性疾病之一，早期症状体征常不典型，需结合病因及提示情况及时发现、及时处理。治疗原则为抗感染及对症支持。护理措施主要是维持体温稳定、及时处理局部病灶、做好用药护理与密切观察病情变化。

三、新生儿脐炎

新生儿脐炎（neonatal omphalitis）是指细菌侵入脐带残端并繁殖所引起的急性炎症。重者可引起败血症、脐周脓肿及腹膜炎。

【病因及发病机制】

由于断脐时或生后脐部残端处理不当，或脐血管置保留导管或换血时消毒不严引起。最常见的病原菌为金黄色葡萄球菌，其次为大肠埃希菌、溶血性链球菌、铜绿假单胞菌等。

【临床表现】

轻者为脐轮与脐周皮肤轻度红肿，残端有少量浆液脓性分泌物；重者脐部和脐周明显红肿发硬，分泌物呈脓性，量多，常伴有臭味。炎症可向周围皮肤或组织扩散，引起腹壁蜂窝织炎、皮下坏疽、腹膜炎、败血症、门静脉炎，甚至以后发展为门静脉高压症、肝硬化。

【辅助检查】

局部分泌物涂片可见中性粒细胞及细菌。但正常新生儿生后 12 小时脐部除金黄色葡萄球菌外，还可有表皮葡萄球菌、大肠埃希菌、链球菌集落生长，局部分泌物培养阳性并不表示存在感染，应与脐部的炎性表现相结合，方有诊断价值。

【治疗要点】

1. 轻者无脓性分泌物者，可用 75% 乙醇溶液或碘伏消毒脐带残端和脐轮；有脓性分泌物者，可先用 3% 过氧化氢溶液擦洗脐部，然后用 75% 乙醇溶液或 0.2%～0.5% 的碘伏消毒局部。

2. 重者局部感染严重伴有全身感染中毒症状时，可根据脓液涂片或细菌培养结果及时选用敏感抗生素治疗，局部有脓肿形成则切开引流。

3. 有慢性肉芽肿时，可用 10% 硝酸银棒烧灼，并涂搽 0.5% 新霉素软膏。

【护理评估】

1. 健康史　评估患儿有无断脐或生后脐部残端处理不当史，有无脐血管置保留导管或换血史。

2. 身体状况　评估患儿精神反应、体温、脉搏、呼吸、心率；检查患儿脐轮与脐周皮肤颜色、有无脓性分泌物，注意分泌物的量以及气味；了解患儿分泌物涂片检查结果。

3. 心理－社会状况　评估家长的心理－社会状况、对本病病因与护理的认知程度以及对患儿出现并发症的接受程度。

【护理诊断/合作性问题】

1. 皮肤完整性受损　与断脐和脐部感染有关。

2. 潜在并发症　败血症。

【护理措施】

1. 一般护理

（1）病房环境温湿度要适宜，注意保持新生儿脐部干燥，衣物要保持柔软、清洁、舒适。

（2）有吸吮能力者可母乳喂养或配方奶喂养，不能进食者可行鼻饲或静脉内高营养，保证水分和热量的供给。必要时输注血浆或免疫球蛋白，以提高抗病能力。

（3）严格执行无菌操作，接触新生儿前后要严格洗手，避免交叉感染。及时更换尿布，并注意尿布或尿裤尽量包裹在脐部下方，防止大小便污染脐部。

2. 病情观察　注意观察生命体征，尤其是体温；观察脐部皮肤有无红肿、出血、渗血等情况；观察分泌物的量、色、性状；注意观察患儿全身表现，警惕有无腹膜炎、败血症、门静脉炎等并发症的发生。一旦发现，立即通知医生，配合处理。

3. 对症护理　主要是脐部护理。沐浴时保护好脐部，沐浴后用消毒干棉签吸净脐窝里的水，再行脐部消毒。多数患儿脐带结扎处干燥后形成结痂，需注意其护理。每次脐部护理时，应将脐窝内分泌物清理干净。如脐部感染较严重，脓性分泌物较多，每日增加脐部护理次数。局部有少许渗血，一般不需做特殊处理，如出血较多，需通知医生做相应处理。脐部护理后暂不覆盖纱布，局部要保持清洁干燥，防止大小便污染。消毒时将脐窝内脓性分泌物擦净。

4. 用药护理　遵医嘱使用抗生素，观察疗效及不良反应。使用10%硝酸银棒时避免触及正常组织，以免引起皮肤灼伤。

5. 健康教育　指导家长掌握新生儿脐部护理的正确方法，做好脐部清洁卫生，预防脐炎的发生。

【中医概要】

本病属于中医的"脐湿""脐疮"范畴。婴儿沐浴时，脐部为水湿所侵，或为尿液浸渍；或脐带未干，脱落过早；或为衣服摩擦损伤等，使湿浊浸淫皮肤，久而不干者，则为脐湿。若湿郁化热，或污秽化毒，则湿热之邪蕴郁，致营卫失和、气滞血瘀，而致脐部红、肿、热、痛，进而湿热酿毒化火，毒聚成疮，致脐部溃烂化腐，则为脐疮。治法有祛湿生肌、清热解毒。辨证施护强调脐部干燥、清洁、消毒，防止感染。

【小结】

新生儿脐炎是常见的感染性疾病，引起新生儿脐炎最常见的病原菌为金黄色葡萄球菌。其治疗原则为对症治疗及抗感染。护理重点是严格执行无菌操作，做好脐部护理，保持局部清洁干燥。

四、新生儿破伤风

新生儿破伤风（neonatal tetanus）是指破伤风杆菌侵入脐部生长繁殖并产生痉挛毒素而引起的急性感染性疾病，临床上以牙关紧闭和全身肌肉强直性痉挛为特征。现本病的发病率逐年下降，但迄今尚未完全消灭。

【病因及发病机制】

破伤风杆菌为革兰阳性厌氧菌，可在外界环境中长期存活，广泛分布于土壤、尘埃和人畜粪便中。其芽胞抵抗力极强，普通消毒剂无效，需碘酒或双氧乙烷才能杀灭。当用破伤风杆菌污染的器械断脐或包扎时，该菌即可进入脐部，同时包扎引起的缺氧环境也有利于该菌的生长繁殖，其产生的痉挛毒素扩散至中枢神经系统并与神经节苷脂结合后封闭抑制性神经元，从而导致肌肉强烈收缩。活动频繁的咀嚼肌首先受累，使患儿牙关紧闭而呈苦笑面容；腹背肌肉痉挛，因背肌较强呈角弓反张。此外，破伤风毒素可兴奋交感神经，导致心动过速、血压升高、出汗等。

【临床表现】

潜伏期大多为 4～8 天，此期越短，病情越重，预后越差。起病时，患儿往往哭闹，因咀嚼肌首先受累，患儿张口困难、吃奶困难。用压舌板压舌时，用力越大则张口越困难，称之为"压舌板试验"阳性。继之牙关紧闭、面肌痉挛、口角上牵，出现"苦笑"面容；同时伴有双拳紧握、上肢过度屈曲、下肢伸直，呈角弓反张。轻微刺激即可引起痉挛发作，痉挛发作时患儿神志清楚是本病的特点。合理治疗 1～4 周后痉挛逐渐减轻，发作间隔时间逐渐延长，2～3 个月后完全恢复。

【治疗要点】

1. 抗毒素 破伤风抗毒素（TAT）只能中和游离破伤风毒素，因此越早使用越好。TAT 1～2 万 U 静脉滴注，3000U 脐周注射，使用 TAT 之前注意须先做皮肤过敏试验。

2. 止痉药 止痉是治疗成功的关键。地西泮为首选药物，苯巴比妥可与地西泮交替使用，10% 水合氯醛常为痉挛发作时临时用药。

3. 抗生素 选用能杀灭破伤风杆菌的抗生素，例如青霉素、甲硝唑等。

4. 其他 根据病情给予静脉营养和鼻饲喂养，处理脐部、给氧等。

【护理评估】

1. 健康史 询问孕母有无旧法接生史、断脐消毒不严格病史以及患儿有无脐部感染灶或脐部感染史等；了解患儿胎龄、分娩方式、Apgar 评分以及出现张口困难、吃奶困难等临床表现的时间。

2. 身体状况 评估患儿意识、生命体征、前囟张力、四肢肌张力等，注意有无"压舌板试验"阳性、"苦笑"面容、角弓反张等临床表现。

3. 心理-社会状况 评估家长的心理状况，以及对本病病因、护理及其预后的认知程度。

【护理诊断/合作性问题】

1. 有窒息的危险 与呼吸肌、喉肌痉挛有关。

2. 喂养困难 与面肌痉挛、张口困难有关。

3. 有受伤的危险 与反复抽搐有关。

4. 体温过高 与骨骼肌强直性痉挛产热增加、感染有关。

【护理措施】

1. 一般护理

（1）环境与休息：患儿应单独安置、专人看护。病室要求避光、隔音。给患儿戴避光眼镜，减少不必要的刺激；必要的操作最好在使用止痉剂后有条理地集中完成。

（2）供氧：有缺氧、发绀者间歇用氧，但避免鼻导管给氧（鼻导管的插入和氧气直接刺激鼻黏膜可使患儿不断受到不良刺激，加剧骨骼肌痉挛），可选用头罩给氧，氧流量至少 5L/min，避免流量过低引起头罩内 CO_2 潴留。当病情好转，缺氧改善后应及时停止用氧，避免氧疗并发症。

（3）保证热量供给：早期予静脉营养以保证能量供给。病情允许情况下，给予鼻饲喂养。病情好转后，以奶瓶喂养来训练患儿吸吮力及吞咽功能，最后撤离鼻饲。

2. 防止继发感染和损伤　应及时清除口腔分泌物，做好口腔清洁，涂液状石蜡等保护口唇；患儿痉挛发作时，可在其手心放一纱布卷保护掌心皮肤不受损伤；遵医嘱用破伤风抗毒素 3000U 做脐周封闭，以中和未进入血流的游离毒素。

3. 密切观察病情变化　除专人护理外，应加强监护；详细记录病情变化，尤其是用止痉药后第一次抽搐发生时间、强度、持续时间和间隔时间，抽搐发生时患儿面色、心率、呼吸及氧饱和度改变，一旦发现异常，及时组织抢救。

4. 维持体温正常　体温过高时予物理降温，根据医嘱使用抗生素。

5. 健康教育　对患儿家长讲授有关育儿知识，指导家长做好脐部护理。

五、新生儿梅毒

新生儿梅毒（neonatal syphilis）又称先天性梅毒（congenital syphilis）、胎传梅毒，是指梅毒螺旋体由母体经胎盘进入胎儿血液循环所致的胎儿感染。梅毒螺旋体经胎盘传播多发生于妊娠 4 个月之后。孕母早期感染且未经治疗时，50% 的胎儿会发生流产、早产、死胎或在新生儿期死亡，存活者在生后不同年龄出现临床症状，其中 2 岁以内的患儿为早期梅毒，2 岁以后的患儿为晚期梅毒。

【临床表现】

多数患儿出生时无症状，2～3 周后逐渐出现症状。

1. 皮肤黏膜损害　鼻炎为早期症状，常于生后 1 周出现，表现为鼻塞，分泌物呈脓性、血性，含大量病原体，极具传染性，鼻黏膜溃疡累及鼻软骨时形成"鞍鼻"，累及喉部引起声嘶。皮疹常于生后 2～3 周出现，其分布具有明显的特征性，最常见于口周、鼻翼和肛周。皮疹最初为粉红、红色斑丘疹，以后转变为棕褐色，掌、跖部可有梅毒性天疱疮，皮损数月以后呈放射状皲裂。

2. 骨损害　多数无临床体征，少数因剧痛而致"假瘫"，X 线可见骨、软骨骨膜炎改变。

3. 全身淋巴结肿大　无触痛，滑车上淋巴结肿大具有诊断价值。

4. 肝、脾肿大　几乎所有患儿均有肝肿大，表现为黄疸、肝功能受损。

5. 血液系统　表现为贫血、血小板减少、白细胞减少或增多等。

6. 中枢神经系统　常于生后 3～6 个月出现脑膜炎症状，表现为脑脊液中淋巴细胞计数增加，蛋白增高。

7. 其他　肺炎、心肌炎、肾小球病变、视网膜脉络膜炎等。

【治疗要点】

首选青霉素治疗，每次 5 万 U/kg，静脉滴注，每 12 小时 1 次，7 天后改为每 8 小时 1 次，共 10～14 天。青霉素过敏者可用红霉素口服或注射，每日 15mg/kg。疗程结束后应在 2 个月、4 个月、6 个月、9 个月、12 个月时监测性病研究实验室（venereal disease research laboratories，VDRL）试验，直至滴度降低或阴性。

【护理评估】

1. 健康史　询问孕母有无性病史、梅毒检验情况及治疗史；了解妊娠期有无胎盘大、苍白等情况。

2. 身体状况　评估患儿皮肤黏膜外观特征，注意有无典型的皮肤黏膜损害；检查患儿有无肝脾肿大、瘀斑、"假瘫"、全身淋巴结肿大等情况；了解患儿血常规、X 线检查、梅毒螺旋体检验等检查结果。

3. 心理 – 社会状况　评估家长的心理状况，对本病病因、护理及其预后的认知程度。

【护理诊断 / 合作性问题】

1. 皮肤完整性受损　与梅毒螺旋体损伤皮肤黏膜有关。

2. 疼痛　与骨损害有关。

3. 焦虑（家长）　与对治疗、预后知识缺乏有关。

【护理措施】

1. 皮肤护理　皮肤护理是梅毒患儿护理的关键内容。入院后给予患儿更换消毒过的柔软棉衣物，定时翻身，用纱布或人工皮保护患儿骨突处，保持臀部、脐部清洁干燥，防止皮肤感染。皮肤干裂者给予涂抹鱼肝油，天疱疮溃烂处给予 0.5% 碘伏消毒并涂抹抗生素软膏。

2. 梅毒"假瘫"护理　"假瘫"患儿四肢呈弯曲状态，张力大，不能自然放松伸直，牵拉时患儿出现尖叫，提示有剧烈的疼痛。因此，在治疗护理操作时动作轻柔，不采取强行体位，尽量减轻患儿的疼痛和不必要的刺激。

3. 心理护理　多数产妇不能接受事实，表现出恐惧、焦虑、急躁、悲观失望的情绪，同时，担心治疗效果及预后对孩子将来健康状况等的影响，而产生自责的心理，因此，其处于一种复杂的心态中。护士应对其患儿的病情予以保密，对其心理反应给予足够理解，并提供相应安抚与心理支持，同时根据家长不同的文化程度，进行有关本病的健康教育，解除其思想顾虑。

4. 消毒隔离　对梅毒患儿应实施保护性和接触隔离，安排患儿入住单间病室或与其他梅毒患儿同住一室。护理人员在为患儿护理的过程中，应加强自我防护，接触患儿或患儿周边物体、衣物时均应戴手套，接触后应用流动水洗手。在行动脉、静脉穿刺时，要注意避开皮肤斑丘疹的部位，动作宜轻柔，不要碰破皮疹处的皮肤，严格执行无菌操作技术，以免发生交叉感染。患儿用过的一次性物品要集中焚烧处理，其他物品均要做好终末消毒工作。

5. 健康教育　向患儿家长讲解梅毒的相关知识，并告知患儿复诊、随访检查对患儿治疗和康复的重要性。叮嘱家长患儿出院后仍需继续隔离，并避免接触各种传染病患者，以防交叉感染。指导定期复查，进行追踪观察 VDRL 试验，以保证患儿得到正确的、全程的、彻底的治疗。

六、新生儿巨细胞病毒感染

巨细胞病毒感染是由人类巨细胞病毒（human cytomegalovirus，HCMV）引起的胎儿及新生儿全身多个器官、系统损害并出现临床症状，是胎儿及新生儿最为常见的病毒感染疾病之一。人是人类巨细胞病毒的唯一感染源和宿主。

【病因及发病机制】

HCMV 是人类先天性病毒感染中最常见的病原体，其一旦侵入人体，将长期或终身存在于机体内，当机体免疫力正常时呈潜伏感染状态。据流行病学资料显示，发达国家先天性 HCMV 感染是导致婴儿先天性耳聋和神经发育障碍的最常见的感染性疾病。我国是 HCMV 感染的高发地区，孕妇 HCMV–IgG 抗体阳性率达 95% 以上。新生儿出生时经产道吸入含 HCMV 的分泌物为出生时感染，出生后因接触母亲含有 HCMV 的体液或摄入带有 HCMV 的母乳而引起的感染为出生后感染，其中摄入含有 HCMV 病毒的母乳是生后感染的重要途径。

【临床表现】

本病的临床表现依患儿的感染方式、年龄、免疫状态以及并发症不同而各异。

1. 先天性感染（宫内感染） 新生儿出生时可出现多器官、多系统损害的临床症状和体征，例如黄疸、肝脾肿大、肝功能受损、呼吸窘迫、间质性肺炎、皮肤瘀斑、血小板减少、脑膜脑炎等。部分患儿可因 DIC、肝衰竭或继发严重细菌感染而死亡，存活者常留有后遗症。常见的后遗症有神经性耳聋，智力与运动发育障碍，甚至脑性瘫痪、癫痫、支气管肺发育不良等。

2. 出生时或出生后感染 新生儿期主要表现为肝炎和间质性肺炎，足月儿预后一般良好，早产儿还可表现出单核细胞增多症、心肌炎以及血液系统损害等，死亡率达 20%。

【治疗要点】

更昔洛韦是治疗症状性先天性 HCMV 感染的首选药物，每日 12mg/kg，静脉滴注，分 2 次给药，共 6 周。无症状性 HCMV 感染或轻症尤其是生后感染，可暂时不用该药治疗。有听力障碍的患儿需早期给予干预，必要时可应用人工耳蜗。

【护理评估】

1. 健康史 询问孕母有无巨细胞病毒感染史、治疗史等；了解患儿有无胎儿宫内生长受限情况；询问患儿胎龄、日龄、分娩方式、Apgar 评分以及出现黄疸、呼吸窘迫、皮肤瘀斑等临床表现的时间。

2. 身体状况 评估患儿精神反应、生命体征、皮肤黏膜的颜色、前囟大小及张力；检查患儿有无肝脾肿大等；了解患儿 HCMV 病毒分离检验、PCR 检测 HCMV–DNA、头颅 CT 等检查结果。

3. 心理 – 社会状况 评估家长的心理状况，对本病病因、护理及其预后的认知程度。

【护理诊断 / 合作性问题】

1. 体温过高 与感染有关。

2. 营养失调（低于机体需要量） 与摄入不足、消耗增加有关。

【护理措施】

1. 一般护理

（1）保暖：病房温湿度适宜，足月儿室 22℃～24℃，早产儿室 24℃～26℃，湿度 55%～65%，新生儿保温箱内保持适中温度，减少新生儿能量消耗。

（2）保证热量供给：新生儿应尽早开奶，对吸吮力弱者给予鼻饲喂养，对喂养不耐受者应根据医嘱提供静脉营养支持，静脉营养可提供患儿生长发育所需热量、液体及营养物质，需注意无菌技术操作以及匀速输入患儿体内。

2. 病情观察 观察患儿有无呼吸、心率、血压、血氧饱和度、面色以及意识等变化，注意有无体温不升或升高、呼吸暂停、心率减慢等情况的出现。观察患儿瞳孔大小、对光反射情况，注意有无躁动、抽搐等表现。

3. 对症护理：

（1）维持体温正常：当体温低或体温不升时，及时予以保暖措施，如利用暖箱或热水袋等，使患儿恢复体温；当体温过高时，可散开包被，调节环境温度，供给水分，必要时行物理降温，一般不予降温药物。

（2）保持呼吸道通畅：使患儿处于鼻吸气位，保持气道通畅，痰多稀薄者，可以翻身拍背、体位引流以利于痰液排出。痰黏稠不易咳出者，给予雾化吸入或支气管灌洗。及时吸痰，吸痰前充分给氧，吸痰过程中注意无菌操作。

4. 做好消毒隔离措施，防止交叉感染 新生儿抵抗力低下，因此加强护理人员消毒隔离意识，避免交叉感染尤为重要。手卫生是防止交叉感染的关键环节，工作人员应严格执行。保持病室内环境安静、清洁、舒适、光线柔和。凡能够开窗通风的环境应在保暖的前提下，每日定时通风，保持室内空气新鲜；有条件的医院可采用层流洁净技术。

5. 健康教育　向家长讲解病情及治疗情况，减轻紧张情绪。指导其掌握出院后随访方法，了解生长发育及智力发育情况。教会家长简单的患儿功能训练技术，减少患儿后遗症的发生。

第十一节　新生儿低钙血症

新生儿低钙血症（neonatal hypocalcemia）是指血清总钙 < 1.8mmol/L（7mg/dL），血清游离钙浓度 < 0.9mmol/L（3.5mg/dL）。主要与暂时的生理性甲状旁腺功能低下有关，是新生儿惊厥的常见原因之一。若不及时纠正，低钙血症可以导致早产儿尤其是极低和超低出生体重儿发生代谢骨病甚至骨折。

【病因及发病机制】

1. 早期低钙血症　指生后 3 天内出现的低钙血症，多在生后 24 ～ 48 小时内发生，多见于早产儿、小于胎龄儿、患有糖尿病及妊娠高血压综合征母亲所生婴儿。若有败血症、窒息、难产及产伤史者也易发生低钙血症。早产儿的低钙血症与维生素 D 代谢异常及肾排磷减少有关；新生儿患有缺氧性疾病时因组织缺氧，磷释放增加，血磷增高，血钙水平相应低下，导致血钙降低；糖尿病母亲所生的婴儿从母体经胎盘转运来的钙量增加，其甲状旁腺受抑制，出生后头几天血中降钙素高，导致大约一半的新生儿伴低钙血症。

2. 晚期低钙血症　指发生于出生 3 天后的低钙血症，高峰在第 1 周末，多见于人工喂养的足月儿。主要是因牛乳、代乳品及谷类食物中含磷高，且钙磷比例不适宜，影响钙的吸收，且高磷酸盐亦降低血钙。若低血钙反复出现或持续时间长，应注意新生儿有无先天性甲状旁腺功能低下、母亲是否患有甲状旁腺功能亢进等疾病。

【临床表现】

症状轻重不一，多出现于生后 5 ～ 10 天。主要是神经、肌肉兴奋性增高症状，表现为激惹、烦躁不安、惊跳或惊厥、震颤等。新生儿抽搐发作时常伴有不同程度的呼吸暂停、屏气、发绀、心率加快，可因胃肠平滑肌痉挛引起严重呕吐、便血等胃肠道症状。惊厥发作间期患儿神志清楚，一般情况良好，但肌张力稍高。

【辅助检查】

1. 血清总钙降低（< 1.8mmol/L），血清游离钙降低（< 0.9mmol/L），血磷升高（> 2.6mmol/L），部分可伴低血糖。

2. 心电图示心律不齐、Q–T 间期延长。

3. 对反复、持久的低钙血症应拍 X 线片，必要时测母亲血钙、磷和甲状旁腺激素（PTH）浓度。

【治疗要点】

1. 补充钙剂

（1）对无惊厥发作的低钙血症患儿应给予支持疗法，每日可静脉缓慢滴注元素钙 40 ～ 50mg/kg。

（2）对出现惊厥发作的低钙血症患儿，应静脉补充钙剂，可用 10% 葡萄糖酸钙每次 1 ～ 2mL/kg，以 5% ～ 10% 葡萄糖液稀释 1 倍后缓慢静脉推注，必要时间隔 6 ～ 8 小时再给药 1 次，每日最大剂量为 6mL/kg。惊厥停止后改为口服元素钙每日 40 ～ 50mg/kg。病程长或晚期低钙血症者口服钙盐 2 ～ 4 周，维持血钙在 2 ～ 2.3mmol/L（8.0 ～ 9.0mg/dL）为宜。

2. 镁剂治疗　若使用钙剂后惊厥仍不能控制，应检查血镁。若血镁 < 0.6mmol/L，可用 25%

硫酸镁 0.4mL/kg 深部肌内注射，但是不适用于早产儿，原因是肌肉注射过浅可以导致局部坏死。严重低镁血症时可用 2.5% 硫酸镁 2～4mL/kg 缓慢静脉注射 1～4 次，每次间隔 8～12 小时。

3. 补充维生素 D　甲状旁腺功能不全者需长期补充钙剂，同时给予维生素 D_2 10000～25000IU/d，应定期监测血钙水平并调整维生素 D 剂量。

4. 饮食调整　首选母乳喂养或钙磷比例适宜的配方奶粉喂养，停用含磷高的牛乳喂养患儿。

【护理评估】

1. 健康史　询问母亲孕期有无糖尿病、妊娠高血压综合征病史；了解患儿胎龄、分娩方式、Apgar 评分以及有无难产、产伤史。

2. 身体状况　评估患儿意识、呼吸、心率、肌张力；了解患儿血钙浓度变化。

3. 心理 - 社会状况　评估家长的心理 - 社会状况、对本病病因与护理的认知程度。

【护理诊断 / 合作性问题】

1. 有外伤的危险　与抽搐有关。

2. 有窒息的危险　与低钙血症造成的喉痉挛有关。

3. 知识缺乏　家长缺乏新生儿低钙血症的相关知识。

【护理措施】

1. 一般护理　保持室内安静，避免噪音，减少对患儿的刺激。强调母乳喂养或选用配方奶粉喂养。

2. 病情观察　密切观察患儿的生命体征，加强巡视，注意观察有无神经、肌肉兴奋性增高的症状，如呼吸暂停、惊跳、惊厥等。备好抢救药品及器械。

3. 对症护理　抽搐发作时应就地抢救，立即将患儿轻轻平放在床上，头下垫柔软物品。一旦发生喉痉挛，立即将患儿舌拉出口外，同时将患儿头偏向一侧，清除口鼻分泌物，进行人工呼吸或加压给氧，必要时进行气管插管。

4. 用药护理　按医嘱及时补充钙剂，10% 葡萄糖酸钙静脉注射或静脉滴注时均要用 5%～10% 葡萄糖稀释至少 1 倍，经稀释后药液推注速度 < 1mL/ 分，并需要有专人监护心率，以免注入过快引起循环衰竭和呕吐等毒性反应。患儿心率低于 80 次 / 分时，应立即停止使用，同时严禁药液外渗，以免造成组织坏死。口服钙剂应注意在两次喂奶间期给药，乳类可影响钙的吸收。

5. 健康教育　向家长讲解本病的病因及预后，以取得合作和理解。提倡母乳喂养，或选用婴儿配方奶粉喂养。指导服用钙剂和维生素 D 的方法，坚持户外活动，多晒太阳。

【小结】

新生儿低钙血症主要是神经、肌肉兴奋性增高的症状，表现为激惹、烦躁不安、惊跳或惊厥、呼吸暂停等。治疗上主要是补充钙剂。护士要加强巡视，备好抢救药品及器械，做好钙剂用药护理与惊厥预防及发作的护理。

第十二节　新生儿低血糖

新生儿低血糖（neonatal hypoglycemia）在新生儿期极为常见，多发生于早产儿、足月小样儿、糖尿病母亲所生婴儿及患有缺氧性疾病的新生儿。目前我国新生儿低血糖的诊断标准是全血血糖 < 2.2mmol/L（40mg/dL），而不考虑出生体重、胎龄和生后日龄。

【病因及发病机制】

1. 糖原储存过少　胎儿肝糖原的储备主要发生在妊娠的最后 4～8 周，故胎龄越小，糖原储存越少；低出生体重儿糖原储存量少，生后代谢所需能量相对高，特别是脑组织中糖利用较多，而糖原合成酶系统活性较低，糖原生成障碍，易发生低血糖。

2. 需糖量增加　新生儿有窒息、硬肿症及败血症时糖消耗增加（达到正常时的 3 倍）。缺氧时无氧酵解使葡萄糖利用增多，加上去甲肾上腺素释放使糖消耗量增加，易发生低血糖。

3. 高胰岛素血症　患糖尿病母亲所生的婴儿，因孕妇血糖高，胎儿血糖随之增高，胎儿胰岛β细胞代偿性增生，血中胰岛素水平增高，生后来自母亲的糖中断，可致低血糖。严重溶血病的胎儿由于红细胞破坏，红细胞内谷胱甘肽游离在血浆中，对抗胰岛素作用，也可使胎儿胰岛β细胞代偿性增生，发生高胰岛素血症。

4. 其他疾病　如肾上腺皮质功能低下、垂体功能低下、半乳糖血症、果糖不耐受等，也会出现低血糖。

【临床表现】

新生儿低血糖缺乏特异症状，主要为无症状性低血糖表现（比症状性低血糖多 10～20 倍），主要见于早产儿。临床症状多发生在生后数小时至 1 周内，常见症状有嗜睡、哭声异常、喂养困难、震颤、青紫、多汗、惊厥等。经补充葡萄糖后症状消失，血糖恢复正常。新生儿期一过性低血糖多见，如反复发作需考虑先天性内分泌疾病和代谢缺陷。

【辅助检查】

血糖测定是确诊和早期发现本症的主要手段。高危儿可在生后 3 小时、6 小时、12 小时、24 小时监测血糖。对持续性低血糖者，进一步测血胰岛素、胰高血糖素、生长激素及皮质醇等，检查高胰岛素血症时可做胰腺 B 超或 CT 检查。

【治疗要点】

1. 无症状低血糖　可先进食，如无效改静脉输注葡萄糖，按 6～8mg/（kg·min）速度输注。根据血糖水平调节输注速度。

2. 症状性低血糖　首先用 10% 葡萄糖 2mL/kg，按每分钟 1mL 的速度缓慢静脉注射，随后用 10% 葡萄糖 6～8mg/（kg·min）维持，以防低血糖反跳。

3. 持续或反复低血糖　静脉输入葡萄糖，加用泼尼松每日 1～2mg/kg 口服或氢化可的松 5 mg/kg 静脉注射（每日 2 次），至症状消失 24～48 小时后停止，一般用数日至 1 周。

【护理评估】

1. 健康史　询问母亲孕期有无糖尿病史等；了解患儿胎龄、日龄、出生体重、Apgar 评分、保暖、喂养情况；评估患儿有无感染史以及窒息史等。

2. 身体状况　评估患儿精神反应、呼吸、心率、肌张力；了解患儿血糖浓度变化。

3. 心理 - 社会状况　评估家长的心理 - 社会状况以及对本病病因与护理的认知程度。

【护理诊断 / 合作性问题】

1. 营养失调（低于机体需要量）　与摄入不足、消耗增加有关。

2. 潜在并发症　呼吸暂停。

【护理措施】

1. 一般护理

（1）新生儿病室室温保持在 24℃～26℃，相对湿度 50%～60%，保证空气流通和新鲜。

（2）加强保暖，维持正常体温，减少能量消耗是防治新生儿低血糖的重要措施。

（3）早期多次足量喂养，对早产儿或有窒息者尽快建立静脉通路，严格控制输液量及速度，保证葡萄糖输入。根据患儿缺氧程度，合理用氧。

2. 病情观察　密切观察患儿神志、哭声、呼吸、抽搐、吃奶、大小便和睡眠情况，并随时观察患儿反应，注意有无震颤、多汗、呼吸暂停等，并与输注葡萄糖以后的状况做比较。对呼吸暂停者立即进行刺激皮肤、托背等处理。

3. 对症护理　对可能发生低血糖的新生儿生后每小时给 10% 葡萄糖液 1 次，3～4 次后喂奶。

4. 用药护理　定期监测血糖，及时调整葡萄糖的输注量和速度，防止发生医源性高血糖症。

5. 健康教育　向家长解释病因，取得患儿家长的理解，指导家长科学的育儿知识。

【小结】

新生儿低血糖在新生儿期极为常见，主要病因是糖原储存过少、需糖量增加、高胰岛素血症等。临床表现常缺乏特异性，预防和治疗新生儿低血糖的关键措施是早期多次足量喂养。护理上还需加强保暖、定期监测血糖、控制感染的发生。

第十三节　新生儿坏死性小肠结肠炎

新生儿坏死性小肠结肠炎（neonatal necrotizing enterocolitis，NEC）是以腹胀、呕吐、便血为主要临床表现的严重胃肠道疾病。近年来 NEC 发病率有所增加，多见于早产儿。

【病因及发病机制】

病因及发病机制十分复杂，至今尚未明了，目前认为是多因素共同作用的结果。

1. 早产　由于肠道屏障功能差，胃酸分泌少，消化酶活力低等特点，喂养不当、感染或肠壁缺血可致早产儿肠黏膜损伤。此外，肠道免疫功能不成熟也有利于细菌侵入肠壁并繁殖。

2. 肠黏膜缺氧缺血　凡是能够导致新生儿缺氧缺血的因素均可引起肠黏膜损伤，例如围生期窒息、呼吸暂停、休克、严重心肺疾病、红细胞增多症等。

3. 感染　多数认为感染是 NEC 的最主要病因。病原体多为细菌，以肺炎克雷伯杆菌、大肠埃希菌、沙门菌、链球菌、金黄色葡萄球菌等为主。另一方面，临床上也有部分病例在患流行性腹泻时或无任何诱因下发生本病。

4. 肠道微生态环境失调　开奶延迟或长时间暴露于广谱抗生素可导致肠道正常菌群不能建立，病原菌侵袭肠道引起肠黏膜损伤。

5. 其他　人工喂养儿奶配方渗透压高于 460mOsm/L 时，大量的液体必由血循环转入肠腔，影响血容量和肠系膜的灌注，导致肠道缺血，引起肠黏膜的损伤。另外，有研究报道大剂量静脉输注免疫球蛋白或浓缩红细胞可以增加 NEC 的发病风险。

【临床表现】

NEC 发病时间和胎龄密切相关，胎龄越小，发病则越晚。足月儿可在出生后 1 周内发病，而早产儿主要在出生后 2～3 周发病，极低出生体重儿则可推迟至 2 个月发病。本病早期表现为胃潴留增加、腹胀和呕吐等胃肠道症状，以及呼吸窘迫、呼吸暂停、反应差、嗜睡等全身表现。随后出现果酱样或柏油样大便，或大便带鲜血有腥臭味。严重者病情急剧恶化发展为呼吸衰竭、休克甚至死亡。查体可见肠型，部分患儿出现右下腹肌紧张、压痛、肠鸣音减弱或消失。

【辅助检查】

腹部 X 线平片对本病诊断具有重要价值，主要表现为麻痹性肠梗阻、肠壁积气、肠壁间隔增宽、门静脉充气征、部分肠袢固定、气腹及腹水。其中，肠壁积气与门静脉充气征是本病的特征性表现。

【治疗要点】

1. 禁食 一经确诊需绝对禁食并进行胃肠减压，轻者禁食 3 天，重者禁食 14 天或更长。待临床症状好转、X 线平片异常征象消失后逐步过渡至经口喂养。

2. 抗感染治疗 根据病原菌选择抗生素，病原菌为厌氧菌者首选甲硝唑，为肠球菌者选用万古霉素。抗生素使用疗程视病情而定，一般需要 7 ~ 10 天。

3. 支持疗法 进食时间较长者给予胃肠外营养，保证每日热量供应维持在 378 ~ 462kJ/kg（90 ~ 110kcal/kg）；凝血功能障碍者给予新鲜冰冻血浆输注；血小板减少者给予血小板输注；出现休克者给予抗休克治疗。

4. 手术治疗 肠穿孔是手术治疗的绝对指征。此外，经内科治疗无效，临床表现为腹壁红斑、酸中毒或低血压者也需采用手术治疗。手术治疗的方法包括腹腔引流、坏死或穿孔部分肠切除肠吻合术等。

【护理评估】

1. 健康史 了解患儿喂养方式、喂奶量、有无广谱抗生素应用史以及呼吸暂停、心肺疾病、感染等情况；询问患儿胎龄、日龄、分娩方式、Apgar 评分；询问患儿胃潴留、腹胀等胃肠道症状的时间、病情进展情况及其诊疗、护理经过等。

2. 身体状况 评估患儿精神反应、生命体征、大小便颜色、性状、气味及量；检查患儿有无腹胀、腹肌紧张、压痛以及肠鸣音减弱或消失等；了解患儿腹部 X 线等检查结果。

3. 心理 - 社会状况 评估家长的心理状况，对本病病因、护理及其预后的认知程度。

【护理诊断 / 合作性问题】

1. 腹胀 与肠壁组织坏死有关。

2. 腹泻 与肠道炎症有关。

3. 体液不足 与液体丢失过多及补充不足有关。

4. 体温过高 与细菌毒素有关。

【护理措施】

1. 减轻腹胀，控制腹泻 遵医嘱指导禁食，向家长解释患儿禁食的目的与意义。腹胀严重者给予胃肠减压，密切观察患儿腹胀是否减轻，引流物的颜色、性状与量；患儿呕吐时，协助患儿头偏向一侧，及时清除呕吐物，做好口腔护理，保持患儿皮肤及床单位清洁，记录呕吐物的颜色、性状及量。遵医嘱给予抗生素控制感染减轻腹泻，密切观察患儿有无水、电解质代谢紊乱情况。

2. 补充液体，维持营养 建立良好的静脉通路，合理安排滴速，准确记录 24 小时出入量。禁食期间遵医嘱采用静脉途径维持患儿能量及水电解质平衡，待患儿腹胀消失、大便潜血转阴后逐渐恢复经口喂养。恢复经口喂养时遵循循序渐进的原则，开始只喂开水或 5% 葡萄糖水，待无呕吐或腹胀时再喂乳汁，以母乳为佳。若喂牛乳，需从 1∶1 浓度开始，初为 3 ~ 5mL，以后每次递增 2mL，逐渐增加浓度及奶量，密切观察患儿腹胀及大便情况，发现异常立即与医生取得联系。

3. 维持体温正常 当患儿体温过高时，可解开新生儿包被，调节环境温度，供给水分，必要时行物理降温，一般不予降温药物，每 1 小时监测体温 1 次直至体温恢复正常。

4. 病情观察 密切观察患儿大便的颜色、性状、次数及量，及时、正确留取大便标本送检。每次便后用温水洗净患儿臀部并涂护臀霜或鞣酸软膏，预防臀部皮炎发生。当患儿出现皮肤发花、四肢厥冷、脉搏细速等中毒性休克症状时，立即联系医生并做好协助抢救准备。

第十四节　新生儿产伤性疾病

一、头皮血肿

头皮血肿（cephalobhematoma）是由于产伤导致骨膜下血管管破裂、血液蓄积于骨膜下而引起的局部包块，是常见产伤性疾病之一，其发生率为 0.2% ～ 2.5%。

【病因】

此类患儿常有胎位不正、头盆不称、产钳助产史，以第一胎第一产患儿多见。

【临床表现】

血肿部位多位于头顶部，常为一侧。血肿在生后数小时至数天逐渐增大，但不超越骨缝，边界清楚，触之肤温正常，有波动感，外观皮肤颜色正常。若头皮血肿由于胎头吸引或产钳牵拉所致，皮肤则常为紫红色甚至有溃破。血肿吸收常需 3 ～ 4 周，血肿大者吸收时间可达 3 ～ 4 个月。由于血肿内红细胞破坏增多，常致患儿黄疸加重或持续时间延长。

【治疗要点】

新生儿头皮血肿一般可自然吸收，无须治疗。若头皮血肿伴有高胆红素血症则需要蓝光治疗，若伴有继发细菌感染则需要抗感染治疗，必要时需行切开引流。

【护理评估】

1. 健康史　了解患儿胎龄、日龄、分娩方式、Apgar 评分；询问母亲有无胎位不正、头盆不称、产钳助产或者胎头吸引等。

2. 身体状况　评估患儿精神反应、生命体征、神经反射、头皮血肿的部位、颜色、质地以及大小等；了解患儿头颅影像学等检查结果。

3. 心理－社会状况　评估家长的心理状况，对本病病因、护理及其预后的认知程度。

【护理诊断/合作性问题】

1. 皮肤完整性受损　与头皮血肿有关。

2. 自我形象紊乱　与头皮血肿致外观相貌改变有关。

【护理措施】

1. 皮肤护理　检查患儿头部受压部位，大多患处皮肤正常，有时会有破损，破损处予敷料覆盖，头部给予水枕，忌局部按摩或热敷。协助患儿取健侧卧位为主，每 2 小时给予更换体位 1 次，避免输液管道、监护仪导线等患儿身下缠绕。

2. 病情观察　观察头皮血肿部位、大小、皮肤颜色及有无破溃等，评估头皮血肿增长或消退的速度，检查患儿皮肤黄染颜色及胆红素变化情况，必要时遵医嘱给予蓝光照射。

二、锁骨骨折

新生儿锁骨骨折（fracture of clavicle）是新生儿产伤性骨折中最常见的一种，常与分娩方式、娩出方位以及出生体重有关。其中，难产、胎儿转位幅度大、巨大儿发生率较高。

【病因及发病机制】

由于新生儿锁骨较细，无肌肉附着，内半段向前突，外半段向后凸，略呈"S"状，当胎儿肩娩出受阻时，"S"状锁骨正好卡在母亲耻骨弓下，故易发生锁骨骨折。此外，当新生儿体重过大时，存在胎头大且硬、不易变形等特点，故易导致难产，进而增加了新生儿锁骨骨折的风险。

【临床表现】

患侧上臂活动减少或被动活动时出现哭或痛苦表情；拥抱反射减弱或消失；触诊锁骨可发现双侧锁骨不对称，局部肿胀隆起，有骨擦音，甚至可扪及骨痂硬块。本病通过 X 线摄片可确诊。

【治疗要点】

新生儿青枝骨折一般无须治疗，几乎均可自行愈合，一般需 2 周时间。呈青枝骨折与无移位锁骨骨折时，一般予平卧位。早期或有移位时，可用"8"字绷带固定。

【护理评估】

1. 健康史　了解患儿胎龄、日龄、出生体重、分娩方式、Apgar 评分；询问母亲分娩是否顺利、有无肩难产史。

2. 身体状况　评估患儿精神反应、生命体征、上臂活动、神经反射、疼痛以及有无锁骨骨擦音等；了解患儿锁骨 X 线摄片等检查结果。

3. 心理－社会状况　评估家长的心理状况，对本病病因、护理及其预后的认知程度。

【护理诊断 / 合作性问题】

1. 疼痛　与锁骨骨折有关。

2. 躯体活动障碍　与锁骨骨折致患侧上臂活动减少或活动时疼痛有关。

【护理措施】

1. 减轻疼痛　青枝骨折患儿一般无须处理，注意避免患处再次受伤或增加患儿疼痛的因素，做好患侧肢体保护。密切观察患儿疼痛程度，并及时给予安抚、口服蔗糖液等方法减轻疼痛。青枝骨折与无移位锁骨骨折的患儿，需予绷带固定，患儿出院时教会家属相关辅助疗法。

2. 健康教育

（1）加强对体重增加过快、过多，腹围增加过快，或 B 超提示胎儿双顶径、胸径、腹径、股骨径均偏大产妇的管理，控制其饮食。

（2）准确估计胎儿体重，对估计胎儿体重＞ 4.0kg 的产妇，建议剖宫产分娩。

（3）正确处理产程，巧妙利用产力，切忌暴力牵引，保护会阴。前肩未充分娩出时，不要过早抬胎儿后肩。

第十五节　新生儿出血症

新生儿出血症（hemorrhagic disease of the newborn，HDN）是指由于维生素 K 缺乏导致某些维生素 K 依赖凝血因子活性降低进而引发出血的疾病。近年来，随着新生儿出生后常规注射维生素 K_1 的开展，此病发生率显著降低。

【病因及发病机制】

维生素 K 为维生素 K 依赖羧化酶的辅酶，能够催化凝血因子 II、VII、IX、X 前体蛋白转变为凝血因子。因此，维生素 K 缺乏时，上述凝血因子不能羧化，从而不能生成具有凝血活性的凝血因子，故易发生出血。本病发生与以下因素有关：①母体维生素 K 经胎盘到达胎儿体内的量仅占 1/10；②新生儿肠道菌群尚未建立导致维生素 K 合成不足；③母乳中维生素 K 的含量低于牛乳或配方奶粉；④腹泻、先天性肝病等疾病影响维生素 K 的吸收；⑤母亲产前应用抗惊厥药、抗凝药或抗结核药等可诱导肝线粒体酶增加，导致维生素 K 缺乏。

【临床表现】

根据发病时间分为 3 型，其中，生后 24 小时内发病者为早发型，生后第 2 ～ 7 天发病者为经典型，生后 1 ～ 3 个月发病者为晚发型。

1. 早发型　临床表现程度轻重不一，轻者仅有少量皮肤出血或脐带残端渗血；重者则有皮肤、消化道或颅内等多部位、多器官出血。

2. 经典型　出血量一般不多，且呈自限性。出血表现为皮肤瘀斑、脐带残端渗血、胃肠道出血、穿刺部位出血等。

3. 晚发型　患儿除表现为皮肤、胃肠道出血外，可有颅内出血且病死率高，存活者常留有神经系统后遗症。

【治疗要点】

1. 维生素 K₁　静脉滴注 1 ～ 2mg，出血可迅速停止，凝血因子水平可迅速升高。

2. 新鲜冰冻血浆　出血严重者可输注新鲜冰冻血浆 10 ～ 20mL/kg 或者凝血酶原复合物以提高凝血因子水平。

【护理评估】

1. 健康史　了解患儿胎龄、日龄、分娩方式、Apgar 评分、喂养方式、进奶量以及有无腹泻、先天性肝病等病史；询问母亲产前有无抗惊厥药、抗凝药、抗结核药用药史。

2. 身体状况　评估患儿精神反应、生命体征、皮肤颜色、前囟、脐部、神经反射、大便颜色、性状与量等，了解患儿维生素 K 缺乏诱导蛋白、血清维生素 K₁、凝血功能等检查结果。

3. 心理 - 社会状况　评估家长的心理状况，对本病病因、护理及其预后的认知程度。

【护理诊断 / 合作性问题】

1. 组织完整性受损　与皮肤黏膜出血性损害有关。

2. 潜在并发症　胃肠道出血、颅内出血、休克。

【护理措施】

1. 一般护理

（1）保持病室内温度适宜，室温 22℃～ 24℃，湿度 50% ～ 60%，空气清新、清洁，定时消毒，开窗通风，限制探视人数及次数。

（2）新生儿由于体温调节中枢功能不完善，体温易随环境温度改变而改变，再加上失血可导致体温不升，故应给予保暖。

2. 减轻出血

（1）使患儿保持安静，避免剧烈哭闹。

（2）护理操作集中进行，动作轻柔。

（3）减少不必要的侵入性操作，尽量避免深部组织穿刺，动、静脉穿刺后压迫止血时间适当延长。

（4）尽量避免手术，如需手术，应在术前、术中、术后遵医嘱给予应用止血药物。

（5）保持床单清洁平整，保持皮肤清洁，使用棉质的衣物和包被，避免患儿皮肤摩擦及肢体受压。

（6）修剪患儿指甲，必要时给予手套，以免抓伤皮肤。

（7）经常检查皮肤出血点与瘀斑。

（8）严格遵守消毒隔离规范，加强手卫生消毒，防止交叉感染，严格无菌操作，必要时实行保护性隔离。

3. 密切观察病情，做好紧急处理

（1）若患儿出现烦躁、哭闹、恶心、腹胀等呕吐的先兆，应警惕消化道出血的可能，需遵医嘱给予留置胃管，检查胃液颜色、性质、量，抽吸胃液速度缓慢，禁止强行回抽，及时送检胃液并做大便潜血试验。

（2）若患儿出现呕吐、脑性尖叫、前囟饱满、张力增高等临床表现则提示可能合并颅内出血，应遵医嘱给予止血、镇静、降低颅内压等治疗，保持患儿安静，头肩抬高 20 ～ 30cm，避免头皮静脉穿刺，减少搬动患儿，严格控制输液速度。

（3）如患儿出现肤色苍白、呼吸急促、心率加快、血压下降、皮肤花斑纹等，提示患儿可能发生失血性休克，应及时通知医生，严密监测生命体征和血氧饱和度，并做好为患儿输液与输血的准备。

【思考题】

1. 张某，男，22 天，出生时胎龄为 34 周，出生体重 1400g，生后不久便发生呼吸窘迫、呼吸暂停，请问如何依据不同的新生儿分类方法对该新生儿进行命名？

2. 李某，男，3 天，因皮肤黄染 3 天而入院。患儿在住院治疗过程中突然出现反应差、拒乳表现，请问该患儿此时该如何给予护理？

3. 如何判断正常足月儿进乳量是否适宜？

扫一扫，查阅本章数字资源，含PPT、音视频、图片等

学习目标

【知识目标】

1. 能复述蛋白质 – 能量营养不良的概念、临床表现、治疗要点和护理措施。

2. 能描述儿童单纯性肥胖的病因、临床特点、治疗要点和护理措施。

3. 能解释维生素 D 缺乏性佝偻病的定义、病因、发病机制、临床表现和治疗原则。

4. 说明维生素 D 缺乏性手足搐搦症的病因、发病机制、临床表现和急救措施。

5. 能指出锌缺乏及碘缺乏的病因。

【能力目标】

1. 能够运用护理程序，制订蛋白质 – 能量营养不良患儿的护理计划及健康指导计划。

2. 制订营养性维生素 D 缺乏性佝偻病、维生素 D 缺乏性手足搐搦症的患儿的护理计划，并能开展健康教育，预防疾病的发生。

【素质目标】

1. 具有与患儿及其家长沟通的能力，牢固树立整体护理理念。

2. 关心、爱护患儿，具有人文素养和职业道德，树立南丁格尔精神。

案例导入

患儿，男，8 个月，因"哭闹、多汗 1 个月，至今尚不能独坐"而入院。患儿近 1 个月经常无明显诱因出现哭闹，夜间尤为明显，难以安抚，睡眠时出汗较多，目前尚不能独坐。病史：患儿出生时胎龄为 32 周，出生体重 1.8kg，出生以来一直配方奶喂养，目前尚未添加任何辅食。入院查体：体温 37℃，发育中等，方颅，枕秃，前囟 2cm×2cm，平、软，尚未出牙，心肺未见异常。腕部 X 线检查示：骨骺端钙化带消失，呈杯口状改变。

问题：

1. 该患儿的医疗诊断是什么？护士该如何向家长讲解患儿出现"哭闹、多汗 1 个月，至今尚不能独坐"的原因？

2. 该患儿首选的治疗药物是什么？用药护理的要点有哪些？

3. 在住院过程中，患儿突然发生面部及四肢抽动、双眼上翻、口周青紫，此时：

（1）该患儿可能发生了什么临床情况？护士应准备什么药物？

（2）该患儿存在的首优护理诊断是什么？针对该护理诊断，护士应为患儿采取的主要护理措施有哪些？

4. 该患儿住院 10 天，达到出院标准，预出院。护士应该如何对患儿及家长实施健康教育？

第一节　蛋白质 - 能量营养障碍

一、蛋白质 - 能量营养不良

蛋白质 - 能量营养不良（protein-energy malnutrition，PEM）是由于缺乏能量和（或）蛋白质所致的一种营养缺乏症，多见于婴幼儿。主要临床特征为体重不增或减轻，渐进性消瘦，皮下脂肪减少和皮下水肿，常伴有多器官系统功能紊乱、代谢障碍及多种微量元素缺乏，影响儿童生长发育。蛋白质 - 能量营养不良可分为 3 种类型：以能量摄入严重不足为主的消瘦型；以蛋白质摄入不足为主的水肿型；介于两者之间的消瘦 - 水肿型。

【病因】

1. 摄入不足　处于生长发育阶段的儿童对营养素的需求量相对增多，喂养不当是导致营养不良的重要原因，如母乳不足而未及时添加富含蛋白质的代乳品或辅食，奶粉配制过稀，突然断奶而未及时添加辅食，长期以粥、米粉、奶糕等淀粉类喂养等。较大儿童的营养不良多为婴儿期营养不良的延续，或是因不良饮食习惯（如挑食、偏食、吃零食过多、不吃早餐等）引起。

2. 消化吸收障碍　消化系统解剖或功能上的异常（包括唇裂、腭裂、幽门梗阻等）、迁延性腹泻、过敏性肠炎、肠吸收不良综合征等均可影响食物的消化和吸收。

3. 需要量增加　急、慢性传染病（如麻疹、结核、伤寒、肝炎等）的恢复期、生长发育快速阶段、早产或双胎等均因需要量增多而引起营养不良。

4. 消耗量过大　糖尿病、甲状腺功能亢进、大量蛋白尿、发热性疾病、恶性肿瘤等均可使营养素的消耗量增多而导致营养不良。

【病理生理】

1. 新陈代谢异常

（1）蛋白质：因蛋白质摄入不足或蛋白质丢失过多，使体内蛋白质代谢处于负平衡。当血清总蛋白浓度 < 40g/L、白蛋白浓度 < 20g/L 时，即可发生低蛋白性水肿。

（2）脂肪：能量摄入不足时，为维持生命活动，体内脂肪大量消耗，故血清胆固醇浓度下降。脂肪主要在肝脏代谢，当体内脂肪消耗过多，超过肝脏的代谢能力时，即导致肝脏脂肪浸润及变性。

（3）糖类：由于摄入不足和消耗增多，致糖原储存不足，血糖偏低，轻度时症状并不明显，重者可引起低血糖昏迷甚至猝死。

（4）水、盐代谢：由于脂肪大量消耗，引起细胞外液容量增加，低蛋白血症可进一步加剧而出现浮肿；PEM 时 ATP 合成减少，影响细胞膜上钠 - 钾 -ATP 酶的运转，钠潴留在细胞内，细胞外液一般为低渗状态，易出现低渗性脱水、酸中毒、低血钾、低血钠、低血钙和低血镁等。

（5）体温调节能力下降：由于热能摄入不足，皮下脂肪较薄，散热快，血糖降低，氧耗量低，脉率和周围循环血量减少，导致体温偏低。

2. 各系统功能低下

（1）消化系统：由于消化液和酶的分泌减少且酶活性降低，肠蠕动减弱，菌群失调，易导致消化吸收功能低下和腹泻。

（2）循环系统：重度营养不良患儿，心脏收缩力减弱，心排出量减少，血压偏低，脉搏细弱。

（3）泌尿系统：肾小管重吸收功能减低，尿量增多而尿比重下降。

（4）神经系统：精神抑郁，但有时烦躁不安、表情淡漠、反应迟钝、记忆力减退、条件反射不易建立。

（5）免疫功能：非特异性免疫功能（如皮肤黏膜屏障功能、白细胞吞噬功能、补体功能）及特异性免疫功能均明显降低，极易并发各种感染。

【临床表现】

1. 症状和体征 营养不良早期出现的症状是活动减少、精神较差和体重不增。随营养不良的加重，体重逐渐下降、消瘦、皮下脂肪逐渐减少以至消失。皮下脂肪减少的顺序首先是腹部，其次为躯干、臀部、四肢，最后为面颊。皮下脂肪层厚度是判断营养不良程度的重要指标之一。皮肤干燥、苍白，逐渐失去弹性，额部出现皱纹，如老人状，肌张力逐渐减低，肌肉松弛、萎缩，呈"皮包骨"。营养不良初期，对身高并无影响，随着病情加重，骨骼生长减慢，患儿身高低于正常同龄儿。轻度营养不良患儿精神状态正常，重度患儿可有精神萎靡，反应差，体温偏低，食欲差，腹泻和便秘交替。部分患儿血浆白蛋白明显下降时，可有凹陷性水肿、皮肤发亮，严重时可破溃、感染形成慢性溃疡。重度营养不良患儿可伴有重要脏器功能损害。

2. 并发症 营养不良患儿常见的并发症有营养性贫血（其中缺铁性贫血最常见），主要因缺乏铁、叶酸、维生素 B_{12}、蛋白质等造血原料所致。约有 3/4 的患儿伴有锌缺乏。营养不良可有多种维生素缺乏，尤以脂溶性维生素 A、D 缺乏常见。由于免疫功能低下，易患各种感染，如反复呼吸道感染、鹅口疮、肺炎、结核病、中耳炎、尿路感染、腹泻等。若患儿突然出现面色灰白、神志不清、脉搏减慢、呼吸暂停、体温不升等症状，提示自发性低血糖，若不及时诊治，可导致死亡。

3. 分度 临床上根据患儿的各种症状，将营养不良分为三度（表8-1）。

表 8-1 营养不良的分度

营养不良程度	I 度（轻）	II 度（中）	III 度（重）
体重低于正常均值	15%～25%	25%～40%	40% 以上
腹部皮下脂肪厚度	0.8～0.4cm	＜0.4cm	消失
身高（长）	尚正常	低于正常	明显低于正常，常低于 P_3（均数减 3SD）
消瘦	不明显	明显	皮包骨
皮肤	尚正常	干燥、苍白	明显苍白、无弹性，可出现瘀点
肌张力	正常	明显降低、肌肉松弛	肌张力低下、肌肉萎缩
精神状态	正常	烦躁不安	萎靡，反应低下，抑制与烦躁交替

4. 分型 根据患儿体重和身高（长）减少情况，5 岁以下儿童营养不良的分型如下。

（1）体重低下（underweight）：患儿体重低于同年龄、同性别参照人群值的均值减 2SD 为体重低下。体重低于均值减 2～3SD 为中度，低于均值减 3SD 为重度。该指标主要反映慢性或急性营养不良。

（2）生长迟缓型（stunting）：患儿身高（长）低于同年龄、同性别参照人群值的均值减 2SD 为生长迟缓。低于均值减 2 ～ 3SD 为中度；低于均值减 3SD 为重度。该指标主要反映慢性长期营养不良。

（3）消瘦型（wasting）：患儿体重低于同性别、同身高（长）参照人群值的均值减 2SD 为消瘦。低于均值减 2 ～ 3SD 为中度；低于均值减 3SD 为重度。该指标主要反映近期、急性营养不良。

【辅助检查】

血清白蛋白浓度降低是 PEM 的特征性改变，但因其半衰期较长（19 ～ 21 天），不够灵敏；具有早期诊断价值的有视黄醇结合蛋白（半衰期 10 小时）、前白蛋白（半衰期 1.9 天）、甲状腺结合前白蛋白（半衰期 2 天）和转铁蛋白（半衰期 3 天）等代谢周期较短的血浆蛋白质；胰岛素样生长因子 1（IGF-1），不仅反应灵敏且受其他因素影响较小，是诊断营养不良敏感而可靠的指标；营养不良患儿血清淀粉酶、脂肪酶、胆碱酯酶、转氨酶、碱性磷酸酶、胰酶、黄嘌呤氧化酶等活力均下降，经治疗后可迅速恢复正常；血脂、胆固醇、各种电解质及微量元素浓度均可下降；生长激素水平升高。

【治疗要点】

营养不良的治疗原则是积极处理各种危及生命的并发症，祛除病因，调整饮食，促进消化功能。

1. 及时处理并发症　严重营养不良常发生危及生命的并发症，如腹泻导致严重脱水和电解质紊乱、酸中毒、休克、肾衰竭、自发性低血糖等，应积极治疗。继发感染或维生素 A 缺乏所致的眼部损害要及时抗感染及进行相应的对症处理。

2. 去除病因　查明病因，积极治疗原发病，如改进喂养方法，纠正消化道畸形，控制感染性疾病等。

3. 调整饮食　营养不良患儿的消化功能已适应低营养的摄入，如过快增加摄食量易引起消化不良、腹泻等，故饮食调整的内容和量应根据营养不良的程度、实际消化能力和对食物的耐受情况逐步完成。

4. 促进消化

（1）药物：可给予 B 族维生素和胃蛋白酶、胰酶等以助消化。此外，还可用苯丙酸诺龙（促进蛋白质合成，增加食欲）、胰岛素（降低血糖，增加饥饿感以提高食欲）、锌制剂（增加食欲）等。

（2）中医治疗：参苓白术散能调节脾胃功能，改善食欲；针灸、推拿、抚触、捏脊等方法也有一定疗效。

5. 其他　对于病情严重伴明显低蛋白血症或严重贫血的患儿，可考虑成分输血。酌情选用葡萄糖、高能量脂肪乳剂、多种氨基酸等静脉输液。

【护理评估】

1. 健康史　了解患儿的喂养史、疾病史：是否存在母乳不足、奶粉是否调配不当、有无及时添加辅食；有无不良的饮食习惯；有无唇、腭裂等先天畸形或各种急、慢性疾病史；是否为双胎、多胎或早产。

2. 身体状况　测量体重、身高（长）、皮下脂肪等体格发育指标，并与同年龄、同性别健康儿童正常标准相比较；检查有无肌张力下降；注意评估患儿精神状态。分析血清白蛋白、IGF-1 等指标的改变。

3. 心理－社会状况 了解患儿父母的喂养知识及对疾病防治的认识程度；了解家庭的经济状况及家长心理状况。

【护理诊断／合作性问题】

1. 营养失调（低于机体需要量） 与热量和（或）蛋白质摄入不足或消耗过多有关。

2. 有感染的危险 与机体免疫功能下降有关。

3. 有生长发育迟缓的危险 与营养物质缺乏，不能满足生长发育需要有关。

4. 潜在并发症 营养性缺铁性贫血、低血糖、维生素 A 缺乏。

5. 知识缺乏 与患儿家长缺乏营养知识和合理喂养知识有关。

【护理措施】

1. 一般护理 提供舒适的环境，减少不良刺激，根据病情合理安排休息和活动。保持精神愉快，保证睡眠充足，适当进行户外锻炼。

2. 病情观察 监测生命体征，密切观察重度营养不良患儿的精神状态、皮肤黏膜情况、皮下脂肪厚度等。观察有无低血糖、维生素 A 缺乏、酸中毒等并发症，一旦发现及时报告医生并做好抢救准备。记录患儿进食情况，定期测量身高（长）、体重和皮下脂肪厚度。

3. 对症护理

（1）饮食调整：原则是由少到多、由稀到稠，循序渐进，逐渐增加饮食，直至恢复正常。轻度营养不良患儿可从每日 250 ～ 330kJ/kg（60 ～ 80kcal/kg）开始；中、重度营养不良患儿可参考原先的饮食情况，从每日 165 ～ 230kJ/kg（40 ～ 55kcal/kg）开始，逐步少量递增，若消化吸收能力较好，可逐渐增加到每日 500 ～ 727kJ/kg（120 ～ 170kcal/kg），并按实际体重计算所需能量。待体重恢复，体重与身高（长）比例接近正常后，恢复供给正常需要量。母乳喂养儿可根据食欲按需哺喂，人工喂养儿从稀释奶开始，适应后逐渐增加奶量和浓度。蛋白质摄入量从每日 1.5 ～ 2.0g/kg 开始，逐步增加到 3.0 ～ 4.5g/kg，过早给予高蛋白食物可引起腹胀和肝肿大。除乳制品外，可给予蛋类、肝泥、肉末、鱼粉等高蛋白食物，必要时可添加酪蛋白水解物、氨基酸混合液或要素饮食。食物中应富含多种维生素和微量元素。对不能耐受肠道喂养或病情严重，可考虑静脉营养。

（2）预防感染：对患儿实施保护性隔离，保持室内温湿度适宜，减少探视，注意防寒保暖，少去公共场所。保持皮肤清洁干燥，注意口腔护理，避免口腔和皮肤感染。维生素 A 缺乏的患儿应做好眼部护理。

4. 用药护理 使用胰岛素时注意剂量和给药方法，注意观察副反应和疗效，通常每日 1 次皮下注射 2 ～ 3U，注射前先口服葡萄糖 20 ～ 30g，每 1 ～ 2 周为 1 个疗程。每日口服元素锌 0.5 ～ 1mg/kg，可增进食欲。

5. 健康教育 向家长介绍科学的喂养方法，指导正确的饮食调整方法，从小量开始，循序渐进，指导全面补充营养，按时添加辅食，培养良好的饮食习惯，避免强迫进食，以防产生畏食心理；按时预防接种，增加户外活动，适当进行体格锻炼，定期体格检查。

【中医概要】

本病属于中医"疳证"范畴。主要病因为喂养不当、乳食不节、疾病影响或先天禀赋不足所引起。本病病机主要为脾胃失调、气液耗伤，导致肌肉消灼，气血生化无源，脏腑肌肤失于濡养。病变部位主要在脾胃，根据病程和病情，分疳气、疳积、干疳三类证候及其他兼证。本病以健脾益气为基本治则，根据疳证不同证型治以和脾健运（疳气）、消积理脾（疳积）、补益气血（干疳）。本病应重视饮食调护，鼓励母乳喂养，循序渐进添加辅食，可喂服鸡肝、羊肝、猪肝汤，以补肝血之不足。

【小结】

蛋白质－能量营养不良是由于缺乏能量和（或）蛋白质引起的一种营养缺乏症。主要原因是摄入不足、消化吸收障碍、需要量增加及消耗量过大。临床上以体重下降、皮下脂肪减少和皮下水肿为特征，常伴有多器官系统功能紊乱及多种营养素缺乏。护理要点是调整饮食，预防感染，定期监测营养状况和生长发育情况。

二、儿童单纯性肥胖

儿童单纯性肥胖（obesity）是由于长期能量的摄入超过人体的消耗，引起体内脂肪过度积聚，体重超过参考值范围的一种营养障碍性疾病。近年来，随着经济的发展，儿童肥胖的发生率在我国呈明显上升趋势，目前为5%～8%。肥胖不仅影响儿童的健康，且儿童期肥胖可延续至成人，易引起高血压、糖尿病、冠心病、胆石症、痛风等疾病。

【病因及发病机制】

95%～97%的肥胖患儿为单纯性肥胖，不伴有明显的内分泌和代谢性疾病。其发病与以下因素有关：

1. 能量摄入过多　摄入的营养过多，超过机体代谢需要，多余的能量转化为脂肪贮存体内，导致肥胖。

2. 活动量过少　缺乏适当的活动和体育锻炼是导致肥胖的重要因素，即使摄食不多，也可引起肥胖。肥胖儿童大多不喜爱运动，因而形成恶性循环。

3. 遗传因素　肥胖具有高度遗传性，目前认为与多基因遗传有关。肥胖双亲的后代发生肥胖者高达70%～80%；双亲之一肥胖者，其后代肥胖发生率为40%～50%；双亲正常者后代肥胖发生率仅为10%～14%。

4. 其他　如饱食中枢和饥饿中枢调节失衡而致多食，精神创伤、心理异常等因素亦可致儿童过量进食。

【病理生理】

引起肥胖的原因为脂肪细胞数目增多和（或）体积增大。人体脂肪细胞数量的增多主要发生在3个阶段，即出生前3个月、出生后1年内和11～13岁。发生在这3个时期的肥胖，可引起脂肪细胞数目增多性肥胖，治疗较困难且易复发，其他阶段发生的肥胖，脂肪细胞体积增大而数目正常，治疗较易且效果好。

1. 体温调节与能量代谢　肥胖儿童对外界温度的变化反应能力低下，用于产热的能量消耗低于正常儿，可有低体温。

2. 脂类代谢　肥胖最根本的病理生理变化是脂类代谢紊乱。肥胖儿童常伴有血浆甘油三酯、胆固醇、极低密度脂蛋白及游离脂肪酸增加，高密度脂蛋白减少，易并发动脉硬化、冠心病、高血压、胆石症等疾病。

3. 蛋白质代谢　肥胖者嘌呤代谢异常，血尿酸水平增高而易发生痛风。

4. 内分泌变化　肥胖儿血浆生长激素减少，睡眠时生长激素分泌高峰消失，但IGF-1分泌正常，胰岛素分泌增加，对生长激素的减少起到了代偿作用，因此肥胖儿无明显生长发育障碍。男性患儿雌激素水平升高，可有轻度性功能低下，但不影响睾丸发育和精子形成；女性患儿雌激素水平升高，可导致月经不调和不孕。

【临床表现】

肥胖可发生于任何年龄，最常见于婴儿期、5～6岁和青春期。患儿食欲旺盛且喜吃甜食和高脂肪食物，体重超重，超过同性别、同身高参照人群均值10%～19%者为超重；超过20%～29%者为轻度肥胖；超过30%～49%者为中度肥胖；超过50%者为重度肥胖。

肥胖患儿运动时动作笨拙，常感疲乏，用力时气短或腿痛。严重肥胖儿因脂肪堆积限制胸廓和膈肌运动，导致肺通气量和肺泡换气量减少，出现低氧血症、气急、发绀、红细胞增多、心脏扩大或充血性心力衰竭甚至死亡（称肥胖–换氧不良综合征）。

体格检查可见患儿皮下脂肪丰满，分布均匀，腹部膨隆下垂。严重肥胖儿可因皮下脂肪过多，在胸腹、臀部及大腿皮肤等处出现白色或紫色皮纹；少数患儿因体重过重，走路时两下肢负荷过重而致膝外翻和扁平足。女孩胸部脂肪堆积，应与乳房发育相鉴别，后者可触到乳腺组织硬结。男性肥胖儿因大腿内侧和会阴部脂肪堆积，阴茎可隐匿在阴阜脂肪垫中而被误诊为阴茎发育不良。肥胖儿童性发育常较早，最终身高常略低于正常儿童。因肥胖害怕被别人讥笑而不愿与其他儿童交往，常出现自卑、孤独、胆怯等心理问题。

【辅助检查】

血清甘油三酯、胆固醇多增高，严重患儿血清 β 白蛋白也增高；常有高胰岛素血症，血生长激素水平减低，生长激素刺激试验峰值较正常儿童低。肝脏超声波检查常有脂肪肝。

【治疗要点】

儿童肥胖症的治疗原则是减少或限制产能食物的摄入，增加机体能量的消耗，使体内脂肪不断减少，体重逐渐下降。饮食疗法和运动疗法是两项最主要的治疗措施，药物和外科手术不宜用于儿童。

【护理评估】

1.健康史　应详细询问患儿的饮食习惯、每日饮食的量及种类、运动量及时间。肥胖起始时间；有无肥胖家族史。

2.身体状况　应注意测量患儿体重、身高、皮下脂肪厚度及脂肪分布，观察外生殖器及智力发育情况。分析血甘油三酯等指标的动态变化，以评估治疗效果。

3.心理–社会状况　应注意评估患儿是否存在自卑、胆怯、孤独等不良心理活动而影响其社会交往。

【常见护理诊断/合作性问题】

1.营养失调（高于机体需要量）　与摄入高能量食物过多、运动过少有关。

2.体像紊乱　与肥胖造成自身形体变化有关。

3.社交交往障碍　与肥胖造成心理障碍有关。

4.知识缺乏　与患儿家长缺乏营养知识和合理喂养知识有关。

5.潜在并发症　高血压、高血脂、糖尿病。

【护理措施】

1.一般护理　合理限制患儿饮食，给予高蛋白、低脂肪、低糖、高维生素食物。适当增加患儿活动量，促进脂肪分解。

2.病情观察　定期监测患儿体重，观察运动后的身体反应并评估其心理健康状况，注意帮助建立自信心。

3.对症护理

（1）饮食护理：由于儿童正处于生长发育阶段以及肥胖治疗的长期性，应控制其每日摄入的能量低于机体消耗的总能量。推荐低脂肪、低糖和高蛋白、高微量元素、适量膳食纤维素饮食。食物的体积可使患儿产生饱腹感，应鼓励多吃体积大而能量低的蔬菜类食物。食物纤维可减少糖类的吸收和胰岛素的分泌，并阻止胆盐的肠肝循环，促进胆固醇排泄，且有通便作用，可选择胡萝卜、青菜、黄瓜、番茄、莴苣、苹果、柑橘、竹笋等食物。建立良好的饮食习惯，避免晚餐过饱，不吃夜宵和零食，减慢进餐速度，细嚼慢咽等。

（2）运动干预：运动促使脂肪分解，减少胰岛素分泌和脂肪合成，增加蛋白质合成，促进肌肉发育。肥胖患儿常因动作笨拙，活动后易感劳累而不愿锻炼，应鼓励和帮助患儿选择喜欢且易于坚持的运动，如晨间跑步、散步、做操等，每天坚持至少运动30分钟，以运动后轻松愉快、不感到疲劳为原则。运动应循序渐进。若运动后感觉疲惫不堪、心慌气促或食欲大增，提示活动过度。

4. 健康教育　向家长介绍肥胖症的常见原因，培养儿童良好的饮食习惯，避免营养过剩。加强儿童体格锻炼，宣传肥胖对健康的影响，使家长及儿童了解肥胖症的危害。

【中医概要】

本病属于中医"肥胖"范畴。本病与饮食不节、不喜活动、痰湿内蕴及脏腑功能失调有关。主要病机为脾胃受损，脾不散精，或脾肾不足，水道不利，变生膏脂痰湿，郁积体内而成肥胖。病位主要在脾、胃、肝、肾及肺。常见证型为胃热湿阻、痰浊内盛、脾虚不运、脾肾阳虚。表现为胃热湿阻者，治法宜清胃泄热，除湿消肿；表现为痰浊内盛者，则应燥湿化痰；表现为脾虚或脾肾两虚者，则以健脾、益肾、温阳为主，兼以渗湿、祛瘀。应重视饮食调护，控制能量摄入，避免摄食肥甘厚腻、煎炸等高能量食物。鼓励患儿适量运动促进脂肪分解。配合针灸疗法促进机体脂肪代谢，胃热湿阻者，取曲池、支沟、四满、三阴交、内庭等；脾肾两虚者，取内关、足三里、天枢、曲池、丰隆、梁丘、支沟等。

【小结】

儿童单纯性肥胖是长期能量摄入超过人体消耗的一种营养障碍性疾病。主要是由于能量摄入过多、活动量过少等原因引起。严重肥胖患儿除脂肪堆积导致的肥胖体形外，还可导致肥胖－换氧不良综合征、性早熟、自卑等。肥胖患儿应给予饮食干预、运动干预和心理行为干预。

第二节　维生素 D 缺乏性疾病

一、维生素 D 缺乏性佝偻病

维生素 D 缺乏性佝偻病（rickets of vitamin D deficiency）是由于体内维生素 D 不足导致钙、磷代谢紊乱，产生以骨骼病变为特征的全身慢性营养障碍性疾病。典型特征为正在生长的长骨干骺端和骨组织矿化不全。佝偻病多见于 2 岁以下的婴幼儿，北方发病率高于南方，随着社会经济的快速发展，目前发病率已逐年降低，且多数患儿病情较轻，但仍然是我国儿童保健工作中重点防治的疾病之一。

【维生素 D 的来源、转化及其生理功能】

1. 维生素 D 的来源　维生素 D 是一组具有生物活性的脂溶性类固醇衍生物，包括维生素 D_2（麦角骨化醇）和维生素 D_3（胆骨化醇）。前者由植物中的麦角固醇经紫外线照射后转变而成；后者由人或动物皮肤中的 7- 脱氢胆固醇经日光中紫外线的照射转变而成，为内源性维生素 D，是人类维生素 D 的主要来源。此外，胎儿可通过胎盘从母体获得维生素 D。婴幼儿可从强化维生素 D 的食物（配方奶粉和米粉）中获取维生素 D。

2. 维生素 D 的转化 维生素 D_2 和维生素 D_3 在人体内无生物活性，被吸收入血循环与血浆中的维生素 D 结合蛋白（DBP）结合后，经过肝脏和肾脏两次羟化作用方能发挥生物效应。首先在肝脏经 25- 羟化酶作用生成 25- 羟维生素 D_3 $[25-（OH）D_3]$，随后 25-（OH）D_3 与 α - 球蛋白结合被运载到肾脏，在近端肾小管上皮细胞线粒体中的 1-α 羟化酶的作用下再次羟化，生成具有很强生物活性的 1，25- 二羟维生素 D $[1，25-（OH）_2D_3]$。

3. 维生素 D 的生理功能 从肝脏释放入血的 25-（OH）D_3 浓度较稳定，可反映体内维生素 D 的营养状况，正常值为 11 ～ 60ng/mL，但生物活性较弱。血循环中的 1，25-（OH）$_2D_3$ 约 85% 与 DBP 结合，约 15% 与白蛋白结合，只有 0.4% 以游离形式作用于肠、肾、骨等靶器官发挥其生物效应。其抗佝偻病的主要生理功能包括：①促进小肠黏膜合成一种特殊的钙结合蛋白（CaBP），增加肠道对钙、磷的吸收；②促进肾近曲小管对钙、磷的重吸收，尤其是磷的重吸收，血磷浓度提高，有利于骨的矿化作用；③与甲状旁腺协同作用使破骨细胞成熟，促进骨重吸收，旧骨中钙盐释放入血，并刺激成骨细胞促进骨样组织成熟和钙盐沉积。

【病因】

1. 围生期维生素 D 不足 妊娠期尤其是妊娠后期维生素 D 营养不足（如母亲严重营养不良、肝肾疾病、慢性腹泻），或早产、双胎等均可导致婴儿体内贮铁不足。

2. 日光照射不足 因紫外线不能透过普通玻璃，故婴幼儿长期缺少户外活动，使内源性维生素 D 生成不足；此外北方地区冬季日照时间短，大城市高大建筑可阻挡日光照射，大气污染，如烟雾、尘埃可吸收部分紫外线，均可使内源性维生素 D 生成不足。

3. 维生素 D 摄入不足 天然食物和母乳中维生素 D 的含量很少，谷物和蔬菜、水果不含维生素 D，若户外活动少或未及时添加维生素 D 制剂，即使纯母乳喂养也亦易患佝偻病。

4. 生长速度快 早产或双胎儿生后生长发育迅速，维生素 D 需要量较多，而其体内贮存的维生素 D 不足。婴儿期处于生长发育高峰期，骨骼生长迅速，维生素 D 需要量较多，如不及时补充，易患佝偻病。重度营养不良患儿因生长迟缓，发生佝偻病者少见。

5. 疾病和药物影响 胃肠道或肝胆、肾脏疾病影响维生素 D 的吸收和转化；长期服用抗惊厥药物可使维生素 D 和 25-（OH）D_3 加速分解为无活性的代谢产物；糖皮质激素可对抗维生素 D 对钙转运的作用而引起佝偻病。

【发病机制】

维生素 D 缺乏性佝偻病可被认为是机体为维持正常血钙水平而对骨骼造成的损害。维生素 D 缺乏时，肠道吸收钙磷减少，血清钙、磷水平降低，刺激甲状旁腺（PTH）分泌增加，使骨钙释出，血钙维持正常。但 PTH 分泌增加时抑制肾小管对磷的重吸收而使尿磷排出增加，导致血磷降低，钙磷乘积降低，骨样组织矿化障碍，同时成骨细胞代偿性增生，形成局部骨样组织堆积，产生一系列的骨骼和血生化改变（见图 8-1）。

【临床表现】

本病多见于 3 个月至 2 岁的婴幼儿，主要表现为生长中的骨骼改变、肌肉松弛和神经兴奋性改变。重症患儿可有消化和心肺功能障碍，并可影响智能发育及免疫功能等。本病在临床上可分为 4 期。

1. 初期 主要表现为精神神经症状。多见于 6 个月，尤其是 3 个月以内婴儿，表现为非特异性神经精神症状，如夜惊、哭闹、睡眠不安、烦躁、易激惹，常伴睡眠时多汗（与室温、季节无关），患儿常摇头擦枕，出现枕秃、环秃。可持续数周至数月，与低血钙引起的神经功能紊乱有关。

维生素D缺乏
↓
肠道吸收钙、磷↓
↓
血钙↓
↓
甲状旁腺功能代偿性亢进
↓
甲状旁腺素（PTH）分泌↑

肾小管重吸收磷↓ → 尿磷↑ → 低血磷

破骨细胞作用加强 → 旧骨溶解，释放骨钙入血（骨重吸收↑） → 血钙正常或降低

血清钙、磷溶度↓

骨矿化受阻（成骨细胞代偿增生、骨样组织堆积、骨质软化）

乒乓头、方颅、肋骨串珠、肋膈沟、鸡胸、漏斗胸、手（脚）镯征、"O"型或"X"型腿、郝氏沟等

肌肉松弛、神经兴奋性改变

烦躁、易激惹、睡眠不安、夜啼、多汗

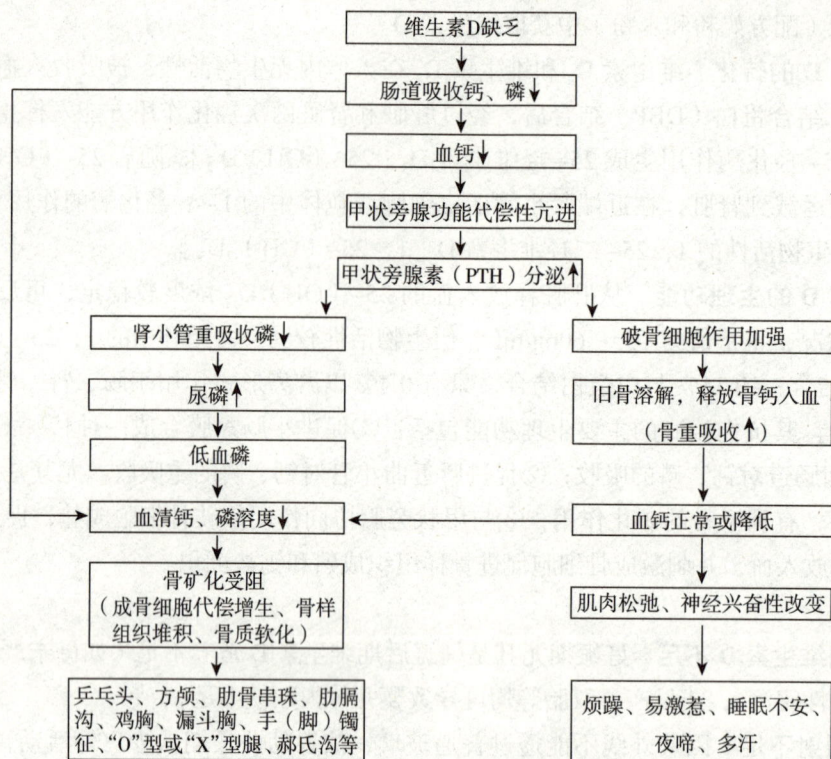

图 8-1　维生素 D 缺乏性佝偻病的发病机制

2. 激期　此期主要表现为骨骼改变和运动机能发育迟缓，骨骼改变往往发生在生长发育较快的部位。

（1）头部：身体各部位骨骼的生长速度随年龄不同而异，故不同年龄会出现不同骨骼表现：①颅骨软化：以 6 个月内的婴儿多见，检查者用双手固定婴儿头部，指尖稍用力按压枕骨或顶骨后部可有乒乓球感；②方颅：以 7～8 个月婴儿多见，因额、顶骨双侧骨样组织增生呈对称性隆起，严重时呈鞍状或十字状颅形，头围亦较正常增大；③前囟增宽或闭合时间延迟，重者可延至 2～3 岁才闭合；④乳牙发育障碍：如出牙延迟、出牙顺序颠倒等。

（2）胸部：胸廓畸形多见于 1 岁左右患儿，重者可影响呼吸功能，常见畸形包括：①肋骨串珠：肋骨与肋软骨交界处因骨样组织堆积而膨大，呈钝圆形隆起，上下排列如串珠状，以两侧第 7～10 肋骨最明显，称佝偻病串珠；②肋膈沟：严重佝偻病患儿膈肌附着处的肋骨长期受膈肌牵拉而内陷，形成一条沿肋骨走向的横沟，又称郝氏沟；③鸡胸或漏斗胸：第 7、8、9 肋骨与胸骨相连处软化内陷，致胸骨柄前突，形成鸡胸样畸形，如胸骨剑突部向内凹陷，则形成漏斗胸。

（3）脊柱：佝偻病患儿久坐可引起脊柱后凸或侧弯畸形。

（4）骨盆：重症患儿骨盆前后径常缩短，形成扁平骨盆，成为女性难产的主要原因之一。

（5）四肢：患儿腕部、踝部由于骨样组织堆积形成钝圆形隆起，称佝偻病手镯或足镯，多见于 6 个月以上患儿；由于骨质软化和肌肉关节松弛，患儿开始站立与行走后易出现"O"型腿或"X"型腿或"K"型腿。

（6）运动功能发育迟缓：严重低血磷可致肌肉糖代谢障碍，引起全身肌肉韧带松弛、肌张力低下等，表现为坐、立、行等运动功能发育迟缓，腹部肌肉松弛呈蛙腹状。

3. 恢复期　经治疗临床症状和体征逐渐消失。

4. 后遗症期　重症佝偻病可留有不同程度的骨骼畸形，多见于 2 岁以上患儿。

【辅助检查】

1. 血生化检查 活动期（初期和激期）血钙、血磷下降，血 25-（OH）D_3 下降，血清碱性磷酸酶增高；恢复期血钙、血磷逐渐恢复正常，碱性磷酸酶开始下降；后遗症期血生化检查正常。

2. X 线检查 初期无明显改变，激期可见长骨钙化带消失，干骺端呈毛刷样、杯口状改变，骨骺软骨带增宽，骨密度降低；恢复期 X 线改变逐渐恢复正常；后遗症期 X 线检查骨骼干骺端病变消失。

【治疗要点】

治疗目的在于控制病情活动，防止骨骼畸形。

1. 补充维生素 D 以口服为主，一般每日 50 ～ 100μg（2000 ～ 4000IU）或 1,25-（OH）$_2$$D_3$ 0.5 ～ 2.0μg，持续 4 ～ 6 周。之后 1 岁以下儿童改为 400IU/d，1 岁以上儿童改为 600IU/d，同时给予多种维生素。重症佝偻病有并发症或无法口服者，可一次性肌内注射维生素 D 20 万～ 30 万 IU，2 ～ 3 个月后改口服预防量。治疗 1 月后复查。

2. 补充钙剂 主要通过膳食（牛奶、配方奶、豆制品等）补充钙和磷，仅在出现低血钙、严重佝偻病或营养不良时补充钙剂。

3. 一般治疗 加强营养，保证足够奶量，及时添加辅食，坚持每日户外活动。

4. 外科手术 严重畸形患儿需做外科手术矫治。

【护理评估】

1. 健康史 了解患儿是否早产、双胎或多胎，出生地和出生季节，评估喂养方式、户外活动情况、冬季是否补充维生素 D 制剂；有无消化系统疾病或严重的肝、肾疾病；是否使用抗惊厥药物或糖皮质激素。

2. 身体状况 注意评估早期有无神经兴奋性增高的非特异性症状，如烦躁、易激惹、睡眠不安、夜啼、多汗等，根据患儿不同的月龄，检查相应的佝偻病体征。分析血生化指标和 X 线检查的动态变化，评估患儿的治疗效果。

3. 心理 - 社会状况 应评估父母对喂养知识、户外活动的了解和重视程度。

【护理诊断 / 合作性问题】

1. 营养失调（低于机体需要量） 与日光照射不足和维生素 D 摄入不足有关。

2. 有感染的危险 与免疫功能低下有关。

3. 潜在并发症 维生素 D 过量中毒、骨骼畸形。

4. 知识缺乏 与患儿家长缺乏佝偻病的相关知识有关。

【护理措施】

1. 一般护理

（1）户外活动：经常带患儿进行户外活动，接受阳光照射。冬季要保证每日 1 ～ 2 小时户外活动时间，室内活动时应开窗，使患儿皮肤接触紫外线。夏季避免太阳直射，可在阴凉处活动，尽量多暴露皮肤。

（2）饮食护理：提倡母乳喂养，按时添加辅食，给予富含维生素 D、钙、磷和蛋白质的食物，如蛋黄、牛奶、动物肝脏等。

2. 预防感染 保持室内空气清新，温、湿度适宜，避免交叉感染。

3. 病情观察 观察患儿有无多汗、夜惊、夜啼、枕秃等症状；观察颅骨、囟门、牙齿、胸

部、下肢有无发育障碍或骨骼畸形；观察运动功能和神经精神发育是否正常；监测血生化指标和X线检查结果。

4. 对症护理　预防骨骼畸形和骨折。患儿衣着应柔软、宽松，床铺松软，避免早坐、久坐，以防脊柱畸形；避免早站、久站和早行走，以防下肢弯曲成"O"型腿或"X"型腿。严重佝偻病患儿肋骨、长骨易发生骨折，护理操作或日常生活中应避免重压和强力牵拉。

5. 用药护理　遵医嘱供给维生素D制剂，注意观察有无维生素D中毒表现，如发现患儿厌食、烦躁不安、哭闹，或出现呕吐、腹泻或顽固性便秘、体重下降等症状，为维生素D中毒的表现。如用鱼肝油制剂时，还应注意有无维生素A中毒的表现。一旦出现，应及时与医生联系，立即停药。

6. 健康教育

（1）注意孕期保健：鼓励孕妇多进行户外活动和晒太阳，选择富含维生素D、钙、磷和蛋白质的食物，妊娠后期适量补充维生素D制剂（800IU/d）。

（2）合理喂养：提倡母乳喂养，4～6个月时逐渐添加辅食，如蛋黄、黄豆粉、绿色蔬菜等。

（3）定期户外活动：指导家长在新生儿满月后即可抱到户外晒太阳，夏季气候炎热，应避免阳光直射，尽量多暴露皮肤。

（4）及时补充维生素D：①早产儿、低出生体重儿、双胎儿生后1周开始补充维生素D 800IU/日，3个月后改预防量；②足月儿出生2周后给予维生素D 400IU/日；③夏季可暂停或减量服用维生素D；④补充至2岁；⑤一般不加服钙剂，但乳类摄入不足或营养欠佳时可适量补充。

（5）预防和纠正骨骼畸形：指导佝偻病活动期的患儿不要急于学坐、立或行走，以免加重骨骼畸形；对已有骨骼畸形的患儿指导按摩肌肉矫正畸形的方法。

【中医概要】

本病属于中医的"五迟""五软""汗证"范畴。主要病因为胎养失宜、乳食失调、日照不足等。本病病机为脾肾两虚，常累及心、肝、肺。肾为先天之本，主骨生髓，肾气不足，骨骼不坚而致颅骨软化、囟门迟闭、齿迟，甚至骨骼畸形；脾为后天之本，气血生化之源，脾不健运，土不生金，肺气虚损，肌肉软弱，毛发稀疏，多汗；心气不足，心失所养则心神不安；脾虚肝失所制或肾虚肝失涵养，肝阳上亢，则烦躁、夜啼、夜惊、盗汗。常见证型有肺脾气虚、脾虚肝旺、肾精亏损等。本病以健脾益气、补肾填精为基本治则。初期以健脾益气补肺为主，活动期宜健脾平肝，重则补肾填精；恢复期、后遗症期当补肾填精，佐以健脾。肺脾气虚患儿加强饮食调护，可用鲜山药煮粥喂哺或鸡蛋壳研末，炒至微黄，连服4周；脾虚肝旺患儿多食鱼、肝、豆制品等或胎盘粉连服4～8周；肾精亏损患儿用猪肝、鸡肝等动物肝脏煮粥，应经常食用。

【小结】

维生素D缺乏性佝偻病是儿科常见疾病。主要原因是日光照射不足、维生素D摄入不足等。初期临床表现主要为非特异性精神神经症状，活动期除精神神经症状外，出现骨骼改变及运动功能障碍，2岁后留有不同程度的骨骼畸形。佝偻病患儿的护理强调户外活动，多摄入强化维生素D的食物，注意预防骨骼畸形和骨折。

二、维生素D缺乏性手足搐搦症

维生素D缺乏性手足搐搦症（tetany of vitamin D deficiency）是维生素D缺乏性佝偻病的伴

发症状之一，多见于 6 个月以内的小婴儿。由于预防工作的普遍开展，本病已较少发生。

【病因和发病机制】

血清离子钙降低是本病的直接原因。维生素 D 缺乏时，血钙降低而甲状旁腺不能代偿性分泌增加，血钙继续下降，当总血钙浓度低于 1.75 ~ 1.88mmol/L（7 ~ 7.5mg/dL）或离子钙低于 1.0mmol/L（4mg/dL）时，可因神经肌肉兴奋性增高，引起局部或全身痉挛（见图 8-2）。

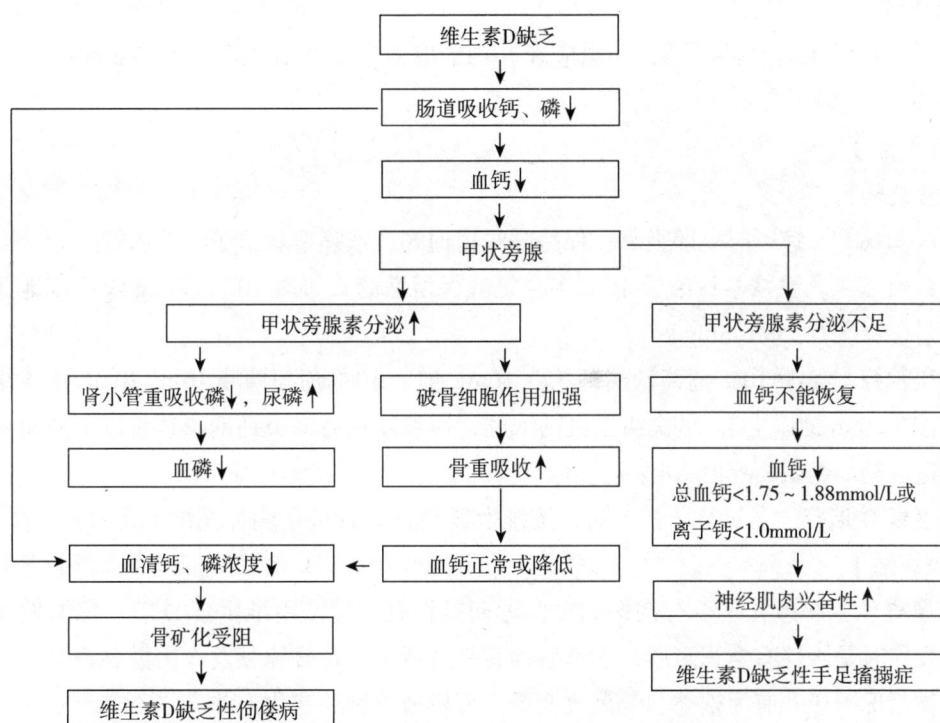

图 8-2 维生素 D 缺乏性手足搐搦症的发病机制

维生素 D 缺乏时，机体出现甲状旁腺功能低下的原因尚不清楚，主要诱因有：①春季开始接受日光照射增多，或开始维生素 D 治疗后骨脱钙减少，肠道吸收钙相对不足，而骨骼加速钙化，大量钙沉积于骨，使血钙暂时降低；②人工喂养儿食用含磷过高的奶制品，导致高血磷、低血钙症状；③患儿发热、感染、饥饿时，组织细胞分解释放磷，血磷升高，抑制 25-（OH）D$_3$ 转化为 1,25-（OH）$_2$D$_3$，致离子钙下降。此外，血清钙离子水平还受血 pH 值的影响，pH 值增高，离子钙降低，故酸中毒患儿纠酸治疗后，易出现低钙惊厥。

【临床表现】

主要为惊厥、手足搐搦、喉痉挛，并伴有不同程度的佝偻病活动期表现。

1. 典型发作 血清钙低于 1.75mmol/L 时可出现惊厥、喉痉挛和手足搐搦。①惊厥：多见于小婴儿，突然发生四肢抽动，双眼上窜，面肌抽动，神志不清，发作持续数秒至数分钟，可伴有口周发绀。发作停止后意识恢复，精神萎靡而入睡，醒后活泼如常，发作次数可数日 1 次或 1 日数次甚至数十次。一般不发热，可仅有短暂的眼球上窜和面肌抽动，神志清楚；②手足搐搦：多见于较大婴幼儿，突发手足痉挛呈弓状，双手呈腕部屈曲状，手指僵直，拇指内收掌心，踝关节僵直，足趾向下弯曲；③喉痉挛：主要见于 2 岁以下患儿，喉部肌肉及声门突发痉挛，呼吸困难，吸气性喉鸣，严重时可因窒息而猝死。以上典型表现中以惊厥最为常见。

2. 隐匿型 当血清钙在 1.75 ~ 1.88mmol/L 时无典型发作的症状，但可通过刺激神经肌肉引出以下体征：①面神经征（Chvostek sign）：以手指尖或叩诊锤骤击患儿颧弓与口角间的面颊部（第7脑神经孔处），引起眼睑和口角抽动者为面神经征阳性，新生儿可呈假阳性；②陶瑟征（Trousseau sign）：以血压计袖带包裹上臂，使血压维持在收缩压与舒张压之间，5分钟之内该手出现痉挛症状为阳性；③腓反射（Peroneal reflex）：以叩诊锤骤击膝下外侧腓神经处，引起足向外侧收缩者为腓反射阳性。

【辅助检查】

血生化检查结果为血钙降低，注意应在补钙前取血，总血清钙低于 1.75mmol/L，离子钙低于 1.0mmol/L，血磷正常或升高，尿钙定性阴性。

【治疗要点】

1. 急救处理

（1）纠正缺氧：惊厥时立即吸氧；保持呼吸道通畅，喉痉挛者给予气管插管。

（2）控制惊厥或喉痉挛：给予 10% 水合氯醛保留灌肠，每次 40～50mg/kg；或地西泮肌内或静脉注射，每次 0.1～0.3mg/kg。

2. 钙剂治疗　给予 10% 葡萄糖酸钙 5～10mL 加入 10% 葡萄糖液 10～20mL 中，缓慢静脉滴注或推注（10分钟以上），尽快纠正血钙浓度，惊厥停止后口服钙剂。禁止皮下或肌内注射钙剂，以免造成局部组织坏死。

3. 维生素 D 治疗　急诊症状控制后，按维生素 D 缺乏性佝偻病补充维生素 D。

【护理评估】

1. 健康史　了解患儿是否有佝偻病史，近期是否有大量使用维生素 D 等。惊厥发作是否伴有发热，发作时是否伴有意识障碍，发作后神智是否清醒。每日惊厥发作次数等。

2. 身体状况　患儿有无枕秃、骨骼改变等；分析血清钙的变化。

3. 心理－社会状况　评估家长对喂养知识及手足搐搦症的了解程度。

【护理诊断 / 合作性问题】

1. 有窒息的危险　与惊厥、喉痉挛发作有关。

2. 有受伤的危险　与惊厥、抽搐和喉痉挛发作有关。

3. 营养失调（低于机体需要量）　与维生素 D 缺乏有关。

【护理措施】

1. 预防窒息

（1）保持呼吸道通畅：惊厥发作时应立即给氧，喉痉挛者须立即将舌头拉出口外，并进行人工呼吸或加压给氧，必要时行气管插管或气管切开；同时将患儿头偏向一侧，及时清除口鼻分泌物。

（2）用药护理：①静脉注射镇静剂时需缓慢推注，密切监测呼吸，防止因注射量过大或速度过快抑制呼吸，引起呼吸骤停；②补充钙剂时可静脉滴注或缓慢推注（10分钟以上），谨防因血钙骤升，发生呕吐甚至心搏骤停；并注意避免药液外渗，禁止皮下或肌内注射，以免造成局部组织坏死。

2. 预防外伤　惊厥或手足搐搦发作时，对已出牙的患儿，应在上、下门齿间放置牙垫，避免舌咬伤；并应放置床档，防止坠床。

3. 户外活动　定期户外活动，补充维生素 D。

4. 健康教育 指导家长合理喂养，坚持户外活动，遵医嘱补充维生素 D 和钙剂；教会家长惊厥、喉痉挛发作时的急救处理方法。

【小结】

维生素 D 缺乏性手足搐搦症是维生素 D 缺乏性佝偻病的伴发症状之一，病因尚不明确，可能与甲状旁腺功能不能代偿，导致血钙降低有关。主要表现为惊厥、喉痉挛和手足搐搦，并有程度不等的佝偻病活动期表现。急救原则为紧急处理惊厥和喉痉挛，保持呼吸道通畅及给氧，合理用药，护理重点是防止窒息的发生和钙剂的正确使用。

第三节　微量元素营养障碍

人体必需微量元素主要包括铁、碘、锌、镁、氟、铬、硒等。除铁外，锌和碘缺乏也是儿童时期较为常见的疾病。

一、锌缺乏病

锌缺乏病（zinc deficiency）是由于锌摄入不足或代谢障碍导致体内锌缺乏，引起一系列临床表现的营养缺乏症。正常人体含锌 2 ～ 2.5g。锌在体内含量仅次于铁，与胎儿发育、智力发展、生长发育、新陈代谢和组织修复等有密切关系。锌主要存在于人体骨骼、牙齿、毛发、皮肤、肝脏和肌肉中，为 100 多种酶的关键成分，参与 DNA、RNA 和蛋白质的合成。

【病因及发病机制】

1. 摄入不足 是引起儿童缺锌的主要原因。动物性食物含锌量较植物性食物高且易于吸收，母乳含锌量较低，坚果类（核桃、板栗、花生等）含锌量较高。单纯母乳喂养、未及时添加辅食或有不良饮食习惯的儿童容易缺锌。全胃肠道外营养如未加锌也可致锌缺乏。

2. 需要量增加 处在生长发育迅速阶段，或组织修复过程中，或营养不良恢复期等情况下，机体对锌需要量增多，如未能及时补充可发生锌缺乏。

3. 吸收障碍 腹泻可妨碍锌的吸收。谷类食物中含大量植酸和粗纤维，可与锌结合而妨碍其吸收。牛乳含锌量与母乳相似，但牛乳锌的吸收率（39%）远低于母乳（65%）。肠病性肢端皮炎是一种常染色体隐性遗传病，小肠缺乏吸收锌的载体，可导致严重缺锌。

4. 丢失过多 反复出血、溶血、大面积烧伤、糖尿病、慢性肾脏疾病、长期透析、蛋白尿以及应用金属螯合剂（如青霉胺）等导致锌丢失过多，均可引起锌缺乏。

【临床表现】

1. 消化功能减退 缺锌影响味蕾细胞更新和唾液磷酸酶的活性，引起舌黏膜增生、角化不全，导致味觉敏感度下降，出现食欲不振、厌食、异食癖。

2. 生长发育落后 患儿出现生长发育迟缓、体格矮小、第二性征发育不全和性腺功能减退，与缺锌影响生长激素和性激素分泌有关。

3. 免疫机能降低 缺锌可导致 T 淋巴细胞功能损伤发生各种感染，尤其是呼吸道感染。

4. 智能发育延迟 缺锌可使脑 DNA 和蛋白质合成障碍，脑内谷氨酸浓度降低，引起智能发育迟缓。

5. 其他 缺锌可导致脱发，皮肤粗糙，皮炎，反复口腔溃疡，地图舌，伤口愈合延迟，视黄醇结合蛋白减少而出现夜盲、贫血等。

【辅助检查】

1. 空腹血清锌测定　空腹血清锌＜ 11.47μmol/L（75μg/dL）提示缺锌。

2. 餐后血清锌浓度反应试验（PICR）　测空腹血清锌浓度（A0）作为基础水平，给予标准饮食，2 小时后复查血清锌（A2），按公式 PICR ＝（A0–A2）/A0×100% 计算，若 PICR ＞ 15% 则提示缺锌。

3. 发锌测定　轻度缺锌时发锌浓度降低，但在缺锌严重时因头发生长减慢，发锌值反而增高，故发锌不能反映近期体内的锌情况，仅作为慢性缺锌的参考资料。

【治疗要点】

1. 病因治疗　明确病因，给予治疗。

2. 饮食治疗　多进食富含锌的动物性食物，如肝、鱼、瘦肉、禽蛋、牡蛎等。

3. 补充锌剂　口服锌制剂，常用葡萄糖酸锌，每日剂量为锌元素 0.5 ～ 1.0mg/kg（相当于葡萄糖酸锌 3.5 ～ 7mg/kg），疗程为 2 ～ 3 个月。

【护理评估】

1. 健康史　了解患儿的喂养史、饮食习惯，是否有腹泻等疾病。

2. 身体状况　评估患儿有无体格矮小、智能发育迟缓等。分析血锌指标。

3. 心理 – 社会状况　评估患儿父母的喂养知识及对疾病相关知识的了解程度。

【护理诊断 / 合作性问题】

1. 营养失调（低于机体需要量）　与锌摄入不足、丢失增多、需要量增加和吸收障碍有关。

2. 有感染的危险　与缺锌导致的免疫功能低下有关。

3. 生长发育迟缓　与缺锌影响核酸和蛋白质的合成、生长激素分泌降低有关。

4. 知识缺乏　患儿家长缺乏儿童喂养知识或相关营养知识。

【护理措施】

1. 饮食护理　提倡母乳喂养，及时添加辅食，供给含锌丰富的食物，纠正不良的饮食习惯，注意均衡膳食。

2. 病情观察　观察生命体征，了解进食情况，监测患儿生长发育指标，观察有无发热等感染征象。

3. 对症护理　保持室内空气新鲜，注意口腔护理，避免与感染性疾病患儿接触，发现有发热等感染征象，应及时处理。

4. 药物护理　锌剂一般在饭前 1 ～ 2 小时服用，锌剂过量可引起胃部不适、恶心、呕吐、腹泻等消化道刺激症状，甚至脱水和电解质紊乱。因此补锌时注意防止中毒的发生。

5. 健康教育　向家长说明锌对儿童生长发育和维持机体正常生理功能的重要意义，讲解病因、预防措施及用药注意事项等。

【小结】

锌缺乏病是儿童时期较为常见的疾病。主要原因有摄入不足、需要量增加、吸收障碍、丢失过多等。缺锌可影响核酸和蛋白质的合成及其他生理功能，出现消化功能减退、生长发育落后、免疫机能降低、智能发育延迟、脱发、皮肤粗糙等临床表现。锌缺乏病患儿的护理应注意适当补充锌制剂，纠正不良饮习惯，供给含锌丰富的食物，防止交叉感染等。

二、碘缺乏病

碘缺乏病（iodine deficiency disorders，IDD）是由于自然环境碘缺乏造成机体碘营养不良所表现的一组有关联疾病的总称。碘体内含量约为 2.5mg，主要存在于甲状腺内。缺碘对生长发育迅速的儿童影响最大，主要影响大脑发育，故胎儿、新生儿、婴幼儿受缺碘的影响最大。

【病因及发病机制】

引起本病的根本原因是食物和饮水中缺碘，碘缺乏使甲状腺素合成障碍，影响体格生长和脑发育。

【临床表现】

取决于缺碘的程度、持续时间和患病的年龄。胎儿期缺碘可导致流产、早产、死胎和先天畸形；新生儿期缺碘可引起甲状腺功能低下；胎儿期和婴儿期严重缺碘可导致克汀病；儿童和青春期缺碘可引起地方性甲状腺肿、甲状腺功能低下、智力低下。儿童长期轻度缺碘则可出现亚临床型克汀病，并伴有体格生长落后。

【辅助检查】

1. 血清 T_3、T_4、TSH 测定　血清总 T_3、T_4 或游离 T_3、T_4 明显降低，TSH 增高。

2. 尿碘测定　是判断个体或群体碘营养状况的简便有效的方法。尿碘数值 < 100μg/L 提示碘摄入量不足，50 ～ 99μg/L 提示轻度缺碘，20 ～ 49μg/L 提示中度缺碘，< 20μg/L 则为重度缺碘。

3. X 线检查　提示骨龄延迟。

【治疗要点】

1. 碘剂治疗　主要用于缺碘所引起的弥漫性重度甲状腺肿大且病程较短者。复方碘溶液每日 1 ～ 2 滴（约含碘 3.5mg），或用碘化钾（钠）每日 10 ～ 15mg，2 周为 1 疗程，两个疗程之间需停药 3 个月，反复治疗 1 年。

2. 甲状腺素制剂　主要有 L– 甲状腺素钠和甲状腺片。

【护理评估】

1. 健康史　了解患儿的流行病史和个人史。

2. 身体状况　评估患儿有无神经系统障碍（运动神经障碍、听力障碍、言语障碍）或甲状腺功能障碍（体格发育障碍、精神发育迟滞外貌、甲状腺功能减退表现）。分析血清 T_3、T_4、TSH 及尿碘指标。

3. 心理 – 社会状况　评估患儿父母对疾病相关知识的了解程度。

【护理诊断 / 合作性问题】

1. 营养失调（低于机体需要量）　与摄入碘不足有关。

2. 生长发育改变　与缺碘影响甲状腺合成有关。

3. 知识缺乏　患儿家长缺乏相关营养知识及科学喂养知识。

【护理措施】

1. 一般护理　给予含碘丰富的食物，如海带、紫菜等。

2. 病情观察　帮助家长了解缺碘的原因，正确选择含碘食物。监测患儿的生长发育水平，注意评估患儿的饮食结构。

3. 对症护理　改善患儿的营养，使用含碘丰富的食物，在缺碘地区可用碘化盐、碘化水等方法补充碘元素。

4. 用药护理 补碘后最常见的并发症是碘性甲状腺功能亢进，故补碘宜适度。

5. 健康教育 帮助家长了解缺碘的原因，正确选择含碘食物。

【小结】

碘缺乏是一种分布广泛的地方病，主要原因是食物和饮水中缺碘。缺碘的主要危害是影响脑的发育。在儿童生长发育的不同时期，缺碘有着不同的临床表现。碘缺乏病的护理强调适度补碘，正确选择含碘食物。

【思考题】

1. 患儿，女，4个月，多汗，易惊，纯牛乳喂养，未添加维生素D制剂，很少户外活动。今日突然抽搐1次，表现为面肌及四肢抽动。请问该患儿发生了什么问题？该如何指导家属预防抽搐的再次发生？在发生抽搐时应该注意什么？

2. 患儿，女，6个月，体重5.5kg，生后母乳喂养，量少，未添加辅食。查体：精神可，面色稍苍白，腹部皮下脂肪0.5cm。请问该患儿发生了什么问题？该如何指导患儿家属调整饮食，补充营养呢？

扫一扫，查阅本章数字资源，含PPT、音视频、图片等

学习目标

【知识目标】

1. 能描述儿童呼吸系统的解剖、生理及免疫特点。

2. 能分析儿童常见呼吸系统疾病发病机制并列举其病因、临床表现、辅助检查、治疗要点、护理诊断及护理措施。

3. 能比较几种不同病原体所致肺炎的特点。

【能力目标】

1. 能运用护理程序对儿童常见呼吸系统疾病患儿实施整体护理和健康教育。

2. 能准确实施呼吸系统专科护理技术（如雾化吸入、叩背排痰、吸氧等）保持患儿气道通畅、维持有效呼吸。

3. 能为肺炎合并心力衰竭患儿和哮喘持续状态患儿提供有效的救护措施。

【素质目标】

1. 养成良好的文明习惯，不随地吐痰，爱护环境、保护环境。

2. 增强职业认同感，提升职业素养和急救意识，对患儿要有爱心与责任感，护理工作中态度和蔼，语气亲切，要充分展示人文关爱。

呼吸系统疾病是儿童常见疾病，最常见病因是各种病原体感染，其次是变态反应等。呼吸道感染是儿童最常见和多发的疾病，以上呼吸道感染、支气管炎、支气管肺炎最为多见。在门诊患儿中急性上呼吸道感染占 60% 以上；在住院患儿中上、下呼吸道感染占 60% 以上，其中绝大部分为肺炎，肺炎仍是我国儿童死亡的首位原因。因此，国家卫生健康委员会把儿童肺炎列为重点防治的"四病"（肺炎、腹泻、佝偻病、贫血）中的首位。

第一节　儿童呼吸系统解剖生理特点

一、解剖特点

呼吸系统以环状软骨下缘为界，分为上、下呼吸道。上呼吸道包括鼻、鼻窦、咽、咽鼓管、喉及会厌；下呼吸道包括气管、支气管、毛细支气管、呼吸性细支气管、肺泡管及肺泡。

1. 上呼吸道

（1）鼻：婴幼儿鼻腔相对短小，鼻根扁而宽，鼻道狭窄，无鼻毛，鼻黏膜柔嫩且血管丰富，故易受感染。感染后黏膜肿胀致鼻塞可出现呼吸困难或张口呼吸，影响吸吮。婴儿时期鼻黏膜下层缺乏海绵组织，故婴儿很少发生鼻出血，6～7岁以后才多见。鼻窦随年龄增长而逐渐发育，小婴儿因鼻窦发育较差，很少发生鼻窦炎。上颌窦和筛窦2岁以后开始增大，至12岁才充分发育。额窦2～3岁开始出现，12～13岁发育完全。蝶窦生后即存在，但3岁时才与鼻腔相通，6岁时很快增大。由于鼻窦黏膜与鼻腔黏膜相连续，鼻窦开口相对较大，故急性鼻炎常并发鼻窦炎，以上颌窦和筛窦最易感染。婴幼儿的鼻泪管短，瓣膜发育不全，故鼻腔感染时易引起结膜炎症。

（2）咽部：咽部相对狭窄、垂直，且富有淋巴组织。扁桃体包括咽扁桃体和腭扁桃体。咽扁桃体又称腺样体，6个月已发育，位于鼻咽顶部和咽后壁，若腺样体肥大可阻塞呼吸道，出现张口呼吸甚至呼吸暂停。腭扁桃体1岁末才逐渐增大，在4～10岁时发育达高峰，14～15岁后逐渐退化。因此，扁桃体炎多见于年长儿。咽后壁间隙组织疏松，当此处淋巴组织感染时，易发生咽后壁脓肿，多见于3岁以内儿童。婴幼儿咽鼓管较宽、直、短，呈水平位，故鼻咽炎时易并发中耳炎。

（3）喉：儿童喉部位置相对较成人高，呈漏斗形，喉腔及声门狭小，软骨柔软，黏膜柔嫩且富有血管和淋巴组织，喉炎时易引起充血、水肿，导致喉头狭窄，出现声音嘶哑和吸气性呼吸困难，严重者可引起上呼吸道梗阻甚至窒息。

2. 下呼吸道

（1）气管、支气管：婴幼儿气管、支气管较成人短且管腔狭窄，黏膜柔嫩，血管丰富，软骨柔软，缺乏弹力组织，支撑作用小。黏液腺分泌不足易致气道干燥，纤毛运动差，清除能力弱，故易发生呼吸道感染。由于儿童气管位置较成人高，右侧支气管是气管的直接延伸，粗而短，故异物易进入右侧支气管，引起右侧肺不张或肺气肿。

（2）肺：儿童肺组织发育尚未完善，肺泡数量较少，弹力纤维发育差，肺间质发育旺盛，毛细血管丰富，使肺含气量少而含血量多，故易发生肺部感染，引起间质性炎症、肺不张或肺气肿等。肺门处有丰富的淋巴结，并与肺脏各部分相互联系，当发生肺部炎症时，可引起肺门淋巴结反应。

3. 胸廓和纵隔　婴幼儿胸廓上下径较短，前后径相对较长，胸廓呈桶状；膈肌位置较高，肋骨呈水平位，肋间肌发育差。因此，呼吸时胸廓活动幅度较小，肺扩张不充分，尤以肺后下部为甚，故易致缺氧和二氧化碳潴留。儿童的纵隔相对较大，周围组织柔软而疏松，富有弹性，在胸腔积液或气胸时易发生纵隔移位。

二、生理特点

1. 呼吸频率和节律　由于儿童胸廓的解剖特点，肺容量相对较小，使呼吸时肺扩张受到一定限制，而儿童生长发育快，新陈代谢旺盛，需氧量高，故为满足机体代谢需要，儿童呼吸频率较快。年龄越小，频率越快，且受到活动、发热、贫血等因素影响时增快更明显。婴儿尤其是早产儿、新生儿，由于呼吸中枢发育不成熟，呼吸调节功能不完善，易出现呼吸节律不齐，甚至呼吸暂停。各年龄阶段儿童的呼吸和脉搏频率见表9-1。

表 9-1　各年龄阶段儿童呼吸和脉搏频率（次 / 分）

年龄	呼吸	脉搏	呼吸：脉搏
新生儿	40～44	120～140	1：3
1 岁以下	30	110～130	1：3～1：4
2～3 岁	24	100～120	1：3～1：4
4～7 岁	22	80～100	1：4
8～14 岁	20	70～90	1：4
14～18 岁	16～18	70～90	1：4

2. 呼吸类型　婴幼儿胸廓活动幅度小，呼吸肌发育不全，呼吸时膈肌运动幅度相对较大，呈腹膈式呼吸。随着年龄增长，呼吸肌逐渐发育，站立行走后，膈肌下降，肋骨逐渐变为斜位，开始出现胸式呼吸。7 岁以后以混合式呼吸为主。

3. 呼吸功能　儿童呼吸功能的储备能力较低，当患呼吸系统疾病时易发生呼吸功能不全。儿童肺活量小，为 50～70mL/kg。在安静状态下呼吸时，年长儿仅用肺活量的 12.5%，而婴幼儿则需用 30% 左右，因此婴幼儿的呼吸储备量较小。儿童潮气量为 6～10mL/kg，年龄愈小，肺容量越小，潮气量也愈小。若按体表面积计算，儿童每分钟通气量与成人相近。儿童肺泡毛细血管总面积和总容量均较成人小，故气体弥散量也小，但按单位体表面积计算肺容量与成人近似。儿童气道管径细小，气道阻力大于成人，可随年龄增大气道管径增宽，气道阻力逐渐减低。

4. 血气分析　由于新生儿及婴幼儿不能合作，肺功能不易检查，5 岁以上的儿童方可做较全面的肺功能检查。血气分析可了解气体交换和血液的酸碱平衡状态，为诊断和治疗提供依据。儿童动脉血气分析正常值见表 9-2。

表 9-2　儿童动脉血气分析正常值

项目	新生儿	～2 岁	＞2 岁
pH 值	7.35～7.45	7.35～7.45	7.35～7.45
PaO_2（kPa）	8～12	10.6～13.3	10.6～13.3
$PaCO_2$（kPa）	4.00～4.67	4.00～4.67	4.67～6.00
HCO_3^-（mmol/L）	20～22	20～22	22～24
BE（mmol/L）	-6～+2	-6～+2	-4～+2
SaO_2	0.90～0.97	0.95～0.97	0.96～0.98

三、免疫特点

儿童呼吸系统的非特异免疫力与特异性免疫力均较差，如咳嗽反射和纤毛运动功能较差，气管、支气管的黏液腺分泌少，不能有效清除吸入的尘埃和异物；肺泡吞噬细胞功能不足，溶菌酶、乳铁蛋白、干扰素、补体的数量和活性亦不足，SIgA、IgG 和 IgG 的亚类含量也较低，因此婴幼儿容易发生呼吸道感染。

第二节 急性上呼吸道感染

急性上呼吸道感染（acute upper respiratory infection，AURI）简称上感，是由各种病原体引起的上呼吸道（主要侵犯鼻、咽、喉）的急性炎症，俗称"感冒"，是儿童时期最常见的疾病。根据感染部位的不同，常诊断为急性鼻炎、急性咽炎、急性扁桃体炎等。该病一年四季均可发生，以冬、春季节多见。主要通过空气飞沫传播。

【病因与发病机制】

1. 病因

（1）感染因素：多种病毒和细菌均可引起，其中病毒感染占 90% 以上，主要有鼻病毒、呼吸道合胞病毒、流感病毒、副流感病毒、冠状病毒、腺病毒、柯萨奇病毒、埃可病毒、EB 病毒等。病毒感染后可继发细菌感染，最常见的细菌是溶血性链球菌，其次是肺炎链球菌、流感嗜血杆菌等。肺炎支原体也可引起急性上呼吸道感染。

（2）易感因素：婴幼儿由于呼吸系统缺乏 SIgA，免疫力差，若患有维生素 D 缺乏性佝偻病、营养不良、贫血、先天性心脏病、免疫缺陷病等更易患本病。护理不当、气候改变、空气污染、被动吸烟等，则易反复发生上呼吸道感染或使病程迁延。

2. 发病机制 病原体入侵上呼吸道后，可引起呼吸道黏膜充血水肿、血管扩张和单核细胞浸润，出现鼻塞、流涕等症状。若继发细菌感染时中性粒细胞浸润，分泌物变为脓性。

【临床表现】

病情的缓急、轻重与年龄、体质、病原体及病变部位等有关。婴幼儿全身症状较重，年长儿全身症状较轻，以局部症状为主。

1. 一般类型上呼吸道感染

（1）症状：局部症状主要有鼻塞、流涕、喷嚏、干咳、咽部不适、咽痛等，可持续 3～4 天自然痊愈。新生儿和小婴儿可因鼻塞出现张口呼吸或拒乳。全身症状主要有发热、头痛、食欲不振、乏力等，持续 2～3 天至 1 周左右。婴幼儿起病急，多有高热，体温可达 39℃～40℃，可发生高热惊厥。常伴有烦躁、呕吐、腹泻、腹痛，腹痛多为脐周阵发性疼痛，无压痛，可能与肠痉挛有关，若腹痛持续存在，多并发急性肠系膜淋巴结炎。

（2）体征：可见咽部充血、淋巴滤泡，扁桃体肿大、充血并有渗出物。亦可见下颌、颈部淋巴结肿大且有触痛。肠道病毒感染者可见不同形态的皮疹。肺部听诊多正常。

2. 特殊类型上呼吸道感染

（1）疱疹性咽峡炎：由柯萨奇 A 组病毒引起，多发生于夏秋季。起病急，主要表现为高热、咽痛、厌食、流涎、呕吐等。体检可见咽部充血，咽腭弓、悬雍垂、软腭等处可见数个直径 2～4mm 的灰白色疱疹，周围有红晕，1～2 天破溃后形成小溃疡，口腔其他部位也可发生疱疹。病程 1 周左右。

（2）咽-结合膜热：由腺病毒 3、7 型引起，多发生于春夏季，可散发或小流行。以发热、咽炎、结合膜炎为特征。主要表现为高热、咽痛、眼部红肿、畏光、刺痛，可伴有消化道症状。体检可见咽部充血，一侧或双侧滤泡性眼结合膜炎，颈及耳后淋巴结肿大，常伴有胃肠道症状。病程 1～2 周。

3. 并发症 上呼吸道感染可向周围蔓延，引起鼻窦炎、中耳炎、咽后壁脓肿、扁桃体周围脓肿、颈淋巴结炎、喉炎、支气管炎及支气管肺炎等。由溶血性链球菌引起年长儿的上呼吸道感染，也可引起急性肾小球肾炎和风湿热。

【辅助检查】

1. 外周血检查　病毒感染时白细胞计数正常或偏低，中性粒细胞减少，淋巴细胞计数相对增高；细菌感染时白细胞计数增高，中性粒细胞比例增高，C– 反应蛋白升高。

2. 病原学检查　病毒分离和血清学检查可明确病原体。咽拭子培养可发现特异性致病菌。

3. 其他检查　链球菌感染者于 2～3 周后 ASO 滴度可增高，持续 2～3 个月。

【治疗要点】

1. 一般治疗　病毒性上呼吸道感染多为自限性疾病，病程一般为 5～7 天。注意休息，多饮水，保持呼吸道通畅，室内通风换气，做好呼吸道隔离，预防交叉感染及并发症。

2. 控制感染　病毒性感染者应早期应用利巴韦林等抗病毒药物；细菌性感染或病毒性感染继发细菌感染或发生并发症者，可使用抗生素，如青霉素类、头孢菌素类、大环内酯类药物。如确为链球菌感染或既往有肾炎或风湿热病史者，可使用青霉素，疗程为 10～14 天。

3. 对症治疗　高热者给予物理降温或药物降温；高热惊厥者给予镇静剂，如地西泮；病毒性结膜炎者可用 0.1% 阿昔洛韦滴眼；咽痛者可含服咽喉片或给予超声雾化吸入。

【护理评估】

1. 健康史　评估患儿的年龄、营养状态、生长发育史及其居住环境。了解患儿有无反复呼吸道感染史，发病前有无受凉史，有无类似疾病接触史，有无佝偻病、营养不良、先天性心脏病、贫血史等。

2. 身体状况　测量体温，观察患儿精神状态，检查咽部及口腔黏膜有无充血及疱疹，有无淋巴结肿大，有无皮疹，有无腹痛及支气管、肺受累症状。

3. 心理 – 社会状况　评估患儿有无因鼻塞或发热等不适感引起烦躁、哭闹。评估患儿家长对本病的发病、预防及护理等知识的了解程度，是否有焦虑、抱怨等情绪。

【护理诊断 / 合作性问题】

1. 舒适度减弱　与上呼吸道感染或咽部炎症有关。

2. 体温过高　与病毒或细菌感染有关。

3. 潜在并发症　高热惊厥、支气管肺炎、肾小球肾炎、风湿热等。

【护理措施】

1. 一般护理

（1）环境与休息：室内空气要清新，定时通风，但要避免对流风；保持温度 18℃～22℃，湿度 50%～60%；注意休息，减少活动，发热患儿应卧床休息；做好呼吸道隔离，患儿要与健康儿童或其他疾病患儿分室居住，防止交叉感染。

（2）饮食护理：给予营养丰富、高热量、高蛋白、高维生素、清淡、易消化的流质、半流质饮食，少量多餐，不宜进食过烫、辛辣食物。多饮水，必要时静脉补充营养和水分。

2. 病情观察　密切观察体温、精神状态、意识状况，有高热惊厥史的患儿及时控制体温，警惕高热惊厥，备好急救药品和设备；观察口腔黏膜及皮疹情况，以便早期发现麻疹、猩红热、百日咳、流行性脑脊髓膜炎等急性传染病；观察有无咳嗽加剧、气促、呼吸困难等症状，警惕支气管炎或肺炎；观察有无心前区不适、心悸等心肌损害的表现。一旦发现相关并发症，要及时通知医生，并协助进行处理。

3. 对症护理

（1）保持呼吸道通畅：及时清除鼻痂及鼻腔、咽喉部分泌物，保持鼻孔周围清洁，可用凡士林、石蜡油等涂抹鼻翼部的黏膜及鼻孔周围皮肤；鼻塞严重影响吸吮者，可在哺乳前 15 分钟使用 0.5% 麻黄素滴鼻；勿用力擤鼻，以免引起中耳炎。

（2）促进口腔和咽部舒适：婴幼儿可多喂温开水，年长儿可用生理盐水或漱口液漱口，保持口腔清洁。

（3）维持体温正常：监测体温变化，每 4 小时测量 1 次，超高热者或有高热惊厥史者需 1～2 小时测量 1 次。体温＞ 38.5℃时给予物理降温，如头部冷湿敷或温水擦浴。也可口服退热剂，1 小时后复测体温，并准确记录。降温过程中如出现体温骤降、大汗淋漓、面色苍白、四肢湿冷等虚脱表现，应予保暖、饮热水或静脉补液。及时更换汗湿衣服、床单，保持皮肤清洁。发热时衣被不可过厚，以免影响机体散热。

4. 用药护理　使用青霉素、头孢菌素类抗生素前需做皮试，注意观察有无发生过敏反应，阳性患儿禁止使用。用药后注意观察疗效；使用退热剂后多饮水；使用镇静药物时注意观察不良反应。

5. 健康教育

（1）加强营养：指导家长合理喂养，提倡母乳喂养，及时添加辅食。

（2）增强体质：指导患儿多进行户外活动，提高呼吸系统的抵抗力和对环境的适应能力。多晒太阳，预防佝偻病。

（3）避免诱因：保持居室空气新鲜，经常开窗通风，避免被动吸烟。气候骤变时及时增减衣服。在急性上呼吸道感染高发季节，避免去人多拥挤的公共场所，以减少感染的机会。在集体儿童机构中，应及早隔离患儿，如有流行趋势，可用食醋熏蒸法消毒居室空气。

（4）易感儿在呼吸系统疾病流行期间可给予板蓝根、金银花、连翘等中药预防，也可注射疫苗增强机体免疫力。

【中医概要】

本病属于中医"感冒"范畴，又称"伤风"。主要病因是感受外邪，以风邪为主，亦可因感受时行疫毒所致。当儿童卫外功能减弱时遭遇外邪侵袭，则易于感邪发病。主要表现有发热、恶寒、无汗、鼻塞、流涕、咳嗽、喷嚏、肌肉酸痛、恶心、呕吐等。病变脏腑主要在肺，可累及肝脾。治法有辛温解表、疏风清热解毒等。常用方药有荆防败毒散加减、银翘散和普济消毒饮等。辨证施护要注意保暖、饮食要清淡、防止交叉感染等。

【小结】

急性上呼吸道感染主要是由病毒感染引起的上呼吸道（主要是鼻、咽、喉）急性炎症，主要临床表现有全身症状如发热、乏力、头痛等和局部症状如鼻塞、流涕、打喷嚏等。婴幼儿全身症状重，可引起高热惊厥、支气管炎、肺炎等并发症，年长儿以局部症状为主。主要护理措施为对症护理，保持呼吸道通畅，维持体温恒定，促进舒适度，防止并发症。

第三节　急性感染性喉炎

急性感染性喉炎（acute infectious laryngitis）是指病原体感染引起的喉部黏膜急性弥漫性炎症，同时累及咽部时称咽喉炎。临床特点以犬吠样咳嗽、声嘶、吸气喉鸣、吸气性呼吸困难为主，严重者可引起窒息。好发于冬、春季节，常见于 1～3 岁婴幼儿。

【病因及发病机制】

1. 病因　由病毒或细菌感染引起，也可继发于麻疹、百日咳和流感等急性传染病。常见的病毒有副流感病毒、流感病毒和腺病毒等。细菌以金黄色葡萄球菌、链球菌和肺炎链球菌多见。

2. 发病机制　由于儿童喉腔狭小，喉软骨柔软，会厌软骨舌面、杓状软骨、杓状会厌襞、室带和声门下区黏膜下组织松弛，黏膜淋巴管丰富，炎症时易引起充血、水肿，导致喉阻塞。儿童咳嗽反射弱，不易排出呼吸道分泌物，会使呼吸困难加重。儿童神经系统敏感，受刺激后易引起喉痉挛，并发喉梗阻导致窒息，危及生命。

【临床表现】

1. 症状　发病初期可有不同程度的发热、流涕、咳嗽等上呼吸道感染症状，病情发展迅速，很快出现声音嘶哑、犬吠样咳嗽，少数患儿可出现呛咳。一般白天症状轻，晚上入睡后症状加重，常出现突然憋醒、突发声嘶、烦躁不安、出汗、吸气性呼吸困难，常伴吸气时喉鸣。严重时可出现鼻翼扇动、三凹征、面色苍白、发绀，甚至呼吸衰竭、意识模糊。

2. 体征　双肺听诊呼吸音减弱或消失，吸气相延长，心率加快。局部检查可见咽部充血，喉部、声带有不同程度的充血、水肿甚至喉梗阻。

3. 分度　按呼吸困难（喉梗阻）的程度，将其分为4度，具体见表9-3。

表 9-3　呼吸困难分度

分度	症状	心率	体征
Ⅰ度	安静时无症状，仅在活动后出现喉鸣和吸气性呼吸困难	无改变	肺部呼吸音清
Ⅱ度	安静时也出现喉鸣和吸气性呼吸困难	轻度加快	肺部听诊可闻喉传导音或管状呼吸音
Ⅲ度	出现烦躁不安、口唇及指趾发绀，恐惧，出汗	明显快，心音低钝	肺部呼吸音明显降低
Ⅳ度	呼吸衰竭，昏睡状态	心律不齐，心音钝、弱	呼吸音几乎消失，仅有气管传导音

【辅助检查】

外周血检查病毒感染时白细胞计数正常或偏低，中性粒细胞减少，淋巴细胞计数相对增高。细菌感染时白细胞计数和中性粒细胞增高。

【治疗要点】

儿童急性感染性喉炎病情发展快，易并发喉梗阻，应及时治疗。

1. 保持呼吸道通畅　使用1%～3%麻黄素或地塞米松超声雾化吸入，可缓解黏膜水肿，促进分泌物排出。

2. 控制感染　及早静脉应用足量抗生素控制感染。一般给予青霉素、大环内酯类或头孢菌素类，重症患儿可用两种以上抗生素，最好根据咽拭子培养及药物敏感试验结果选择敏感抗生素。病毒感染者应用病毒唑静脉滴注。

3. 肾上腺糖皮质激素　有抗炎和抑制变态反应作用，能及时减轻喉头水肿，缓解喉梗阻。可口服泼尼松，每日1～2mg/kg，重症者可静脉点滴地塞米松或氢化可的松。

4. 对症治疗　出现发绀、呼吸困难的患儿予以吸氧；高热患儿给予物理降温或药物降温；痰多且痰液黏稠者可用氨溴索、地塞米松、庆大霉素超声雾化吸入，必要时直接喉镜吸痰；烦躁不安患儿可用异丙嗪，有镇静、减轻喉头水肿的作用。氯丙嗪和吗啡可抑制呼吸，影响观察呼吸困难的程度，一般不宜应用。

5. 气管切开　有严重缺氧征或有Ⅲ度以上喉梗阻的患儿应及时行气管切开术。

【护理诊断／合作性问题】

1. 低效性呼吸型态　与喉头水肿有关。

2. 有窒息的危险　与喉头水肿致喉梗阻有关。

3. 体温过高　与感染有关。

4. 焦虑　与呼吸困难不能缓解有关。

【护理措施】

1. 一般护理

（1）环境与休息：保持病室安静，室内空气清新，温度适宜，湿度维持在60%左右，减少对喉部的刺激，减轻呼吸困难。患儿应卧床休息，喉梗阻者采取半卧位。保持患儿安静，避免哭闹，各种护理操作应集中进行。

（2）饮食护理：保证足够营养，给予清淡、流质、半流质饮食，出汗及发热的患儿应多饮水，进食、喝水时避免呛咳；呼吸困难者可暂时禁食，静脉输入液量和热量。

2. 病情观察　密切监测生命体征及病情变化，观察三凹征、喉鸣、发绀、烦躁等情况，判断缺氧程度，必要时使用监护仪进行监护。出现喉梗阻时，及时通知医生并协助抢救，以免发生窒息。病室内准备好气管切开包、呼吸机等抢救设备。

3. 对症护理　指导有效咳嗽，促进痰液咳出，保持呼吸道通畅。有缺氧或呼吸困难的患儿给予持续低流量吸氧。体温＞38.5℃时给予物理降温或药物降温。烦躁不安者，遵医嘱使用镇静类药物。指导患儿正确使用超声雾化吸入，做好口腔护理。

4. 用药护理　遵医嘱使用糖皮质激素和抗生素，以控制感染，减轻喉头水肿，缓解症状。注意观察药物疗效和不良反应。应用异丙嗪时注意监测呼吸状况。

5. 健康教育

（1）指导患儿加强体格锻炼以增强抵抗力，注意气候变化，及时增减衣服。适当户外活动，增强体质，提高抗病能力。预防上呼吸道感染，一旦患有上呼吸道感染应积极治疗。

（2）预防低血钙，避免喉软骨软化导致该病。

（3）保持口腔清洁，养成刷牙、漱口习惯。

【中医概要】

本病属中医"急喉瘖"范畴。风热邪毒由口鼻而入，内伤于肺，肺气不宣，邪毒循经上蒸于喉咙，气血壅滞，脉络痹阻以致喉部肌膜红肿，声门开合不利而为瘖。病机为风寒袭喉，肺失宣肃；肺胃蕴热，复感风热。发病部位热毒壅盛、痰火壅聚于喉。中医证型有痰热壅喉、风热袭喉、风寒袭喉。治法以清热宣肺、化痰利咽为主，用清喉宁肺汤。辨证施护主要为保持呼吸道通畅。

【小结】

急性感染性喉炎是婴幼儿常见的喉黏膜急性弥漫性炎症，由病毒或细菌感染引起，也可并发于麻疹、百日咳和流感等急性传染病。起病急、症状重，可有发热、犬吠样咳嗽、声嘶、吸气性喉鸣和吸气性呼吸困难。治疗要点是给予糖皮质激素以减轻喉头水肿，控制感染及对症治疗。主要护理措施包括保持患儿安静，给予吸氧，雾化吸入，促进痰液排出，预防窒息。

第四节　急性支气管炎

急性支气管炎（acute bronchitis）是由各种病原体感染引起的支气管黏膜急性炎症，同时累及气管，故又称为急性气管支气管炎，是儿童时期常见的呼吸道疾病，多继发于上呼吸道感染或某些急性传染病（如麻疹、白喉、百日咳等）。该病主要表现为咳嗽、咳痰或有喘息，肺部可闻及多变的、不固定的干湿性啰音。

【病因及发病机制】

病原体为各种病毒、细菌，或病毒细菌混合感染。常见致病菌有肺炎链球菌、流感杆菌、溶血性链球菌等。气候变化、有害气体刺激、空气污染、过敏反应等也可引起急性支气管炎。免疫功能低下、营养不良、特发反应性体质、佝偻病、先天性心脏病、贫血等患儿易反复发生支气管炎。

【临床表现】

起病可急可缓，大多先有上呼吸道感染症状，3～5天后发生急性支气管炎。

1. 症状　咳嗽为主要表现，起病为刺激性干咳，1～2天后有痰。一般7～10天缓解。部分患儿可有发热，多在38.5℃左右，持续2～4天，可有头痛、胸痛。婴幼儿症状较重，常有呕吐、腹泻等。

2. 体征　双肺呼吸音粗糙，可有散在干、湿啰音，其性质易变，不固定性，常在体位改变或咳嗽后减少或消失。

3. 哮喘性支气管炎　是一种特殊类型的支气管炎，除上述临床表现外，其特点为：①多发于1～3岁婴幼儿，常有湿疹史或其他过敏史；②有类似哮喘的表现，如呼气性呼吸困难，肺部叩诊呈鼓音，听诊两肺布满哮鸣音及少量粗湿啰音；③常反复发作，大多与感染有关；④近期预后大多良好，3～4岁后发作次数减少，至学龄期痊愈，少数可发展成支气管哮喘。

【辅助检查】

1. 外周血常规　白细胞数正常或偏高，合并细菌感染时明显增高。

2. 胸部 X 线检查　早期无变化，典型表现为肺纹理增粗（见图9-1）。

【治疗要点】

1. 控制感染　病毒感染者应用病毒唑；合并细菌感染者，可选用敏感抗生素；支原体感染者给予红霉素等大环内酯类抗生素。

2. 对症治疗

（1）止咳化痰：可用氨溴索、止咳糖浆、复方甘草合剂等。痰液黏稠者可用氨溴索、庆大霉素超声雾化吸入，每日2次。一般不使用镇咳药物，避免抑制咳嗽反射，影响痰液咳出。如咳嗽严重，影响休息者可给予镇静药物如异丙嗪等。

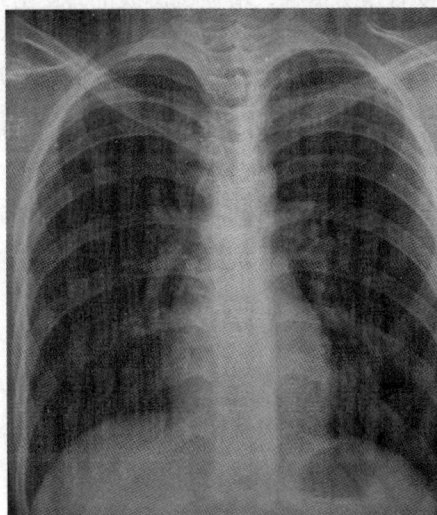

图 9-1　急性支气管炎

（2）止喘：喘憋严重者可静脉应用氨茶碱、沙丁胺醇等 β_2 受体激动剂，亦可短期使用糖皮质激素。

【护理评估】

1. 健康史　详细询问既往健康史，有无湿疹、过敏史等。发病后诊疗经过及效果如何。

2. 身心状况　测量体温，观察呼吸、咳嗽、咳痰情况，注意肺部听诊。体检有无佝偻病体征、营养不良等。及时了解周围血象和胸部 X 线检查结果及其意义，必要时采集动脉血检查血气分析。

3. 心理-社会状况 本病易反复发生，迁延不愈，少数可发展为支气管哮喘。注意评估家长对本病发生、发展、预防、护理等知识的掌握程度，是否有焦虑等。

【护理诊断/合作性问题】

1. 体温过高 与支气管黏膜感染有关。

2. 清理呼吸道无效 与气管内分泌物多及痰液黏稠不易咳出有关。

【护理措施】

1. 一般护理 保持室内空气清新，定时通风，室内温度18℃～22℃，湿度50%～60%。发热患儿需卧床休息，避免剧烈活动。注意经常变换体位，以利于呼吸道分泌物排出。多饮水以稀释痰液。给予营养丰富、易消化的食物。

2. 病情观察 密切观察生命体征，如出现呼吸困难应及时吸氧；观察痰液颜色、性状、气味，并遵医嘱及时、正确地收集痰标本以进行痰培养。

3. 对症护理

（1）保持呼吸道通畅：指导并鼓励患儿有效咳嗽，对咳嗽无力的患儿给予拍背，促进分泌物排出；痰液黏稠不易咳出者使用超声雾化吸入。保持口腔清洁。

（2）高热护理：监测体温，体温>38.5℃给予物理降温或药物降温，防止发生高热惊厥。

4. 用药护理 遵医嘱使用止咳化痰药物，服用止咳糖浆后不要立刻喝水，使药物充分发挥作用。使用抗生素时，注意观察药物疗效和不良反应。

5. 健康教育 加强营养，适当户外运动，增强体质，预防上呼吸道感染；气候骤变时，注意保暖，外出戴口罩，避免接触和吸入被污染空气。预防营养不良、佝偻病、贫血和各种传染病。按时预防接种，增强机体抵抗力；出现上呼吸道感染，需积极治疗，以免发展为支气管炎。

【中医概要】

本病属于中医"咳嗽""痰饮"范畴。属外感风寒或风热咳嗽，发病部位在肺。证型有风寒袭肺证、风热犯肺证、燥热伤肺证。病机以感受外邪为主，风邪犯肺，风寒或风热外侵，邪袭肌表，肺气不宣，清肃失职，痰液滋生；或感受燥气，肺津受灼，痰涎黏结所致。治法：风热犯肺者疏风清热，宣肺止咳；风寒袭肺者解表散寒，疏风润燥，宣肺止咳；痰热壅肺者清热宣肺，止咳化痰。辨证施护强调保持呼吸道通畅。

【小结】

急性支气管炎是指支气管黏膜的急性炎症，可由病毒、细菌感染或混合感染引起，主要临床表现为咳嗽、咳痰，主要体征是双肺呼吸音粗糙、可听及散在不固定的干、湿啰音。主要治疗方法是抗感染和对症治疗。护理措施保持室内环境合适的温湿度，多喝水，指导有效咳嗽，勤变换体位，促进痰液排出。

第五节　儿童肺炎

案例导入

患儿，女，1.5岁，因咳嗽、发热4天就诊。4天前因受凉开始发热、咳嗽，为干咳无痰，口服罗红霉素3天症状无好转，今晨咳嗽加剧，伴气促。体格检查：体温39.5℃，心率130次/分，呼吸40次/分，神志清，鼻翼扇动，咽充血，双肺呼吸音粗糙，可闻及较固定的中、细湿啰音。血常规检查：白细胞计数$14.0×10^9$/L，中性粒细胞86%。胸部X线检查：右肺中下野可见沿支气管分布的斑片状阴影。

问题：

1. 该患儿可能的医疗诊断是什么？护士该如何向家长讲解患儿出现"咳嗽、发热、鼻翼扇动，双肺可闻及较固定的中、细湿啰音"的原因？

2. 医生为该患儿首选的治疗药物可能是什么？护士对该患儿提供的用药护理要点有哪些？

3. 在住院过程中，患儿突然烦躁不安，面色苍白，心率161次/分，心音低钝，肝肋下2.5cm，此时：

（1）该患儿可能发生的临床情况是什么？

（2）护士应为患儿采取的主要护理措施有哪些？

4. 该患儿住院14天病情痊愈计划出院，护士应对患儿家长实施的健康教育内容包括哪些？

肺炎（pneumonia）是指各种病原体或其他因素（异物吸入或过敏反应等）所引起的肺部炎症。主要表现为发热、咳嗽、气促、呼吸困难和肺部固定中、细湿啰音。重症患儿可累及循环、消化及神经系统而出现相应的临床症状。

肺炎是婴幼儿时期常见病，一年四季均可发病，北方以冬春寒冷季节和气温骤变时多见，南方以夏季多见。儿童肺炎是威胁儿童健康的严重疾病，居儿童病死率首位，是我国儿童保健重点防治的疾病之一。

【分类】

肺炎分类尚无统一方法，目前常用分类法有以下几种：

1. 病理分类　支气管肺炎、大叶性肺炎和间质性肺炎，其中儿童以支气管肺炎最常见。

2. 病因分类

（1）感染性肺炎：病毒性肺炎、细菌性肺炎、支原体肺炎、衣原体肺炎、原虫性肺炎、真菌性肺炎等。

（2）非感染性肺炎：吸入性肺炎、坠积性肺炎、过敏性肺炎等。

3. 病程分类

（1）急性肺炎：病程在1个月以内。

（2）迁延性肺炎：病程为1～3个月。

（3）慢性肺炎：病程在3个月以上。

4. 病情分类

（1）轻症肺炎：呼吸系统症状为主，其他系统仅轻微受累，无全身中毒症状。

（2）重症肺炎：除呼吸系统症状外，其他系统亦受累，可伴有水、电解质紊乱，酸碱平衡失调，全身中毒症状明显，甚至危及生命。

5. 发生肺炎的地点分类

（1）社区获得性肺炎：指原本健康的儿童在医院外（如家庭、幼儿园、学校等）获得的感染性肺炎或入院48小时内发生的肺炎。

（2）院内获得性肺炎：指患儿入院时不存在肺炎，也不处于感染潜伏期，而入院48小时后发生的感染性肺炎。

6. 临床表现典型与否分类

（1）典型肺炎：大多数细菌性肺炎属于典型肺炎，如肺炎球菌、流感嗜血杆菌、金黄色葡萄球菌、大肠埃希菌等引起的肺炎。此类肺炎在临床表现中有一定的规律，临床表现相对典型，有发热、咳嗽，肺部听诊有湿啰音，血常规白细胞增高，X线胸部检查有片状阴影，敏感的抗生素治疗有效等共同特点。

（2）**非典型肺炎**：由病毒、肺炎支原体、衣原体、嗜肺军团菌引起的肺炎。此类肺炎发热、咳嗽、肺部听诊、胸部 X 片等表现可能不典型，一般抗生素治疗无明显效果。

本章以支气管肺炎为重点进行论述。

一、支气管肺炎

支气管肺炎是儿童最常见的肺炎，多见于 2 岁以下婴幼儿。多数起病较急，发病前数日会有上呼吸道感染。

【病因】

1. 病原体   最常见为细菌和病毒感染，也可由细菌、病毒混合感染。发达国家肺炎发病以病毒感染为主，呼吸道合胞病毒占首位，其次为腺病毒、流感病毒、副流感病毒、肠道病毒、巨细胞病毒等。病毒感染后，由于免疫功能、呼吸道防御屏障遭到破坏，易继发细菌感染。发展中国家以细菌感染为主，其中以肺炎链球菌最多见，其次为金黄色葡萄球菌、肺炎杆菌、流感嗜血杆菌、大肠杆菌等。近年来肺炎支原体、衣原体和流感嗜血杆菌引起的肺炎有增加趋势。

2. 易患因素   婴幼儿呼吸系统解剖、生理及免疫特点使其易患肺炎；低出生体重儿和营养不良、维生素 D 缺乏性佝偻病、先天性心脏病患儿更易患本病。

3. 环境因素   居住环境拥挤、通风不良、冷暖失调、空气污浊等均使机体免疫力降低，易发生肺炎。

【病理生理】

病原体由呼吸道入侵，少数经血行入侵肺部，支气管、肺泡出现炎症改变，造成通气和换气功能障碍，从而导致缺氧和 CO_2 潴留，产生一系列病理生理变化。由于病原体毒素和炎症产物吸收产生毒血症，可引起不同程度的感染中毒症状。

1. 呼吸系统   支气管黏膜水肿，管腔狭窄，肺泡壁充血水肿，肺泡内充满炎性渗出物，影响通气和换气，导致低氧血症和 CO_2 潴留。肺炎早期，仅有缺氧，无明显 CO_2 潴留，为代偿缺氧，出现呼吸、心率增快。随着病情进展，在缺氧的基础上出现 CO_2 潴留，为进一步增加呼吸深度，辅助呼吸肌也参与呼吸活动，出现鼻翼扇动、三凹征，重者可发生呼吸衰竭。

2. 循环系统   病原体和毒素侵袭心肌，引起心肌炎；缺氧使肺小动脉反射性收缩，肺循环压力增高，右心负荷增加。肺动脉高压和中毒性心肌炎是引起心力衰竭的主要原因。重症患儿可出现微循环障碍、休克甚至弥散性血管内凝血。

3. 神经系统   缺氧和 CO_2 潴留使脑血管扩张、血流减慢、血管通透性增加，导致颅内压增高。严重缺氧使脑细胞无氧代谢增加，造成乳酸堆积，ATP 生成减少，Na^+–K^+ 离子泵转运功能障碍，引起脑细胞内钠、水潴留，形成脑水肿。病原体毒素作用也可引起脑水肿。

4. 消化系统   低氧血症和毒血症可使胃肠黏膜糜烂、出血、上皮细胞坏死脱落，导致黏膜屏障破坏，胃肠功能紊乱，出现腹泻、呕吐，甚至发生中毒性肠麻痹和消化道出血。

5. 水、电解质、酸碱平衡紊乱   严重缺氧时，体内无氧酵解增强，加上高热、进食少、脂肪分解等因素，使体内酸性代谢产物增加，出现代谢性酸中毒。同时，由于 CO_2 潴留又可引起呼吸性酸中毒。重症肺炎可出现混合性酸中毒。缺氧和 CO_2 潴留导致肾小动脉痉挛，从而引起水钠潴留，严重者可发生低钠血症。由于呼吸增快、呼吸道失水等可造成脱水。

【临床表现】

1. 轻型肺炎

（1）症状：发热，体温多在38℃～39℃，也可高达40℃，多为不规则热，也可为弛张热或稽留热,新生儿或重度营养不良患儿可有体温不升或低于正常;咳嗽较频繁,初期为刺激性干咳,极期反而减轻,恢复期有痰,新生儿、早产儿仅表现为口吐白沫;气促多在发热、咳嗽后出现。患儿尚可出现精神不振、食欲减退、烦躁不安、腹泻、呕吐等全身症状。

（2）体征:呼吸频率增快,可达 40 ～ 80 次 / 分,重者可有鼻翼扇动、点头呼吸、三凹征;唇周及指（趾）端发绀;肺部体征早期常不明显,仅有呼吸音变粗或减弱,以后双肺可闻及较固定的中、细湿啰音,以背部两侧下方及脊柱两旁多见,深吸气末更为明显。

2. 重型肺炎 除明显的呼吸系统症状外,患儿可发生全身中毒症状以及循环、神经、消化等系统功能障碍。

（1）循环系统:可出现心肌炎和心力衰竭。心肌炎表现为面色苍白,心动过速、心音低钝、心律不齐,心电图 ST 段下移、T 波低平或倒置。肺炎合并心力衰竭时,表现为:①安静状态下呼吸突然加快,> 60 次 / 分;②安静状态下心率增快,> 180 次 / 分;③突然极度烦躁不安,面色苍白或发绀;④心音低钝、奔马律,颈静脉怒张;⑤肝脏短期内迅速增大;⑥少尿或无尿,颜面和四肢出现浮肿。其中前 3 项不能用发热、肺炎本身或其他并发症解释。出现前 5 项即可诊断为心力衰竭。

（2）神经系统:重型肺炎几乎都有不同程度的神经系统损害,表现为精神萎靡、烦躁、嗜睡,严重者可发生脑水肿或中毒性脑病,出现昏迷、惊厥、球结膜水肿、前囟膨隆等,还可有脑膜刺激征,呼吸不规则,瞳孔对光反射减弱或消失。

（3）消化系统:多伴有食欲减退、呕吐、腹泻等。重者出现消化道出血（吐咖啡色物,大便潜血试验阳性或柏油样便）和中毒性肠麻痹（腹胀明显,呼吸困难加重,肠鸣音减弱或消失）。

3. 并发症 早期合理治疗者并发症少见,若延误诊断或病原体致病力强者可并发脓胸、脓气胸、肺大泡、肺不张、支气管扩张等。

二、几种不同病原体所致肺炎的特点

几种不同病原体所致肺炎的临床特点鉴别（表 9-4）。

表 9-4 几种不同病原体所致肺炎的临床特点

	毛细支气管炎	腺病毒肺炎	金黄色葡萄球菌肺炎	肺炎支原体肺炎
病原菌	呼吸道合胞病毒	腺病毒	金黄色葡萄球菌	肺炎支原体
好发年龄	2 岁以内,尤其 2 ～ 6 个月多见	6 个月～ 2 岁多见	新生儿及婴幼儿多见	婴幼儿可有,年长儿多见
临床特点	突出表现为喘憋,呼吸困难、发绀、鼻扇等	稽留热,中毒症状重,频繁咳嗽,喘憋、青紫等,可伴有心力衰竭、感染中毒性肠麻痹和感染中毒性脑病	起病急、病情重、发展快。中毒症状重、有皮疹,易并发脓胸、脓气胸、肺大泡	刺激性咳嗽,痰少,可有黏液痰,痰中带血丝;可有全身多系统受累;青霉素无效
肺部体征	肺部可听到哮鸣音及中、细湿性啰音	体征出现晚,发热 4 ～ 5 天后出现肺实变体征、闻及湿啰音	体征出现早,两肺有中、细湿啰音	肺部体征常不明显,婴幼儿可闻及喘鸣音和湿啰音
外周血白细胞总数	正常或降低	正常或降低	增高,核左移	正常或偏高
X 线检查	斑片状阴影,可有肺气肿表现	出现早,可融合成片阴影状,吸收慢	小片状浸润影,可形成多发性小脓肿、肺大泡、脓胸	可出现肺门阴影增浓、支气管肺炎、间质性肺炎、均匀片状影

【辅助检查】

1. 外周血检查 病毒性肺炎白细胞大多正常或降低；细菌性肺炎白细胞总数增高，中性粒细胞数增多，并有核左移，胞浆中可见中毒颗粒。

2. 病原学检查 细菌性肺炎可取气管吸取物、肺泡灌洗液、胸水、脓液和血液做细菌培养以明确病原菌，同时进行药物敏感试验；血清中特异性抗原、抗体检测或咽拭子、气管分泌物做病毒分离；冷凝集试验有助于支原体肺炎诊断。

3. C-反应蛋白 细菌感染时血清 C-反应蛋白浓度多上升。

4. 胸部 X 线检查 早期肺纹理增粗，以后出现大小不等的点状或小片絮状影，以双肺下野、中内带多见，有的融合成片状阴影（见图 9-2）。由于支气管内分泌物和肺炎的渗出物阻塞，可产生小叶肺气肿或肺不张；有时可出现一侧或双侧胸膜炎或胸腔积液的现象。伴发脓胸、脓气胸或肺大泡者则有相应的 X 线改变。

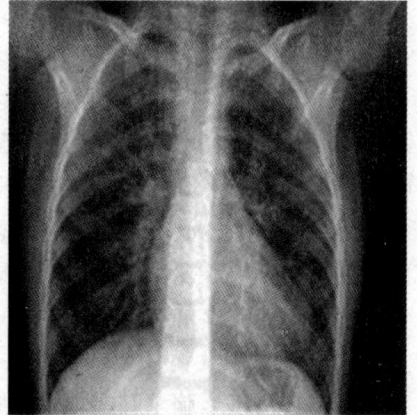

图 9-2 支气管肺炎

【治疗要点】

采用综合治疗措施，原则为控制感染、改善肺通气、对症治疗、防治并发症。

1. 一般治疗 保持室内空气新鲜，温湿度适宜，给予营养丰富、易消化的食物。经常变换体位，减少肺部淤血，促进炎症吸收。注意保护性隔离，避免交叉感染。

2. 抗感染治疗

（1）抗生素治疗：细菌感染或病毒感染继发细菌感染者，选用敏感抗生素。用药原则为早期、足量、联合、足疗程，重症者静脉联合用药。①肺炎链球菌：青霉素敏感者首选青霉素或阿莫西林；青霉素中介者，首选大剂量青霉素或阿莫西林；耐药者首选头孢曲松、头孢噻肟、万古霉素；青霉素过敏者选用大环内酯类抗生素，如红霉素等。②金黄色葡萄球菌：甲氧西林敏感者首选苯唑西林钠或氯唑西林，耐药者选用万古霉素或联用利福平。③流感嗜血杆菌：首选阿莫西林/克拉维酸、氨苄西林/舒巴坦。④大肠埃希菌和肺炎克雷伯杆菌：不产超广谱 β 内酰胺酶（ESBLs）菌首选头孢他啶、头孢哌酮；产 ESBLs 菌军首选亚胺培南、美罗培南。⑤铜绿假单胞菌（绿脓杆菌）首选替卡西林/克拉维酸。⑥卡他莫拉菌：首选阿莫西林/克拉维酸。⑦肺炎支原体和衣原体：首选大环内酯类抗生素，如阿奇霉素、红霉素及罗红霉素。用药时间一般持续至体温正常后 5～7 天，症状、体征消失后 3 天。支原体肺炎至少用药 2～3 周，以免复发。葡萄球菌肺炎易复发和产生并发症，疗程宜长，在体温正常后 2～3 周可停药，总疗程≥6 周。

（2）抗病毒治疗：病毒感染者选用利巴韦林，肌内注射或静脉应用，每日 10～15mg/kg，也可滴鼻或雾化吸入。亦可选用 α-干扰素肌内注射或雾化吸入。

3. 糖皮质激素 对有明显中毒症状、严重喘憋或呼吸衰竭，伴有脑水肿及感染性休克者，使用有效抗生素的同时，可短期应用肾上腺皮质激素。

4. 对症治疗 缺氧明显者给予氧疗；高热者给予降温；咳嗽痰多者及时使用祛痰药物和超声雾化吸入；有喘息者给予平喘；烦躁不安者使用镇静剂；中毒性肠麻痹者应禁食、给予胃肠减压，亦可静脉滴注酚妥拉明。合并心力衰竭者给予强心、利尿、扩张血管等药物。发生感染性休克、脑水肿、心肌炎者采取相应的治疗措施。

5. 并发症的治疗 并发脓胸、脓气胸者及时行胸腔穿刺引流术。

6. 物理疗法　可用红外线照射、超短波治疗、芥子泥敷胸等促进肺部炎症吸收，但病程长，肺内湿啰音吸收慢者。

【护理评估】

1. 健康史　评估患儿的年龄、营养状态及生长发育史。了解患儿既往有无呼吸道传染病接触史，有无反复呼吸道感染史，有无维生素 D 缺乏性佝偻病、营养不良、缺铁性贫血、先天性心脏病等基础疾病。了解患儿的预防接种史。

2. 身体状况　检查患儿有无气促、呼吸困难、鼻翼扇动、三凹症及唇周发绀等症状和体征，有无发热、咳嗽、咳痰、胸闷、心跳过速、肺部啰音，以及有无循环、神经、消化系统受累的临床表现。了解胸部 X 线、病原学及外周血检查结果。

3. 心理 - 社会状况　了解患儿及家长的心理情况，对疾病的病因和预防知识的了解程度，有无焦虑、恐惧及其家庭经济状况。

【护理诊断 / 合作性问题】

1. 气体交换障碍　与肺部炎症导致通气、换气功能障碍有关。

2. 清理呼吸道无效　与呼吸道分泌物多、黏稠，患儿无力咳痰有关。

3. 体温过高　与肺部感染有关。

4. 营养失调（低于机体需要量）　与摄入不足、消耗增加有关。

5. 潜在并发症　心力衰竭、中毒性肠麻痹、中毒性脑病、脓胸、脓气胸等。

6. 活动无耐力　与摄入不足、消耗增加及机体缺氧有关。

7. 焦虑 / 恐惧　与呼吸困难、环境陌生等有关。

【护理措施】

1. 一般护理

（1）环境与休息：保持病室安静，空气清新，定时通风换气，避免对流风，室温以 18℃～22℃、湿度以 55%～60% 为宜。注意卧床休息，经常变换体位。各种护理操作应集中进行，保证患儿休息，减少机体耗氧量。烦躁不安者遵医嘱给予镇静药物。注意隔离，不同病原体肺炎、急性期和恢复期患儿宜分室居住，避免交叉感染。

（2）饮食护理：提供高热量、高蛋白、高维生素、清淡、易消化的流质或半流质饮食，少量多餐。避免油腻、产气的食物，以免造成腹胀。喂食时要耐心，尽量抱起或使其头部抬高，以免发生误吸或呛咳。鼓励患儿多饮水，既能防止发热、出汗导致的脱水，又能湿润呼吸道黏膜，助于黏膜病变的修复，增加纤毛运动能力，稀释痰液利于排出。

2. 病情观察　需密切监测生命体征及病情进展状况，如出现以下并发症表现时，及时联系医生并做好抢救准备。

（1）心力衰竭：如患儿出现烦躁不安、面色苍白、呼吸突然增快，超过 60 次 / 分，心率超过 160～180 次 / 分，肝脏在短时间内急剧增大，有心音低钝、奔马律、颈静脉怒张等心力衰竭表现时，应立即报告医生，减慢输液速度，吸氧，做好抢救准备。

（2）中毒性脑病：密切观察患儿神志、瞳孔、囟门、呼吸等表现，出现烦躁不安或嗜睡、惊厥、昏迷、呼吸不规则等中毒性脑病表现应及时通知医生，进行抢救。

（3）中毒性肠麻痹和消化道出血：注意观察有无腹胀，肠鸣音减退等情况，呕吐物及大便的颜色等，及时发现中毒性肠麻痹和消化道出血。

（4）脓胸、脓气胸：注意有无呼吸困难加重、一侧呼吸运动受限、听诊呼吸音减弱或消失、叩诊呈浊音等情况，警惕脓胸、脓气胸等并发症。

3. 对症护理

（1）保持呼吸道通畅：采取舒适体位以维持良好的呼吸功能，如半卧位或抬高床头30°～40°，经常更换体位，以利于呼吸和促进分泌物排出。指导和鼓励患儿有效咳嗽，排痰前协助变换体位，病情允许可进行体位引流。可进行胸部叩击，方法是五指并拢，稍向内合掌成空心状，轻拍背部，顺序是由下向上，由外向内，边拍边鼓励患儿咳嗽，促使肺泡和呼吸道分泌物借助于震动作用排出。雾化吸入有助于湿化气道、溶解痰液、解除支气管痉挛，利于痰液排出。必要时行气管插管清除痰液。

（2）氧气疗法：缺氧表现时如烦躁、气促、发绀等要及时给予吸氧。一般用鼻前庭导管给氧，氧流量0.5～1L/min，氧浓度不超过40%；婴幼儿或新生儿可用面罩、氧帐、鼻塞给氧，氧流量为2～4L/min，氧浓度50%～60%。氧气应湿化，以免损伤气道纤毛上皮细胞或引起痰液黏稠。呼吸衰竭者可考虑给予机械通气。

（3）高热护理：密切监测患儿体温变化，高热患儿采取物理降温和药物降温。

（4）皮肤及口腔护理：被褥轻暖，穿宽松、棉质衣服，不要太多、太紧，以免引起烦躁不安和出汗，出汗多者需及时更换衣服，保持皮肤清洁。患儿因咳嗽、痰多、张口呼吸、发热等导致口腔干燥，注意保持口腔清洁，进食或喂奶后给予少量温开水，年长儿进食后可漱口。

4. 用药护理　遵医嘱使用抗生素，注意观察用药效果和有无不良反应发生。静脉输液时严格控制液体量和滴速，防止加重心脏负担，诱发心力衰竭。使用糖皮质激素时观察可能出现的不良反应。

5. 健康教育

（1）积极开展户外活动，进行体格锻炼，加强营养、增强体质。

（2）易患呼吸道感染的患儿，在寒冷季节或气候骤变外出时，应注意保暖，避免着凉，减少到人群密集的公共场合，避免交叉感染。预防或治疗营养不良、佝偻病、营养性贫血及先天性心脏病等疾病，增强机体抵抗力。定期查体，按时预防接种。

（3）指导患儿养成良好的个人卫生习惯，如咳嗽、喷嚏时，用面巾纸遮挡口鼻，带有痰迹的废纸扔到废物袋中，不要随意丢弃。

（4）指导家长一般呼吸道感染的处理方法，使患儿在疾病早期能得到及时处理。

【中医概要】

本病属于中医"咳嗽""喘嗽"范畴。发病部位主要在肺，亦可累及心、肝、脾。典型症状为咳嗽、发热、痰鸣、气喘、鼻扇。邪热闭肺是肺炎喘嗽的基本病机。引起肺炎的外因是感受风邪或由其他疾病传变而来，内因是小儿形气未充，肺脏娇嫩，卫外不固。治法：宣肺清热、化痰，止咳平喘。常用方剂有麻杏石甘汤、养阴清肺汤、沙参麦冬汤等，出现变证者，随证施治。辨证施护强调加强生活护理、饮食护理和对症护理。

【小结】

肺炎是由不同病原体或其他原因引起的肺部炎症。轻症肺炎主要累及呼吸系统，出现发热、咳嗽、气促等，重症肺炎除了呼吸系统症状，还可出现循环、消化、神经等系统受累的症状及全身中毒症状，甚至还会出现脓胸、脓气胸等并发症。肺炎需早期诊断，早期治疗，治疗原则为控制感染、改善通气、对症治疗、防治并发症。主要护理措施是保持呼吸道通畅、吸氧、降温，病情观察，预防并发症等。

第六节　支气管哮喘

支气管哮喘（bronchial asthma），简称哮喘，是由嗜酸性粒细胞、肥大细胞、T淋巴细胞、中性粒细胞及气道上皮细胞和细胞组分共同参与的气道慢性炎症性疾病。这种慢性炎症引起气道高反应性，导致可逆性气道阻塞，表现为反复发作的喘息、呼吸困难、胸闷、咳嗽等，常在夜间和（或）清晨发作或加剧。多数患儿可经治疗缓解或自行缓解。

支气管哮喘是儿童时期最常见的慢性呼吸道疾病。近年来发病率有上升趋势，70%～80%的儿童哮喘在5岁前发病，如诊治不及时，可产生气道不可逆性狭窄和重塑。故支气管哮喘的早期防治至关重要。

【病因及发病机制】

1. 病因　哮喘的病因复杂，目前尚未完全清楚，受遗传因素和环境因素双重影响。环境因素包括吸入性过敏原有尘螨、花粉、真菌、霉菌、动物毛屑等；食入性过敏原有牛奶、鱼、虾、鸡蛋等；药物有阿司匹林、β受体阻滞剂等；油漆、甲醛、烟雾、汽车尾气等有害物质（导致的空气污染）与哮喘发病率增加也有一定关系；呼吸道病毒或支原体感染是诱发哮喘发作的最重要因素。运动和过度通气，强烈的情绪变化，冷空气刺激，气候骤变，职业粉尘及气体等与哮喘有一定的关系。

2. 发病机制

（1）免疫因素：气道慢性炎症被认为是哮喘的主要病理反应。

（2）神经、精神因素：与自主神经功能紊乱有关。β-肾上腺素能受体功能低下和迷走神经张力亢进，或同时伴有α-肾上腺素能神经的反应性增加，可使支气管平滑肌收缩，腺体分泌增加，哮喘发作。

（3）气道高反应性：即气道对各种特异或非特异刺激反应性异常增高，是哮喘的基本特征之一。

【临床表现】

1. 先兆　发作前常有流涕、打喷嚏、胸闷等。

2. 呼气性呼吸困难　在先兆症状之后，出现突然发作性喘息、胸闷、气短和呼吸困难，由于支气管哮喘是小气道痉挛，出现呼气性呼吸困难症状，严重者吸气和呼气都费力。

3. 咳嗽　咳大量白色黏痰，严重时出现端坐呼吸，烦躁不安，大汗淋漓，面色青灰。

4. 体格检查　发作期可有肺过度充气的体征如桶状胸、叩诊过清音、双肺满布哮鸣音、呼吸音减弱等，肺部粗湿啰音时隐时现，在剧烈咳嗽和体位变化时可消失。严重者气道广泛堵塞，气流严重受限，喘鸣音消失，呈现"沉默肺"。可有发绀、呼气时颈静脉怒张、奇脉等。

5. 哮喘持续状态　哮喘严重发作，经合理应用常规缓解药物治疗后，仍有严重或进行性呼吸困难，24小时内仍不能缓解者称为"哮喘持续状态"。表现为咳嗽、喘息、呼吸困难、烦躁不安、大汗淋漓，甚至出现端坐呼吸、严重发绀、语言不连贯、意识障碍、心肺功能不全的症状。属危重急症，应积极抢救，否则可出现呼吸衰竭，导致死亡。

【辅助检查】

1. 血常规检查　白细胞大多正常，合并细菌感染或哮喘持续状态时可增高，可见嗜酸性粒细胞增高。

2. 肺功能测定　主要用于5岁以上患儿。测定 FEV_1/FVC（第一秒用力呼吸容积/用力肺活量）比率和呼气峰流速值（PEFR）。

3. 胸部 X 线检查　急性期胸片正常或呈间质性改变，可有肺气肿或肺不张。

4. 过敏原检测　用多种吸入性或食物性过敏原提取液做皮肤点刺试验和皮内试验，以发现可疑过敏原。

5. 血清特异性 IgE 测定　血清或血浆中的过敏原特异性 IgE 的定性测定，对过敏原诊断有一定的价值。

6. 血气分析　对重症哮喘患儿，检测 PaO_2、$PaCO_2$ 及血 pH 值，有助于了解患儿病情，指导治疗。

【治疗要点】

治疗原则为长期、持续、规范和个体化治疗。急性发作期治疗重点是抗炎、平喘，快速缓解症状。缓解期坚持长期抗炎，降低气道反应性，避免诱发因素。

1. 祛除病因　避免接触过敏原，积极治疗和清除感染病灶，祛除各种诱发因素。

2. 药物治疗

（1）支气管扩张剂

1）β_2 受体激动剂：可松弛支气管平滑肌，稳定肥大细胞膜。常用药物有沙丁胺醇（舒喘灵）、特布他林（喘康速）等，是缓解哮喘急性症状的首选药物。

2）茶碱类药物：可抑制磷酸二酯酶而解除支气管痉挛。常用氨茶碱、缓释茶碱（舒氟美）等。

3）抗胆碱能药物：可抑制迷走神经释放乙酰胆碱，使呼吸道平滑肌松弛。常用溴化异丙托品。

（2）糖皮质激素：是目前治疗哮喘最有效的药物。作用机制是抑制炎症细胞向气道黏膜迁移，抑制细胞因子生成和炎症因子释放。常用药物有二丙酸倍氯米松（必可酮）、布地奈德（普米克）和丙酸氟替卡松、泼尼松、色甘酸钠等。

3. 哮喘持续状态的治疗

（1）患儿保持安静，必要时应用水合氯醛灌肠。慎用或禁用其他镇静剂如地西泮、氯丙嗪等，以免抑制呼吸。

（2）重症哮喘患儿宜采用面罩给氧，吸氧浓度以 40% 为宜，氧流量 4～5L/min。出现严重呼吸困难患儿可机械通气。

（3）雾化吸入或静脉应用 β_2 受体激动剂，也可静脉滴注氨茶碱，缓解支气管痉挛。病情严重时尽早静脉应用糖皮质激素。

（4）有细菌感染者选用敏感的抗生素。

（5）纠正脱水，防止痰液过黏成栓。有代谢性酸中毒可用碳酸氢钠纠正，改善 β 受体对儿茶酚胺的反应性。

4. 预防复发　避免接触过敏原，积极治疗和清除感染病灶，祛除各种诱发因素。长期正确吸入糖皮质激素是预防复发的关键。

【护理评估】

1. 健康史　评估患儿的发病年龄、季节、发病次数和频度、每次发病持续时间及程度、居住环境和喂养方式等；重点询问有无变应性鼻炎的症状，如鼻痒、眼痒、喷嚏、流清涕和鼻塞等。评估发病前有无变应原接触史或感染史，有无湿疹、变应性鼻炎、过敏、家族史，家族中有无哮喘史，了解患儿既往哮喘发作史及用药史。

2. 身体状况　评估患儿意识状况、呼吸频率、节律、深度、呼吸音、哮鸣音；评估患儿咳嗽情况、痰液性状；有无大量出汗、疲倦、发绀等；分析患儿肺功能、过敏原、血清特异性 IgE、血气分析等检查结果。

3. 心理－社会状况　了解患儿及家长的心理情况，对疾病的病因和预防知识的了解程度，有无焦虑、恐惧及其家庭经济状况。

【护理诊断 / 合作性问题】

1. 低效性呼吸型态　与支气管痉挛、气道炎症、气道阻力增加有关。

2. 清理呼吸道无效　与支气管黏膜水肿、分泌物增加、痰液黏稠、不能有效咳出有关。

3. 活动无耐力　与缺氧有关。

4. 焦虑　与哮喘反复发作有关。

5. 知识缺乏　患儿家长缺乏有关哮喘的防护知识和用药的相关知识。

6. 潜在并发症　呼吸衰竭、心力衰竭。

【护理措施】

1. 一般护理

（1）环境与体位：明确过敏原者，尽快脱离其环境。保持环境安静、温湿度适宜、定时通风换气，保持室内空气清洁。室内不宜摆放花草，避免强光及有害气味的刺激。根据病情提供舒适体位，如采用端坐位或半坐卧位，以利于呼吸和肺扩张。

（2）饮食护理：提供高热量、清淡、易消化的食物，多饮水，补充哮喘发作时丢失的水分和稀释痰液。避免进食硬、冷、油煎、辛辣食物。避免进食与哮喘发作有关的食物如鱼、虾、蟹、蛋类、奶类等。不宜饮用刺激性饮料如咖啡、可乐、汽水等。

2. 病情观察　观察患儿意识状况，呼吸频率、节律、深度，监测呼吸音、哮鸣音、肺功能状况和动脉血气分析。观察患儿咳嗽情况、痰液性状。注意患儿有无大量出汗、疲倦、发绀等。发生哮喘持续状态应给予端坐位，立即吸氧，协助医生抢救。

3. 对症护理

（1）吸氧：遵医嘱给予面罩吸氧，氧浓度 40% 为宜，氧流量 4 ～ 5L/min。氧气应温暖湿润以避免刺激气道引起气道痉挛。也可采用双鼻导管吸氧。监测动脉血气分析，使动脉血氧分压 PaO_2 维持在 70 ～ 90mmHg（9.3 ～ 12.0kPa）。

（2）促进排痰：鼓励患儿做深而慢的呼吸运动，有效咳嗽，或给予雾化或蒸汽吸入，胸部叩击、震荡等，利于分泌物排出，必要时吸痰。

（3）口腔与皮肤护理：哮喘发作时，患儿大量出汗，应勤换汗湿衣服和床单，保持皮肤清洁、干燥和舒适。协助并鼓励患儿咳痰后用温水漱口，保持口腔清洁。

（4）心理护理：患儿哮喘发作，烦躁不安时给予心理支持和安慰，消除紧张和恐惧心理，避免情绪激动。帮助患儿树立战胜疾病的信心。

4. 用药护理　观察药物的疗效和不良反应。

（1）β_2 受体激动剂：静脉滴注沙丁胺醇时需控制滴速，观察有无心动过速、低血钾、肌震颤等不良反应。

（2）茶碱类：茶碱类主要不良反应有胃肠道症状、头晕、头痛、心律失常、血压下降、兴奋呼吸中枢等，严重者可引起死亡。由于氨茶碱的有效浓度与中毒浓度很接近，故用药时宜做血药浓度监测（血液最佳浓度为 10 ～ 15μg/mL）。缓释茶碱不能嚼服，必须整片吞服。

（3）糖皮质激素：糖皮质激素吸入治疗全身不良反应少，但少数患儿可有口咽部念珠菌感染等，指导患儿吸入药物后立即用清水漱口以减轻局部不良反应。口服用药宜饭后服用，以减少对胃肠黏膜的刺激。长期应用可引起向心性肥胖、满月脸、皮肤变薄、紫纹、低血钾、肌无力等不良反应。

（4）其他：色甘酸钠吸入后少数患儿可出现咽喉不适、胸闷等。抗胆碱药吸入后可有口苦、口干感。酮替芬可引起头晕、口干、嗜睡等不良反应。

5. 健康教育

（1）疾病知识指导：指导患儿及家长了解有关哮喘的知识，如诱因、发病机制、控制目的及治疗效果等，确保患儿治疗过程中的依从性。教会患儿和家长辨认哮喘发作的早期征象、症状并掌握适当的处理方法。

（2）避免诱因：评估家庭和生活环境的过敏原并避免接触。避免接触寒冷空气，外出时应戴围巾或口罩；进行保护性隔离，避免与呼吸道感染的患者接触，以免发生感染，诱发哮喘；避免强烈的精神刺激和剧烈运动；避免持续大声喊叫等过度换气动作；不养宠物；避免接触刺激性气体及被动吸烟；在缓解期，加强体育锻炼，增强体质，提高机体免疫力。

（3）用药指导：指导家长掌握患儿常用药物的名称、剂量、用法和注意事项等，了解药物的不良反应及如何采取措施避免这些不良反应。指导患儿及家长吸入器的使用方法，掌握正确的药物吸入技术。指导患儿及家长遵医嘱用药，不得自行减量或停药。与家长共同制订长期用药管理计划，使患儿出院后不间断治疗，防止复发。

【中医概要】

本病属于中医"哮喘""哮证"范畴。发病部位主要在肺、脾、肾。中医证型分为寒痰阻肺证和痰热阻肺证。外感风寒，内伤生冷，引动伏痰，则发为寒性哮喘。外感风热，痰热壅肺则发为热性哮喘。遇气候突变、饮食不当、情志失调、劳倦等多种诱因，以致痰阻气道，肺气上逆而致哮喘发作。寒哮治法：温肺散寒，化痰平喘，方剂有射干麻黄汤加减；热哮治法：清热宣肺，化痰定喘，肃肺平喘，方剂有定喘汤加减。辨证施护强调对症护理和环境、膳食等方面的指导。

【小结】

支气管哮喘的主要特征是气道高反应性，其本质是气道慢性炎症。主要临床表现有反复发作的喘息、呼吸困难、胸闷、咳嗽等。急性发作时首选吸入短效 β_2 受体激动剂迅速缓解症状。目前治疗哮喘最有效的药物是糖皮质激素，吸入治疗是长期控制的首选方法，病情较重时给予口服或静脉用药。护理措施包括提供安静、舒适的环境（避免过敏原），吸氧，密切监测病情变化，注意药物的不良反应，并做好对症护理。

【思考题】

1. 急性上呼吸道感染患儿为什么易并发中耳炎？

2. 急性喉炎患儿为什么易发生窒息？如何急救？

3. 肺炎患儿发生哪些酸碱失衡并分析其机制？

扫一扫，查阅本章数字资源，含PPT、音视频、图片等

学习目标

【知识目标】

1. 能复述儿童消化系统解剖生理特点。

2. 能描述鹅口疮及疱疹性口炎的病因、临床特点及治疗要点。

3. 能解释婴幼儿腹泻的病因及发病机制、比较轻型腹泻和重型腹泻的临床特点、描述常见不同类型肠炎的临床特点。

4. 能阐述肠套叠、胃食管反流、先天性巨结肠、先天性胆道疾病、先天性直肠肛管畸形的病因、临床特点和治疗要点。

【能力目标】

1. 能根据大便检查结果判断婴幼儿腹泻的类型。

2. 能运用护理程序对消化系统疾病患儿实施整体护理，并开展健康教育。

【素质目标】

1. 坚持科学严谨的用药态度，坚决遵守用药原则，不滥用广谱抗生素，以免发生抗生素相关性腹泻。

2. 提高共情能力，安抚和爱护患儿，减轻患儿和家长对手术的恐惧和焦虑。

第一节　儿童消化系统解剖生理特点

一、口腔

口腔是消化道的起始端，具有吸吮、吞咽、咀嚼和感觉等功能，参与消化过程，协助发音和言语动作。足月新生儿口腔两颊有脂肪垫及发育良好的咀嚼肌，有利于吸吮活动，因此出生时已具有较好的吸吮和吞咽功能，早产儿则较差。婴幼儿口腔黏膜薄嫩，血管丰富，唾液腺不发达，唾液分泌少，故口腔黏膜干燥，易发生损伤和局部感染；3个月以下婴儿因唾液中淀粉酶分泌不足，故不宜喂淀粉类食物；婴儿唾液分泌3～4个月时开始增多，5～6个月时明显增多。由于婴儿口底浅，不能及时吞咽所分泌的全部唾液，因此常发生生理性流涎。

二、食管

婴儿的食管呈漏斗状，黏膜纤弱，腺体缺乏，弹力组织和肌层不发达，食管下端贲门括约肌发育不成熟，控制能力差，常发生胃食管反流，一般在 8～10 个月时症状消失。

三、胃

婴儿胃呈水平位，当开始直立行走后逐渐变为垂直位。胃平滑肌发育尚未完善，胃内充满液体食物后易扩张。贲门括约肌发育不成熟，而幽门括约肌发育较好，加之吸吮时常吞咽过多空气，故易发生幽门痉挛而出现呕吐。胃黏膜腺体和杯状细胞较少，分泌的盐酸和各种酶比成人少且活性低，故消化功能差。胃容量新生儿为 30～60 mL，1～3 个月时为 90～150 mL，1 岁时为 250～300 mL，5 岁时为 700～850 mL（成人约为 2000 mL），故婴儿年龄越小，喂养次数应越多，即少量多次。由于哺乳后不久幽门即开放，胃内容物逐渐流入十二指肠，故实际哺乳量常超过上述胃容量。胃排空时间因食物种类不同而异，如水 1.5～2 小时，母乳 2～3 小时，牛乳 3～4 小时。早产儿胃排空较慢，易发生胃潴留。

四、肠

儿童肠管相对比成人长，一般为身长的 5～7 倍。小肠血管丰富，绒毛发育较好，有利于消化吸收。由于儿童肠壁薄，通透性高，屏障功能差，肠内毒素、消化不全产物和过敏原易通过肠黏膜吸收进入体内，引起全身感染和变态反应性疾病。黏膜肌层发育较差，肠系膜柔软而长，黏膜下组织松弛，固定差，易发生肠扭转和肠套叠。早产儿肠蠕动协调功能差，易发生粪便滞留、排出延迟，甚至发生功能性肠梗阻。

五、肝脏

儿童年龄越小，肝脏相对越大。婴幼儿肝脏在右肋下可触及，6～7 岁以后则不易触及。婴儿肝脏结缔组织发育较差，血管丰富，肝细胞再生能力强，不易发生肝硬变。肝功能不成熟，易受各种不利因素（如缺氧、感染、中毒等）影响，可发生肝肿大和变性，影响其正常生理功能。婴儿期胆汁分泌较少，故对脂肪的消化吸收功能较差。

六、胰腺

婴儿出生时胰液分泌量少，3～4 个月时随着胰腺发育的加快而增多，6 个月以内胰淀粉酶活性较低，1 岁时接近成人。婴幼儿胰脂肪酶及胰蛋白酶的活性均较低，对脂肪和蛋白质的消化吸收功能较差。婴幼儿时期胰液及其消化酶的分泌易受天气及各种疾病影响而被抑制，导致消化不良。

七、肠道细菌

胎儿肠道内无菌，出生后数小时细菌很快从口、鼻、肛门侵入肠道，主要分布在结肠和直肠。肠道菌群受食物成分影响，单纯母乳喂养儿以双歧杆菌为主，人工喂养和混合喂养儿大肠杆菌、嗜酸杆菌、双歧杆菌及肠球菌所占比例几乎相等。正常菌群对侵入肠道的致病菌有一定的拮抗作用，并参与代谢过程，如维生素 K、叶酸及生物素的合成等。婴幼儿肠道正常菌群脆弱，易受较多内外因素影响而致菌群失调，发生消化功能紊乱。

八、健康儿童粪便

由于婴幼儿大脑皮层功能发育不完善，进食时常可引起胃 – 结肠反射，产生便意，故排便次数多于成人，每日 1～7 次；大便颜色和性状受食物成分的影响。

1. 胎粪　是由胎儿肠道脱落的上皮细胞、消化液及吞咽的羊水所组成。为墨绿色、糊状，黏稠，无臭味，多数在生后 12 小时内开始排出，若喂乳充足，2～3 天后逐渐过渡为黄色糊状便。若出生后 24 小时内无胎粪排出，应检查有无肛门闭锁等消化道畸形。

2. 母乳喂养儿粪便　呈金黄色或黄色均匀糊状，偶有细小乳凝块，无臭味，呈酸性反应，每日排便 2～4 次，一般在添加辅食后次数减少。

3. 人工喂养儿粪便　呈淡黄色或灰黄色，较干稠，因牛乳含蛋白质较多，蛋白质分解物亦较多，致粪便有臭味，有时可混有白色酪蛋白凝块，呈中性或碱性反应，每日排便 1～2 次，易发生便秘。

4. 混合喂养儿粪便　与人工喂养者相似，但较软、黄，添加谷类、蛋、肉、蔬菜、水果等辅食后，粪便性状逐渐接近成人。每日排便 1 次。

第二节　口　炎

口炎（stomatitis）是指口腔黏膜由于各种感染引起的炎症。若病变局限于舌、牙龈、口角可分别称为舌炎、牙龈炎和口角炎。本病多见于婴幼儿，可单独发病或继发于全身性疾病（急性感染、腹泻、营养不良、维生素 B 或 C 缺乏等）。感染大多数由病毒、细菌、真菌引起。不注意食具及口腔卫生，不适当擦拭口腔，饮食过热、过硬，误服腐蚀性物质使口腔黏膜受损，各种疾病导致机体抵抗力下降等均可致口炎的发生。

一、鹅口疮

鹅口疮（thrush，oral candidiasis）又称雪口病，为白色念珠菌感染所致的口腔炎症。以口腔黏膜表面有白色斑膜为特征。多见于新生儿和婴幼儿，营养不良、腹泻、长期使用广谱抗生素或激素的患儿易患本病。新生儿多由产道感染或因哺乳时乳头或奶瓶等污染而感染。

【临床表现】

口腔黏膜表面覆盖点状或片状白色乳凝块样物，可融合成大片，不易拭去，强行擦拭剥离后，局部黏膜潮红、粗糙，可有溢血。患处不痛，不流涎，不影响进食，一般无全身症状。最常见于颊黏膜，其次是舌、牙龈、上腭。重症患儿口腔可均被白色斑膜覆盖，甚至可蔓延到咽、喉、食管、气管等处，同时可伴有低热、拒食、吞咽困难。

【治疗要点】

可用 2% 碳酸氢钠溶液于哺乳前后清洁口腔；局部涂抹 10 万～20 万 U/mL 制霉菌素鱼肝油混悬溶液，每日 2～3 次。可口服肠道微生态制剂，预防和纠正肠道菌群失调，抑制真菌生长；加强营养，适量补充维生素 B_2 及维生素 C；注意奶瓶、奶嘴的消毒及卫生。

二、疱疹性口炎

疱疹性口炎（herpetic stomatitis）为单纯疱疹病毒 I 型感染所致的口腔炎症。多见于 1～3 岁婴幼儿，传染性强，可在卫生条件差的托幼机构引起小流行。

【临床表现】

起病时有发热，体温可达 38℃～40℃，1～2 天后在口腔黏膜出现单个或成簇的小疱疹，直径约 2mm，周围有红晕，迅速破溃后形成浅表溃疡，表面覆盖黄白色膜样渗出物，多个小溃疡可融合成大溃疡。常见于齿龈、颊黏膜、舌、口唇、口角和唇周皮肤等处，有时可累及软腭和咽部。局部疼痛剧烈致患儿拒食、流涎、烦躁，颌下淋巴结常有肿大和压痛。体温在 3～5 天后恢复正常，病程 1～2 周，淋巴结肿大可持续 2～3 周。

注意本病须与疱疹性咽峡炎相鉴别，后者多由柯萨奇病毒引起，常发生在夏秋季，疱疹主要分布在咽部和软腭，有时可见于舌面，但不累及齿龈和颊黏膜。

【治疗要点】

保持口腔清洁，多饮水，禁用刺激性食物及药物。可用 3% 过氧化氢溶液清洗口腔，局部可涂疱疹净抑制病毒，喷洒西瓜霜和锡类散等。疼痛严重者可在进食前局部涂抹 2% 利多卡因，发热时物理或药物降温，有继发细菌感染时可用抗生素。

三、口炎的护理

【护理评估】

1. 健康史　了解患儿有无乳具消毒不严或乳母乳头不洁史；有无营养不良、长期腹泻等全身疾病史；有无长期使用广谱抗生素和糖皮质激素等。询问患儿是否有发热、哭闹、拒乳、流涎等症状。

2. 身体状况　观察患儿口腔黏膜局部表现，注意口炎发生的部位、范围、颜色，有无水疱、溃疡。

3. 心理 - 社会状况　评估患儿是否因口腔疼痛出现拒食、哭闹，评估家长是否因患儿不能顺利进食出现焦虑。

【护理诊断 / 合作性问题】

1. 口腔黏膜受损　与口腔黏膜感染有关。

2. 疼痛　与口腔黏膜炎症、溃疡有关。

3. 体温过高　与口腔黏膜感染有关。

4. 知识缺乏　与患儿家长缺乏口炎相关知识有关。

【护理措施】

1. 一般护理　供给高热量、高蛋白、高维生素的温凉流质或半流质饮食，避免摄入刺激性食物。对因疼痛影响进食者，可在进食前局部涂抹 2% 利多卡因。对不能进食者，可管饲喂养或给予肠道外营养，以确保能量与液体的供给。患儿使用的食具应煮沸消毒或压力灭菌消毒；护士在口腔护理前后均应洗手，防止交叉感染。

2. 病情观察　观察患儿是否有发热、哭闹、拒乳、流涎等症状。观察患儿口腔黏膜局部表现，注意口炎发生的部位、范围、颜色，有无水疱、溃疡或白色乳凝块状物。评估患儿进食情况以及有无疼痛及其程度。

3. 对症护理

（1）口腔护理：鼓励患儿多饮水，进食后漱口，保持口腔黏膜湿润和清洁。对流涎者，及时清除分泌物，保持口周皮肤清洁干燥，以免引起湿疹和糜烂。根据不同病因选用 2% 碳酸氢钠溶液或 3% 过氧化氢溶液清洁口腔后涂药，年长儿可用含漱剂。

（2）发热护理：密切观察体温变化，体温超过 38.5℃时，给予松解衣物、温水洗浴等物理降温，必要时给予药物降温。

4. 用药护理　为确保局部用药达到目的，注意正确涂药。涂药前应先将纱布或干棉球放在颊黏膜腮腺管口处或舌系带两侧，以隔断唾液，然后用干棉球将病变部位表面吸干后再涂药，涂药后嘱患儿闭口 10 分钟，然后取出纱布或棉球，注意不可立即漱口、饮水或进食。

5. 健康教育　向家长介绍有关口炎发生的原因及护理方法，指导家长及患儿清洗口腔和局部涂药的方法及注意事项。指导食具专用，注意消毒隔离。纠正儿童吮指及擦拭婴儿口腔等不良习惯，培养进食后漱口、早晚刷牙的卫生习惯。宣传均衡营养对提高机体抵抗力的重要性，避免偏食、挑食，培养良好的饮食习惯。

【小结】

口炎主要是由病毒、细菌、真菌感染引起，以鹅口疮和疱疹性口炎多见，临床表现以口腔局部有白色乳凝状物和水疱、溃疡为特点，可有发热或因疼痛而哭闹、拒食、流涎等。治疗以抗感染和对症为主，护理重点为口腔局部正确用药和对症护理。

第三节　婴幼儿腹泻

案例导入

患儿，女，10 个月，因"腹泻伴发热 2 天"入院。患儿 2 天前无明显诱因出现腹泻，呈蛋花汤样便，色黄，每日 10 余次，伴发热、流涕、咳嗽、呕吐。入院前 4 小时排尿 1 次，量少。足月顺产，牛乳喂养，按时添加辅食。查体：体温 38℃，精神萎靡，哭声低微，泪少，皮肤弹性差，前囟和眼眶凹陷，口腔黏膜干燥，口唇呈樱桃红色，咽红，双肺（－），心音低钝，腹稍胀，肠鸣音 2～3 次 / 分，四肢稍凉，膝腱反射减弱。辅助检查：大便镜检偶见白细胞，血常规无明显异常，血钠 130mmol/L，血钾 3.2mmol/L，血 HCO_3^- 10mmol/L。

问题：

1. 该患儿的医疗诊断及其依据是什么？

2. 为该患儿输注首批液体时，应遵循的"三定"原则是什么？

3. 该患儿在补液过程中出现抽搐，其原因可能是什么？护士该怎样实施用药护理？

4. 该患儿经住院治疗痊愈，预出院，护士应对患儿家长实施的健康教育内容包括哪些？

婴幼儿腹泻（infantile diarrhea）又称腹泻病，是一组由多病原、多因素引起的以大便次数增多及大便性状改变为特点的消化道综合征，严重者可引起脱水和电解质紊乱。本病是我国婴幼儿最常见疾病之一，多见于 6 个月～2 岁的婴幼儿，1 岁以内约占半数，是造成儿童营养不良、生长发育障碍的主要原因之一。一年四季均可发病，以夏秋季发病率最高。

【病因】

1. 易感因素

（1）消化系统发育不成熟：胃酸和消化酶分泌不足，消化酶活性低，对食物变化的耐受性差。儿童生长发育快，所需营养物质较多，消化道负担较重，易发生消化功能紊乱。

（2）机体防御功能差：胃酸偏低，胃排空较快，对胃内细菌的杀灭能力较弱；婴儿血清免疫球蛋白及胃肠道分泌型 IgA（SIgA）较低，防御能力差，易发生肠道感染。

（3）肠道菌群失调：新生儿出生后尚未建立正常肠道菌群，改变饮食使肠道内环境改变或因使用抗生素等导致肠道菌群失调，使正常菌群对入侵肠道致病菌的拮抗作用减弱或丧失，引起肠道感染。

（4）人工喂养：家畜乳中缺乏 SIgA、乳铁蛋白、巨噬细胞、粒细胞等抗肠道感染的成分（虽有上述成分，但加热过程中被破坏），加上人工喂养的食物和食具极易被污染，故人工喂养儿肠道感染率高。

2. 感染因素

（1）肠道内感染：可由病毒、细菌、真菌和寄生虫引起，尤以病毒和细菌多见。①病毒感染：寒冷季节的婴幼儿腹泻 80% 由病毒感染引起，以轮状病毒最常见，其次为星状和杯状病毒、肠道病毒等。②细菌感染（不包括法定传染病）：以致腹泻大肠杆菌为多见，分为 5 组菌株，分别为致病性大肠杆菌（EPEC）、产毒性大肠杆菌（ETEC）、侵袭性大肠杆菌（EIEC）、出血性大肠杆菌（EGEC）和黏附－集聚性大肠杆菌（EAEC）。其次为空肠弯曲菌、耶尔森菌和沙门菌等。③真菌感染：以白色念珠菌为多见，其他有曲菌和毛霉菌等。④寄生虫感染：以蓝氏贾第鞭毛虫、阿米巴原虫和隐孢子虫等为常见。

（2）肠道外感染：如中耳炎、上呼吸道感染、肺炎、泌尿系统及皮肤感染时，可由于发热、病原体毒素、抗生素治疗、直肠局部激惹（膀胱感染）作用而并发腹泻，也可由于病原体（主要是病毒）同时感染肠道而发生腹泻。

（3）抗生素相关性腹泻：肠道外感染时长期大量使用广谱抗生素可致肠道菌群失调，肠道正常菌群减少，则耐药的金黄色葡萄球菌、变形杆菌、绿脓杆菌或白色念珠菌等可大量繁殖，可引起药物较难控制的肠炎。

3. 非感染因素

（1）饮食因素：①喂养不当：如喂养不定时、食物的成分或量不适宜、过早喂淀粉类或脂肪类食物等；②过敏：如对牛奶或大豆（豆浆）过敏；③双糖酶异常：主要为乳糖酶的缺乏或活性降低，可为原发性或继发性。肠道对糖的消化吸收不良，使乳糖积聚而引起腹泻。

（2）气候因素：天气变冷使腹部受凉，肠蠕动增加；天气过热使消化液分泌减少或口渴饮水过多，都可导致消化功能紊乱而发生腹泻。

【发病机制】

腹泻发生的机制包括渗透性腹泻（肠腔内存在大量不能被吸收的、具有渗透活性的物质）、分泌性腹泻（肠腔内电解质分泌过多）、渗出性腹泻（炎症所致的液体大量渗出）及肠道功能异常性腹泻等。临床上不少腹泻是由多种机制共同作用的结果。

1. 感染性腹泻   病原体多通过污染的食物或饮水进入消化道，也可通过污染的手、玩具、日用品或带菌者传播。当机体防御功能下降、大量微生物侵袭并产生较强毒力时即可发生腹泻。

（1）病毒性肠炎：病毒侵入肠道后，在小肠绒毛顶端的柱状上皮上复制，使小肠绒毛细胞受损，导致小肠黏膜回吸收水、电解质能力下降，肠液在肠腔内大量积聚而引起腹泻；同时，发生病变的肠黏膜细胞分泌双糖酶不足且活性降低，使肠腔内的糖类消化不全而积滞在肠腔内，并被肠道内细菌分解成小分子的短链有机酸，使肠液的渗透压增高，进一步造成水和电解质的丧失，导致水样腹泻（图 10-1）。

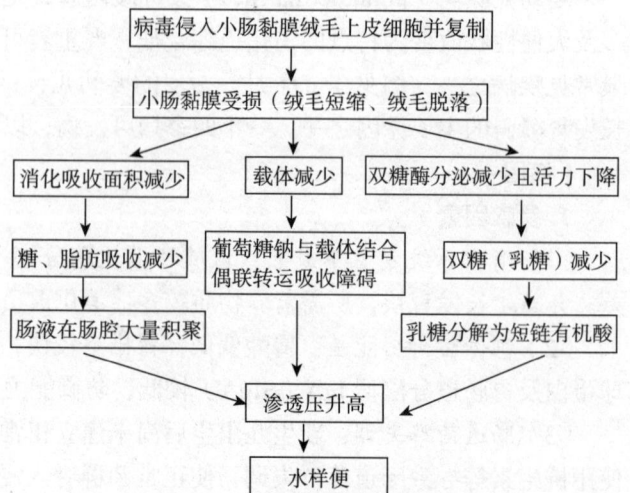

图 10-1   病毒性肠炎发病机制

（2）细菌性肠炎：感染的病原菌不同，发病机制亦不同。

1）肠毒素性肠炎：各种产生肠毒素的细菌可引起分泌性腹泻，如产毒性大肠杆菌、霍乱弧菌等。细菌侵入肠道后，一般仅在肠腔内繁殖，黏附在肠上皮细胞刷状缘，不侵入肠黏膜，主要通过释放的不耐热肠毒素和耐热肠毒素，抑制小肠绒毛上皮细胞吸收水及 Cl^-、Na^+，并促进肠腺分泌 Cl^- 增加，使小肠液量增多，超过结肠的吸收限度而发生水样腹泻（图 10-2）。

2）侵袭性肠炎：各种侵袭性细菌感染可引起渗出性腹泻，如侵袭性大肠杆菌、志贺菌属等。细菌可直接侵入小肠或结肠肠壁，使黏膜充血、水肿、炎症细胞浸润而发生渗出和溃疡等病变，患儿排出含有大量白细胞和红细胞的菌痢样粪便；由于结肠病变不能充分吸收肠液，并且某些致病菌还可产生肠毒素，故亦可产生水样腹泻（图 10-3）。

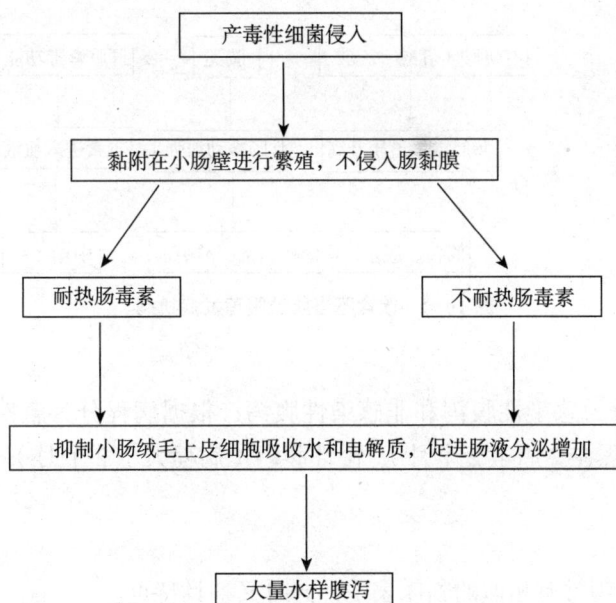

图 10-2　肠毒素性肠炎发病机制

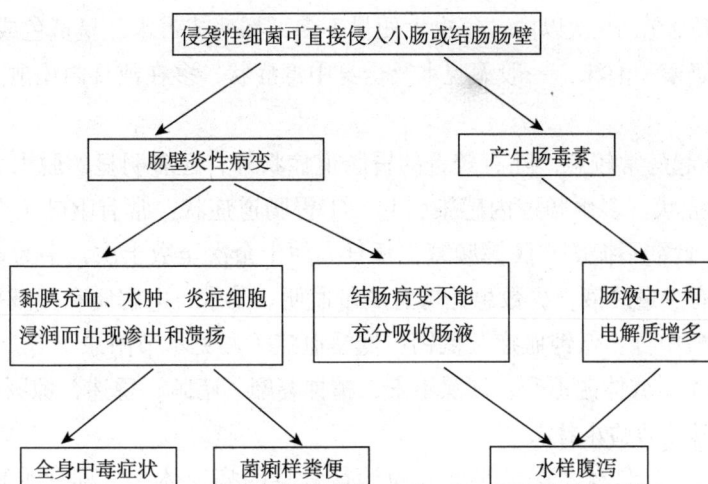

图 10-3　侵袭性肠炎发病机制

2. 非感染性腹泻　主要是由于饮食不当引起。当摄入食物的成分或量不适宜并超过消化道承受能力时，食物就不能被充分消化吸收而积滞于小肠上部，使肠腔内酸度减低，有利于肠道下部细菌上移和繁殖，食物发酵和腐败，分解产生的短链有机酸使肠腔的渗透压升高，并协同腐败性毒性产物刺激肠壁，使肠蠕动增加而引起腹泻，严重者可发生脱水和电解质紊乱。毒性产物吸收进入血液，可出现不同程度的中毒症状（图10-4）。

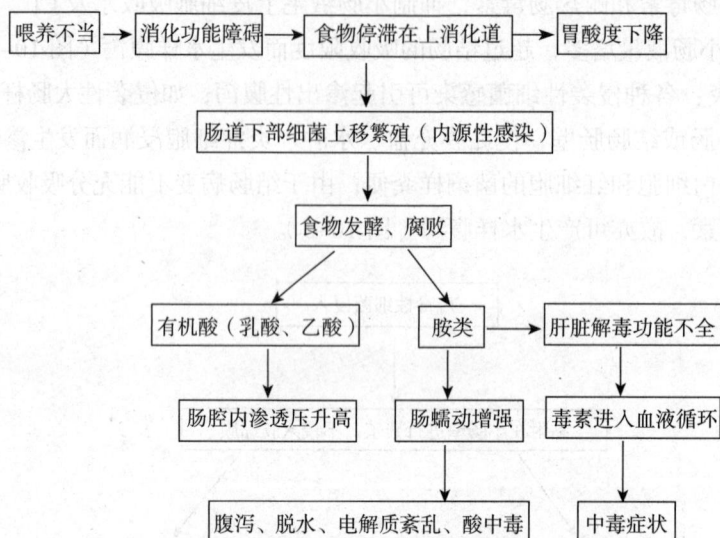

图 10-4　饮食不当所致腹泻发病机制

【临床表现】

腹泻病根据病因分为感染性腹泻和非感染性腹泻；根据病程分为急性腹泻（病程在2周以内）、迁延性腹泻（病程在2周至2个月）、慢性腹泻（病程大于2个月）；根据病情分为轻型腹泻、重型腹泻。

1. 急性腹泻

不同病因引起的腹泻常有相似的临床表现，同时又各具特点。

（1）腹泻的共同临床表现

1）轻型腹泻：起病可急可缓，以胃肠道症状为主。可出现食欲不振，偶有溢奶或呕吐。大便次数增多，一般每天在10次以内，每次大便量不多，稀薄或带水，呈黄色或黄绿色，有酸味，常见白色或黄白色奶瓣和泡沫，一般无脱水及全身中毒症状，多在数日内痊愈。多由饮食因素或肠道外感染引起。

2）重型腹泻：起病常较急，除有较重的胃肠道症状外，还有明显的脱水、电解质紊乱、酸碱失衡及全身中毒症状。多由肠道内感染引起。①胃肠道症状：常有呕吐（严重者可吐咖啡样物）、腹痛、腹胀、食欲不振等。腹泻频繁，每日大便十余次至数十次，多为黄绿色水样或蛋花汤样便，量多，可有少量黏液，少数患儿可有少量血便。②水、电解质和酸碱平衡紊乱表现：主要有脱水、代谢性酸中毒、低钾血症及低钙、低镁血症（参见本节附录）等。③全身中毒症状：发热，体温可达40℃，或体温不升，烦躁不安，精神萎靡，嗜睡，昏迷，惊厥甚至休克等。

（2）几种常见肠炎的临床特点

1）轮状病毒肠炎：是秋冬季节婴幼儿腹泻最常见的病原体，又称秋季腹泻。多见于6个月~2岁的婴幼儿。起病急，常伴有发热和上呼吸道感染症状，无明显全身中毒症状。病初即出现呕吐，大便次数多，量多，呈黄色或淡黄色，水样或蛋花汤样，无腥臭味，常并发脱水、酸中毒及电解质紊乱。本病为自限性疾病，自然病程3~8天。大便镜检偶有少量白细胞。近年报道，轮状病毒感染可侵犯多个脏器，如中枢神经系统、心肌等。

2）大肠杆菌性肠炎：多发生在夏季（5～8月）。致病性和产毒性大肠杆菌性肠炎大便呈蛋花汤样或水样，混有黏液，常伴呕吐，重者有发热、脱水、酸中毒及电解质紊乱，大便镜检无白细胞，自然病程3～7天。侵袭性大肠杆菌性肠炎可排出菌痢样黏液脓血便，有腥臭味，常伴有恶心、呕吐、腹痛和里急后重，可出现严重的全身中毒症状，如高热、意识障碍甚至休克，大便镜检有大量白细胞及数量不等的红细胞，粪便细菌培养可找到相应的致病菌。出血性大肠杆菌性肠炎大便开始为黄色水样便，后转为血水便，有特殊臭味，伴有腹痛，大便镜检有大量红细胞，常无白细胞。

3）抗生素诱发性肠炎：多继发于使用大量抗生素后，使肠道内耐药的金黄色葡萄球菌、某些梭状芽孢杆菌或白色念珠菌等大量繁殖而引起肠炎。体弱儿、长期应用肾上腺皮质激素和免疫功能低下者多见。金黄色葡萄球菌性肠炎大便为暗绿色，量多、带有黏液，少数为血便，伴有全身中毒症状，甚至休克，大便镜检有大量脓细胞和成簇的革兰染色阳性球菌，培养有葡萄球菌生长，凝固酶阳性；伪膜性小肠结肠炎是由梭状芽孢杆菌引起，重症大便呈黄绿色水样便，可有伪膜排出，大便带血，伴有腹痛、腹胀和全身中毒症状，甚至发生休克；真菌性肠炎多由白色念珠菌引起，大便次数增多，呈黄色稀便，泡沫较多，带有黏液，有时可见豆腐渣样细块（菌落），常伴鹅口疮，大便镜检有真菌孢子和菌丝。

2. 迁延性腹泻和慢性腹泻 病因复杂，多与营养不良和急性期治疗不彻底有关。表现为腹泻迁延不愈，病情反复，大便次数和性状不稳定，严重时可出现水电解质紊乱。以人工喂养、营养不良儿为多见，由于营养不良儿患腹泻易迁延不愈，腹泻又加重营养不良，两者互为因果，形成恶性循环，最终引起免疫功能低下，继发感染，导致多脏器功能异常。

3. 生理性腹泻 多见于6个月以内的婴儿，外观虚胖、常伴湿疹，生后不久出现腹泻，但除大便次数增多以外，没有其他症状，食欲好，不影响生长发育，添加辅食后大便逐渐转为正常。可能为乳糖不耐受的一种类型。

【辅助检查】

1. 大便检查 肉眼检查大便性状、颜色等改变；大便镜检无或偶见白细胞，常为侵袭性细菌以外的病因所致，有较多白细胞常为各种侵袭性细菌感染所致。

2. 病原学检查 细菌性肠炎大便培养可检出致病菌；真菌性肠炎大便镜检可见真菌孢子和菌丝；病毒性肠炎可做病毒分离等检查。

3. 血液检查

（1）血常规：细菌感染常有白细胞总数及中性粒细胞增高；病毒感染常有白细胞总数正常或降低及淋巴细胞增高，寄生虫感染或过敏性病变常有嗜酸性粒细胞增高。

（2）血生化：可有血清钾、钙降低，血钠高低根据脱水性质而异；根据碳酸氢盐可判断酸碱失衡的性质及程度。

【治疗要点】

腹泻的治疗原则是调整饮食，纠正水、电解质紊乱和酸碱平衡紊乱，合理用药，控制感染，预防并发症。

1. 急性腹泻

（1）调整饮食：强调继续进食，根据患儿病理生理状况、消化吸收功能、平时的饮食习惯等进行合理调整，以满足生理需要，补充疾病消耗，缩短腹泻后的康复时间。具体内容见护理措施。

（2）纠正水、电解质和酸碱平衡紊乱：口服补液盐液（ORS）用于腹泻时预防脱水及纠正轻、中度脱水；中、重度脱水、吐泻严重或腹胀的患儿需要静脉补液；经补液后仍有酸中毒症状者（重度酸中毒），补充碳酸氢钠；纠正低钾、低钙和低镁血症。具体内容见本节附录。

（3）药物治疗

1）控制感染：水样便腹泻患儿（约占 70%）多为病毒及非侵袭性细菌所致，一般不用抗生素，但如伴有明显中毒症状但不能用脱水解释者，尤其是重症患儿、小婴儿等应选用抗生素；黏液脓血便患儿（约占 30%）多为侵袭性细菌引起，应根据临床特点，针对病原菌经验性选用抗生素，再根据大便细菌培养和药敏试验结果进行调整。抗生素诱发性肠炎应立即停用原来使用的抗生素，根据情况可选用万古霉素、新青霉素、抗真菌药物等。

2）微生态疗法：有助于恢复肠道正常菌群的生态平衡，抵御病原菌侵袭，控制腹泻。常用双歧杆菌、嗜酸乳杆菌、粪链球菌等制剂。

3）肠黏膜保护剂：能吸附病原体和毒素，维持肠黏膜的吸收和分泌功能，与肠道黏液糖蛋白相互作用可增强其屏障功能，阻止病原菌的侵袭。常用蒙脱石粉（思密达）。

4）对症治疗：腹泻避免用止泻剂，以免增加细菌的繁殖和毒素的吸收；腹胀明显者可肌注新斯的明或肛管排气，低钾引起者可静脉补钾；呕吐严重者可肌注氯丙嗪或针刺足三里等。

5）补充锌剂：世界卫生组织建议，对于急性腹泻患儿应给予口服元素锌，6 个月以上患儿每日 20mg，6 个月以下患儿每日 10mg，疗程 10～14 天。

2. 迁延性、慢性腹泻　常伴营养不良或其他并发症，病情较为复杂，必须采取综合治疗措施。积极寻找引起病程迁延的原因，针对病因进行治疗；切忌滥用抗生素，避免引起顽固的菌群失调；合理喂养，补充微量元素和维生素；应用微生态制剂和肠黏膜保护剂；可配合中药、推拿、针灸等治疗。

【护理评估】

1. 健康史　了解患儿喂养史，如喂养方式、人工喂养者哺喂乳品种类、冲调浓度、喂哺次数及量、添加辅食及断乳情况；有无不洁饮食史及食物过敏史；有无腹部受凉或过热致饮水过多；有无上感、肺炎、泌尿系统感染等肠道外感染疾病史；有无长期使用广谱抗生素和糖皮质激素史等。了解腹泻开始时间、大便次数、量、性状、颜色、气味；有无发热、呕吐、腹胀、腹痛、里急后重等不适；婴幼儿若每次大便量少，含黏液脓血，大便前后有哭闹，多提示患儿伴有里急后重。

2. 身体状况　评估患儿生命体征；评估患儿有无眼窝及前囟凹陷、皮肤弹性改变、口唇黏膜是否干燥等，评估尿量，判断患儿脱水程度，检查肛周皮肤有无发红、破损；了解患儿各项辅助检查结果和临床意义，判断患儿脱水性质，有无低钾血症、低钙血症或低镁血症，有无代谢性酸中毒。

3. 心理 - 社会状况　评估家长的心理状态及对疾病的认知程度，是否缺乏儿童喂养及护理知识；评估患儿家庭居住环境、经济状况、家长的卫生习惯等。

【护理诊断 / 合作性问题】

1. 腹泻　与感染、喂养不当、肠道功能紊乱等有关。

2. 体液不足　与腹泻、呕吐致体液丢失过多和摄入不足有关。

3. 营养失调（低于机体需要量）　与腹泻、呕吐使液体丢失过多和摄入不足有关。

4. 体温过高　与肠道感染有关。

5. 有皮肤完整性受损的危险　与大便次数增多刺激臀部皮肤有关。

6. 潜在并发症　代谢性酸中毒、低钾血症等。

7. 知识缺乏　与患儿及家长缺乏腹泻病相关知识有关。

【护理措施】

1. 一般护理

（1）休息和环境：保持病室安静，温湿度适宜，保证患儿休息，减少能量的消耗。保持病室清洁卫生，感染性腹泻与非感染性腹泻患儿分室收住，防止交叉感染。

（2）饮食护理：限制饮食过严或禁食过久易造成营养不良，并发酸中毒，影响生长发育，故应根据患儿病情，合理安排饮食，减轻胃肠道负担，恢复消化功能。腹泻患儿除严重呕吐者暂禁食4～6小时（不禁水）外，均应继续进食。母乳喂养儿应继续哺乳，暂停辅食；人工喂养儿可给米汤、稀释的牛奶、酸奶或其他代乳品；病毒性肠炎患儿多有双糖酶缺乏，对可疑病例暂停乳类喂养，改为豆制代乳品、发酵奶或去乳糖配方奶粉以减轻腹泻，缩短病程。年长儿给清淡易消化半流质食物，如粥、面条等，少量多餐，随着病情的稳定和好转逐渐过渡到正常饮食；腹泻停止后逐渐恢复营养丰富的饮食，并每日加餐1次，共2周，以满足生长发育的需要。

2. 病情观察

（1）观察大便情况：观察并记录大便次数、量、颜色、性状，采集标本时注意取有黏液脓血的部分，及时送检。做好动态观察，为治疗和制定输液方案提供可靠依据。

（2）监测生命体征：观察脉搏、血压、体温的变化及末梢循环情况，及早发现休克症状，及时抢救。

（3）观察水电解质和酸碱平衡紊乱情况：观察脱水程度和性质，注意观察有无代谢性酸中毒、低钾血症及低钙、低镁血症等表现，如有及时通知医生并处理。

3. 对症护理

（1）纠正水、电解质和酸碱平衡紊乱：参见本节附录。

（2）降温：密切观察体温变化并记录，体温过高时给患儿多饮水，及时擦干汗液、更换衣服，采取温水擦浴等物理降温方法，必要时药物降温。

（3）皮肤护理：选用吸水性强的柔软布类尿布，勤更换，避免使用不透气塑料布或橡胶布；每次便后用温水清洗臀部并擦干，以保持皮肤清洁干燥；局部皮肤发红涂以5%鞣酸软膏或40%氧化锌油并按摩片刻，促进局部血液循环；局部皮肤发红有渗出或溃疡者，可采用暴露疗法或灯光照射，使局部皮肤保持干燥，促进创面愈合。

4. 用药护理　婴幼儿选用氨基糖苷类时要慎重，以免引起听力或肾脏损害。服用微生态制剂时注意水温不要超过40℃，最好与抗生素间隔服用。蒙脱石散使用时要用50 mL温水化开，不要过稠或过稀。

5. 健康教育

（1）向家长讲解腹泻的相关知识。告之家长正确使用ORS液的方法和注意事项，指导如何观察病情变化，以便更好地配合治疗。

（2）指导合理喂养，宣传母乳喂养的优点，避免在夏季断奶，按时逐步添加辅食，防止饮食结构突然变动。注意饮食卫生，食物要新鲜，食具要定时消毒，培养儿童饭前便后要洗手的卫生习惯。患儿的尿布和便盆要清洁消毒。

（3）加强体育锻炼，提高机体抵抗力；注意气候变化，防止受凉或过热；避免滥用广谱抗生素，以免引起肠道菌群失调。

【中医概要】

本病属于中医"泄泻"范畴。病因以感受外邪、饮食所伤、脾胃虚弱为多见；病变脏腑在脾胃；病机为脾虚湿盛，脾失健运，升降失调，清浊不分，合污而下，而成泄泻。治疗以运脾化湿为原则，如湿热泻清热化湿，方选葛根芩连汤加减；风寒泻散寒化湿，方选藿香正气散加减；伤食泻消食导滞，方选保和丸加减；脾虚泻益气健脾，方选参苓白术散加减。还可配合使用推拿、针灸、外治法等进行治疗。辨证施护强调膳食护理、皮肤护理。

附：儿童体液平衡特点和婴幼儿腹泻的液体疗法

体液是人体的重要组成部分，保持体液平衡是维持生命的重要条件。体液平衡包括维持水、电解质、酸碱度和渗透压的正常，主要依赖神经、内分泌系统和肺、肾等器官的调节。由于儿童体液占体重比例较大、体液代谢旺盛、体液平衡调节功能不成熟等生理特点，体液平衡易受疾病、外界环境的影响而发生紊乱，严重者可危及生命，因此液体疗法在儿科治疗和护理中非常重要。

一、儿童体液平衡特点

（一）儿童体液的总量相对较多

体液由细胞内液、间质液、血浆三部分组成。后两者合称为细胞外液。细胞内液和血浆液量相对稳定，间质液变化较大。年龄越小，体液总量相对越多，间质液所占比例也越大，而血浆和细胞内液的比例与成人相近（表 10-1）。

表 10-1 不同年龄的体液分布（占体重的百分比 %）

年龄	体液总量	细胞内液	细胞外液	
			血浆	间质液
足月新生儿	78	35	6	37
1 岁	70	40	5	25
2～14 岁	65	40	5	20
成人	55～60	40～45	5	10～15

（二）儿童体液的电解质组成与成人相似

除新生儿出生数日内血钾、氯、磷和乳酸偏高，血钠、钙和碳酸氢盐偏低外，儿童体液的电解质组成与成人相似。细胞外液中主要的电解质是 Na^+、Cl^-、HCO_3^- 等离子，其中 Na^+ 占该区阳离子总量的 90% 以上，对维持细胞外液的渗透压起主要作用；细胞内液中主要的电解质是 K^+、Mg^{2+}、HPO_4^{2-} 等离子和蛋白质，K^+ 大部分处于离解状态，维持细胞内液的渗透压。

（三）水的需要量相对较大，交换率高

正常人体内水的出入量保持动态平衡，以维持体液的平衡。水的需要量与热量消耗成正比。儿童生长发育快、新陈代谢旺盛，摄入热量、蛋白质和经肾排出的溶质量均较多，体表面积相对较大、呼吸频率快，不显性失水较多。儿童年龄越小，水的需要量越大，每日水的出入量相对越多。婴儿每日水的交换量为细胞外液量的 1/2，而成人仅为 1/7，可见婴儿体内水的交换率比成人快 3～4 倍。因此儿童对缺水的耐受性比成人差，在病理情况下较成人更易发生脱水。

（四）体液平衡调节功能不成熟

肾脏的浓缩和稀释功能对体液平衡调节起着重要作用。儿童年龄越小，肾脏功能越不成熟，对体液平衡的调节作用越差。婴儿肾脏的浓缩功能不成熟，只能将尿液浓缩到渗透压 700mOsm/L，而成人可达 1400 mOsm/L。儿童每排出 1mmol 溶质需带出 1～2mL 水，而成人仅需 0.7mL。

故儿童在排泄同量溶质时需水量较成人多，尿量也相对较多。儿童肾脏的稀释功能相对较好，但由于肾小球滤过率低，水的排泄速度较慢，若摄入水量过多易致水肿和低钠血症。另外，儿童肾脏排钠、排酸和产氨能力均较差，易发生高钠血症和酸中毒。肺脏、神经和内分泌系统以及血浆中的缓冲系统对体液平衡的调节也起一定的作用，但由于儿童各器官系统的功能不成熟，体液调节功能较差，因此很容易出现水、电解质和酸碱平衡紊乱。

二、婴幼儿腹泻常见的水、电解质和酸碱平衡紊乱

（一）脱水

脱水是指水分摄入不足或丢失过多造成的体液总量，尤其是细胞外液量的减少。脱水时除水分丢失外，尚有钠、钾和其他电解质的丢失。

1. 脱水程度　指患病以来累积的体液损失量。体液损失量占体重的比例常根据精神状态、前囟、眼窝的凹陷程度，皮肤黏膜的干燥程度，皮肤弹性，循环情况及尿量等临床表现综合分析判断，将脱水分为轻度、中度和重度。不同性质的脱水其临床表现不尽相同，以等渗性脱水为例介绍脱水的表现及分度（表10-2）。另外，同等情况下营养不良患儿因皮下脂肪少、皮肤弹性差，脱水程度容易估计过高，而肥胖儿脱水程度容易估计过低，临床实践时应予以注意。

表 10-2　等渗性脱水的临床表现与分度

	轻度	中度	重度
失水量占体重比例	< 5%	5% ～ 10%	> 10%
累积损失量	30 ～ 50mL/kg	50 ～ 100mL/kg	100 ～ 120mL/kg
精神状态	稍差	萎靡或烦躁	昏睡或昏迷
皮肤弹性	稍差	差	极差或消失
前囟和眼窝	稍凹陷	明显凹陷	深度凹陷
口腔黏膜	稍干燥	干燥	极度干燥
眼泪	有	少	无
尿量	稍减少	明显减少	极少或无尿
外周循环	四肢温	四肢稍凉	四肢厥冷
休克症状	无	无	有

2. 脱水性质　指脱水后现存体液渗透压的情况。不同原因引起的脱水，水与电解质丢失的比例不同，导致体液渗透压发生不同的变化。钠是决定细胞外液渗透压的主要成分，所以根据血清钠的水平将脱水性质分为等渗性脱水、低渗性脱水和高渗性脱水三种类型。其中以等渗性脱水最常见，其次为低渗性脱水，高渗性脱水少见。

（1）等渗性脱水：水和电解质成比例丢失，血清钠在 130 ～ 150mmol/L，血浆渗透压正常，脱水后体液仍呈等渗状态。多见于急性腹泻、呕吐、胃肠引流、肠瘘及短期饥饿所致的脱水。由于等渗性脱水丢失的体液主要是细胞外液，故临床表现主要为一般脱水症状（表10-2）。

（2）低渗性脱水：电解质的丢失多于水分的丢失，血清钠 < 130mmol/L，血浆渗透压降低，脱水后细胞外液呈低渗状态，导致水分由细胞外向细胞内转移，造成细胞外液量进一步减少和细胞内水肿。多见于营养不良伴慢性腹泻、腹泻时补充过多的非电解质溶液或饮水过多而摄入钠盐

极少的患儿。低渗性脱水时丢失的体液主要是细胞外液，脱水症状较其他两种类型重，更容易发生血压降低甚至循环衰竭。神经细胞水肿者可出现头痛、烦躁不安、嗜睡、惊厥或昏迷等神经系统症状。

（3）高渗性脱水：水分的丢失多于电解质的丢失，血清钠＞150mmol/L，血浆渗透压增高，脱水后细胞外液呈高渗状态，导致水分由细胞内向细胞外转移，造成细胞内脱水，而细胞外液得到部分补偿，血容量变化不大。多见于腹泻伴高热、不显性失水增多而给水不足（如昏迷、发热、呼吸增快、光疗或红外线辐射保温、早产儿等）、腹泻时补充过多等渗或高渗液体的患儿。由于高渗性脱水丢失的体液主要是细胞内液，脱水症状较其他两种类型轻，表现为烦渴、高热、烦躁、惊厥、昏迷、神经细胞脱水、脑血管扩张甚至破裂出血。不同性质脱水的鉴别要点见表10-3。

（二）代谢性酸中毒

正常情况下血液的 pH 值维持在 7.35 ～ 7.45，若 pH 值＜ 7.30 称为酸中毒，pH 值＞ 7.45 称为碱中毒。代谢性酸中毒是婴幼儿腹泻最常见的酸碱平衡紊乱类型。主要是 H^+ 增加或 HCO_3^- 减少所致。

1. 常见原因　①腹泻丢失大量碱性肠液；②进食少及肠吸收不良导致摄入热量不足，体内脂肪分解增加，产生大量酮体；③脱水致血容量减少，血液浓缩，血流缓慢，组织缺氧致乳酸堆积；④肾血流量不足，尿量减少，导致酸性代谢产物排出减少，堆积体内等。因此，腹泻患儿常伴有酸中毒，一般脱水越重，酸中毒也越重。

2. 临床表现　根据血液 HCO_3^- 的测定结果，将酸中毒分为轻（18 ～ 13mmol/L）、中（13 ～ 9mmol/L）、重（＜ 9mmol/L）三度。轻度酸中毒症状体征不明显；中度酸中毒可出现呼吸深快、口唇呈樱桃红色、精神萎靡、嗜睡或烦躁不安等典型症状；重度酸中毒症状体征进一步加重，出现恶心呕吐，呼气有酮味，心率加快，嗜睡或昏迷。新生儿及小婴儿可表现为精神萎靡、面色苍白、拒食等，而呼吸改变并不典型。

表 10-3　不同性质脱水的鉴别要点

	等渗性脱水	低渗性脱水	高渗性脱水
主要原因	急性腹泻、呕吐、胃肠引流	营养不良伴腹泻；腹泻时补充含钠液过少	腹泻伴高热；腹泻时补充含钠液过多
水、电解质丢失比例	水电解质成比例丢失	电解质丢失多于水分	水分丢失多于电解质
血钠浓度（mmol/L）	130 ～ 150	＜ 130	＞ 150
主要的体液丢失	细胞外液	细胞外液	细胞内液
临床表现	一般脱水征	脱水征 + 循环衰竭	烦渴 + 神经系统症状

（三）常见电解质平衡紊乱

1. 低钾血症　正常血清钾浓度为 3.5 ～ 5.5mmol/L，当血清钾＜ 3.5mmol/L 时为低钾血症。

（1）常见原因：①呕吐、腹泻丢失大量钾盐。②进食少，钾摄入不足。③肾脏保钾功能差，缺钾时仍有一定量的钾继续排出，故腹泻患儿多有不同程度的低钾。④脱水、酸中毒未纠正前，由于血液浓缩，酸中毒时钾由细胞内转向细胞外，尿少而致钾排出量减少等原因，体内钾总量虽减少，但血清钾浓度多正常；随着脱水、酸中毒被纠正，血容量增加和血钾被稀释，酸中毒纠正后钾从细胞外向细胞内转移，输入的葡萄糖合成糖原时消耗钾，尿量增多后钾排出增加，大便继续丢失钾等原因使血钾迅速降低。

（2）临床表现：①神经肌肉兴奋性降低：如精神萎靡、反应低下、肌肉无力、腱反射减弱或消失、腹胀、肠鸣音减弱或消失。②心脏损害：如心率增快、心音低钝、心律失常、血压降低等，心电图显示 S-T 段下降，T 波降低、双向或倒置，出现 U 波等。③肾脏损害：口渴、多饮、多尿、夜尿等。

2. 低钙、低镁血症 常见于腹泻、营养不良或有活动性佝偻病的患儿。常见原因为腹泻患儿丢失钙、镁，进食少及吸收不良，脱水、酸中毒的纠正。脱水、酸中毒未纠正前，由于血液浓缩和离子钙增加，可不出现低钙表现；当脱水、酸中毒纠正后，离子钙减少，出现手足搐搦或惊厥。补钙无效时应考虑低镁血症的可能。

三、婴幼儿腹泻液体疗法常用溶液

（一）非电解质溶液

常用 5% 或 10% 的葡萄糖溶液。5% 的葡萄糖溶液为等渗溶液，10% 的葡萄糖溶液为高渗溶液，由于葡萄糖输入体内后，逐渐被氧化成二氧化碳和水，或转变成糖原储存于体内，主要用于补充水分和提供能量，不能起到维持血浆渗透压的作用，故视为无张力溶液。

（二）电解质溶液

主要用于补充体液、电解质，纠正体液的渗透压和酸碱平衡失调。

1. 生理盐水（0.9% 的氯化钠溶液） 为等渗溶液，其 Na^+ 和 Cl^- 之比为 1∶1，而血浆中二者之比为 3∶2，故输入过多可致高氯性酸中毒。

2. 复方氯化钠溶液 即林格（Ringer）液，每 100mL 含 0.86% 氯化钠、0.03% 氯化钾和0.03% 氯化钙，是等渗溶液，作用与生理盐水相似，且不会因输液而发生低血钾和低血钙，但Cl^- 含量高，不宜大量使用。

3. 碱性溶液 用于纠正酸中毒。①碳酸氢钠溶液：5% 的碳酸氢钠溶液为高渗溶液，可用 5%或 10% 葡萄糖溶液稀释 3.5 倍，即成为 1.4% 的碳酸氢钠溶液，为等渗溶液。②乳酸钠溶液：11.2% 的乳酸钠溶液稀释 6 倍即成为 1.87% 乳酸钠溶液，为等渗溶液。乳酸钠进入人体后需在有氧条件下，经肝脏代谢转变为 HCO_3^- 才能发挥作用，患儿缺氧、休克、心衰、肝功能异常及未成熟儿均不宜使用，临床少用。

4. 氯化钾溶液 用于纠正低钾血症。常用 10% 的氯化钾溶液，静脉滴注时需稀释为0.2% ~ 0.3% 的浓度，不可直接静脉推注，以免发生心肌抑制而死亡。

（三）混合溶液

为了满足不同情况的补液需要，常把各种不同渗透压的溶液按不同比例配制成混合溶液。常用混合溶液的组成见表 10-4，常用混合溶液的配制见表 10-5。

表 10-4 常用混合溶液的组成

溶液种类	0.9% 氯化钠溶液	5% 或 10% 葡萄糖溶液	1.4% 碳酸氢钠溶液	张力	Na^+∶Cl^-
2∶1 液	2 份	–	1 份	等张	3∶2
1∶1 液	1 份	1 份	–	1/2 张	1∶1
1∶2 液	1 份	2 份	–	1/3 张	1∶1
1∶4 液	1 份	4 份	–	1/5 张	1∶1
2∶3∶1 液	2 份	3 份	1 份	1/2 张	3∶2
4∶3∶2 液	4 份	3 份	2 份	2/3 张	3∶2

表 10-5　常用混合溶液的配制

溶液种类	10% 氯化钠溶液（mL）	5% 碳酸氢钠溶液（mL）	5% 或 10% 葡萄糖溶液（mL）
2：1 液	30	47	加至 500
1：1 液	20	–	加至 500
1：2 液	15	–	加至 500
1：4 液	10	–	加至 500
2：3：1 液	15	24	加至 500
4：3：2 液	20	33	加至 500

注：①为了配制方便，加入的各液体量均取整数，配成的溶液浓度为近似值。②1：4 液 500mL 加入 10% 氯化钾溶液 7.5mL 配制成的液体即为生理维持液。

（四）口服补液盐（ORS）

口服补液盐是世界卫生组织推荐治疗急性腹泻合并脱水的一种口服溶液，具有纠正脱水、酸中毒及补钾的作用。WHO 2002 年推荐的低渗透压口服补液盐新配方为：氯化钠 2.6g，枸橼酸钠 2.9g，氯化钾 1.5g，葡萄糖 13.5g，加水至 1000mL 配制而成，总渗透压为 245mOsm/L。

四、婴幼儿腹泻液体疗法

液体疗法的目的是维持或纠正体内已经存在的水、电解质和酸碱平衡紊乱，恢复机体的正常生理功能。补液总量包括累积损失量、继续损失量和生理需要量三部分，补液方法包括口服补液法和静脉补液法。

（一）口服补液法

ORS 液适用于预防和治疗轻中度脱水而无呕吐、腹胀的急性腹泻患儿。累积损失量轻度脱水按 50mL/kg、中度脱水按 100mL/kg 补充，于 4 小时内服完；继续损失量根据实际丢失量补给，一般按照每次大便后 10mL/kg 补充。在补充继续损失量和生理需要量时需适当稀释。

（二）静脉补液

适用于严重呕吐、腹泻伴中、重度脱水的患儿。主要用以快速纠正水、电解质和酸碱平衡紊乱。在实施静脉补液前首先根据脱水程度、性质确定补液总量、补液种类和补液速度，即进行三定（定量、定性和定时）。补液过程中应遵循"先盐后糖、先浓后淡、先快后慢、见尿补钾、见惊补钙"原则。

1. 第 1 天补液方案

（1）纠正脱水：见表 10-6。

1）补液总量（定量）：包括累积损失量、继续损失量和生理需要量。①累积损失量：指发病后至补液时所损失的液体量。补液量根据脱水程度而定，即轻度脱水 30 ～ 50mL/kg，中度 50 ～ 100 mL/kg，重度 100 ～ 120mL/kg。②继续损失量：指补液开始后，由于腹泻、呕吐、胃肠引流等继续损失的液体量。应按实际损失量补充，一般按每日 10 ～ 40mL/kg 补充。③生理需要量：指补充基础代谢所需液体量。按每日 60 ～ 80mL/kg 补充，尽量口服。

综合以上三部分液量，第 1 天的补液总量为：轻度脱水为 90 ～ 120mL/kg，中度脱水为 120 ～ 150 mL/kg，重度脱水为 150 ～ 180 mL/kg，学龄前儿童及学龄儿童应酌减 1/4 ～ 1/3。

2）补液种类（定性）：根据脱水性质而定，一般等渗性脱水用 1/2 张含钠液，低渗性脱水用

2/3 张含钠液，高渗性脱水用 1/3 张含钠液。若临床判断脱水性质有困难时，可先按等渗性脱水处理。

3）补液速度（定时）：主要取决于脱水程度和继续损失的量和速度，对重度脱水有明显周围循环衰竭者先扩容，用 2：1 液 20 mL/kg（总量不超过 300mL）30～60 分钟内快速静滴；如酸中毒严重，可用 1.4% 的碳酸氢钠溶液代替 2：1 液纠酸、扩容。累积损失量（扣除扩容液量）约为总液量的 1/2，在 8～12 小时内补完，余量（继续损失量和生理需要量）在后 12～16 小时补完。

表 10-6　液体疗法的定量、定性与定时

		累积损失量	继续损失量	生理需要量
定量	轻度脱水	30～50mL/kg		
	中度脱水	50～100mL/kg	10～40mL/kg	60～80mL/kg
	*重度脱水	100～120mL/kg	（30mL/kg）	
定性	低渗性脱水	2/3 张		
	等渗性脱水	1/2 张	1/3～1/2 张	1/4～1/5 张
	高渗性脱水	1/3 张		
定时		*于 8～12 小时内输入 8～10mL/kg·h	在补完累积损失量后的 12～16 小时内输入 5mL/kg·h	

＊注：重度脱水时应先扩容

（2）纠正酸中毒：因纠正脱水的混合液体中已含有一部分碱性溶液，输入体内后，随着循环和肾功能改善，轻度酸中毒即可纠正。如经处理后酸中毒不能纠正，可根据临床症状和血气分析结果补充。一般主张 pH < 7.3 时静脉补充碱性液体（首选碳酸氢钠溶液）。所需 5% 碳酸氢钠溶液量（mL）=（-BE）×0.5× 体重（kg），使用时一般要稀释为 1.4% 的等渗溶液，先给计算量的 1/2，根据治疗效果和复查血气后再决定是否继续用药。在紧急情况或无条件进行血气分析时，可按提高血浆 HCO_3^- 5mmol/L 用 5% 碳酸氢钠溶液 5 mL/kg 进行计算，必要时可间隔 2～4 小时重复应用。

（3）纠正低钾血症：补钾量每日 100～300mg/kg（即 10% 氯化钾溶液 1～3 mL/kg），浓度一般不超过 0.3%，每日静脉补钾时间不得少于 6～8 小时，见尿后将钾盐均匀分配于全日静脉液体中静滴（见尿补钾），剩余量可以口服。切忌钾盐直接静脉推注，导致血钾升高，引起患儿心脏骤停而死亡。

（4）纠正低钙和低镁血症：补液过程中出现手足搐搦时可用 10% 葡萄糖酸钙溶液每次 1～2 mL/kg（最大 ≤ 10 mL），加入到等量的 5% 或 10% 的葡萄糖溶液中静脉推注，速度要慢（大于 10 分钟）。补钙后手足搐搦未见好转而加重应考虑低镁血症，用 25% 的硫酸镁按每次 0.1～0.2mg/kg 深部肌内注射，每日 2～3 次，症状缓解后停用。

2. 第 2 天及以后的补液　经过第 1 天补液后，脱水和电解质紊乱基本纠正，第 2 天和以后主要是补充继续损失量和生理需要量，可改为口服补液。如腹泻仍频繁或口服量不足者，需要静脉补液。补液量根据吐泻及进食情况进行估算，继续损失量一般用 1/3～1/2 张含钠液，生理需要量可用 1/5～1/4 张含钠液（含 0.15% 氯化钾），仍要注意继续补钾和纠正酸中毒。

五、婴幼儿腹泻液体疗法的护理

（一）补液前的准备

迅速做好补液前的各项准备工作，包括全面了解患儿的病史、病情、补液目的及临床意义；做好家长和患儿的解释工作以取得配合；熟悉常用液体的配制方法，准备好所用液体。

（二）补液过程中注意事项

1. 掌握输液速度 按医嘱全面安排好 24 小时的液体总量，明确每小时输入量，计算出每分钟输液滴数，防止输液速度过快或过慢，有条件最好使用输液泵。

2. 密切观察病情 注意观察生命体征，若患儿出现烦躁不安、脉搏加快、呼吸加快时，应警惕是否输液过量、速度过快、张力过高以及发生心力衰竭和肺水肿等；密切观察患儿有无酸中毒、低钾血症及低钙、低镁血症表现，如有及时发现、及时处理；准确记录 24 小时液体出入量。

3. 注意观察疗效 注意观察患儿的精神状态、有无口渴、皮肤黏膜干燥程度、眼窝及前囟的凹陷程度、尿量，观察输液效果。若输液合理，一般于补液后 3 ～ 4 小时应排尿，表明血容量已恢复；若补液后 12 ～ 24 小时眼窝凹陷消失，口腔湿润，无口渴，则表明脱水已被纠正；若补液后尿量多而脱水未纠正，多由于输入液体中葡萄糖溶液比例过高而致，宜增加电解质比例；若补液后出现眼睑水肿，说明电解质溶液比例过高或输液量过多。

4. 用药护理 补充碱性液体时避免漏出血管外，以防局部组织坏死；当脱水、酸中毒纠正后更容易出现低钾血症，应遵循"见尿补钾"的原则，严格掌握补钾的浓度和速度，不能直接静脉推注；出现低钙惊厥，静脉推注钙剂时宜慢。

【小结】

腹泻病是儿童时期重点防治的常见病之一，可分为感染性腹泻（主要由病毒、细菌感染引起的肠炎）和非感染性腹泻（主要由饮食因素和气候因素引起）。临床表现以大便次数增多和性状改变为特点，严重者可出现水、电解质及酸碱平衡紊乱。治疗和护理重点为调整饮食，纠正水、电解质及酸碱平衡失调和皮肤、输液护理。儿童液体疗法时首先根据病情进行"三定"，然后严格遵守补液原则，将液体分期分批输入，严格掌握输液速度，注意观察病情变化，记录 24 小时液体出入量。

第四节　肠套叠

肠套叠（intussusception）是指部分肠管及其肠系膜套入邻近肠腔内造成的一种肠梗阻，是婴幼儿时期常见的急腹症之一，是 3 个月至 6 岁儿童引起肠梗阻的最常见原因。60% 患儿年龄在 1 岁以内（新生儿罕见），80% 患儿年龄在 2 岁以内，多见于健康肥胖儿，男女孩发病率约为 4 : 1。

【病因与发病机制】

本病分为原发性和继发性两种。95% 为原发性，多见于婴幼儿，病因尚不清楚，认为与婴儿回盲部系膜固定性差、活动度大有关；5% 为继发性，多见于年长儿，发生肠套叠的肠管多有明显的机械原因，与肠息肉、肠肿瘤、腹型紫癜致肠壁水肿等牵引肠壁有关。此外，饮食改变、腹泻及病毒感染等导致肠蠕动紊乱，也可诱发肠套叠。

肠套叠多为近端肠管套入远端肠腔内，依据套入部位不同分为回盲型、回结型、回回结型、小肠型、结肠型和多发型，以回盲型为最常见，占总数的 50%～60%。肠套叠可导致肠管缺血性坏死，并出现全身中毒症状，严重者可并发肠穿孔和腹膜炎。

【临床表现】

1. 急性肠套叠

（1）腹痛：平素健康的婴幼儿突然发生剧烈的阵发性肠绞痛，哭闹不安，屈膝缩腹，面色苍白，出汗，拒食。持续数分钟后腹痛缓解，安静或入睡，间歇 10～20 分钟又反复发作。阵发性腹痛是由于肠系膜受牵拉和外层肠管发生强烈收缩所致。

（2）呕吐：在腹痛后数小时发生，早期为反射性呕吐，呕吐物起初为乳汁、乳块或食物残渣，后期可含胆汁；晚期为梗阻性呕吐，可呕吐粪便样液体。

（3）血便：为重要症状，约 85% 病例可在发病后 6～12 小时发生，呈果酱样黏液血便，或在做直肠指检时发现血便。

（4）腹部包块：多数病例在右上腹季胁下可触及腊肠样肿块，表面光滑，略有弹性，稍可移动；晚期发生肠坏死或腹膜炎时，可有明显腹胀、腹水、腹肌紧张及压痛，不易扪及肿块。

（5）全身情况：患儿早期一般状况尚好，体温正常，无全身中毒症状。随着病程延长，病情加重，并发肠坏死或腹膜炎时，全身情况恶化，常有严重脱水、高热、昏迷及休克等中毒症状。

2. 慢性肠套叠 主要表现为阵发性腹痛，腹痛发作时上腹或脐周可扪及肿块，缓解期腹部平坦柔软无包块，病程有时可长达十余日。由于年长儿的肠腔较宽，可无梗阻现象，肠管亦不易坏死。呕吐少见，血便发生也较晚。

【辅助检查】

1. 腹部 B 超检查 在肠套叠部位横断扫描可见"同心圆"或"靶环状"肿块图像，纵断扫描可见"套筒征"。

2. B 超监视下水压灌肠 经肛门插入 Foley 管并将气囊充气 20～40mL。将 T 形管一端接 Foley 管，侧管接血压计监测注水压力，另一端为注水口，注入 37℃～40℃等渗盐水，匀速推入肠管内，可见靶环状块影退至回盲部，"半岛征"由大到小，最后消失，诊断治疗同时完成。

3. 空气灌肠 由肛门注入空气，在 X 线透视下可见杯口状阴影，能清楚看到套叠头的块状影，并可同时进行复位治疗。

4. 钡剂灌肠 可见肠套叠部位充盈缺损和钡剂前端的杯口状影，以及钡剂进入鞘部与套入部之间呈现的线条状或弹簧状阴影。只用于慢性肠套叠疑难病例的诊断。

【治疗要点】

急性肠套叠是一种危及生命的急症，一旦确诊应立即进行复位治疗。

1. 非手术治疗 灌肠疗法。适用于病程在 48 小时以内，全身情况良好，无腹胀、明显脱水及电解质紊乱者。包括 B 超监视下水压灌肠、空气灌肠、钡剂灌肠复位三种方法，首选空气灌肠，钡剂灌肠复位少用。

2. 手术治疗 用于灌肠复位失败病例、肠套叠超过 48～72 小时，或虽时间不长但病情严重疑有肠坏死或肠穿孔者、小肠型肠套叠者。手术方法包括单纯手法复位、肠切除吻合术、肠造瘘术等。

【护理评估】

1. 健康史 了解患儿发病前有无上呼吸道感染，有无腹泻、饮食改变、环境和气候改变等所致的肠蠕动紊乱表现。

2. 身体状况　评估患儿是否有突发性剧烈腹痛、呕吐、果酱样黏液血便，腹部有无包块，有无脱水、高热、嗜睡、昏迷及休克等中毒症状。了解患儿辅助检查结果和临床意义。

3. 心理 – 社会状况　评估家长是否因为患儿腹痛哭闹出现焦虑，家长是否对手术有恐惧心理。

【护理诊断 / 合作性问题】

1. 疼痛　与肠系膜受牵拉和肠管强烈收缩有关。

2. 潜在并发症　肠穿孔、肠坏死、腹膜炎等。

3. 知识缺乏　与家长缺乏肠套叠相关知识有关。

【护理措施】

1. 一般护理　保持室内温湿度要适宜，可抱起患儿减轻腹痛，发作时或复位前暂时禁食，能经口进食时给予清淡、易消化饮食，避免刺激性、凉的食物，少量多餐。

2. 病情观察　应密切观察生命体征、腹痛特点及部位，注意呕吐、大便情况，观察有无腹部包块、腹胀、腹肌紧张及压痛、高热、昏迷或休克等，以判断有无肠坏死及腹膜炎，如有做好相关抢救准备。

3. 疗效观察　①拔出肛管后排出大量带臭味的黏液血便或黄色粪水；②患儿安静入睡，不再哭闹，呕吐停止；③腹部平软，原有包块消失；④复位后给予活性炭 0.5～1g 口服，6～8 小时后可见大便内炭末排出，表示复位成功。如患儿仍然烦躁不安，阵发性哭闹，腹部包块仍在，考虑套叠还未复位或又重新发生套叠，应立即通知医生做进一步处理。

4. 手术护理　术前密切观察生命体征、意识状态，注意有无水电解质紊乱、出血及腹膜炎等征象，做好手术前准备，向家长解释手术的目的及方法，以取得配合。术后注意维持胃肠减压功能，保持胃肠道通畅，预防感染及吻合口瘘。患儿排气、排便说明肠蠕动已恢复，可拔除胃肠引流管，开始经口进食。

【小结】

肠套叠是儿童时期常见的急腹症之一，由于部分肠管套入邻近肠腔所导致，临床表现以腹痛、呕吐、血便、腹部包块为特点，严重者可发生肠坏死、肠穿孔及腹膜炎，应及早进行复位治疗，注意手术前后的护理及病情观察。

第五节　胃食管反流

胃食管反流（gastroesophageal reflux，GER）是指胃内容物（包括从十二指肠流入胃的胆盐和胰酶等）反流至食管甚至口咽部而出现的一系列症状，分为生理性和病理性两种。在生理情况下，小婴儿可因食管下端括约肌（lower esophageal sphincter，LES）发育不成熟或神经肌肉协调功能差出现反流，多出现于日间餐时或餐后，又称"溢乳"；病理性反流是由于 LES 的功能障碍和（或）与其功能相关的组织结构异常，导致 LES 压力低下而出现的反流，常发生于睡眠、仰卧位及空腹时，引起一系列临床症状和并发症，即胃食管反流病（GERD）。随着直立体位时间和固体饮食的增多，60% 的患儿到 2 岁时症状可自行缓解，部分患儿症状可持续到 4 岁以后。脑性瘫痪、21– 三体综合征以及其他原因所致的发育迟缓患儿，GER 发生率较高。

【病因和发病机制】

1. 抗反流屏障功能低下　① LES 压力降低：是引起 GER 的主要原因。正常吞咽时 LES 反射性松弛，压力下降，食管通过蠕动推动食物进入胃内，然后压力又恢复到正常水平，并出现反应性的压力升高以防止食物反流。当胃内压和腹压升高时，LES 会反应性地主动收缩，使其压力超过升高的胃内压，起到抗反流作用。如因某种因素使上述正常功能发生紊乱时，LES 短暂性松弛即可导致胃内容物反流入食管。②LES 周围组织作用减弱：如缺少腹腔段食管，致使腹内压升高时不能将其传导至 LES 使之收缩达到抗反流的作用；小婴儿食管角（由食管和胃贲门形成的角，即 His 角，正常为 30°～50°）较大；膈肌食管裂孔钳夹作用减弱；膈食管韧带和食管下端黏膜瓣发生病变；以及胃内压、腹内压升高等，均可破坏正常的抗反流作用。

2. 食管廓清能力降低 食管廓清能力是依靠食管的推动性蠕动、唾液的冲洗、对酸的中和作用、食物的重力和食管黏膜细胞分泌的碳酸氢盐等多种机制完成对反流物的清除，以缩短反流物和食管黏膜的接触时间。当食管蠕动减弱、消失或出现病理性蠕动时，食管清除反流物的能力下降，有害的反流物质在食管内停留时间延长，加重了对黏膜的损伤。

3. 食管黏膜的屏障功能破坏 屏障作用是由黏液层、细胞内的缓冲液、细胞代谢及血液供应共同完成。反流物中的某些物质如胃酸、胃蛋白酶以及从十二指肠反流入胃的胆盐和胰酶，使食管黏膜的屏障功能受损，引起食管黏膜炎症。

4. 胃、十二指肠功能失常 胃排空能力低下使胃内容物及其压力增加，当胃内压升高超过 LES 压力时可使 LES 开放。胃容量增加又导致胃扩张，致使贲门食管段缩短，使其抗反流屏障功能降低。十二指肠病变时，幽门括约肌关闭不全则易导致十二指肠 – 胃 – 食管反流。

【临床表现】

本病的临床表现轻重不一，与反流的强度、持续的时间、有无并发症以及患儿年龄有关。

1. 呕吐 婴幼儿以呕吐为主要表现。多数患儿于生后第 1 周即出现呕吐，部分患儿于生后 6 周内出现呕吐。多发生在进食后，有时在夜间或空腹时；呕吐程度轻重不一，可表现为溢乳、反刍或吐泡沫，严重者呈喷射状；呕吐物为胃内容物，有时含少量胆汁。年长儿以反胃、反酸、嗳气等症状多见。

2. 反流性食管炎 常见症状有：①胃灼热：见于有表达能力的年长儿，位于胸骨下段，饮用酸性饮料后可使症状加重，而服用抗酸剂症状缓解；②咽下疼痛：婴幼儿表现为喂奶困难、拒食、烦躁，年长儿诉吞咽时疼痛，如并发食管狭窄则会出现严重呕吐和持续性咽下困难；③呕血和便血：食管炎严重者可发生糜烂或溃疡，出现呕血或黑便。严重者可发生缺铁性贫血。

3. Barrette 食管 由于慢性 GER 食管下端的鳞状上皮被增生的柱状上皮代替，抗酸能力增强，但更易发生食管溃疡、狭窄和腺癌。溃疡较深者可发生食管气管瘘。

4. 食管外症状

（1）呼吸系统疾病：①呼吸道感染：反流物直接或间接引发反复呼吸道感染、吸入性肺炎。②哮喘：反流物刺激食管黏膜感受器反射性地引起支气管痉挛而出现哮喘。发病早、抗哮喘治疗无效，无过敏性疾病家族史的哮喘更可能是由 GERD 引起。③窒息和呼吸暂停：多见于早产儿和小婴儿，为反流所致喉痉挛引起呼吸道梗阻所致，表现为面色青紫或苍白、心动过缓，甚至发生婴儿猝死综合征。

（2）营养不良：因呕吐及食管炎引起喂食困难而营养摄取不足所致。主要表现为体重不增和生长发育迟缓、贫血。

（3）其他：如声音嘶哑、中耳炎、鼻窦炎、反复口腔溃疡、龋齿等；部分患儿可出现精神、神经症状，包括：① Sandifer 综合征：是指 GER 患儿进食后出现类似斜颈样的一种特殊"公鸡头样"的姿势，此为一种保护性动作，以保持气道通畅或减轻胃酸反流所致的疼痛，可同时伴有贫血、杵状指及蛋白丢失性肠病；②婴儿哭吵综合征：表现为易激惹、夜惊、进食时哭闹等。

【辅助检查】

1. 食管钡餐造影 可对食管形态、运动状况、钡剂的反流、食管与胃连接部的组织结构做出判断，并能观察到是否存在食管裂孔疝等先天性疾病，以及严重病例食管黏膜炎症的溃疡、狭窄等改变。

2. 食管 pH 动态监测 经鼻孔将微电极放置在食管括约肌的上方，24 小时连续监测食管下段 pH 值，通过计算机软件分析，可区分生理性或病理性反流，是目前最可靠的诊断方法。

3. 其他检查 如胃 - 食管放射性核素闪烁扫描、食管胆汁反流动态监测、食管动力功能检查、食管内镜检查及黏膜活体组织检查等均有助于诊断。

【治疗要点】

本病的治疗包括体位治疗、饮食治疗、药物治疗和手术治疗，其中体位治疗和饮食治疗参见护理措施部分。

1. 药物治疗 主要作用是降低胃内容物酸度和促进上消化道动力。

（1）促胃肠动力药：疗程 4 周，有多巴胺受体拮抗剂如多潘立酮（吗叮啉）。

（2）抑酸和抗酸药：疗程 8 ～ 12 周。①抑酸药：有 H_2 受体拮抗剂如西咪替丁和质子泵抑制剂如奥美拉唑（洛赛克）等；②中和胃酸药：有氢氧化铝凝胶，多用于年长儿。

（3）黏膜保护剂：疗程 4 ～ 8 周，可选用硫糖铝、硅酸铝盐、磷酸铝等。

2. 手术治疗 手术指征：①经内科治疗 6 ～ 8 周无效，有严重并发症（消化道出血、营养不良、生长发育迟缓）；②因先天食管裂孔疝导致反流或有严重食管炎伴溃疡、狭窄等；③有严重的呼吸道并发症，如呼吸道梗阻、反复发作吸入性肺炎或窒息、伴支气管或肺发育不良等；④合并严重神经系统疾病。

【护理评估】

1. 健康史 了解患儿的年龄及病因，询问患儿有无溢乳、呕吐等情况发生及发生的时间、体位。有无喂奶困难、烦躁、拒食，对于年长儿了解有无胃灼热或咽下疼痛，有无呕血或便血。

2. 身体状况 评估患儿生命体征；评估患儿有无"公鸡头样"姿势，有无面色苍白、杵状指，有无声音嘶哑、易激惹、进食时哭闹等表现。

3. 心理 - 社会状况 评估家长的心理状态及对疾病的认知程度，家长是否因患儿喂食困难出现焦虑。

【护理诊断 / 合作性问题】

1. 有窒息的危险 与溢奶和呕吐有关。

2. 营养失调（低于机体需要量） 与反复呕吐致能量和各种营养素摄入不足有关。

3. 疼痛 与胃内容物反流致反流性食管炎有关。

4. 知识缺乏 患儿家长缺乏本病治疗与护理的相关知识。

【护理措施】

1. 保持适宜体位 将床头抬高 30°，新生儿和小婴儿的最佳体位为前倾俯卧位，但为防止婴儿猝死综合征的发生，睡眠时宜采取左侧卧位。儿童在清醒状态下最佳体位为直立位和坐位，睡眠时宜采取左侧卧位及上体抬高，以减少反流频率及反流物误吸。

2. 合理喂养 以稠厚饮食为主，少量多餐。母乳喂养儿增加哺乳次数，人工喂养儿可在牛奶中加入淀粉类食物或进食谷类食品。严重反流以及生长发育迟缓者可管饲喂养，以减少呕吐和缓冲胃酸。年长儿以高蛋白低脂肪饮食为主，睡前 2 小时不予进食，保持胃处于非充盈状态，避免食用降低 LES 张力和增加胃酸分泌的食物，如碳酸饮料、高脂饮食、巧克力和辛辣食品。

3. 用药护理　按医嘱给药并观察药物的疗效和副作用，注意用法和剂量，不能吞服时可将药片研碎。多潘立酮应饭前半小时或睡前口服；西咪替丁应在进餐时或睡前服用效果好。

4. 手术护理　GER 患儿围手术期护理与其他腹部手术相似。术前配合做好各项检查和支持疗法；术后根据手术方式做好术后护理，如保持胃肠减压，做好引流管护理，注意观察有无腹部切口裂开、穿孔、大出血等并发症。

5. 健康教育　对于小婴儿告知家长长期保持适宜体位及合理喂养的重要性，指导家长观察患儿有无发绀，判断患儿反应状况和喂养是否耐受，新生儿每日监测体重。告知家长药物的服用方法和注意事项，尤其是用药剂量和不良反应。

【小结】

胃食管反流是胃内容物反流至食管甚至口咽部而出现的一系列症状，临床表现以呕吐反流性食管炎、Barrette 食管及食管外症状为特点，治疗包括体位治疗、饮食治疗、药物治疗和手术治疗，注意保持适宜体位及合理喂养、手术前后的护理及病情观察。

第六节　先天性巨结肠

先天性巨结肠（congenital megacolon）又称肠无神经节细胞症（aganglionosis）或赫什朋病（Hirschsprung disease，HD），是由于直肠或结肠远端的肠管持续痉挛，粪便淤滞在近端结肠，使该段肠管肥厚、扩张。本病是常见的先天性肠道畸形，仅次于先天性直肠肛管畸形，居先天性消化道畸形第 2 位，发病率为 1∶5000 ～ 1∶2000，男女之比 4∶1 ～ 3∶1，有遗传倾向。

【病因和病理生理】

该病发生是多基因遗传和环境因素共同作用的结果。其基本病理变化是痉挛段肠管肠壁肌间和黏膜下神经丛内缺乏神经节细胞，致使该段肠管收缩狭窄呈持续痉挛状态，痉挛肠管的近端因肠内容物堆积而扩张形成巨结肠。在形态上可分为痉挛段、移行段和扩张段 3 部分。根据病变肠管痉挛段的长度，本病可分为常见型（约占 85%）、短段型（约占 10%）、长段型（约占 4%）、全结肠型（约占 1%）、全胃肠型（罕见）。

【临床表现】

1. 胎粪排出延迟、顽固性便秘和腹胀　患儿生后 24 ～ 48 小时内多无胎粪或仅有少量胎粪排出，可于生后 2 ～ 3 天出现腹胀、拒食、呕吐等低位肠梗阻表现，以后逐渐出现顽固性便秘，3 ～ 7 天或 1 ～ 2 周才排便一次，甚至不能自行排便，必须用开塞露、扩肛或灌肠。腹胀明显，腹壁皮肤紧张发亮，有静脉扩张，可见肠型和蠕动波，膈肌上升可致呼吸困难。

2. 呕吐、营养不良和发育迟缓　由于功能性肠梗阻，可出现呕吐，量不多，呕吐物含少量胆汁，严重者可见粪液，加上长期腹胀、便秘使患儿食欲下降，影响营养物质吸收致发育迟缓、消瘦、贫血或有低蛋白血症伴水肿。

3. 直肠指检　直肠壶腹部空虚，拔指后由于近端肠管内积存多量粪便，可排出恶臭气体及大便。

4. 并发症　患儿常并发小肠结肠炎、肠穿孔和继发性感染。

【辅助检查】

1. X 线检查 有利于确定诊断。腹部立位平片常显示低位结肠梗阻，近端结肠扩张，下腹部或盆腔无气体。钡剂灌肠检查可显示痉挛段及其上方的扩张肠管，排钡功能差。

2. 活体组织检查 直肠黏膜活检或直肠肌层活检，多提示无神经节细胞。

【治疗要点】

少部分慢性及轻症患儿可选用口服缓泻剂、润滑剂或使用开塞露、扩肛、灌肠等保守治疗；对于体重在 3kg 以上、全身情况较好者尽早施行根治术，即切除无神经节细胞肠段和部分扩张结肠；凡合并小肠结肠炎不能控制者，合并营养不良、高热、贫血、腹胀、不能耐受根治术者，或保守治疗无效、腹胀明显影响呼吸者，应及时行结肠造瘘术。

【护理评估】

1. 健康史 评估患儿出生后日龄、有无排胎粪、排胎粪时间及生长发育情况等。评估患儿出现顽固性便秘、呕吐的原因，有无家族史等。

2. 身体状况 评估患儿有无胎粪排出延迟、顽固性便秘和腹胀，呕吐、营养不良和发育迟缓，有无并发小肠结肠炎、肠穿孔和继发性感染等。了解直肠指检情况，了解患儿辅助检查结果和临床意义。

3. 心理 – 社会状况 评估家长有无焦虑，对该病的预后、术后护理等知识的认知程度。

【护理诊断 / 合作性问题】

1. 便秘 与远端肠段痉挛、低位性肠梗阻有关。

2. 营养失调（低于机体需要量） 与便秘、腹胀引起食欲减退有关。

3. 生长发育迟缓 与腹胀、呕吐、便秘使患儿食欲减退，影响营养物质吸收有关。

4. 知识缺乏 患儿家长缺乏本病治疗与护理的相关知识。

【护理措施】

1. 解除便秘 口服缓泻剂或润滑剂帮助排便，使用开塞露或扩肛等刺激括约肌诱发排便；重症患儿可用生理盐水进行清洁灌肠，每日 1 次，肛管插入深度要超过狭窄段肠管以上，忌用清水灌肠，以免发生水中毒。

2. 改善营养状况 给予高蛋白、高维生素、无渣饮食，提高机体抵抗力，利于肠道准备。对存在营养不良、低蛋白血症者应加强支持疗法。

3. 密切观察病情 特别注意有无小肠结肠炎的征象，如高热、腹泻、排出奇臭粪液，伴腹胀、脱水、电解质紊乱等。

4. 手术护理

（1）术前准备：清洁肠道，灌肠 1 ～ 2 次 / 天，连续 4 ～ 7 天直至粪便排尽；术前 2 天遵医嘱口服抗生素；向家长解释手术的目的以取得配合。

（2）术后护理：禁食至肠蠕动功能恢复；胃肠减压防止腹胀；预防感染；密切观察病情，如体温升高、大便次数增多、肛门处有脓液流出、直肠指检可扪及吻合口裂隙，考虑为盆腔感染；如术后仍有腹胀，且无排便排气，考虑为病变肠段切除不彻底或吻合口狭窄，均应及时报告医生进行处理。

5. 健康教育 向家长讲解本病的相关知识，指导家长术后 2 周左右开始扩肛，每日 1 次，长达 3 ～ 6 个月，同时训练排便习惯，以改善排便功能，如效果不好及时就诊。定期随诊以排除是否有吻合口狭窄。

【小结】

先天性巨结肠居先天性消化道畸形第2位，是由于直肠或结肠远端的肠管持续痉挛，粪便淤滞在近端结肠，使该段肠管肥厚、扩张所致，临床表现以胎粪排出延迟、顽固性便秘和腹胀、呕吐、营养不良和发育迟缓、直肠指检壶腹部空虚、拔指后可排出恶臭气体及大便为特点，轻症可口服缓泻剂、润滑剂或使用开塞露、扩肛、灌肠等保守治疗，严重者手术治疗，注意手术前后的护理及病情观察。

第七节　先天性胆道疾病

一、先天性胆道闭锁

先天性胆道闭锁（congenital biliary atresia）是由于先天胆道发育障碍导致胆道梗阻，导致胆汁淤积以及进行性的肝纤维化和肝硬化，是新生儿胆汁淤积最常见的原因，亚洲人群尤其是我国和日本发病率较高，男女发病率约为2：3。

【病因和病理生理】

病因尚未明确，主要有两种学说：①先天发育异常：胚胎期2～3个月时由于胆管发育障碍，造成胆道全部或部分闭锁；②病毒感染：胚胎后期或出生早期由于病毒感染，引起胆道上皮损伤、胆管周围炎及纤维性变等而造成胆道部分或完全闭锁。

肝内和（或）肝外各级胆管闭锁导致的进行性胆汁性肝硬化是本病的特点。由于胆道闭锁胆汁淤积，肝脏体积逐渐增大为正常的1～2倍，质地坚硬，呈结节状、切面呈暗绿色。根据闭锁的部位分为3型：Ⅰ型为胆总管闭锁，肝管未闭锁，占5%～10%；Ⅱ型为肝管闭锁，而胆囊及胆总管存在，称为胆总管未闭锁型胆道闭锁；Ⅲ型为肝门部闭锁，Ⅱ型和Ⅲ型占85%以上，曾因无法进行胆道肠管吻合而被称为"不可矫治型"。

【临床表现】

1. 黄疸　为本病典型特征，一般在出生1～2周后出现，呈进行性加重。巩膜、皮肤由黄色转变为暗绿色，皮肤瘙痒严重，粪便渐成白陶土色，尿色随黄疸加深而呈浓茶样。

2. 肝脾肿大　腹部逐渐膨隆，肝脏随病情发展而呈进行性肿大，质地变硬，2～3个月即可发展为胆汁性肝硬化及门静脉高压。

3. 发育迟缓　未及时治疗的患儿3个月后逐渐出现发育迟缓，可维持8～12个月，最终因营养不良、感染、出血、门静脉高压、肝功能衰竭、肝性脑病而死亡。

【辅助检查】

1. 实验室检查　血清直接胆红素持续升高；谷丙转氨酶、谷草转氨酶、碱性磷酸酶均增高，γ-谷氨酰胺转肽酶亦可升高；血浆低密度脂蛋白-X（LP-X）> 5000mg/L 则胆道闭锁可能性大。

2. 超声检查　如未见胆囊或可见小胆囊（1.5cm 以下）则疑为胆道闭锁，但如探得胆囊也不能完全排除胆道闭锁。

3. 放射性核素检查　不能显示胆管。

4. 十二指肠引流液分析　十二指肠液不含胆汁，化验无胆红素或胆酸。

5. 手术探查与术中胆囊穿刺造影　可进行确诊。近年已开展创伤较小的腹腔镜下胆囊穿刺造影术。

【治疗要点】

手术是唯一有效的治疗方法。首选 Kasai 根治术（肝门 – 空肠吻合术），肝移植适用于晚期病例和 Kasai 根治术失败的患儿。Kasai 根治术强调早期诊断和治疗，手术争取在出生后 2 个月内进行，最迟不超过 3 个月，以免发展为不可逆性肝硬化。

二、先天性胆管扩张症

先天性胆管扩张症（congenital biliary dilatation，CBD）又称先天性胆总管囊肿，是胆总管和胰管连接部发育异常导致的先天性胆道畸形。亚洲人群发病率较欧美高，男女发病率为 1 :（3 ~ 4），约 80% 病例在儿童期发病。

【病因和病理生理】

病因尚未明确，考虑与胆管壁先天发育不良、胆管末端狭窄或闭锁有关，可能的原因有：①先天性胰胆管合流异常：胆总管与胰管发育异常致使胰管内压力较胆总管内压力高，胰液可反流入胆总管，破坏其黏膜、管壁平滑肌和弹性纤维，使管壁失去张力，而发生扩张；②先天性胆道发育不良：原始胆管发育障碍，远端狭窄、近端扩张而形成本病；③遗传因素：女孩发病率高于男孩，考虑与性染色体异常有关。

由于胆总管远端狭窄，导致近端胆总管成球囊状或梭状扩张，其内常因胆汁潴留而并发反复感染，致管壁增厚、纤维结缔组织增生、弹性纤维破坏、黏膜内皮消失，严重者可发生溃疡，甚至恶变，至成人期癌变率可达 10% 以上。

根据胆管扩张的部位、范围和形态可分为 5 型：Ⅰ型（囊状扩张型）、Ⅱ型（憩室型）、Ⅲ型（胆总管囊性脱垂型）、Ⅳ型（肝内外胆管扩张型）、Ⅴ型（单纯性肝内胆管扩张型），其中囊状扩张型最常见约占 90%。

【临床表现】

1. 腹痛　以右上腹多见，多为钝痛，严重者可出现绞痛，呈间歇性发作，患儿常呈屈膝俯卧位。可伴有恶心、呕吐等消化道症状。

2. 黄疸　轻者可无黄疸，随腹痛、发热后黄疸出现，多呈间歇性发生，严重者粪便转变为白陶土色，小便赤黄。

3. 腹部肿块　约 80% 年长儿的右上腹可触及表面光滑的囊性肿块。腹痛发作并发感染、黄疸时，肿块可增大伴有压痛；症状缓解后肿块可缩小。

4. 其他　合并急性感染时可有畏寒、发热等表现。晚期可出现胆汁性肝硬化和门脉高压的临床表现。

【辅助检查】

血生化检查肝功能受损，出现高胆红素血症，以直接胆红素升高为主；部分患儿可出现血、尿淀粉酶升高；B 超检查或放射性核素扫描可检出绝大多数囊肿，经皮肝穿刺胆管造影（PTC）、纤维内镜下逆行胰胆管造影（ERCP）等检查均有助于确诊。

【治疗要点】

本病一经确诊应尽早手术，完全胆总管囊肿切除术和胆肠 Roux-en-Y 吻合术是治疗本病的主要方法。对于并发严重感染或穿孔等病情危重患儿，可先行胆总管囊肿外引流术，待感染控制、全身情况改善后，再行胆道重建术。如肝内胆管扩张病变累及全肝或已并发肝硬化，考虑进行肝移植。

三、先天性胆道疾病患儿的护理

【护理评估】

1. 健康史　评估患儿皮肤颜色，有无腹痛、黄疸反复发作，了解患儿大小便颜色及生长发育情况等。

2. 身体状况　评估患儿有无腹痛、黄疸、腹部包块及肝脾肿大，有无感染导致的发热，有无营养不良和发育迟缓及肝硬化表现等。了解患儿辅助检查结果和临床意义，评估患儿的治疗效果。

3. 心理－社会状况　评估家长有无焦虑，对该病的预后、术后护理等知识的认知程度。

【护理诊断 / 合作性问题 】

1. 疼痛　与胆管扩张胰液反流有关。

2. 营养失调（低于机体需要量）　与肝功能受损有关。

3. 生长发育迟缓　与肝功能受损致消化吸收功能障碍有关。

4. 有感染的危险　与肝功能受损致机体抵抗力下降有关。

【护理措施】

1. 改善营养状况　由于肝功能受损，术前应按医嘱静脉输注白蛋白、全血、血浆、脂肪乳或氨基酸以改善患儿营养状况、纠正贫血及低蛋白血症，维持电解质及酸碱平衡。

2. 手术护理

（1）术前护理：完善术前各项检查，做好肠道术前准备，使用抗生素预防感染，做好常规护理。向家长介绍本病的相关知识及手术的必要性和预后，使其对患儿的病情有所了解能积极配合疾病的治疗。

（2）术后护理：密切观察生命体征，记录出入液量，注意观察腹部切口和排便情况；持续胃肠减压，注意管道护理，观察引流液的颜色、性状和量；预防感染，引流袋要低于引流口；尽早恢复母乳喂养，给予静脉补液或胃肠外营养支持；腹带保护等是减轻腹胀、防止切口裂开的有效方法。

【小结】

先天性胆道闭锁是由于先天胆道发育障碍导致胆道梗阻所致，临床表现以黄疸、肝脾肿大、发育迟缓为特点；先天性胆管扩张症是胆总管和胰管连接部发育异常导致的先天性胆道畸形，临床表现以腹痛、黄疸和腹部肿块为特点。二者均应进行手术治疗，注意手术前后的护理及病情观察。

第八节　先天性直肠肛管畸形

先天性直肠肛管畸形（congenital anorectal malformation）是新生儿常见病，居消化道畸形第1位，我国的发病率为1∶4000，男女比例大致相等，约有 50% 患儿常伴有心血管、消化道及肢体等其他畸形。

【病因和病理生理】

病因不清，考虑与胚胎期发育障碍有关。

由于先天性发育障碍，造成排便功能不同程度的异常或失控，若未及时发现和处理，新生儿可死于完全性低位肠梗阻。另外，直肠肛管畸形多伴发骶管发育不全或脊柱裂，可导致或加重排便功能障碍。

【临床表现】

由于在正常位置没有肛门，绝大多数患儿易被发现。

1. 一般表现　正常肛门位置无肛门开口，出生后 24 小时无胎粪排出或仅有少量胎粪从尿道、会阴口排出。患儿早期即有恶心、呕吐，呕吐物初为胆汁，以后为粪便样物。2～3 天后腹部膨隆，可见腹壁肠蠕动，出现低位肠梗阻症状。

2. 无瘘型表现　闭锁位置较低者，如肛门膜状闭锁在原肛门位置有薄膜覆盖，通过薄膜隐约可见胎粪存在，啼哭时薄膜向外膨出。闭锁位置较高者在原正常肛门位置皮肤略显凹陷，色泽较深，婴儿啼哭时，局部无膨隆，用手指触摸无冲击感。

3. 有瘘型表现　有瘘型漏口狭小者可少量胎粪排出，但随着喂养，逐渐出现腹胀和呕吐，甚至粪样呕吐等低位肠梗阻症状；有瘘型漏口较大者，排便困难等肠梗阻症状出现较晚，可延迟数月才被发现。高位直肠闭锁，虽有肛门但无胎粪排出。

【辅助检查】

1. 发现无肛门或异位瘘口即可确诊　直肠闭锁者，需肛门指诊确定。测定直肠盲端与肛痕皮肤间距时，可采用穿刺法，有漏者可用探针测试。如间距较小者，患儿哭闹时，肛痕处有冲动感。

2. 影像学检查　①X 线检查：为常用方法。可判断畸形位置高低，采用倒置位摄片法。② B 超：可测量直肠盲端与肛痕皮肤间距。③ CT 或 MRI：可显示直肠肛管畸形与临近盆腔脏器及周围组织的关系。

【治疗要点】

除少数肛门狭窄患儿可用扩肛疗法外，多数应经手术重建肛门位置和功能。低位闭锁型应在生后 24 小时内即行肛门成形术；高位闭锁型可先行结肠造瘘，6 个月后再行肛门成形术。有瘘型瘘管较粗、出生后排便无明显困难者可择期手术；有直肠、泌尿系瘘者，因有逆行感染的危险，应尽早手术。手术大致可分为经会阴肛门成形术、骶会阴肛门成形术和腹骶会阴肛门成形术。

【护理评估】

1. 健康史　评估患儿出生后 24 小时内有无胎粪排出、胎粪排出的部位等。有无恶心、呕吐，呕吐物为胆汁或粪便样物。

2. 身体状况　评估患儿有无肛门及肛门内有无胎粪排出，有无异常瘘口，有无腹部膨隆、腹壁肠蠕动等低位肠梗阻症状。如肛门位置有薄膜覆盖，是否通过薄膜隐约可见胎粪存在，啼哭时薄膜向外膨出。了解患儿辅助检查结果和临床意义。

3. 心理－社会状况　评估家长有无焦虑，对该病的预后、术后护理等知识的认知程度。

【护理诊断／合作性问题】

1. 排便异常　与直肠肛管畸形有关。

2. 有感染的危险　与粪便经异常瘘口，造成逆行感染有关。

【护理措施】

术前护理：按腹部手术常规护理。禁食，建立静脉通道，纠正水电解质、酸碱失衡，腹胀明显者给予胃肠减压。向家长介绍本病的相关知识及手术的必要性和预后以取得配合。

术后护理：参见本章第六节。

【小结】

先天性直肠肛管畸形居先天性消化道畸形第 1 位，由于先天性发育障碍，造成排便功能不同程度的异常或失控，临床表现以正常肛门位置无肛门开口，出生后 24 小时无胎粪排出或仅有少量胎粪从尿道、会阴口排出，患儿早期即有恶心、呕吐胆汁或粪便样物、腹部膨隆等低位肠梗阻为特点。除少数肛门狭窄患儿可用扩肛疗法外，多数应经手术重建肛门位置和功能，注意手术前后的护理及病情观察。

【思考题】

1. 简述口炎的正确涂药方法。
2. 简述婴幼儿腹泻的饮食护理方法。
3. 请用 5% 葡萄糖溶液、10% 氯化钠溶液、5% 碳酸氢钠溶液配制 600 mL 2∶3∶1 液。
4. 请总结肠套叠、先天性巨结肠、先天性胆道疾病、先天性直肠肛管畸形的腹部包块特点。

第十一章
循环系统疾病患儿的护理

学习目标

【知识目标】

1. 能说明正常胎儿血液循环和出生后血液循环的改变。

2. 能描述儿童心率与血压的特点。

3. 能复述先天性心脏病的分类。

4. 能复述法洛四联症、差异性发绀、缺氧发作、蹲踞、杵状指（趾）和周围血管征的概念。

5. 能描述室间隔缺损、房间隔缺损、动脉导管未闭、法洛四联症的临床表现。

6. 能复述病毒性心肌炎的临床表现和治疗要点。

【能力目标】

1. 能根据辅助检查结果判断先天性心脏病的类型。

2. 能运用护理程序对循环系统疾病患儿实施整体护理，并开展健康教育。

【素质目标】

1. 提高疾病预防意识，提高健康教育意识和能力。

2. 提高共情能力，安抚和爱护患儿，减轻患儿和家长对治疗的恐惧和焦虑。

第一节　儿童循环系统解剖生理特点

一、胚胎期心脏发育

（一）心脏外形的变化

原始心脏于胚胎第 2 周开始形成，是一个血管源性纵直管道，称之为心管，由两个外表收缩环将其分为三部分：心球、心室及心房。在基因调控下，心管逐渐扭曲生长，形成了动脉总干（以后分隔为主动脉和肺动脉）、心球（以后形成心室的流出道）、心室、心房与静脉窦（以后发育成上、下腔静脉和冠状窦）等结构。由于心室的扩展和伸张较快，心室渐向腹面突出，使心球、静脉窦和动脉总干都位于心脏的前端，心脏的流入和流出道并列在一端，四组瓣膜也连在一起，组成纤维支架。胚胎第 5 周时，心脏外形虽已具备，但此时结构上仍为单一心管，内部尚未分隔。

（二）心腔的形成

1. 房室间隔的形成　胚胎 4 周时心房和心室仍是共腔的，房和室的划分最早是在房室交界的背面和腹面各长出一心内膜垫，两侧内膜垫相互融合成为中间的分隔结构，将心脏分为房室两部分。

2. 心房间隔的形成　心房的左右之分起始于胚胎 3 周末，心房腔的前背部长出一镰状隔，即第一房间隔，其下缘向心内膜垫生长，暂时未长合时所留孔道为第一房间孔（原发孔）。第一房间孔未闭合前，其上部组织吸收而形成第二房间孔（继发孔），这样使左右心房仍保持相通。于胚胎第 5、6 周时，在第一房间隔右侧又长出一镰状隔，即第二房间隔，此隔在向心内膜垫延伸过程中，其游离缘留下一孔道为卵圆孔，此孔与第一房间隔的第二房间孔上下相对而并不叠合。随着心脏的继续生长，第一房间隔与第二房间隔渐渐接近而黏合，第二房间孔被第二房间隔完全掩盖，卵圆孔处第一房间隔紧贴着作为此孔的幕帘，血流可由右侧推开幕帘流向左侧，反向时幕帘遮盖卵圆孔而阻止血液自左侧流向右侧。胚胎发育过程中，若心内膜垫未能与第一房间隔完全接合，第一房间孔未关闭，就形成原发孔缺损；若第一房间隔上部组织吸收过多，或第二房间隔发育不良，就形成继发孔缺损，临床以后者多见。

3. 心室间隔的形成　心室间隔的形成有 3 个来源：①肌隔是由原始心室底壁肌层向上生长而成，部分将左右两室分开；②心内膜垫向下生长与肌隔相合，形成室间隔；③小部分为动脉总干及心球分化成主动脉与肺动脉时的中隔向下延伸的部分。后两部分形成室间隔的膜部。二尖瓣、三尖瓣分别由房室交界的左右侧及腹背侧心内膜垫发育形成。在胚胎发育过程中，若肌部发育不良，形成室间隔的低位缺损；若膜部未长成，形成室间隔的高位缺损。临床以高位缺损最常见。

（三）大血管的形成

原始的心脏出口是一根动脉总干，在总干的内层对侧各长出一纵行内膜嵴，两者逐渐相连，将总干分为主动脉与肺动脉，主动脉与肺动脉呈螺旋状扭转，肺动脉向前、向右旋转与右心室连接，主动脉向后、向左旋转与左心室连接。如该纵隔发育障碍，分隔发生偏差或扭转不全，则可造成主动脉骑跨、肺动脉狭窄或大动脉错位等畸形。胚胎 5～8 周时，静脉窦近端部分被右心房吸收，组成右心房壁的一部分，远端部分形成腔静脉。

原始心脏于胚胎第 2 周开始形成，约于第 4 周起有循环作用，外表上已能分辨心房和心室；第 5 周心房间隔形成；至第 8 周房室间隔已完全长成，成为具有四腔的心脏。因此心脏胚胎发育的关键时期是在胚胎 2～8 周，在此期间若受到某些物理、化学或生物因素的影响，则易引起心血管发育畸形。

二、胎儿血液循环和出生后的改变

（一）正常胎儿循环

由于胎儿不存在有效呼吸运动，肺循环血流量很少，卵圆孔和动脉导管开放，故胎儿循环通路与成人不同，几乎左右心都经主动脉向全身输送血液。

胎儿期的营养代谢和气体交换是通过脐血管连接胎盘与母体之间以弥散方式进行交换的。来自母体的动脉血，通过胎盘经脐静脉进入胎儿体内，在肝脏下缘分为两支：一支（约 50% 血流）

入肝与门静脉汇合，经过肝脏后入下腔静脉；另一支经静脉导管入下腔静脉，与来自下半身的静脉血混合，共同流入右心房。来自下腔静脉的混合血（以动脉血为主）入右心房后，约 1/3 经卵圆孔到左心房，再经左心室入升主动脉，主要供应心脏、脑及上肢；其余 2/3 流入右心室。从上腔静脉回流的来自上半身的静脉血，入右心房后，绝大部分入右心室，与来自下腔静脉的血一起进入肺动脉。由于胎儿肺血管处于压缩状态，阻力很高，故肺动脉的血只有少量流入肺脏，经肺静脉回到左心房，而约 80% 的血液经动脉导管与来自升主动脉的血汇合后，进入降主动脉（以静脉血为主），供应腹腔器官及下肢，最后血液经过脐动脉回流至胎盘，再次进行气体和营养交换。故胎儿期供应脑、心、肝及上肢的血氧量远远较下半身高（见图 11-1）。

综上所述，正常胎儿血液循环的特点为：①胎儿通过脐血管和胎盘与母体之间进行营养和气体交换；②胎儿体内各部位大多为混合血，含氧程度不同，肝脏含氧最丰富，心、脑和上肢次之，而腹腔脏器和下肢含氧量最低；③静脉导管、卵圆孔、动脉导管是胎儿血液循环的特殊通道；④胎儿时期左、右心脏都向全身供血，肺处于压缩状态，肺循环只有少量血液通过。

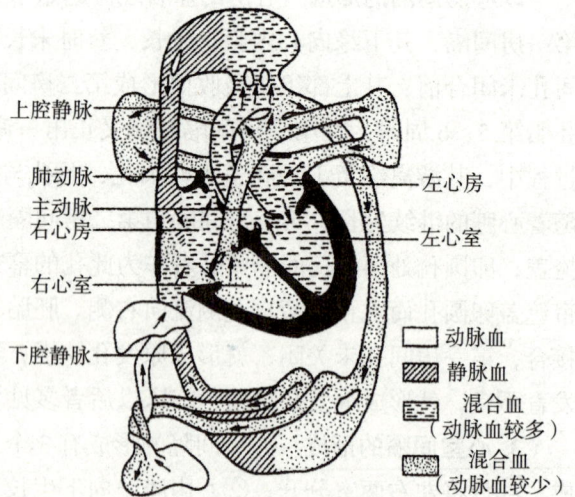

图 11-1　正常胎儿循环特点

（上腔静脉　肺动脉　主动脉　右心房　右心室　下腔静脉　左心房　左心室　动脉血　静脉血　混合血（动脉血较多）　混合血（动脉血较少））

（二）出生后血液循环的改变

出生后脐带结扎，脐血管被阻断，肺开始呼吸，在肺脏进行气体交换，肺泡扩张，肺小动脉管壁的肌层逐渐退化，管壁变薄并扩张，肺循环压力下降；从右心经肺动脉流入肺脏的血液增多，使肺静脉回流至左心房的血量也增多，故左心房压力增高。当左心房压力超过右心房时，卵圆孔瓣膜先在功能上关闭，生后 5～7 个月时，解剖上大多闭合。

自主呼吸使血氧含量增高，动脉导管壁的平滑肌受到刺激后收缩，高的动脉氧分压加上出生后体内前列腺素 E 的减少，使导管逐渐收缩、闭塞，形成功能性关闭。约 80% 于生后 3～4 个月、95% 于生后 1 年内解剖学上关闭。若动脉导管持续未闭，可认为有畸形存在。脐血管则在血流停止后 6～8 周完全闭锁，形成韧带。

三、儿童心脏、心率、血压的特点

（一）心脏

儿童心脏相对比成人大，其重量为 20～25g，约占体重的 0.8%。随着年龄的增长，心脏重量与体重的比值下降，且左、右心室增长不平衡。胎儿的右心室负荷较左心室大，出生时两侧心室壁的厚度几乎相等。随着儿童的生长发育，体循环量逐渐扩大，左心室负荷明显增加，而肺循环的阻力在生后明显下降，故左心室壁增厚较右心室壁更快，6 岁时室壁的厚度达 10mm（约新生儿时的 2 倍），而右心室壁的厚度不及 6mm；15 岁时左心室壁的厚度增至出生时的 2.5 倍，右室壁厚度仅增长原来厚度的 1/3。

心脏的位置随年龄的增长而改变，新生儿和小于 2 岁婴幼儿的心脏多呈横位，心尖搏动位于胸骨左缘第 4 肋间、锁骨中线外侧，心尖部主要为右心室；以后心脏逐渐由横位转为斜位，3 ～ 7 岁时，心尖搏动位于胸骨左缘第 5 肋间、锁骨中线上，左心室形成心尖部。7 岁以后，心尖位置逐渐移至锁骨中线以内 0.5 ～ 1cm。位置的变更与儿童开始起立行走、肺及胸廓的发育和横膈的下降等有关。

（二）心率

儿童心率相对较快，主要由于新陈代谢旺盛，身体组织需要更多的血液供给，而心脏每次搏出量有限，只有增加搏动次数才能满足机体需要。同时婴幼儿迷走神经未发育完善，而交感神经占优势，故心搏易加速。心率随年龄增长而逐渐减慢，新生儿平均 120 ～ 140 次 / 分，1 岁以内 110 ～ 130 次 / 分，2 ～ 3 岁 100 ～ 120 次 / 分，4 ～ 7 岁 80 ～ 100 次 / 分，8 ～ 14 岁 70 ～ 90 次 / 分。小儿脉搏次数不稳定，易受各种内外因素的影响，如进食、活动、哭闹、发热等。儿童脉搏在安静时测量才为准确。一般体温每增高 1℃，心率增加 15 次 / 分。睡眠时心率则减少 20 次 / 分左右。如脉搏显著增快且睡眠时不减慢，应考虑器质性心脏病。

（三）血压

儿童血压相对较低，主要由于心脏搏出量较少、动脉壁弹性较好、血管口径较粗等所致，但随着年龄的增长逐渐升高。动脉血压正常值，新生儿收缩压平均 60 ～ 70mmHg（8.0 ～ 9.3kPa），1 岁 70 ～ 80mmHg（9.3 ～ 10.7kPa），2 岁以后可采用下列方式计算：收缩压（mmHg）= 年龄 × 2+80mmHg（年龄 ×0.26+10.7kPa），舒张压约为收缩压的 2/3。收缩压高于此标准 20mmHg（2.6kPa）为高血压，低于此标准 20mmHg（2.6kPa）为低血压。正常情况下，下肢血压比上肢血压约高 20mmHg（2.6kPa）。

第二节 先天性心脏病

一、概述

先天性心脏病（congenital heart disease）简称先心病，是胎儿期心脏及大血管发育异常而致的先天性畸形，是儿童最常见的心脏病。先心病的发病率为活产婴儿的 6% ～ 10%，早产儿的发病率是成熟儿的 2 ～ 3 倍，死胎中的发生率为活产儿的 10 倍。近半个世纪以来，由于超声心动图、心导管检查和心血管造影等技术的应用及在体外循环、深低温麻醉下心脏直视手术的发展，术后监护技术的提高，许多常见的先天性心脏病能得到准确诊断，多数可彻底根治，新生儿期复杂心脏手术成功率提高，因此，先天性心脏病的预后已大为改观。

【病因】

在胎儿心脏发育阶段，任何影响心脏血管发育的因素都可使心脏的某一部分或血管出现发育停顿或异常。目前认为心血管畸形的发生主要与遗传和环境因素及二者相互作用有关。

1. 遗传因素 主要包括染色体易位或畸变、单基因突变和多基因突变等。大多数 13、15 和 18 三体综合征患儿合并室间隔缺损、房间隔缺损和动脉导管未闭等畸形；主动脉瓣狭窄可能与 Elastin 基因突变有关等。统计表明，先天性心脏病患者的子女患病率较普通人高。

2. 环境因素 主要有：①孕早期宫内感染，如风疹、流行性感冒、腮腺炎及柯萨奇病毒感染等；②孕母有接触大剂量放射线史或服用药物史，如抗癌药、降糖药、抗癫痫药等；③孕母有代谢紊乱性疾病，如糖尿病、高钙血症等；④有引起宫内缺氧的慢性疾病；⑤妊娠早期有酗酒、吸毒等不良生活习惯。

虽然引起先天性心脏病的病因迄今仍尚未完全明确，对孕妇加强孕期保健，特别是在孕早期适量补充叶酸，积极预防病毒感染性疾病，避免接触与发病有关的高危因素，慎用药物，保持健康的生活方式等对预防先天性心脏病具有积极的意义。另外，可以在怀孕的早、中期通过胎儿超声心动图及染色体、基因诊断等对先天性心脏病进行早期诊断和早期干预。

【分类】

先天性心脏病的分类方法很多。根据左、右心腔及大血管之间有无分流和临床有无青紫，先天性心脏病可分为三类：

1. 左向右分流型（潜伏青紫型） 最为常见，占先天性心脏病总发病率的 60% 左右。左右心之间或主动脉与肺动脉之间有异常通路。由于体循环压力高于肺循环，平时血液从左向右分流而不出现青紫。当剧烈哭闹、屏气或任何病理情况下使肺动脉或右心室压力增高并超过左心压力时，则可使血液自右向左分流而出现暂时性青紫，故又称潜伏青紫型。但是，当病情发展到梗阻性肺动脉高压时，则可发生艾森曼格（Eisenmenger）综合征，此时青紫可持续存在。常见的有室间隔缺损、动脉导管未闭和房间隔缺损等。

2. 右向左分流型（青紫型） 先天性心脏病中最严重的类型。左、右心之间有异常通道。某些畸形，如肺动脉高压或右心流出道梗阻致使右心压力增高并超过左心，使血液从右向左分流，或因大动脉起源异常使大量静脉血流入体循环，临床显示持续性青紫。常见的有法洛四联症和大动脉错位等。

3. 无分流型（无青紫型） 左、右心之间或动脉与静脉之间无异常通路或分流，故一般情况无青紫现象。常见的有肺动脉狭窄、主动脉狭窄和主动脉缩窄等。

二、临床常见的先天性心脏病

儿童常见的先天性心脏病有室间隔缺损、房间隔缺损、动脉导管未闭、法洛四联症、肺动脉狭窄等。

（一）室间隔缺损

室间隔缺损（ventricular septal defect，VSD），简称室缺，是由胚胎期室间隔发育不全所致，是最常见的先天性心脏病，占先心病的 50%。室间隔缺损可单独存在，也可与心脏其他畸形并存。

【分类】

根据缺损在室间隔的部位及其与房室瓣、主动脉瓣的关系分类，可分为 3 种类型：①膜周型：最常见，占 60% ～ 70%，位于室上嵴下室间隔膜部，向与之接触的流入道、流出道或小梁肌部延伸。②肌部型：占 10% ～ 20%，缺损边缘均为肌部，而膜部完整，可位于肌小梁部、流入道肌部或流出道肌部。③双动脉下型：较少见，东方人发病多于西方人，缺损位于流出道部，上缘为主动脉瓣环和肺动脉瓣环连接部。

根据缺损大小及肺血管阻力可分为 3 种类型：①小型室间隔缺损（Roger 病）：缺损直径＜5mm 或缺损面积＜ $0.5cm^2/m^2$ 体表面积，左向右分流量少，血流动力学变化不大，可无症状。②中型室间隔缺损：缺损直径 5 ～ 10mm 或缺损面积 0.5 ～ $1.0cm^2/m^2$ 体表面积，分流量较多，肺循环血流量可达体循环的 1.5 ～ 3.0 倍以上，但因肺血管床有很丰富的后备容受量，肺动脉收缩压和肺血管阻力可在较长时期不增高。③大型室间隔缺损：缺损直径＞10mm 或缺损面积＞1.0cm²/m² 体表面积，大量左向右分流量使肺循环血流量增加，当超过肺血管床的容量限度时，出现容量性肺动脉高压，肺小动脉持续出现反应性痉挛，之后肺小动脉中层和内膜层渐增厚，管腔变小、梗阻。随着肺血管病变进行性发展则渐变为不可逆的阻力性肺动脉高压。当右心室收缩压超过左心室收缩压时，左向右分流逆转为双向分流或右向左分流，出现发绀，即艾森曼格综合征。

【病理生理】

正常人右室的收缩压仅及左室的 1/6 ～ 1/4，肺循环阻力为体循环阻力的 1/10 左右。室间隔缺损时由于左心室的压力显著高于右心室，血液自左向右分流，一般不出现青紫。分流至右心室的血量增多，进入肺循环的血量增加，使左心房、左心室的负荷加重，导致左心房、左心室肥大。随着病情发展，肺动脉压力受分流影响增高，致使其管壁逐渐增厚，管腔逐渐梗阻。当肺动脉出现不可逆的严重高压时，右心室压力超过左心室，产生自右向左的血流，临床出现持久性青紫，即艾森曼格综合征（图 11-2）。

【临床表现】

临床表现取决于缺损的大小和肺循环的阻力。

1. 症状 小型缺损患儿无明显症状，生长发育正常，一般活动不受限制。中、大型缺损患儿在新生儿后期及婴儿期即可出现症状，表现为喂养困难，吸吮常因气促而中断，生长发育迟缓，体重不增，消瘦，面色苍白，活动后乏力、心悸、多汗，易患呼吸道感染及心力衰竭。

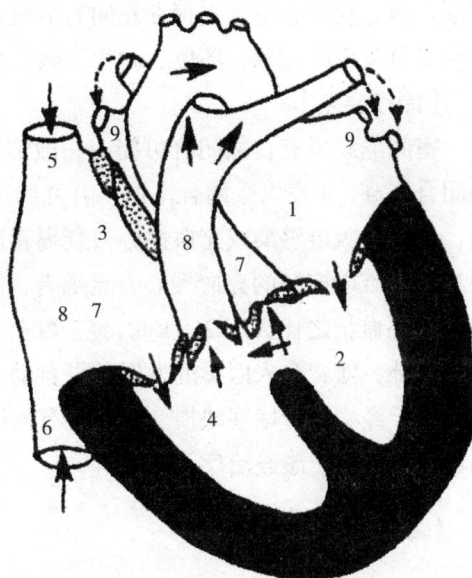

1. 左心房 2. 左心室 3. 右心房 4. 右心室 5. 上腔静脉
6. 下腔静脉 7. 主动脉 8. 肺动脉 9. 肺静脉

图 11-2 室间隔缺损的模式图

2. 体征 小型缺损患儿胸廓无畸形，多在体检时发现心脏杂音，在胸骨左缘第 3、4 肋间闻及粗糙、响亮的全收缩期杂音，向心前区和背部传导，常伴震颤，肺动脉第二心音正常或稍增强。中、大型缺损患儿心界扩大，心前区隆起，搏动活跃，胸骨左缘第 3 ～ 4 肋间可闻及Ⅲ～Ⅳ级粗糙的全收缩期吹风样杂音，向四周广泛传导，可扪及收缩期震颤。分流量大时在心尖区可闻及二尖瓣相对狭窄的舒张期隆隆样杂音。当伴肺动脉高压时（多见于儿童或青少年期），右心室压力明显升高，可逆转为右向左分流，出现青紫，并逐渐加重，此时心脏杂音较轻而肺动脉第二心音显著亢进。

3. 并发症 室间隔缺损易并发支气管炎、充血性心力衰竭、肺水肿及感染性心内膜炎。

【辅助检查】

1. 胸部 X 线检查 小型缺损者无明显改变，或肺动脉段延长或轻微突出，肺野轻度充血。中、大型缺损者肺部血液增多，肺动脉段膨隆，搏动强烈，肺门阴影扩大，心影有中度或中度以上增大，呈球状或瓶状，以左心室增大为主，晚期可见右心室增大，心脏增大程度与肺部充血情况成正比。当出现艾森曼格综合征时，肺动脉主支增粗，而肺外周血管影很少，宛如枯萎的秃枝，心影可基本正常或轻度增大。

2. 心电图 小型缺损者心电图基本正常；中型缺损者以左心室肥厚为主；大型缺损者呈双心

室肥厚或右心室肥厚的心电图改变。

3. 超声心动图 小于 2mm 的缺损不易被发现。可见左心室、左心房和右心室内径增大，主动脉内径缩小。二维超声心动图可从多个切面显示缺损直接征象；彩色多普勒超声可显示分流束的起源、部位、数目、大小及方向；频谱多普勒超声可测量分流速度，计算跨隔压差和右心室收缩压，估测肺动脉压。

4. 心导管检查 单纯性室间隔缺损者不需施行创伤性心导管检查，如合并重度肺动脉高压或其他心血管畸形时需做心导管检查。当右心室的血氧含量比右心房高 1.0 容积 % 容积以上时，有诊断价值，提示心室水平存在左向右分流；可测定肺动脉压力；造影可显示心腔形态、大小及心室水平分流束的起源、部位、时相、数目与大小等。

【治疗要点】

室间隔缺损有自然闭合可能，一般情况下，小型缺损闭合率高，大型缺损闭合率低；3 岁以内闭合率高，3 岁以上闭合率低；合并肺动脉高压者很难自然闭合。小型缺损门诊随访至学龄前期，反复呼吸道感染或充血性心力衰竭者进行抗感染、强心、利尿、扩血管等内科处理。中、大型缺损有难以控制的充血性心力衰竭者，肺动脉压力持续升高超过体循环压的 1/2 或肺循环血量与体循环血量之比大于 2∶1 时，应及时修补。室间隔缺损过去只能在体外循环心内直视下进行手术修补，随着介入医学的发展，可自动张开和自动置入的装置（Amplatzer 装置），已越来越广泛应用于经心导管堵塞缺损。小婴儿有血流动力学意义的肌部室间隔缺损，可采用经心室的室间隔堵闭术，属于镶嵌治疗。

（二）房间隔缺损

房间隔缺损（atrial septal defect，ASD），简称房缺，是胚胎发育过程中原始心房间隔发育不良、吸收过度或心内膜垫发育障碍所致，占先天性心脏病发病总数的 5%～10%，男女性别比为 1∶2。由于儿童时期症状较轻，不少患者到成年后才被发现，故房间隔缺损是成人最常见的先天性心脏病之一。

【分类】

根据病变部位的不同，房间隔缺损可分为以下 4 个类型：①原发孔型：也称为Ⅰ孔型房间隔缺损，约占 15%，缺损位于心内膜垫与房间隔交界处。常合并二尖瓣前瓣裂或三尖瓣隔瓣裂，此时称为部分型心内膜垫缺损。②继发孔型：最为常见，约占 75%，缺损位于房间隔中心卵圆窝部位，亦称之为中央型。③静脉窦型：约占 5%，分上腔型和下腔型，上腔静脉窦型房间隔缺损占 4%，缺损位于上腔静脉入口处，右上肺静脉常经此缺损异位引流入右房。下腔静脉型房间隔缺损发生率小于 1%，缺损位于下腔静脉入口处，常合并右下肺静脉异位引流入右房，此种情况常见于弯刀综合征。④冠状静脉窦型：约占 2%，缺损位于冠状静脉窦上端与左心房之间。

房间隔缺损与卵圆孔未闭的区别在于后者卵圆孔上有原始房间隔留下的活瓣，不发生左向右的分流。

【病理生理】

在正常情况下，左房压力比右房压力高 3～5mmHg（0.4～0.7KPa）。房间隔缺损时，由压差产生心房内出现左向右分流，分流量的大小取决于缺损的大小、两侧心房间的压力差及心室的顺应性。新生儿时期及婴儿早期，左、右心室充盈压相似，分流量不多。随着年龄的增长，体循环压力逐渐增高，左心房压力超过右心房压力，心房自左向右的分流增加。分流造成右心房和右心室负荷过重而产生右心房和右心室增大，肺循环血量增加和体循环血量减少。分流量大时可产生肺动脉高压，晚期当右心房压力大于左心房压力时，可产生自右向左分流，出现持续性青紫（见图 11-3）。这种情况通常发生在 45 岁以后。

【临床表现】

1. 症状　房间隔缺损的症状取决于缺损大小。缺损小者可无症状，仅在体检时才被发现。缺损大时分流量也大，致使体循环血量减少而影响生长发育，表现为发育迟缓、易感乏力、体型瘦长、面色苍白，由于肺循环血流增多而易致反复呼吸道感染，易患肺炎，当哭闹、患肺炎或心力衰竭时，右心房压力超过左心房压力，产生自右向左分流，出现暂时性青紫。

2. 体征　心前区隆起，心前区搏动强烈，心浊音界增大。大多数在胸骨左缘第 2、3 肋间闻及 II 级收缩期喷射性杂音，少数可达 III 级（右心室搏血量增加、肺动脉瓣相对狭窄）。肺动脉瓣区第二心音亢进，呈呼气及吸气期改变不明显的固定

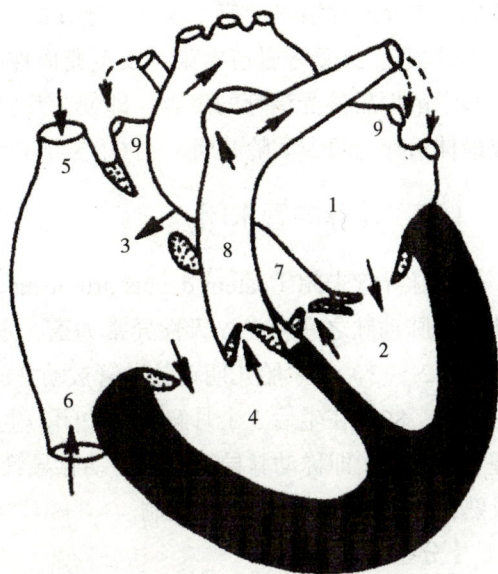

1. 左心房　2. 左心室　3. 右心房　4. 右心室　5. 上腔静脉　6. 下腔静脉　7. 主动脉　8. 肺动脉　9. 肺静脉

图 11-3　继发孔型房间隔缺损模式图

分裂（肺动脉瓣关闭延迟）。分流量大时，胸骨左下 4～5 肋间可闻及舒张期隆隆样杂音，吸气时更响，呼气时减弱（三尖瓣相对狭窄）。

3. 并发症　房间隔缺损常见的并发症为支气管肺炎，至青中年期可合并心律失常、肺动脉高压和充血性心力衰竭等。

【辅助检查】

1. 胸部 X 线检查　对分流较大的房间隔缺损具有诊断价值。心脏轻至中度增大，以右心房及右心室为主。肺动脉段突出，肺野充血明显，主动脉影缩小。透视下可见"肺门舞蹈征"，心影略呈梨形。

2. 心电图　典型心电图表现为电轴右偏和不完全性右束支传导阻滞，部分病例尚有右心房和右心室肥大的心电图改变，偶见 I 度房室传导阻滞。

3. 超声心动图　M 型超声心动图可显示右心房、右心室增大及室间隔的矛盾运动，室间隔的活动与分流大小有关；二维超声可直接见到分流的位置、方向，而且能够估测分流的大小；三维超声心动图可直接见到缺损的位置和形状。

4. 磁共振　可以清晰地显示年长儿剑突下超声透声窗受限，图像不够清晰的病例缺损的位置、大小及肺静脉回流情况，有助于确定诊断。

5. 心导管检查　当合并肺动脉高压、肺动脉瓣狭窄等情况时可行右心导管检查。当右心房平均血氧含量较上、下腔静脉血氧含量增高达 2% 容积时，一般可做诊断。右心导管检查时导管易通过缺损由右心房进入左心房，右心房血氧含量高于腔静脉血氧含量，右心室和肺动脉压力正常或轻度增高，并可估算出肺动脉阻力和分流量大小。若临床表现典型，X 线、心电图结果符合，经超声心动图检查确诊的患儿，术前免做心导管检查。

【治疗要点】

小型房间隔缺损在 1 岁内有自然闭合的可能，1 岁以上可能性很小。小于 3mm 的房间隔缺损多在 3 个月内自然闭合，大于 8mm 的缺损一般不会自然闭合。分流量较大的继发孔型房间隔

缺损首先介入封堵术治疗（通过心导管植入扣式双盘堵塞装置、蚌状伞或蘑菇伞封堵继发孔型房间隔缺损）。反复呼吸道感染、发生充血性心力衰竭或合并肺动脉高压者应尽早手术治疗。学龄期和学龄期后接受治疗的患者，即使治疗顺利，其右心室容积和室间隔活动等均难以恢复正常，故最佳治疗时间为学龄前期。

（三）动脉导管未闭

动脉导管未闭（patent ductus arteriosus，PDA）是儿童时期常见的先天性心脏病之一，指主动脉和肺动脉之间存在先天性异常通道，占先天性心脏病发病总数的 15% 左右，女多于男，比例为（2～3）：1。胎儿期动脉导管被动开放是血液循环的重要通道，出生后约 15 小时发生功能性关闭，80% 在生后 3 个月解剖性关闭。生后 1 年内解剖学上应完全关闭，若持续开放，产生病理生理改变，即称动脉导管未闭。动脉导管未闭大都单独存在，早产儿的动脉导管未闭是由于未成熟，缺乏导管关闭的正常机制。

【分型】

根据未闭动脉导管的粗细、长短和形态，一般分为 3 型：①管型：导管长度为 1cm 左右，直径粗细一致；②漏斗型：临床多见，但主动脉端粗大，肺动脉端窄；③窗型，肺动脉与主动脉紧贴，两者之间为一孔道，短管短，直径多较大。

【病理生理】

动脉导管未闭引起的病理生理学改变主要是通过导管引起的分流。分流量的大小与导管的粗细及主、肺动脉的压差有关。因主动脉在收缩期和舒张期的压力均超过肺动脉，故通过未闭动脉导管产生自左向右分流，且连续不断，使肺循环血量增加，回流到左心房、左心室的血量也增加，左心负荷加重，导致左心房扩大，左心室肥厚扩大，甚至发生充血性心力衰竭。长期高压血流冲击肺循环，可使肺小动脉出现反应性痉挛，形成动力性肺动脉高压；继之肺小动脉管壁增厚硬化，管腔狭窄、阻塞，肺循环阻力增加，导致梗阻性肺动脉高压，此时右心室收缩期负荷过重，右心室肥厚甚至衰竭。当肺动脉压力超过主动脉压力时，即产生自右向左分流，患儿呈现下半身青紫，左上肢轻度青紫，右上肢正常，称差异性紫绀（见图 11-4）。

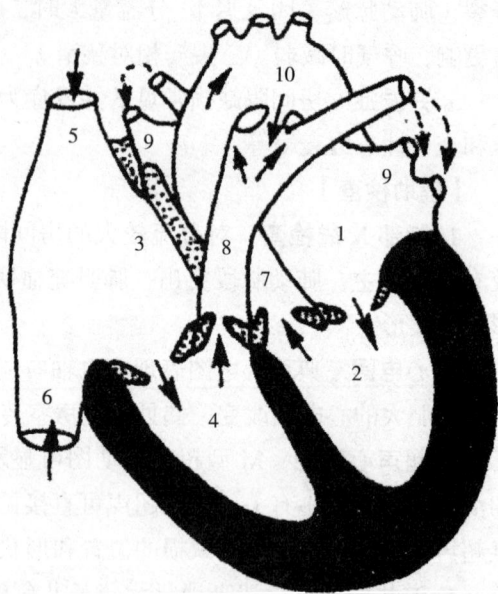

1.左心房　2.左心室　3.右心房　4.右心室　5.上腔静脉
6.下腔静脉　7.主动脉　8.肺动脉　9.肺静脉　10.动脉导管

图 11-4　动脉导管未闭模式图

【临床表现】

1. 症状　动脉导管未闭的症状取决于动脉导管的粗细。导管细小者，临床可无症状，仅在体检时偶然发现。导管粗大者，可有疲乏无力、多汗、喂养困难及生长发育落后，易合并呼吸道感染，表现为咳嗽、气急等。偶因扩大的肺动脉压迫喉返神经而引起声音嘶哑。

2. 体征　可有心前区隆起，心尖搏动增强，心界扩大，在胸骨左缘第 2～3 肋间可闻及粗糙响亮连续性机器样杂音，占整个收缩期与舒张期，于收缩期末最响，杂音向左锁骨下、颈部和背部传导，最响处可触及震颤。肺动脉第二心音明显亢进。婴幼儿期及合并肺动脉高压或心力衰竭时，往往仅听到收缩期杂音。分流量大者因二尖瓣相对狭窄而在心尖部可闻及较短的舒张期杂音。此外，由于脉压增宽（舒张压降低所致），可出现周围血管征，如水冲脉、指甲床毛细血管搏动及股动脉枪击音等。有显著肺动脉高压者可出现差异性紫绀。

早产儿发生动脉导管未闭时，锁骨下或肩胛间闻及收缩期杂音，心前区搏动明显，易发生呼吸衰竭而依赖机械通气。

3. 并发症　动脉导管未闭常见的并发症有充血性心力衰竭、感染性心内膜炎和感染性动脉炎等。

【辅助检查】

1. 心电图　导管细小者心电图多正常。导管粗大者可有左心室和左心房肥大。合并肺动脉高压者，呈双侧心室肥大或右心室肥大。

2. 胸部 X 线检查　分流量小者，心血管影可正常。分流量大者，双侧肺血增多，肺门血管影增粗，肺动脉段突出，透视下搏动强烈，呈"肺门舞蹈征"。分流致心胸比增大，主要为左心室增大，左心房亦可轻度增大。肺动脉高压时，右心室亦增大，主动脉弓往往有所增大，肺门近端血管阴影增宽，肺野远端血管狭窄细小。

3. 超声心动图　对诊断极有帮助。左侧心房和心室有不同程度的增大。二维超声心动图可以直接探查到未闭合的动脉导管，并可测量其宽度和长度。脉冲多普勒在动脉导管开口探测到典型的收缩与舒张期连续性湍流频谱，叠加彩色多普勒显示红色流柱自降主动脉通过未闭导管流向肺动脉。重度肺动脉高压时蓝色流柱自肺动脉流向降主动脉。

4. 心导管检查　典型病例不需做心导管检查，早产儿禁忌。有肺动脉高压或合并其他畸形时施行心导管检查，显示肺动脉血氧含量高于右心室，说明肺动脉部位有左向右的分流。部分患者心导管可通过未闭的动脉导管，从动脉进入降主动脉。

5. 心血管造影　逆行主动脉造影对复杂病例有重要诊断价值。主动脉根部注入造影剂可见主动脉、肺动脉及未闭导管同时显影。

【治疗要点】

介入治疗为动脉导管未闭的首选治疗方法，可选择弹簧圈、蘑菇伞等装置堵塞动脉导管，小于 4mm 的动脉导管，首选弹簧圈堵闭。当动脉导管未闭合并严重肺动脉高压，右向左分流时，介入治疗或手术均属禁忌。合并感染性动脉内膜炎的患儿，感染控制 3 个月后可施行手术治疗。手术治疗宜于 1～6 岁施行，手术进行结扎或切断缝扎导管可治愈。早产儿动脉导管未闭可在生后 1 周内用吲哚美辛（消炎痛），通过促进导管平滑肌收缩而关闭导管。

（四）法洛四联症

法洛四联症（tetralogy of Fallot，TOF）是 1 岁以后儿童最常见的青紫型先天性心脏病，占先天性心脏病的 15% 左右。男女发病比例接近。1988 年法国医生 Fallot 详细描述了该病的病理改变及临床表现，故而得名。

【病理解剖】

典型的法洛四联症由 4 种畸形组成：①右心室流出道梗阻狭窄：狭窄范围可自右心室漏斗部入口至左、右肺动脉分支，是决定患儿的病理生理、病情严重程度及预后的主要因素；狭窄可随时间推移而逐渐加重。②室间隔缺损：为膜周型缺损，向流出道延伸，多位于主动脉下，可向肺动脉下方延伸，为对位不良型室间隔缺损。③主动脉骑跨：主动脉根部粗大且顺钟向旋转右移并骑跨在室间隔缺损上，骑跨范围在 15%～95%。④右心室肥厚：一般认为其属于继发性病变。

【病理生理】

由于右心室流出道（包括漏斗部、肺动脉瓣、主肺动脉及分支肺动脉）狭窄程度的不同，心室水平可出现左向右、双向甚至右向左分流。肺动脉狭窄程度较轻者，血流方向为左向右分流，此时患儿可无明显青紫。肺动脉狭窄使右心室后负荷加重，引起右心室的代偿性肥厚。由于主动脉骑跨于两心室之上，主动脉接受左心室血液，还接受一部分右心室血液，主动脉内血量增多，且为混合血，因而出现青紫；同时因肺动脉狭窄，肺循环血流量减少，进行气体交换亦减少，更加重了青紫的程度。

在动脉导管关闭之前，肺循环血流量减少的程度较轻，青紫可不明显，随着动脉导管的关闭和漏斗部狭窄逐渐加重，青紫日益明显，并出现杵状指（趾）（图 11-5）。

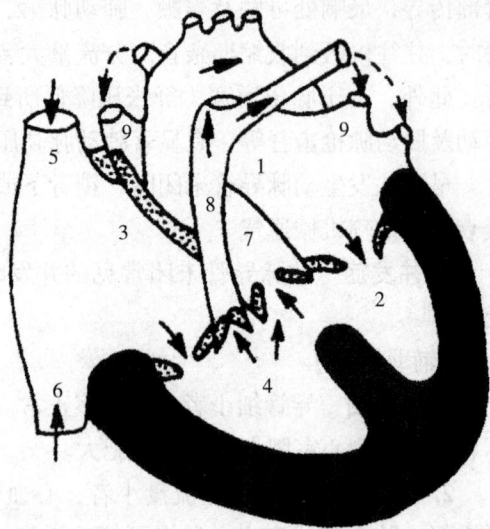

1.左心房 2.左心室 3.右心房 4.右心室 5.上腔静脉
6.下腔静脉 7.主动脉 8.肺动脉 9.肺静脉 10.动脉导管
图 11-5 法洛四联症模式图

【临床表现】

1. 症状

（1）青紫：为主要表现，青紫的严重程度和出现早晚与肺动脉狭窄程度有关。一般出生时青紫多不明显，3～6个月后逐渐明显，且随年龄的增长而加重。肺动脉狭窄严重的患儿在生后不久即出现青紫。青紫多见于毛细血管丰富的浅表部位，如唇、指（趾）甲床、球结合膜等。因血氧含量下降，活动耐力差，稍一活动如吃奶、啼哭、情绪激动、寒冷等，即可出现气急，青紫加重。

（2）蹲踞症状：活动后常见症状。患儿多表现为蹲踞症状，每于行走、活动或站立过久时，常主动下蹲片刻。蹲踞时下肢屈曲，使静脉回心血量减少，减轻了右心室负荷，同时下肢动脉受压，体循环阻力增加，右向左分流量减少，使缺氧症状暂时得以缓解。不会行走的小婴儿喜欢大人抱起，双下肢屈曲。年长儿常双腿交叉，坐时喜屈膝，因气急而主动下蹲。

（3）阵发性缺氧发作：多见于婴儿，诱因为吃奶、哭闹、情绪激动、贫血、感染等。可表现为阵发性呼吸困难、烦躁和青紫逐渐加重，严重者可出现突然昏厥、抽搐或脑血管意外，甚至死亡。因为在肺动脉漏斗部狭窄的基础上，突然发生该处肌肉痉挛，引起一过性肺动脉梗阻，脑缺氧加重所致。多能自行缓解。年长儿常诉头痛、头昏。

（4）杵状指（趾）：患儿长期处于缺氧状态，可使指、趾端毛细血管扩张增生，局部软组织和骨组织也增生肥大，表现为指（趾）端膨大如鼓槌状。

2. 体征 患儿生长发育迟缓，智能发育有可能稍落后于正常儿。心前区稍隆起，胸骨左缘第2～4肋间可闻及Ⅱ～Ⅲ级粗糙的喷射性收缩期杂音，一般无收缩期震颤。肺动脉第二心音减弱或消失。年长患儿支气管动脉侧支循环丰富，胸骨左、右缘及背部有时可听到连续性杂音。

3. 并发症 常见的并发症有脑血栓、脑脓肿、小细胞低色素性贫血及感染性心内膜炎。由于长期缺氧，刺激骨髓代偿性产生过多的红细胞，血液黏稠度增高，血流缓慢，易形成血栓，脱落易引起栓塞。若为细菌性血栓，则易形成脑脓肿。

【辅助检查】

1. 血液检查　血红细胞计数和血红蛋白浓度明显增高，红细胞可达（5.0～8.0）×10^{12}/L，血红蛋白为170～200g/L，血细胞比容增高，血小板减少，血内纤维蛋白原含量降低。

2. 胸部 X 线检查　心脏大小一般正常或稍增大，典型者心影呈"靴形"，系由右心室肥大使心尖圆钝上翘和肺动脉段凹陷所致。肺门血管影缩小，两侧肺纹理减少，透亮度增加。较大患儿可因侧支循环相互交织使肺野呈网状。

3. 心电图　典型病例示电轴右偏，右心室肥大，肺动脉狭窄严重者可见右心房肥大。

4. 超声心动图　二维超声心动图可显示主动脉内径增宽并向右移位，骑跨于左、右心室之上，并可判断主动脉骑跨的程度；右心室内径增大，流出道狭窄；左心室内径缩小。彩色多普勒血流显像可见室间隔缺损处多呈双向分流，右心室直接将血液注入骑跨的主动脉内。

5. 心导管检查　右心室压力明显增高，一般在60～90mmHg，而肺动脉压力明显降低，一般在5～10mmHg。心导管易从右心室进入主动脉或左心室，说明主动脉右跨与室间隔缺损的存在。心导管不易进入肺动脉，说明肺动脉狭窄较重。股动脉血氧饱和度降低，说明有右向左的分流存在。

6. 心血管造影　造影剂注入右心室后主动脉与肺动脉几乎同时显影。通过造影能见到室间隔缺损的位置、增粗的主动脉阴影。此外，尚可显示肺动脉狭窄的部位和程度以及肺动脉分支的形态。心血管造影对诊断和手术方案的制订均有重要意义。

【治疗要点】

以手术治疗为主。轻症患儿可考虑于5～9岁行一期根治手术，但症状较重的患儿应尽早行根治术。在体外循环下做心内直视手术，切除流出道肥厚部分，修补室间隔缺损，纠正主动脉右跨。如肺血管发育较差不易做根治术，可先行体、肺循环分流手术。对重症患儿也宜先行分流手术，待一般情况改善，肺血管发育好转后，再做根治术。伴有较大的侧支血管时，可行介入封堵侧支血管后再手术治疗。对根治术后留下的肺动脉分支狭窄，可施行支架植入术或应用球囊扩张术以避免再次开胸手术。

缺氧发作的处理：①置患儿于胸膝卧位；②及时吸氧并使患儿保持安静；③皮下注射吗啡每次0.1～0.2mg/kg，可抑制呼吸中枢和消除呼吸急促；④纠正代谢性酸中毒，给予5%碳酸氢钠1.5～5.0mL/kg静注；⑤可静脉注射β受体阻滞剂普萘洛尔（心得安）减慢心率，缓解发作；⑥上述处理后仍不能有效控制发作时，应考虑急症外科手术修补。

（五）肺动脉狭窄

肺动脉狭窄（pulmonary stenosis，PS）包括肺动脉瓣狭窄、漏斗部狭窄及肺动脉分支狭窄。其中，以肺动脉瓣狭窄最常见，是右心室流出道梗阻的先天性心脏病最常见的畸形，在临床较为常见。单纯性肺动脉瓣狭窄约占先天性心脏病总数的10%，约有20%的先天性心脏病合并肺动脉瓣狭窄。

【分类】

肺动脉瓣狭窄根据病变累及的部位不同，分为两种类型：①典型肺动脉瓣狭窄：肺动脉瓣三个瓣叶交界处相互融合，使瓣膜开放受限，瓣口狭窄；只有两个瓣叶的交界处融合为肺动脉瓣二瓣化畸形；瓣叶无交界处仅中心部留一小孔，为单瓣化畸形。瓣叶结构完整，瓣环正常，肺动脉干呈狭窄后扩张，有时可延伸到左肺动脉，但扩张程度与狭窄的严重性并不完全成比例。②发育不良型肺动脉瓣狭窄：肺动脉瓣叶的形态不规则且明显增厚或呈结节状，瓣叶间无粘连，瓣叶启闭不灵活，瓣环发育不良，肺动脉干不扩张或发育不良。此病常有家族史，努南（Noonan）综合征大多合并此病变。

【病理生理】

由于肺动脉瓣口狭窄，右心室排血受阻，因而使右心室压力增高，而肺动脉压力低。长时期的右心收缩负荷增加，可造成右心室进行性肥厚，顺应性下降，右心室舒张压升高，右心房、右心室扩大，随之出现右心衰竭。此外，若严重的肺动脉狭窄未获得治疗，年长儿可因长期肝静脉淤血而继发肝硬化。如伴有房间隔缺损或卵圆孔未闭，可产生自右向左分流而出现青紫。狭窄程度严重者则可导致心排出量减少而出现周围性发绀。

【临床表现】

1. 症状　症状出现的早晚及轻重与肺动脉瓣狭窄程度有密切关系，狭窄程度越重，症状越明显。轻度狭窄者早期可无症状，生长发育正常，仅于体格检查时发现心脏杂音。中度狭窄可见心悸、劳累后呼吸困难。重度狭窄者婴儿期即可发生青紫和右心衰竭，青紫主要为通过未闭的卵圆孔的左向右分流所致，偶尔剧烈活动可导致晕厥甚至猝死，亦有患者活动时感胸痛或上腹痛，可能由于心排出量不能相应提高，致使心肌供血不足或心律失常所致，提示预后不良。

2. 体征　心前区隆起，胸骨左缘搏动较强，在胸骨左缘2～3肋间可触及收缩期震颤，并可闻及响亮的喷射性全收缩期杂音，向颈部、左上胸、心前区、腋下及背部传导。杂音的响度与狭窄程度有关，轻、中度狭窄者杂音为Ⅱ～Ⅳ级，重度狭窄者杂音可达Ⅴ级，但极重度狭窄时杂音反而减轻。如右心室失代偿而扩大，则于三尖瓣区可闻及收缩期吹风样杂音。

3. 并发症　最主要的并发症为右心衰竭，常见并发症为感染性心内膜炎。

【辅助检查】

1. 胸部X线检查　轻中度狭窄时心脏大小基本正常。重度狭窄时心脏仅轻度增大（心功能尚可），发生心力衰竭时心脏则明显增大，主要为右心室和右心房扩大。肺动脉隆起，肺纹理减少，狭窄后肺动脉扩张为本病的特征性。

2. 心电图　对狭窄程度的判断有意义。轻度狭窄者多正常。中、重度狭窄者可显示电轴右偏和右心室肥大的心电图改变，右心室肥大程度与狭窄轻重成正比。部分患者可有右心房肥大的心电图改变。

3. 超声心动图　轻度狭窄者肺动脉瓣活动接近正常。中度以上狭窄，二维超声心动图合并连续波式多普勒，可精确评估狭窄严重程度。右心房、右心室内径增宽，右心室游离壁和室间隔增厚，肺动脉瓣增厚，开放受限。严重狭窄时可见肺动脉瓣于收缩期提前开放。连续多普勒进行探查，应用改良Bernoulli方程式可估测跨瓣压差。

4. 心导管检查　肺动脉狭窄部位远端压力降低，右心室压力明显增高。心导管从肺动脉向右心室拉出时，连续曲线可显示明显的无过渡区的压力阶差。心脏内各房室及大血管血氧含量在正常范围。

5. 心血管造影　右心室选择性造影可显示肺动脉瓣狭窄部位及其严重程度。当为瓣膜部狭窄时，狭窄的瓣膜口呈鱼口状，有肺动脉狭窄后的扩张，有时可见到有肺动脉扩张。

临床表现典型的肺动脉瓣狭窄，经超声心动图诊断后，可不做心导管检查和造影。若疑有肺动脉或分支狭窄，造影有助诊断。

【治疗要点】

球囊瓣膜成形术为治疗肺动脉瓣狭窄的首选治疗方法，对各年龄段肺动脉跨瓣压差＞

40mmHg 患儿效果良好。轻度肺动脉瓣狭窄患儿的手术标准目前尚未确定。婴儿右心室压力高达 150 ～ 200mmHg 者，提示有严重梗阻，应紧急施行手术，切开狭窄的瓣膜，以免延误时间。

【护理评估】

1. 健康史　了解母亲妊娠史，在孕期最初 3 个月有无病毒感染、放射线接触和服用过影响胎儿发育的药物，孕母是否有代谢性疾病。患儿出生时有无缺氧、心脏杂音，出生后各阶段的生长发育状况以及是否有下列常见表现：喂养困难、哭声嘶哑、易气促、咳嗽、潜伏性青紫或持续性青紫，青紫的程度及与活动的关系，有无蹲踞现象和突发性昏厥，是否常急呼吸道感染或出现心功能不全等。

2. 身体状况　患儿的一般情况与心脏畸形的部位和严重程度有关。检查患儿是否有体格发育落后，皮肤发绀，眼结膜充血，杵状指（趾），脉搏增快，呼吸急促，鼻翼扇动和三凹征等。

3. 心理 - 社会状况　评估患儿是否因患先天性心脏病生长发育落后，正常活动、游戏、学习是否受到不同程度的限制和影响而出现抑郁、焦虑、自卑、恐惧等心理。评估患儿及家长对疾病的病因和防护知识的了解程度，家庭环境和家庭经济情况。了解家长是否因本病的检查和治疗比较复杂、风险较大、预后难以预测、费用高而出现焦虑和恐惧等。

三、常见先天性心脏病的护理

【护理诊断 / 合作性问题 】

1. 活动无耐力　与体循环血量减少或血氧饱和度下降有关。

2. 生长发育迟缓　与体循环血量减少或血氧饱和度下降影响生长发育有关。

3. 营养失调（低于机体需要量）　与喂养困难、体循环血量减少及组织缺氧有关。

4. 有感染的危险　与肺循环充血及心内缺损易致心内膜损伤有关。

5. 潜在并发症　充血性心力衰竭、感染性心内膜炎、脑血栓。

6. 焦虑（家长）　与疾病的威胁和对手术的担忧有关。

【护理措施】

1. 一般护理

（1）保证休息：根据病情合理安排患儿的作息时间，保证睡眠和休息。轻型无症状患儿可参加正常活动，但应避免剧烈活动；有症状患儿应限制活动，避免情绪激动和剧烈哭闹，以免加重心脏负担；重症患儿应卧床休息，给予妥善的生活照顾。治疗和护理应尽量集中进行，以保证患儿的休息。

（2）饮食护理：给予高蛋白、高热量、高维生素饮食，保证营养需要，以增强体质，提高患儿对手术的耐受。对心功能不全、有水钠潴留的患儿，应根据病情采取无盐或低盐饮食，并给予适量的粗纤维食物，以保持大便通畅。对喂养困难的患儿要有耐心，少量多餐，避免呛咳、气促和呼吸困难等，必要时给予静脉营养；合并贫血者，需遵医嘱及时补充铁剂，避免加重缺氧，法洛四联症患儿应多饮水，必要时静脉输液。

2. 病情观察

（1）注意观察法洛四联症患儿有无哭闹、进食、活动、排便引起的缺氧发作，如有应让患儿保持安静，将其置于膝胸卧位，同时给予吸氧，建立静脉通道，遵医嘱给予吗啡及普萘洛尔等治疗。

（2）法洛四联症患儿血液黏稠度高，如有发热、出汗、吐泻时，体液量减少，加重血液浓缩，易形成血栓。观察法洛四联症患儿有无突然出现意识障碍或偏瘫等症状，如出现上述症状，提示可能发生脑血栓形成或脑栓塞，应立即通知医生，采取紧急处理。

（3）观察有无心率增快、呼吸困难、端坐呼吸、吐泡沫样痰、浮肿、肝大等心力衰竭的表现，如出现上述表现，立即置患儿于半卧位，给予吸氧，及时与医生取得联系，并按心力衰竭护理。

3. 对症护理

（1）缺氧发作：患儿出现青紫，有气急、胸闷、乏力等表现，应给予氧气吸入。

（2）预防感染：定期开窗通风，保持病室空气清新，及时增减衣服，避免受凉引起呼吸系统感染。注意保护性隔离，避免与感染性疾病患者接触，以免交叉感染。做口腔小手术时应给予抗生素预防感染，防止感染性心内膜炎发生。

4. 用药护理　法洛四联症患儿使用吗啡、普萘洛尔等药物进行治疗时，观察有无毒副反应。若患儿出现恶心、呕吐、呼吸频率明显降低、少尿或尿潴留、瞳孔缩小如针尖状等，可能为吗啡用量过大表现，应立即停用；若患儿有乏力、嗜睡、头晕、失眠、腹胀、低血压、心动过缓等反应，多提示普萘洛尔用量过大，应告知医生，减小用量。

5. 健康教育

（1）对患儿及家长介绍本病的发病原因和临床表现，指导先天性心脏病患儿的日常护理方法，观察患儿病情变化，一旦发生异常，应立即呼叫。

（2）指导患儿及家长根据病情建立合理的生活制度，强调休息的重要性，保证充足营养，合理用药，预防感染和其他并发症。

（3）心功能较好者可按时预防接种；定期复查，调整心功能到最好状态，使患儿能安全达到适合手术的年龄，安度手术关。

【中医概要】

本病属于中医的"心悸""虚劳"范畴。主要病因为胎禀不足、先天发育畸形等。本病病机主要为气血亏虚，血脉瘀滞，卫外不固，易致反复感染。常见证型有肺脾气虚、气血两虚、气虚血瘀等。肺脾气虚患儿要起居有常，适度锻炼，饮食清淡，勿过饱，可常食人参粥、黄芪粥、山药粥；气血两虚患儿要卧床休息，避免劳累耗伤正气，饮食宜予补益之品，如猪肝、菠菜、红枣、桂圆等；气虚血瘀患儿要卧床休息，心悸不宁者宜平卧，清淡半流质饮食，少量多次，忌饱餐，多吃水果、蔬菜，可予西洋参煎水喝。

第三节　病毒性心肌炎

案例导入

患儿，女，4岁，因"疲乏无力伴心前区不适3天"而入院。患者2周前出现发热、咽喉肿胀等上呼吸道感染症状，经社区医院治疗后好转。3天前突然出现疲乏无力，伴心前区不适，哭闹后加重，且发育明显低于同年龄儿童。目前自感心慌严重、心跳节律不齐。病史：患儿2周前曾有上呼吸道感染病史。入院查体：心脏扩大，心率快，150次/分，有室性期前收缩，第一心音低钝。心肌酶测定示血清肌酸激酶及其同工酶、心肌肌钙蛋白T升高；心电图示心动过速，室性期前收缩，多导联T波低平。

问题：

1. 该患儿的医疗诊断是什么？护士该如何向家长讲解患儿出现"疲乏无力"的原因？

2. 在住院过程中，患儿突然发生血压下降、四肢湿冷、脉搏细数等症状，此时：

（1）该患儿可能发生的临床情况是什么？护士应配合医生采取哪些急救措施？

（2）该患儿存在的首优护理诊断是什么？针对该护理诊断，护士应为患儿采取的主要护理措施有哪些？

3. 该患儿达到出院标准，预出院。护士应对患儿家长实施的健康教育内容包括哪些？

病毒性心肌炎（viral myocarditis）是病毒侵犯心肌所致的，以心肌炎性病变为主的疾病，有时可伴有心包或心内膜炎症改变。发病年龄以 3 ～ 10 岁居多。

【病因与发病机制】

1. 病因　多数病毒感染都可引起心肌炎，其中以肠道病毒和呼吸道病毒较为多见，尤其是柯萨奇病毒（B 组和 A 组）最常见，其中以柯萨奇 $B_{1\sim6}$ 病毒最多见。另外，埃可病毒、脊髓灰质炎病毒、腺病毒、肝炎病毒、流感和副流感病毒、麻疹病毒、单纯疱疹病毒及流行性腮腺炎病毒等均可引起心肌炎。

2. 发病机制　本病的发病机制尚不完全清楚。在病毒感染初期，病毒直接侵袭心肌细胞引起急性炎症反应，出现心肌坏死、变性及细胞浸润，病毒感染后的变态反应和自身免疫也与发病有关。病毒性心肌炎患儿血清抗心磷脂抗体阳性，明显高于健康儿童。

【临床表现】

1. 症状　典型表现为心脏症状出现前数天或 2 周内有呼吸道或肠道感染，有中度发热、咽痛、腹泻、皮疹等。主要症状有疲乏无力、食欲缺乏、恶心、呕吐、呼吸困难、面色苍白、发热，年长儿有心悸、头晕、腹痛、肌痛。

根据病情表现轻重不一。轻症患儿可无症状或仅有心电图改变；重症患儿易发生急性心力衰竭、严重心律失常或心源性休克，甚至发生猝死。心肌受累时患儿常诉疲乏无力、心悸、气促和心前区不适或腹痛，严重时血压下降，可发展为充血性心力衰竭或心源性休克。

新生儿时期柯萨奇 B 组病毒感染引起的病毒性心肌炎，病情严重，常同时出现其他器官的炎症，如脑膜炎、胰腺炎、肝炎等，一般在生后 10 天内发病，起病突然，患儿出现发热、拒食、呕吐、腹泻及嗜睡，有明显呼吸困难，可迅速发生急性心衰。

2. 体征　心脏可有轻度扩大，安静时心动过速，第一心音低钝，出现奔马律，伴心包炎者可闻及心包摩擦音。反复心力衰竭者，心脏明显扩大，肺部出现湿啰音，肝、脾肿大，呼吸急促和发绀。重症患儿可突然发生心源性休克，脉搏细弱，血压下降。

【辅助检查】

1. 实验室检查

（1）血象和血沉：白细胞轻度增高，中性粒细胞增多，血沉略增快。

（2）心肌损害血生化指标：病程早期血清谷草转氨酶（GTO）、肌酸激酶（CK）、肌酸激酶同工酶（CK-MB）、乳酸脱氢酶（LDH）均增高，CK-MB 质量对心肌损伤有诊断意义。血清乳酸脱氢酶（SLDH）同工酶增高对心肌炎早期诊断有提示意义。心肌肌钙蛋白（cTn）的变化对心肌炎诊断特异性更强。恢复期多有抗心肌抗体增高。

2. 病原学检查　早期可从心包积液、咽拭子、大便分离出特异病毒。可用聚合酶链反应方法检测病毒 RNAO 在恢复期血清中，同型病毒中和抗体或血凝抑制抗体较急性期第 1 份血清升高 4

倍以上，或特异性 IgM 阳性。

3. 心内膜心肌活检 心内膜心肌活检目前仍是病毒性心肌炎诊断的金标准。但由于炎症可呈局灶分布，取样部位的局限性使其阳性率不高，而假阴性率高，加之其为有创检查，有一定风险，因此不作为常规检查项目。主要用于病情危重、治疗反应差、病因不明的患者，阳性结果是诊断心肌炎的可靠证据。心内膜心肌活检主要包括 3 项：①病理组织学诊断；②免疫组织学诊断；③病毒检测。

4. 心电图检查 可见各种严重心律失常，包括各种期前收缩、室上性和室性心动过速、房颤和室颤、Ⅱ度或Ⅲ度房室传导阻滞。心肌受累明显时可见 T 波降低、ST-T 段的改变。心电图无明显改变者，需进行 24 小时动态心电图检查。

5. 胸部 X 线检查 轻者可正常，重者心脏不同程度扩大、搏动减弱，合并大量心包积液时心影显著增大。心功能不全时两肺呈淤血表现。

6. 超声心动图检查 可显示心房、心室扩大，心室收缩功能受损程度，探查有无心包积液及瓣膜功能。

【治疗要点】

本病目前尚无特效治疗，主要是减轻心脏负担，改善心肌代谢和心功能，促进心肌修复。

1. 休息 急性期需卧床休息，减轻心脏负担及减少耗氧量。

2. 药物治疗

（1）改善心肌营养：①大剂量维生素 C：大剂量维生素 C 有清除自由基的作用，可改善心肌代谢，促进心肌恢复，对心肌炎有一定的疗效，剂量为每日 $100 \sim 200 mg/kg$，加入葡萄糖溶液 $20 \sim 50 mL$ 静脉注射，每日 1 次，$2 \sim 3$ 周为 1 疗程。②能量合剂：可加强心肌营养，改善心肌功能。常用三磷酸腺苷 20mg、辅酶 A50 单位、胰岛素 $4 \sim 6$ 单位及 10% 氯化钾 8mL 溶于 10% 葡萄糖溶液 250mL 中静脉滴注，每日或隔日 1 次。③辅酶 Q_{10}：可保护心肌和清除自由基，每日剂量为 1mg/kg，分 2 次口服，疗程 3 个月以上。④ 1,6- 二磷酸果糖（FDP）：可改善心肌细胞代谢、减轻心肌细胞负荷并清除自由基，每日剂量为 $150 \sim 250 mg/kg$，静脉滴注，疗程为 $10 \sim 14$ 天。

（2）中药：可在常规治疗基础上加用生脉饮、黄芪、丹参等中药。

（3）肾上腺皮质激素：激素可改善心肌功能，减轻心肌炎性反应和抗休克，病程早期和轻症者一般不用，多用于危急病例，常用泼尼松或泼尼松龙，每日 $1 \sim 1.5 mg/kg$ 口服，共 $2 \sim 3$ 周，症状缓解后应逐渐减量至停药。对于急性危重病例，常用地塞米松每日 $0.2 \sim 0.4 mg/kg$ 或氢化可的松每日 $15 \sim 20 mg/kg$ 静脉滴注。

3. 免疫球蛋白 用于重症病例，2g/kg，单剂 24 小时静脉注射。静脉输入大剂量免疫球蛋白可增加心室前负荷，促使心力衰竭加重，必须 24 小时内缓慢输入。

4. 抗心衰治疗 可常规采取强心利尿治疗，但由于本病心肌应激性高，易发生洋地黄中毒，故在应用洋地黄类药物时剂量应偏小，必要时可加用利尿剂以减轻心脏负荷。

5. 抗心律失常治疗 心肌炎患儿可并发不同类型心律失常，治疗时应根据实际情况采用相应抗心律失常药，对心功能有明显影响或威胁生命的心律失常，应及时纠正。

【护理评估】

1. 健康史 详细询问病史，了解患儿有无呼吸道感染史，有无心累、气紧、活动受累等表现。

2. 身体状况　评估患者有无心脏受累的症状，如胸闷、心悸、呼吸困难、心前区隐痛等；评估有无心律失常、心力衰竭等并发症；评估患者活动耐受情况，日常生活自理能力是否受限。

3. 心理－社会状况　了解患儿既往有无住院经历，家长对疾病的病因和治疗、居家护理知识的了解程度；患儿居住环境及家庭经济状况如何，患儿及家属是否有恐惧、焦虑等不良心理反应。

【护理诊断 / 合作性问题】

1. 活动无耐力　与心肌收缩力下降，组织供氧不足有关。

2. 潜在并发症　心律失常、心力衰竭、心源性休克。

3. 焦虑　与对疾病的担忧有关。

【护理措施】

1. 一般护理

（1）保证休息：急性期应卧床休息，到体温稳定、症状消失 3～4 周后，逐渐恢复活动量。恢复期继续限制活动至少 3 个月，总休息时间不少于 6 个月。心力衰竭及心脏扩大者绝对卧床休息 3 个月以上，心脏明显缩小，心功能改善，可开始轻微活动。

（2）饮食护理：给予清淡、易消化、富含维生素和蛋白质的饮食，宜食新鲜蔬菜和水果，忌油腻辛辣食物，少量多餐，注意营养搭配。

2. 病情观察　密切观察和记录患儿精神状态、面色、心率、心律、呼吸、体温和血压变化。有明显心律失常者应进行连续心电监护，发现快速心律失常或严重传导阻滞等应立即报告医生，及时纠正。

3. 对症护理

（1）吸氧：有缺氧症状（胸闷、心悸、气促等）的患儿经休息不缓解者，选择合适的吸氧方法给予吸氧。

（2）心力衰竭：患儿置于半卧位，尽量保持病室安静，静脉输液注意速度不宜过快。

（3）心理护理：关心安慰患儿及家长，建立良好护患关系，向其讲解疾病的有关知识，介绍诊疗计划、检查项目和病室环境等，以消除焦虑心理，取得家长和患儿的配合。

4. 用药护理　心力衰竭患儿使用洋地黄时剂量应偏小，每次应用前应测量脉搏，必要时监测心率。如婴儿脉搏 < 90 次 / 分，年长儿 < 70 次 / 分需暂停用药。当出现心率过慢、心律失常、恶心呕吐、食欲减退、黄绿视、视力模糊、嗜睡、头晕等毒性反应时，应立即停药，及时采取相应措施。重症患儿加用利尿剂时，应注意观察有无低血钾表现（如出现四肢软弱无力、腹胀、心音低钝、心律失常等），及时予以处理。静脉输入强心剂、利尿剂时速度不宜过快，以免加重心脏负担。心源性休克患儿使用血管活性药物和扩张血管药时，要准确控制滴数，最好能使用输液泵，以避免血压波动过大。

5. 健康教育　介绍本病的相关知识，强调休息的重要性，介绍预防常见感染的医学知识，如疾病流行期间避免去公共场所。指导正确的药物护理方法，如掌握所用药物名称、剂量、用药方法及副反应。嘱患儿或家长定期门诊复查。

【中医概要】

本病属于中医"风温""心悸""怔忡"范畴。小儿素体正气亏虚是发病之内因，温热邪毒侵袭是发病之外因。疾病耗气伤阴为本病主要病理变化，病理中或邪实正虚，或以虚为主，或虚中夹实，病机要随证辨识。常见证型有风热犯心、湿热侵心、气阴亏虚等。风热犯心患儿要卧床休息，饮食清淡和富含维生素 C，发热者多饮水，咳嗽者多饮银花大青叶水及菊花芦根水等；湿热侵心患儿要卧床休息，饮食宜清淡，忌油腻辛辣和生热助火的食品，多食新鲜蔬菜和果汁等，可用芦根、竹叶煎水；气阴亏虚患儿要避免过度劳累，保持心情舒畅，饮食富于营养，如蔬菜、豆类、鸡汁、猪肝汤等，忌辛辣、生热动火的食品。

【小结】

病毒性心肌炎是儿科常见的心脏疾病之一，可由多种病毒侵犯心脏所致。本病临床表现轻重不一，轻者可无症状，重者可引起心力衰竭、心律失常、心源性休克，甚至猝死。本病目前尚无特效治疗方法。护理强调休息的重要性，另外应注意严密观察病情，及时发现和处理相应的并发症。

【思考题】

1. 简述先天性心脏病的分类。
2. 简述法洛四联症的典型表现及缺氧发作的处理。
3. 护理法洛四联症患儿时应注意哪些问题？
4. 如何对先天性心脏病患儿进行健康教育？
5. 如何指导病毒性心肌炎患儿的休息？

第十二章
泌尿系统疾病患儿的护理

学习目标

【知识目标】

1. 能复述儿童泌尿系统解剖生理特点，列出儿童正常尿量范围、少尿及无尿的判定标准。

2. 能解释急性肾小球肾炎的病因及发病机制，描述其典型临床表现及严重表现，简述其治疗要点。

3. 能解释肾病综合征的病因及发病机制、病理生理特点，比较单纯性肾病和肾炎性肾病的临床特点、阐述肾病综合征的并发症，简述其治疗要点。

4. 能解释泌尿道感染、儿童泌尿系统常见异常的病因及发病机制，描述其临床表现，简述其治疗要点。

【能力目标】

1. 能根据儿童排尿及尿液特点判断其排尿及尿液检查是否正常。

2. 能利用辅助检查结果区别肾炎和肾病综合征。

3. 能运用护理程序对泌尿系统疾病患儿实施整体护理，并开展健康教育。

【素质目标】

1. 坚持科学严谨的用药态度，严格遵医嘱用药，不能骤然停药，以免造成肾病综合征复发和糖皮质激素依赖型肾病。

2. 提高共情能力，安抚和爱护患儿，减轻患儿和家长对肾炎、肾病综合征、泌尿系统疾病手术的恐惧和焦虑。

第一节　儿童泌尿系统解剖生理特点

【解剖特点】

1. 肾脏　肾脏呈蚕豆形，左右各一，位于腹膜后脊柱两侧，右肾位置略低于左肾。婴儿肾脏位置较低，下极平第4腰椎，故2岁以下健康儿童肾脏较易触到。年龄愈小，肾脏相对愈重，出生时两肾重量约为体重的1/125，而成人两肾重量约为体重的1/220。新生儿肾脏表面呈分叶状，1岁后逐渐变平。

2. 输尿管　婴幼儿输尿管长而弯曲，管壁肌肉和弹力纤维发育不良，容易受压、扭曲而致梗阻，易发生尿潴留而诱发感染。

3. 膀胱　婴儿膀胱位置比年长儿高，尿液充盈时，膀胱顶部常在耻骨联合之上，腹部触诊时易触及。随年龄增长逐渐降入盆腔内。

4. 尿道　新生女婴尿道长度仅 1cm（性成熟期 3 ～ 5cm），外口暴露且接近肛门，易受细菌污染。男婴尿道虽较长（5 ～ 6cm），但常有包茎和包皮过长，尿垢积聚时也易引起上行性细菌感染。

【生理特点】

1. 肾小球滤过功能　新生儿肾小球滤过率较低，约为成人的 1/4，早产儿更低，3 ～ 6 个月为成人的 1/2，6 ～ 12 个月是成人的 3/4，2 岁时可达成人水平，故婴儿不能有效地排出过多的水分和溶质。

2. 肾小管重吸收及排泄功能　新生儿及婴幼儿肾小管重吸收功能较低，对水及钠的负荷调节较差，对营养物质的重吸收也不充分，可出现一过性生理性氨基酸尿及葡萄糖尿。

3. 浓缩和稀释功能　新生儿及婴幼儿由于髓襻短、尿素形成量少以及抗利尿激素分泌不足，使尿液浓缩功能不足，故在应激状态下保留水分能力低于年长儿及成人。婴儿从尿中每排出 1mmol 溶质时需水分 1.4 ～ 2.4mL，成人仅需 0.7mL，故在体液丢失或入量不足时，易发生脱水甚至诱发急性肾功能不全。新生儿及婴幼儿尿稀释功能接近成人，可将尿渗透压稀释至 40mmol/L，但因肾小球滤过率较低，大量水负荷或输液过快时易发生水肿。

4. 酸碱平衡　新生儿及婴幼儿对酸碱平衡的调节能力差，易发生酸中毒。

5. 内分泌功能　新生儿肾脏已具有内分泌功能，其醛固酮、血浆肾素和血管紧张素均等于或高于成人水平，出生后数周内逐渐降低。新生儿肾血流量少，合成前列腺素的速率较低。由于胎儿血氧分压较低，故胚肾合成促红细胞生成素较多，出生后随着血氧分压的增高，合成促红细胞生成素减少。婴儿期血清中 1,25-(OH)$_2$D$_3$ 水平高于儿童期。

6. 儿童排尿及尿液特点

（1）排尿次数：新生儿生后前几日内，因摄入量少，每日排尿仅为 4 ～ 5 次；1 周后因新陈代谢旺盛，进水量较多而膀胱容量小，每日排尿增至 20 ～ 25 次；1 岁时每日排尿 15 ～ 16 次；学龄前期和学龄期减至每日 6 ～ 7 次。

（2）排尿控制：婴儿由脊髓反射完成，以后建立脑干 – 大脑皮层控制，至 3 岁时能控制排尿。在 1.5 ～ 3 岁之间，儿童主要通过控制尿道外括约肌和会阴肌控制排尿，若 3 岁后仍保持此排尿机制，不能控制膀胱逼尿肌收缩，则出现不稳定膀胱，表现为白天尿频、尿急，偶尔尿失禁和夜间遗尿。

（3）每日尿量：见表 12-1。

表 12-1　儿童尿量

年龄	正常尿量	少尿	无尿
新生儿生后 48 小时	1 ～ 3mL/kg·h	＜ 1.0mL/kg·h	＜ 0.5mL/kg·h
新生儿生后 2 天内	30 ～ 60mL/d	＜ 1.0mL/kg·h	＜ 0.5mL/kg·h
新生儿生后 3 ～ 10 天	100 ～ 300mL/d	＜ 1.0mL/kg·h	＜ 0.5mL/kg·h
2 个月婴儿	250 ～ 400mL/d	＜ 200mL/d	＜ 30 ～ 50mL/d
1 岁婴儿	400 ～ 500mL/d	＜ 200mL/d	＜ 30 ～ 50mL/d
幼儿	500 ～ 600mL/d	＜ 200mL/d	＜ 30 ～ 50mL/d
学龄前期儿童	600 ～ 800mL/d	＜ 300mL/d	＜ 30 ～ 50mL/d
学龄期儿童	800 ～ 1400mL/d	＜ 400mL/d	＜ 30 ～ 50mL/d

（4）尿的性质

1）尿色：新生儿生后前 2 ～ 3 天尿色深，稍混浊，放置后有红褐色沉淀，为尿酸盐结晶，数日后尿色变淡。婴幼儿正常尿液呈淡黄色且透明，但在寒冷季节放置后可有盐类结晶析出而呈乳白色，尿酸盐加热、磷酸盐加酸后均可溶解，尿液恢复澄清，此方法可鉴别正常尿液与脓尿或乳糜尿。

2）酸碱度：新生儿生后前几日因尿内含尿酸盐多而呈强酸性，以后接近中性或弱酸性，pH 为 5 ～ 7。

3）尿渗透压和尿比重：新生儿尿渗透压平均为 240mmol/L，尿比重为 1.006 ～ 1.008。随年龄增长逐渐增高，婴儿期尿渗透压为 500 ～ 600mmol/L。1 岁后接近成人水平，儿童尿渗透压为 500 ～ 800mmol/L，尿比重为 1.011 ～ 1.025。

4）尿蛋白：正常儿童尿中仅含微量蛋白，定性为阴性。24 小时尿蛋白定量 > 150 ～ 200mg，定性为阳性，则为异常。

5）尿细胞：正常情况下，儿童新鲜尿液离心后沉渣显微镜下检测，红细胞 < 3 个 /HP，白细胞 < 5 个 /HP，透明管型偶见。

第二节 急性肾小球肾炎

案例导入

患儿，男，6 岁，因"血尿、眼睑及下肢水肿两天"而入院。患儿两周前患"感冒"，未做处理；3 天前无明显诱因出现眼睑水肿、尿量减少，两天前眼睑水肿加重，下肢出现水肿，尿量明显减少，发现肉眼血尿。发病以来食欲减退、活动减少、乏力，睡眠及大便无明显改变。入院前未使用任何药物进行治疗。患儿既往无住院史，无高血压史，家长对患病相关知识不知晓。入院检查：体温 36.5℃，脉搏 100 次 / 分，呼吸 25 次 / 分，血压 160/100mmHg。患儿神志清楚，精神稍差，眼睑、面部及双下肢水肿，呈非凹陷性，双肺未闻及啰音，心律规则，无杂音，肋缘下肝脾未触及，腹部无移动性浊音。尿常规蛋白（+++），红细胞满视野；血常规正常；血沉 45mm/h；ASO800U，$C_3$0.33mg/L。

问题：

1.该患儿的医疗诊断是什么？

2.护士该如何向家长解释患儿出现上述表现的病因？

3.入院第二天患儿突然出现头痛、视力模糊，继而出现四肢抽搐、牙关紧闭、口唇发绀。此时，该患儿可能发生的临床情况是什么？护士应准备什么药物？

4.该患儿存在的护理诊断有哪些？针对上述护理诊断，主要护理措施有哪些？

5.该患儿住院 14 天，达到出院标准，预出院。护士应对家长实施的健康教育内容包括哪些？

急性肾小球肾炎（acute glomerulonephritis，AGN）简称急性肾炎，是一组由不同病因所致的感染后免疫反应引起的急性弥漫性肾小球炎性病变，其主要临床表现为急性起病，多有前驱感染，以血尿、水肿和高血压为主，伴有不同程度的蛋白尿或肾功能不全。本病可分为急性链球菌感染后肾炎和非链球菌感染后肾炎，临床以前者多见，多发生于 5 ～ 14 岁儿童，男女比例约为 2∶1。

【病因与发病机制】

1. 病因

（1）细菌：最常见的是 A 组 β-溶血性链球菌的某些致肾炎菌株。其中，12 型多引起咽部感染，49 型引起皮肤感染。此外，草绿色链球菌、金黄色葡萄球菌、肺炎链球菌和革兰阴性杆菌等均可致本病。

（2）病毒：流感病毒、麻疹病毒、腮腺炎病毒、柯萨奇病毒 B_4 型和埃柯病毒 9 型、乙型肝炎病毒等也可致本病。

（3）其他：真菌、肺炎支原体、钩端螺旋体、立克次体和疟原虫等也可致病。

2. 发病机制　见图 12-1。

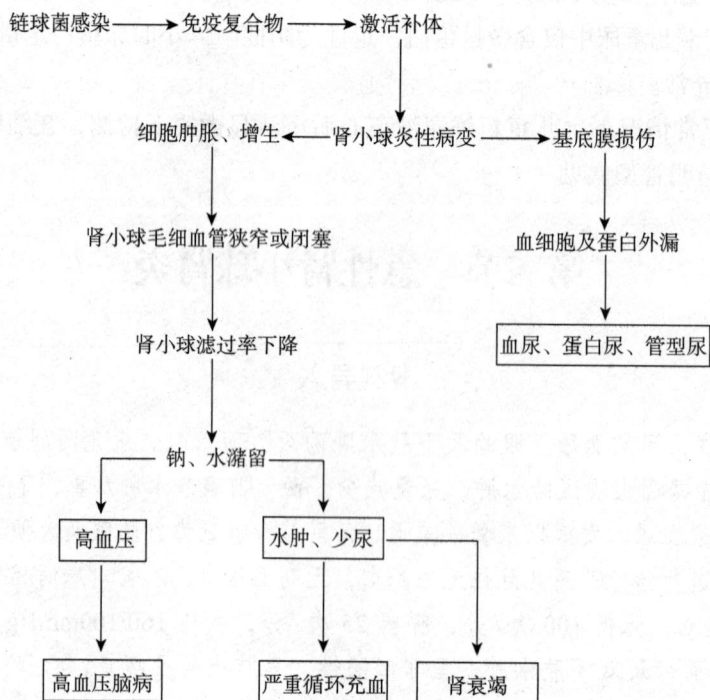

链球菌感染 ⟶ 免疫复合物 ⟶ 激活补体

细胞肿胀、增生 ← 肾小球炎性病变 ⟶ 基底膜损伤

肾小球毛细血管狭窄或闭塞　　　　血细胞及蛋白外漏

肾小球滤过率下降　　　　血尿、蛋白尿、管型尿

钠、水潴留

高血压　　　水肿、少尿

高血压脑病　　　严重循环充血　　　肾衰竭

图 12-1　急性肾小球肾炎的发病机制

【病理生理】

本病典型的病理改变是弥漫性、渗出性和增生性肾小球肾炎，因病变主要在基底膜范围内，又称毛细血管内增生性肾小球肾炎。电镜下基底膜上皮侧可见"驼峰状"沉积，是本病特征性改变。

【临床表现】

本病临床表现轻重不一，轻者可无临床症状，仅发现镜下血尿；重者可呈急进性，短期内致肾功能不全。

1. 前驱感染　发病前 1～3 周多有链球菌感染史，以咽扁桃体炎及皮肤感染为主。前驱感染经 1～3 周无症状间歇期后急性起病。咽扁桃体炎间歇期为 6～12 天（平均 10 天）；皮肤感染间歇期为 14～28 天（平均 20 天）。

2. 典型表现　急性期可有发热、头痛、头晕、咳嗽、气促、恶心、呕吐、腹痛、食欲不振、乏力、全身不适等非特异性症状。

（1）水肿：是最早出现及最常见的症状。70% 患儿有水肿，一般仅累及眼睑及颜面部，重者 2 ～ 3 天内遍及全身，呈非凹陷性。水肿同时多伴有少尿或无尿。

（2）血尿：起病即有，50% ～ 70% 患儿有肉眼血尿，尿色如洗肉水样或烟灰水样，持续 1 ～ 2 周后转为镜下血尿。

（3）蛋白尿：程度不等，20% 患儿可达肾病水平。

（4）高血压：30% ～ 80% 患儿有血压增高，学龄前儿童血压＞ 120/80mmHg，学龄儿童血压＞ 130/90mmHg。

3. 严重表现　少数患儿在发病 2 周内可出现下列严重症状。

（1）严重循环充血：常发生在起病 1 周内，由于水钠潴留、血浆容量增加所致。可见端坐呼吸、气急咳嗽、咳粉红色泡沫痰、肺部湿啰音、颈静脉怒张、肝大压痛、心脏扩大、心率增快，甚至出现奔马律、水肿加剧等。

（2）高血压脑病：由于血压急剧增高，脑血管痉挛，导致缺血、缺氧、血管通透性增高而发生脑水肿，血压通常在 150 ～ 160mmHg/100 ～ 110mmHg 以上。临床表现为剧烈头痛、呕吐、复视或一过性失明、嗜睡或烦躁，严重者突然出现惊厥、昏迷。具有高血压伴视力障碍、惊厥、昏迷三项之一即可诊断。

（3）急性肾功能不全：严重少尿或无尿患儿可出现氮质血症、电解质紊乱和代谢性酸中毒。一般持续 3 ～ 5 日（不超过 10 日）。

4. 非典型表现

（1）无症状性急性肾炎：仅有镜下血尿或血清 C_3 降低而无其他临床表现。

（2）肾病综合征表现的急性肾炎：少数患儿以急性肾炎起病，但水肿和蛋白尿突出，伴高胆固醇血症和低白蛋白血症。

（3）肾外症状性急性肾炎：有链球菌感染史，患儿水肿、高血压明显，甚至有严重循环充血及高血压脑病，但尿常规正常，血清 C_3 明显降低。

【辅助检查】

1. 尿液检查　镜下可见不同程度的红细胞增多，还有透明、颗粒或红细胞管型。尿蛋白为 + ～ +++，且与血尿程度相平行。疾病早期可见较多的白细胞和上皮细胞。

2. 血常规　外周血白细胞一般轻度升高或正常，有轻、中度贫血。

3. 血清补体　血清总补体及 C_3 可明显下降，6 ～ 8 周恢复正常。

4. 抗链球菌溶血素"O"抗体（ASO）　10 ～ 14 天开始升高，3 ～ 5 周达高峰，3 ～ 6 个月恢复正常。

5. 血沉　轻度增快，提示为病变活动期。

6. 肾功能　持续少尿、无尿者，可有血尿素氮、肌酐升高。

【治疗要点】

本病为自限性疾病，无特异性治疗。

1. 一般治疗　急性期卧床休息，对高血压、水肿患儿给予低盐饮食，严重者需无盐饮食。有严重循环充血时限制水摄入量，氮质血症者限制蛋白摄入。

2. 控制感染　有感染病灶时应用青霉素 10 ～ 14 天。青霉素过敏者用红霉素，避免使用肾毒性药物。

3. 对症治疗

（1）利尿：限制水盐摄入后仍有轻度水肿、少尿者可用氢氯噻嗪每日 1 ～ 2mg/kg，分 2 ～ 3

次口服，重者给予呋塞米每日 2～5mg/kg，分次口服或每次 1～2mg/kg 静脉注射。

（2）降压：经休息、控制水盐摄入、利尿处理后血压仍高者应给予降压药。首选硝苯地平，每日 0.25～0.5mg/kg，最大剂量每日 1mg/kg，分 3 次口服或舌下含服；卡托普利每日 0.3～0.5mg/kg，最大剂量每日 5～6mg/kg，分 3 次口服，与硝苯地平交替使用降压效果更佳。

4. 重症治疗

（1）严重循环充血：严格限制水、盐摄入量，应用强利尿剂；如有肺水肿，可用硝普钠 5～20mg 加入 5% 葡萄糖液 100mL 中，以每分钟 1μg/kg（不宜超过 8μg/kg）速度静滴，严密监测血压，随时调节滴速；以上治疗无效时，给予腹膜透析或血液净化治疗。

（2）高血压脑病：选用降压效果强而作用迅速的药物。首选硝普钠，用法同上。有惊厥者用地西泮镇静止痉和呋塞米利尿脱水。

（3）急性肾功能不全：静推呋塞米，每次 1～2mg/kg 至 3～5mg/kg，重复 2～3 次。如氮质血症、电解质紊乱及酸中毒严重者，应尽早采用透析治疗。

【护理评估】

1. 健康史　了解患儿发病前 1～3 周有无上呼吸道或皮肤感染史；评估水肿开始及持续时间、发生部位、发展顺序及程度；患儿排尿次数、尿量及尿色等。

2. 身体状况　评估患儿一般状态如神志、呼吸、脉搏、血压及体重等。检查水肿部位、程度及指压凹痕，有无颈静脉怒张、肝脏肿大、肺部啰音、心率增快及奔马律等。有无血尿、蛋白尿，血清补体下降、抗链球菌溶血素"O"增高、血尿素氮及肌酐升高等。

3. 心理 - 社会状况　评估家长及患儿是否知晓本病的诱发因素、急性期休息和饮食的重要性及是否积极配合治疗和护理，有无焦虑、紧张心理等。

【护理诊断】

1. 体液过多　与肾小球滤过率降低，水钠潴留有关。

2. 活动无耐力　与肾小球病变及其对身体各系统的影响有关。

3. 潜在并发症　严重循环充血、高血压脑病、急性肾功能不全。

4. 知识缺乏　与家长及年长患儿缺乏急性肾小球肾炎相关知识有关。

【护理措施】

1. 一般护理

（1）休息与活动：起病 2 周内应卧床休息；待水肿消退、血压正常、肉眼血尿消失后，可下床轻微活动或户外散步；尿常规红细胞减少、血沉正常可上学，但应限制活动量，避免剧烈运动；尿沉渣细胞绝对数正常后可恢复体力活动。

（2）饮食护理：水肿、高血压、少尿患儿给予低盐饮食，钠盐限制在每日 60mg/kg，严重水肿和高血压者应无盐饮食，水肿消退后每日给钠盐 3～5g。严重少尿或循环充血时，限制水摄入量，入量为前一天尿量加 500mL。有氮质血症者，限制蛋白质入量，每日给予优质动物蛋白 0.5g/kg，肾功能正常后，尽早恢复蛋白供给。

2. 病情观察　加强巡视，观察生命体征变化，尤其是血压，每 8 小时测量 1 次，根据病情可增加监测次数；观察尿量、颜色、性质的变化；准确记录 24 小时液体出入量，定期测体重，每周检查尿常规 2 次。

3. 对症护理

（1）皮肤护理：水肿期保持皮肤清洁、干燥，及时更换内衣，皮肤如有疖肿，及时外用抗生素软膏处理。肾区（腰部）热敷及保暖，促进血液循环。

（2）并发症护理：

1）严重循环充血伴明显咳嗽咳痰时，需及时拍背、中药雾化吸入、吸痰，年长患儿可指导有效咳嗽咳痰；呼吸困难时应采取半卧位、及时吸氧，做好抢救准备。

2）高血压脑病时需严密监测血压变化，呕吐时取侧卧位，及时清除口腔呕吐物。抽搐患儿及时止痉，固定四肢，防外伤；牙关紧闭者，用裹有纱布的压舌板置于上下白齿之间，防舌咬伤。使用床档保护，防坠床。

3）急性肾功能不全时需准确记录液体出入量，限制水、盐、钾、磷和蛋白质入量，供给足够的热量。透析治疗患儿因丢失大量蛋白，不需限制蛋白质入量。

4. 用药护理　遵医嘱给予利尿剂和降压药，注意观察疗效和不良反应。利尿剂副作用有胃肠道反应和电解质紊乱（尤其是钾离子紊乱），用药时注意观察有无恶心、呕吐，监测血钾浓度，补充含钾丰富的食物。呋塞米静脉注射剂量过大时可出现一过性耳聋，用药时需监测听力。硝普钠副作用有恶心、呕吐、情绪不稳、头痛及肌肉痉挛等，需严密监测血压和心率。由于硝普钠遇光易分解，应现用现配，整个输液系统要避光，配置4小时后未用完应及时更换。

5. 健康教育

（1）加强体育锻炼，增强体质，提高抵御外邪能力。

（2）避免接触感染性疾病患儿，季节变换和呼吸系统疾病高发期少到公共场所，预防交叉感染。

（3）向家长说明休息的重要性，强调急性期限制患儿活动是控制病情进展的重要措施，指导正确的休息方法。

（4）指导家长每周为患儿检查尿常规1次，病程2个月后改为每月查1次，随访时间为半年。

【中医概要】

本病属于中医的"水肿""尿血"范畴。病因系外感风邪、湿热疮毒内侵等。风、热、毒与水湿互结而发病。病位在肺、脾、肾三脏。常见证型急性期有风水相搏证和湿热内侵证，恢复期有阴虚邪恋证和气虚邪恋证。患儿应加强饮食调护，急性期风水相搏证可用赤小豆、冬瓜、荠菜任选一种煎汤频服或食白茅根粥，以助利水消肿；湿热内侵证可选用金银花、麦冬、桔梗煎水代茶饮，以清热利咽。恢复期阴虚邪恋证患儿可食用地黄粥、枸杞粥等，以滋阴降火，并配合小儿推拿护理技术，平肝经、补脾经、补肾经、清小肠经。

【小结】

急性肾小球肾炎是儿童时期常见的免疫反应性肾小球疾病。本病多见于溶血性链球菌感染之后。临床以血尿、水肿、高血压、蛋白尿、少尿为特征。本病虽为自限性疾病，但重者可出现严重循环充血、高血压脑病、急性肾衰竭等并发症。目前无特殊治疗方法，主要为对症治疗。护理要点是正确指导休息、科学饮食护理和病情观察等。

第三节　肾病综合征

肾病综合征（nephrotic syndrome，NS）简称肾病，是一组由多种病因所致的肾小球基底膜通透性增高，导致大量血浆蛋白质从尿中丢失的临床综合征。具有大量蛋白尿、低蛋白血症、高脂血症及明显水肿四大特点，其中大量蛋白尿、低蛋白血症是诊断必备条件。肾病综合征是儿童泌尿系统多发疾病（仅次于急性肾炎），3～5岁为发病高峰期，男女比例为3.7∶1。肾病按病因分为原发性、继发性和先天性三种类型。本节主要叙述原发性肾病综合征。

【病因与发病机制】

1. 病因 本病致病原因尚不十分明确。单纯性肾病可能和 T 细胞免疫功能紊乱有关。肾炎性肾病可能与免疫病理损伤有关。先天性肾病与遗传因素有关。

2. 发病机制 见图 12-2。

【病理生理】

本病基本病变是肾小球通透性增高，导致大量蛋白尿，而低蛋白血症、高脂血症及明显水肿是继发的病理生理改变。

1. 蛋白尿 肾病时由于基底膜构成改变使血浆中分子量较大的蛋白经肾小球滤出，从而出现大量蛋白尿。

图 12-2 肾病综合征的发病机制

2. 低蛋白血症 大量血浆蛋白从尿中丢失和从肾小球滤出后被肾小管吸收分解是造成本病低蛋白血症的主要原因。

3. 高脂血症 低蛋白血症促进肝脏合成脂蛋白增加，其中大分子脂蛋白难以从肾脏排出而蓄积在体内，导致血清总胆固醇增高。

4. 水肿 低蛋白血症使血浆胶体渗透压降低，血管内水分向组织间隙转移而出现水肿。血浆白蛋白低于 25g/L 时，液体将潴留在间质区；低于 15g/L 则有腹水或胸水形成。

【临床表现】

1. 单纯性肾病 起病隐匿，常无明显诱因。水肿最常见，往往是首诊症状。由眼睑开始，逐渐遍及全身，呈凹陷性，男孩阴囊水肿明显，严重者可有腹水、胸水或心包积液，伴有尿量明显减少。起病初期一般状况尚可，随即出现面色苍白、神疲乏力、食少纳呆、嗜睡等症状。一般无血尿和高血压。

2. 肾炎性肾病 水肿一般不严重。除具有肾病综合征四大典型临床特征外，还有血尿、高血压、氮质血症和血清补体下降。

3. 并发症

（1）感染：肾病患儿易合并各种感染。常见有呼吸道、皮肤、泌尿道感染和原发性腹膜炎等，其中以上呼吸道感染最多见（病毒感染常见）。感染可造成疾病加重和复发。

（2）电解质紊乱和低血容量：常见的电解质紊乱有低钠、低钾、低钙血症。患儿低钠血症表现有厌食、乏力、疲倦、嗜睡、血压下降甚至出现休克、抽搐等；血浆蛋白下降、低钠血症可致血容量不足，出现面色苍白、四肢发凉、皮肤发花、血压下降等循环障碍表现。

（3）血栓形成：肾病高凝状态易致动、静脉血栓形成，以肾静脉血栓常见，表现为突发腰痛，出现血尿或血尿加重、少尿，甚至发生肾衰竭。下肢深静脉血栓形成可出现两侧肢体水肿程度差别明显，伴有下肢疼痛和足背动脉搏动消失等症状及体征；不明原因的咳嗽、咳血或呼吸困难而无肺部阳性体征时要警惕肺栓塞；突发的偏瘫、面瘫、失语或神志改变等神经系统症状考虑为脑栓塞。

（4）急性肾衰竭：少数微小病变型肾病因血容量减少可并发急性肾衰竭，多为肾前性。

【辅助检查】

1. 尿液分析 尿蛋白定性 +++ ～ ++++，24 小时尿蛋白定量 > 50mg/kg。大多可见透明管型、

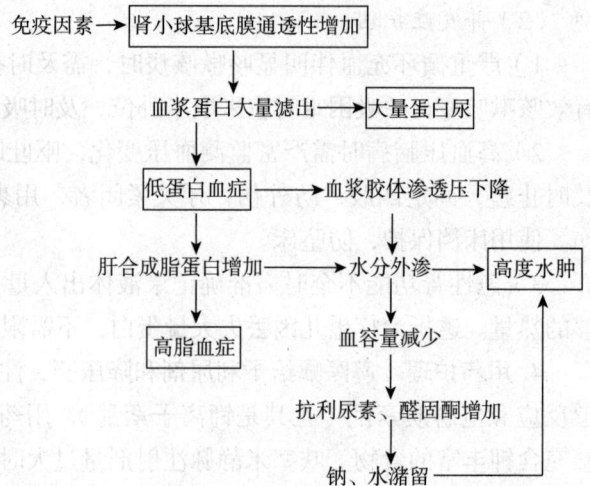

颗粒管型和卵圆脂肪小体，肾炎性肾病可有镜下血尿。

2. 血浆蛋白　血浆总蛋白低于正常，白蛋白下降更明显（＜30g/L 或≤25g/L），达到低蛋白血症诊断标准。

3. 血脂　血清胆固醇明显增高（＞5.7mmol/L），其他脂类也可增高。

4. 肾功能检查　单纯性肾病少有氮质血症；肾炎性肾病可伴持续性氮质血症。晚期出现肾小管功能损害。

5. 血清免疫球蛋白和补体测定　IgG 和 IgA 水平降低，IgE 和 IgM 偶尔升高。单纯性肾病血清补体正常，肾炎性肾病可有补体下降。

6. 肾穿刺活组织检查　难治性肾病（如激素耐药、频繁复发、激素依赖者）、肾炎性肾病或继发性肾病应争取肾活检，以明确病理类型，指导治疗，估计预后。

【治疗要点】

采取以肾上腺糖皮质激素为主的综合治疗，包括控制水肿、维持水电解质平衡、供给营养、预防和控制感染等。

1. 一般治疗　注意休息和饮食供给。

2. 对症治疗

（1）利尿：水肿严重、合并高血压者可给予利尿剂。氢氯噻嗪每日 2mg/kg，或螺内酯每日 3mg/kg，均分 3 次口服。必要时静脉给予呋塞米每次 1～2mg/kg，每 6～8 小时口服或肌注。

（2）防治感染：注意隔离，避免交叉感染，一旦发生感染应积极治疗。预防接种需在病情完全缓解且停用糖皮质激素 6 个月后才进行。

3. 糖皮质激素治疗　是目前治疗肾病的首选药物，初治病例确诊后应尽早选用，治疗可分为两个阶段。

（1）诱导缓解阶段：泼尼松 2mg/（kg·d），最大剂量不超过 80mg/d，先分次口服，尿蛋白转阴后改为每晨顿服，疗程 6 周。

（2）巩固维持阶段：隔日晨顿服 1.5mg（kg·d），最大剂量 60mg/d，共 6 周，再逐渐减量，一般巩固维持阶段以泼尼松原足量 2 天量的 2/3，隔日晨顿服 4 周，如尿蛋白持续转阴，以后每 2～4 周减 2.5～5mg，至 0.5～1mg/kg 时维持 3 个月，以后每 2 周减 2.5～5mg 直至停药。

4. 免疫抑制剂治疗

适用于激素部分敏感、耐药、依赖及复发的病例，在小剂量糖皮质激素隔日使用的同时可选用环磷酰胺（CTX）、环孢素等免疫抑制剂。

5. 其他治疗

（1）抗凝治疗：应用肝素钠、尿激酶、双嘧达莫等可防治血栓。

（2）其他：如纤溶药物、血管紧张素转换酶抑制剂及受体拮抗剂、中医药治疗等。

【护理评估】

1. 健康史　评估患儿起病缓急，有无明显诱因；近来有无预防接种史；是否为过敏性体质；既往有无相同病史，是首发还是复发，复发者详细询问原因等。

2. 身体状况　评估患儿一般状态如神志、呼吸、脉搏、血压及体重等。检查水肿部位、程度及指压凹痕，有无胸水或腹水、尿量减少、血尿、蛋白尿、血清补体下降、胆固醇增高、低钠、低钾、低钙血症及氮质血症等。

3. 心理 - 社会状况　评估患儿及家长对本病的认识程度和心理状态。住院婴幼患儿是否存在分离性焦虑；年长儿是否因激素治疗而产生自卑心理等。

【护理诊断】

1.体液过多　与低蛋白血症及水、钠潴留有关。

2.营养失调（低于机体需要量）　与大量丢失蛋白质有关。

3.有感染危险　与低蛋白血症及激素和免疫抑制剂的应用有关。

4.潜在并发症　电解质紊乱、药物副作用、血栓形成、急性肾衰竭。

5.焦虑　与疾病反复、病程长和担心预后有关。

【护理措施】

1. 一般护理

（1）活动与休息：一般不需严格限制活动，但要避免劳累和剧烈运动。严重水肿、高血压者需卧床休息，应经常变换体位。重度胸水、腹水时宜采取半坐卧位，必要时给予吸氧。

（2）饮食护理：水肿患儿应低盐（每日≤2g）饮食，适当限水；严重水肿、高血压者应予短期无盐饮食，限钠每日＜1g，供给优质蛋白、低脂肪、高碳水化合物、高维生素、易消化饮食；大量蛋白尿时，蛋白质摄入量控制在每日1.5～2.0g/kg，以高生物价动物蛋白（乳、鱼、蛋、禽、牛肉等）为宜，尿蛋白消失后长期应用糖皮质激素者应多补充蛋白，少食脂肪，以植物性脂肪为宜。注意补充维生素D每日400IU、钙剂以及富含钾的食物。

2. 病情观察　监测生命体征；观察水肿变化，每日晨起排便后测体重，记录24小时液体出入量，腹水明显者观察腹围变化；观察尿量、外观、性状的变化，有无蛋白尿、肉眼血尿；注意血压变化，病程初期每日测血压1～2次。观察有无并发症发生，如发热、咳嗽、咳痰、尿路刺激征、皮肤破溃化脓等感染征象；突发腰痛、血尿或血尿加重等表现；两侧肢体水肿程度不一致等情况。

3. 对症护理

（1）皮肤护理：保持皮肤干燥、清洁，及时更换内衣，保持床铺整洁、被褥松软，经常翻身；水肿严重时，臀部、四肢等受压部位使用棉圈或气垫床；颜面眼睑水肿者应垫高枕头，下肢水肿明显者可抬高肢体，阴囊水肿者可用棉垫或吊带托起；防止搔抓致皮肤损伤，皮肤感染、破损处及时处理。严重水肿患儿尽量避免肌内注射，局部注射后延长按压时间，静脉输液保证一次穿刺成功，输液过程中加强巡视，防止药液外渗继发感染。

（2）预防感染：做好保护性隔离，本病患儿与感染性疾病患儿分室收治，严格执行探视管理制度，病室定时开窗通风，定期消毒。注意个人卫生，加强口腔护理，每日三餐后用金银花煎液漱口，保持外阴、尿道口清洁；及时增减衣被，防止感冒，避免去公共场所；接触麻疹、水痘者，激素减量并注射丙种球蛋白。

（3）心理支持：本病病程长、病情易反复，患儿常出现抑郁焦虑，情绪不宁。应关心体贴、爱护患儿，积极疏导不良情绪，帮助坚定治疗信心，指导家属给予患儿心理支持。

4. 用药护理

（1）应用利尿剂期间需密切观察尿量、体重、血压和血清电解质变化，预防水、电解质紊乱。静脉注射呋塞米要注意速度，避免因速度过快出现恶心、呕吐等胃肠道反应。

（2）观察糖皮质激素疗效及副反应，观察尿蛋白、血浆蛋白变化情况，是否出现库欣综合征、精神欣快、髋关节疼痛、高血压、黑便等表现。

（3）观察环磷酰胺副反应，如白细胞减少、脱发、恶心、呕吐、肝脏损害、骨髓抑制、出血性膀胱炎和远期性腺损伤等。药物宜饭后服用，可按摩合谷、内关等穴位，以减少胃肠反应；多饮水，注意水化治疗，预防出血性膀胱炎；用药期间定期检查血象；应用环孢素A注意监测血药浓度。

（4）应用肝素时要观察有无出血情况，监测凝血功能。

5. 健康教育

（1）告知患儿家长感染是导致病情复发的重要原因，指导预防各种感染的有效措施，患感染性疾病需及时治疗。

（2）介绍激素对治疗本病的重要性，取得患儿及家长的配合，严格遵医嘱坚持用药，不随意减量和停药。

（3）教会家长或患儿应用尿蛋白试纸检测尿蛋白的方法。

（4）预防接种需待临床症状缓解并停药 6 个月后进行。

【中医概要】

本病属中医的"水肿""虚劳"范畴。小儿禀赋不足，久病体虚，外邪入里，致肺、脾、肾三脏亏虚是本病的主要因素。本病是本虚标实证，病位在肺、脾、肾三脏。常见证型有肺脾气虚证、脾肾阳虚证、肝肾阴虚证等。本病辨证施护，肺脾气虚证患儿可以常服用黄芪枸杞山药大枣粥，恢复肺脾肾功能、强壮体质；脾肾阳虚证患儿应注意防寒保暖，中药汤剂宜热服，温热进食黄芪山药粥等药膳饮食，并配合小儿推拿（补肾经、揉丹田、推三关），温灸足三里、气海等穴补益正气，强肾固本；肝肾阴虚患儿可用茅根、菊花、玄参、麦冬泡水代茶，每日频饮，利于清肝养肾，并配合小儿推拿，平肝经、补肾经、揉三阴交，清天河水。

【小结】

肾病综合征是儿童时期泌尿系统常见病，90% 以上为原发性。临床具有四大特征：大量蛋白尿、低蛋白血症、水肿和高胆固醇血症。根据临床表现及实验室检查结果可分为单纯性肾病和肾炎性肾病。糖皮质激素是治疗本病的首选药物。护士应正确指导饮食和休息，强调正确的用药方法及注意事项。同时可结合中医护理技术，如穴位按摩、针灸、敷贴疗法等，增强体质，积极预防感染，防止病情复发。

第四节　泌尿道感染

泌尿道感染（urinary tract infection，UTI）是指病原体直接侵入尿路，在尿液中生长繁殖，并侵犯尿路黏膜或组织而引起的炎性损伤。临床上可分为上尿路感染（肾盂肾炎）和下尿路感染（膀胱炎或尿道炎）。由于儿童时期感染局限在尿道某一部位者较少，且临床定位困难，故常统称为泌尿道感染。根据患儿有无临床症状，分为症状性泌尿道感染和无症状性菌尿。泌尿道感染是儿童泌尿系统常见的感染性疾病，占儿童泌尿系统疾病的 12.5%。女孩发病率高于男孩，但在新生儿期或婴幼儿早期，男孩发病率高于女孩。

【病因】

任何致病菌均可引起泌尿道感染，但多数为革兰阴性杆菌，如大肠埃希菌、变形杆菌、肺炎克雷伯菌、铜绿假单胞菌等。其中，大肠埃希菌是泌尿道感染最常见的致病菌，占 60% ～ 80%。初次患泌尿道感染的新生儿、所有年龄的女孩和 1 岁以下男孩，主要致病菌仍是大肠埃希菌，而 1 岁以上男孩主要致病菌多为变形杆菌。

【发病机制】

1. 感染途径

（1）上行感染：是儿童泌尿道感染的最主要途径。致病菌从尿道口上行并进入膀胱，引起膀胱炎，膀胱内的致病菌再经输尿管移行至肾脏，引起肾盂肾炎。

（2）血源性感染：主要见于新生儿和小婴儿，经血源途径侵袭尿路的致病菌主要是金黄色葡萄球菌。

（3）淋巴感染和直接蔓延：结肠内的细菌和盆腔感染可通过淋巴管感染肾脏，肾脏周围邻近器官和组织的感染也可直接蔓延。

2. 易感因素

（1）尿道周围细菌种类的改变及尿液性状的变化，为致病菌入侵和繁殖创造了条件。

（2）细菌黏附于尿路上皮细胞（定植）是其在泌尿道增殖引起泌尿道感染的先决条件。

（3）泌尿道感染患者分泌型 IgA 的产生存在缺陷，使尿中分泌型 IgA 浓度降低，增加泌尿道感染的机会。

（4）先天性或获得性尿路畸形，会增加泌尿道感染的危险性。

（5）新生儿或小婴儿抗感染能力差，易患泌尿道感染。尿布、尿道口常受细菌污染，且局部防御能力差，易患上行性感染。

（6）糖尿病、高血压、高钙血症、慢性肾脏疾病及长期使用糖皮质激素或免疫抑制剂的患儿，泌尿道感染的发病率可增高。

3. 细菌毒力　除以上个体因素作用外，对没有泌尿系结构异常的儿童，入侵微生物的毒力是决定细菌能否引起上行性感染的主要因素。

【临床表现】

1. 急性泌尿道感染　临床表现因患儿年龄不同而存在差异。

（1）新生儿：临床症状极不典型，多以全身症状为主，如发热或体温不升、皮肤苍白、吃奶差、呕吐、腹泻等。多数患儿有生长发育停滞、体重不增或增长缓慢、伴有黄疸表现等。部分患儿可有嗜睡、烦躁甚至惊厥等神经系统症状。新生儿泌尿道感染常伴有败血症，但局部排尿刺激症状多不明显。

（2）婴幼儿：临床症状也不典型，常以发热为突出表现，拒食、呕吐、腹泻等全身症状也较明显。局部排尿刺激症状不明显，有排尿时哭闹不安、尿布有臭味和顽固性尿布疹等。

（3）年长儿：上尿路感染全身症状多较明显，以发热、寒战、腹痛等症状为主，常伴有腰痛和肾区叩击痛、肋脊角压痛等。下尿路感染尿路刺激症状明显，患儿可出现尿频、尿急、尿痛、尿液混浊，偶见肉眼血尿。

2. 慢性泌尿道感染　病程迁延或反复发作，常伴有贫血、消瘦、生长迟缓、高血压或肾功能不全。

3. 无症状性菌尿　在常规尿筛查中，可见健康儿童存在有意义的菌尿，但无任何临床症状。

【辅助检查】

1. 尿常规　清洁中段尿离心沉渣镜检中白细胞＞10 个 /HP，即可怀疑为尿路感染，也常见血尿；肾盂肾炎患儿有蛋白尿、白细胞管型尿，尿比重、渗透压降低。

2. 尿培养细菌学检查　尿细菌培养及菌落计数是诊断泌尿道感染的主要依据。清洁中段尿细菌培养：菌落计数＞10^5/mL 可确诊，$10^4 \sim 10^5$/mL 为可疑，＜10^4/mL 为污染，应结合患儿性别、有无症状、细菌种类及繁殖力等综合评价临床意义。

3. 影像学检查　检查泌尿系有无先天性（或获得性）畸形、慢性肾损害或瘢痕情况及辅助上尿路感染的诊断等。常用的检查有 B 超检查、静脉肾盂造影加断层摄片（检查肾瘢痕形成）、排泄性膀胱造影等。

【治疗要点】

1. 一般治疗　急性期应卧床休息，鼓励患儿多饮水，勤排尿；女孩应注意外阴部的清洁卫生。加强患儿营养，供给足够的碳水化合物、丰富的蛋白质和维生素，以增强机体抵抗力。

2. 对症治疗　对高热、头痛、腰痛的患儿给予解热镇痛剂缓解症状。对尿路刺激症状明显者，可用阿托品、山莨菪碱等抗胆碱类药物治疗或口服碳酸氢钠碱化尿液，减轻尿路刺激症状。

3. 抗菌治疗　应及早开始抗菌药物治疗，在留尿送细菌培养检查后即可。婴幼儿区分感染部位困难且有全身症状者均按上尿路感染用药。选用抗生素原则：①根据感染部位选用：肾盂肾炎患儿应选用血浓度高的药物，膀胱炎应选用尿浓度高的药物。②根据感染途径选用：对上行性感染，首选磺胺类药物治疗。全身症状（如发热）明显或血源性感染者，多选用青霉素类、氨基糖苷类或头孢菌素类治疗。③根据尿培养及药物敏感试验结果，结合临床疗效选用抗生素。④选用对肾功能损害小的药物。

4. 积极矫治泌尿道畸形。

【护理评估】

1. 健康史　评估患儿健康状况，了解其家庭卫生习惯，既往有无类似疾病的发生。女孩有无蛲虫病，男孩有无包茎或包皮过长，有无留置导尿、尿道损伤的病史。慢性感染者有无泌尿系结石或泌尿道畸形。

2. 身体状况　评估新生患儿或婴幼患儿是否有发热、拒食、嗜睡、烦躁不安等全身症状，年长儿是否有腰痛（或肾区叩击痛）以及尿频、尿急、尿痛等局部刺激症状。分析检查结果，注意有无尿中菌落计数增高、白细胞数增加等。

3. 心理 - 社会状况　评估患儿及家长对本病的认识程度和心理状态。住院婴幼患儿是否存在分离性焦虑，年长儿是否因担心尿失禁被他人嘲笑而产生紧张不安、抑郁、沮丧的心理；家长是否知晓本病相关知识，有无焦虑、烦躁、愧疚或抱怨等心理。

【护理诊断】

1. 体温过高　与细菌感染有关。

2. 排尿异常　与膀胱炎、尿道炎有关。

3. 知识缺乏　与家长及年长患儿缺乏本病的防护知识有关。

【护理措施】

1. 一般护理

（1）休息：急性期需卧床休息，症状消失后可正常活动。加强皮肤、口腔清洁护理。鼓励患儿大量饮水，通过增加尿量起到冲洗尿道作用，减少细菌在尿道的停留时间，促进细菌和毒素的排出；多饮水还可降低肾髓质及乳头部组织的渗透压，阻碍细菌生长繁殖。

（2）饮食：鼓励患儿进食，给予足够碳水化合物、富含蛋白质和维生素的清淡、易消化饮食，增强机体抵抗力。发热时宜给予流食或半流食。

2. 对症护理

（1）降温：监测体温变化，高热或伴不适者给予降温处理。

（2）排尿异常的护理：①保持会阴部清洁，便后及时冲洗外阴，擦洗时应从前向后（女孩），避免污染尿道口。小婴儿勤换尿布，尿布用开水烫洗晒干，或煮沸高压消毒。每日用3%硼酸液坐浴2次。②减轻尿路刺激症状：因尿道刺激症状明显导致患儿烦躁、哭闹时，可遵医嘱给予抗胆碱药物解痉或口服碳酸氢钠碱化尿液。也可用中药煎剂熏洗或用消毒毛巾热敷外阴。③正确收集尿标本：严格无菌操作，常规用1：5000高锰酸钾清洁外阴，用无菌试管留取中段尿，在应用抗生素前留尿送检，尿标本留取后须在30分钟内送检。④观察患儿排尿频率、尿量、排尿时的表情及尿液性状等，并做好记录。

3. 用药护理

（1）严格遵医嘱应用抗生素药物，密切观察药物不良反应，如有无恶心、呕吐、食欲减退等症状，饭后服药可减轻胃肠道反应。

（2）服用磺胺类药物时应多饮水，并注意有无血尿、少尿、尿闭、过敏等副作用。

4. 健康教育

（1）介绍本病的预防知识。如加强卫生意识，婴儿应勤换尿布，便后及时清洗臀部，幼儿不穿开裆裤，勤换内裤，保持外阴部清洁。清洗外阴时的洁具须专用，不与大人共用。勤洗澡，但不用盆浴，少去公共游泳池游泳。及时发现男孩包茎、女孩处女膜伞、蛲虫前行尿道等情况，及时处理。

（2）指导及示范对患儿的护理操作。教会家长为男孩清洗尿道口时应轻轻向上翻起包皮，为女孩清洗外阴时应由前向后擦洗，防止肠道细菌污染尿道，引起上行性感染；解释留取中段尿培养的意义及取中段尿的方法和步骤，指导家长配合；避免不必要的导尿或泌尿道器械检查，减少局部刺激；若男孩的包茎及包皮过长要及时处理。

（3）用药指导，定期复查，防止复发与再感染。一般急性泌尿道感染于疗程结束后每月随访1次，除尿常规外，还应做中段尿培养，连续3个月，如无复发可认为治愈，反复发作者每3～6个月复查一次，共2年或更长时间。

【小结】

泌尿道感染是儿童时期泌尿系统常见病之一，临床上可分为上尿路感染（肾盂肾炎）和下尿路感染（膀胱炎或尿道炎）。上行感染是本病最主要的感染途径。临床表现新生儿及婴幼儿以全身症状为主，年长儿以局部症状为主。护士应指导患儿大量饮水，做好降温、排尿异常护理及药物护理等。

第五节　儿童泌尿系统常见异常

一、尿道下裂

尿道下裂（hypospadias）是一种男性的尿道发育畸形，因前尿道发育不全而致尿道开口未能到达正常龟头顶端的位置，而是开口在阴茎腹侧、正常尿道口近端至会阴部的途径上，尿道下裂是儿童泌尿生殖系统最常见的畸形之一。男婴发病率为1‰～3‰。

【病因】

1. 遗传因素　家族中有尿道下裂者，再生的男婴中患本病的风险至少上升10%。

2. 内分泌因素　尿道下裂是由于生殖结节的腹侧纵形的尿道沟从后向前闭合过程停止所致。尿道沟的正常发育受垂体和睾丸激素的影响，胚胎早期任何原因使睾酮产生的量不足、出现过迟或在转化成双氢睾酮的过程中发生异常，都可形成尿道下裂。

【临床表现】

尿道下裂临床表现很典型，主要包括：

1. 异位尿道口　尿道口可开口于正常尿道口近端至会阴部的尿道途径的任何部位。按尿道口部位不同分为4型：①阴茎头型：尿道口位于包皮系带部；②阴茎型：尿道口位于阴茎体部；

③阴囊型：尿道口位于阴茎根部与阴囊交界处；④会阴型：尿道口位于会阴部。阴囊型、会阴型常有阴囊对裂，形似阴唇，若合并隐睾则似女性外阴易被误认。因异位尿道口前方有阻碍，站立位排尿易湿裤，患儿多采用蹲位排尿。

2. 阴茎下弯　阴茎向腹侧弯曲，主要由于尿道口远端的尿道海绵体和皮下为纤维组织代替，位于阴茎体部的尿道腹侧皮下各层组织缺乏，阴茎海绵体背、腹两侧不对称。

3. 包皮异常分布　龟头腹侧包皮未能在中线融合，包皮系带缺如，全部包皮集中在龟头背侧呈帽状堆积。

【辅助检查】

当尿道下裂合并双侧隐睾时应鉴别有无性别异常，可进行细胞染色体核型检查及 X 性染色体检查、尿 17 酮类固醇的排泄量测定。

【治疗要点】

手术治疗是唯一的方法，目的是矫正阴茎下弯，使尿道口尽量接近正常位置，儿童期可站立位排尿，成人后有生殖能力。手术应在学龄前期完成，如阴茎发育不良，可试用 1～2 个疗程的绒毛膜促性腺激素治疗，待阴茎增大后再手术。

手术方法：多主张一期完成阴茎下弯矫正术及尿道成形术，也有分两期或三期完成。术后并发症：尿瘘形成（5%～30%），尿道口狭窄、尿道吻合口狭窄。

二、隐睾症

隐睾（cryptorchidism）是指睾丸未能按照正常发育过程自腰部腹膜后经腹股沟管下降达阴囊底部，包括睾丸缺如、睾丸异位及睾丸下降不全。发病率早产儿为 30%，足月儿为 4%，1 岁为 0.66%，成人为 0.3%。1 岁以内睾丸可继续下降，1 岁以后继续下降的几率明显减小。单侧隐睾比双侧多见。

【病因和病理生理】

隐睾的病因不十分明确，目前认为与下列因素有关：

1. 内分泌失调　促性腺激素刺激睾丸激素的分泌，母亲孕期促性腺激素刺激不足，影响患儿睾丸激素的产生和睾丸下降的动力。

2. 解剖上的机械障碍　如睾丸与腹膜粘连、精索过短、腹股沟管过窄、皮下环过紧等可使睾丸正常下降受阻。

【临床表现】

隐睾可发生于单侧或双侧，以单侧较多见。右单侧隐睾的发生率略高于左侧。患儿一般无自觉症状，主要表现为患侧阴囊明显发育不良。单侧隐睾者左右阴囊不对称，双侧者阴囊小而扁平，缺乏皮肤皱褶，色素浅。病变侧阴囊内空虚，检查时不能扪及睾丸。儿童因睾提肌反射相对比较活跃，受寒冷或惊吓刺激后，睾提肌收缩可将睾丸上提或进入腹股沟管内，临床表现与隐睾相似，应注意鉴别。隐睾并发睾丸损伤，扭转及恶变几率较高，隐睾还可引起不育。

【辅助检查】

1. B 超、CT 检查　有助于发现未被触到的睾丸。

2. 放射性同位素免疫学检查　了解患侧睾丸的内分泌功能。

3. 腹腔镜和睾丸血管造影　判断患侧有无睾丸和睾丸的位置。

【治疗要点】

治疗目的是尽早促使睾丸降入并固定于阴囊内，有利于睾丸正常发育并获得生育功能。隐睾最佳的治疗年龄在 2 岁以内。

1. 激素疗法 成功率因睾丸位置而不同，高位隐睾或触及不到的隐睾一般治疗无效，位于腹股沟外环的隐睾使用绒毛膜促性腺激素，可刺激睾丸下降，约 1/3 病例有效。

2. 手术治疗 激素治疗失败者睾丸固定术是唯一的选择，术中充分松解精索血管和输精管，在无张力的情况下将睾丸放入阴囊内。目前认为在 1 岁后 2 岁前手术为宜。

三、包茎及嵌顿包茎

包茎（phimosis）指包皮口狭小，紧包着阴茎头，不能向上翻开使阴茎头外露。包皮过长（redundant prepuce）指包皮冗长，完全遮盖阴茎头，但可随意上牵及翻转露出阴茎头。包皮过长是正常婴幼儿常有的现象，不认为是病理性的。嵌顿包茎（paraphimosis）指包皮被向上翻至阴茎头上后方，未及时予以复位，狭小的包皮环口嵌顿于冠状沟，循环受阻而引起水肿甚至坏死。

【病因】

1. 先天性包茎 婴儿出生时包皮与阴茎头粘连，为正常的生理现象。出生后数月，粘连逐渐被吸收，包皮就与阴茎头分离。儿童出生后 2 ～ 3 年，由于阴茎的发育和勃起，包皮自行向上退缩，露出阴茎头。但部分男童的包皮口非常细小，使包皮不能向上退缩，形成包茎。

2. 后天性包茎 多继发于阴茎头和包皮的损伤或炎症。

3. 嵌顿包茎 其诱因为儿童出于好奇心、上翻包皮后未及时复位或家长给男孩洗澡时翻洗包皮未及时复位。

【临床表现】

包皮口细小者，排尿时尿流缓慢、歪斜，尿线细，包皮隆起。婴幼儿严重者可在排尿时用力而致哭闹不安。长期排尿困难可引起上尿路损害及脱肛。也可见乳白色豆腐渣样的包皮垢从包皮口排出，包皮垢也可呈小块状堆积于阴茎头的冠状沟部，隔着包皮似小肿物，常被家长误以为肿瘤而就诊。

包皮上翻后未能及时复位，形成嵌顿，阴茎头及包皮血液回流受阻，水肿的包皮翻在阴茎头的冠状沟上，发生充血、肿大、疼痛。如不及时处理，嵌顿包皮的狭窄环越来越紧，形成恶性循环，症状更为严重。狭窄的远端可发生糜烂、溃疡。嵌顿日久可发生坏死、脱落。

【治疗要点】

1. 婴幼儿时期的大多数先天性包茎不需治疗，可教家长将包皮重复上翻，以便扩大包皮口，阴茎头露出后，清洁积聚的包皮垢，并涂液状石蜡润滑，然后将包皮复原。

2. 嵌顿包茎可先手法复位，如失败，应做包皮背侧切开术。

3. 先天性包茎粘连不能剥离及后天性包茎应做包皮环切术。

四、护理

【护理评估】

1. 健康史 评估患儿有无家族患病史，有无泌尿生殖系统先天性发育畸形，既往有无尿道机械性损伤及炎症的发生，患儿母亲孕期有无性激素分泌异常、患儿及家长有无上翻包皮习惯等。

2. 身体状况 评估患儿有无异位尿道口、阴茎下弯、包皮异常分布、包茎、包皮过长或嵌顿包茎等情况，有无阴囊发育不良、双侧睾丸不对称、单侧或双侧阴囊小而扁平、缺乏皮肤皱褶、色素浅等表现，有无包皮不能向上退缩，有无包皮损伤或炎症，阴茎有无充血、肿大或疼痛，有无包皮积垢等表现。

3. 心理 - 社会状况 评估患儿及家长对本病的认识程度和心理状态。患儿是否因泌尿系统发育畸形而产生自卑心理，是否因担心手术而出现紧张不安、恐惧等心理；家长是否知晓本病相关知识，有无焦虑、烦躁、愧疚或抱怨等心理。

【护理诊断】

1. 排尿障碍 与尿道开口异常或包皮嵌顿有关。

2. 有感染的危险 与外生殖器畸形和手术切口易被污染有关。

3. 焦虑 与家长或患儿担心手术安全性及预后有关。

4. 疼痛 与手术后切口及阴茎勃起有关。

【护理措施】

1. 术前护理

（1）做好术前准备：术前 2 天开始进行阴茎、阴囊及会阴部皮肤准备，对包皮长者要翻转清洗，术前备皮范围包括腹部和两侧大腿皮肤及阴毛。术前 1 天给予流质饮食，术前晚、术晨给予清洁灌肠，术前 8 小时禁食。

（2）心理护理：外生殖器异常尤其是尿道下裂患儿会有不同程度的心理障碍，如孤僻、害羞、自卑等，应尊重患儿的自尊心，增强自信心。向家长说明手术目的、方法及安全性，手术成功率较高，不会造成患儿成年后的性功能障碍及不育，解除家长及患儿对手术的焦虑、不安和恐惧。维护患儿隐私权，保守秘密。

2. 术后护理

（1）体位：患儿麻醉未清醒前，应平卧头偏向一侧，以防呕吐物误吸。麻醉清醒后可取半卧位。

（2）保持尿管通畅：防止尿管受压、扭曲、滑脱及堵塞，观察并记录尿液颜色、性状及量。

（3）保持伤口敷料的完整、干燥及清洁：随时清除排泄物，一旦被污染立即更换。

（4）减轻疼痛：通常术后 1～3 日疼痛最明显，术后可适当给予镇静止痛剂，年长儿童可服用己烯雌酚防止阴茎勃起引起疼痛、出血。在用药治疗同时加强心理支持，避免患儿因紧张、躁动而使疼痛加剧。

（5）保持大便通畅：避免排便过度用力，使腹内压增高，导致伤口裂开或复发，必要时给予开塞露，鼓励患儿食用富含纤维素的食物。

（6）病情观察：观察阴茎的颜色有无异常如变紫、变黑，伤口有无出血；尿道下裂术后龟头有无肿胀、发紫，有无尿瘘、尿道狭窄；睾丸松解术后有无回缩、萎缩等。

（7）健康教育：帮助家长及年长患儿应对畸形和矫治术引起的心理障碍；教会家长观察患儿术后排尿、阴囊的触诊等检查技术；术后 1～2 个月内避免剧烈活动；培养良好的卫生习惯，预防泌尿系感染；若患儿出现尿道梗阻、尿道憩室、尿瘘及尿频、尿痛等应及时就诊。

【小结】

尿道下裂、隐睾症、包茎及嵌顿包茎为儿童泌尿系统常见的外科疾病，常用治疗方法为手术治疗，应做好术前准备与心理护理、术后护理、病情观察及健康教育。

【思考题】

1. 简述急性肾小球肾炎和肾病综合征的临床特点有何异同。

2. 比较急性肾小球肾炎和肾病综合征的护理异同点。

3. 请利用辅助检查结果鉴别急性肾小球肾炎和肾病综合征。

第十三章

造血系统疾病患儿的护理

学习目标

【知识目标】

1. 能复述儿童造血特点及不同年龄阶段儿童的血液特点；并能区别儿童贫血的诊断标准、分度与分类，出血性疾病的分类、急性白血病的分类与分型。

2. 能比较营养性缺铁性贫血与营养性巨幼细胞贫血的发病机制，能解释特发性血小板减少性紫癜、急性白血病的病因及发病机制。

3. 能描述儿童贫血、特发性血小板减少性紫癜、急性白血病的临床表现、治疗要点、辅助检查。

4. 能阐述血友病的病因、临床表现和治疗要点。

【能力目标】

1. 能根据血液特点判断儿童贫血类型。

2. 能运用护理程序对造血系统疾病患儿实施整体护理，并提供个体化的健康指导。

【素质目标】

1. 尊重和爱护患儿，帮助患儿及其家长减轻因白血病等严重疾病而产生的焦虑感和恐惧感。

2. 形成科学严谨的工作态度。

第一节　儿童造血和血液特点

一、造血特点

（一）胚胎期造血

造血是血细胞形成的过程。胚胎期造血开始于卵黄囊，然后在肝、脾、胸腺、淋巴结，最后在骨髓。故胚胎期造血又分为三个阶段。

1. 中胚叶造血期　约在胚胎第 3 周开始出现卵黄囊造血，之后在中胚叶组织中出现广泛的原始血细胞，其中主要是原始的有核红细胞。约在胚胎第 6 周后，中胚叶造血开始减退，至12 ～ 15 周时消失。

2. 肝、脾造血期　胎儿中期以肝脏造血为主。肝脏造血约自胚胎第 5 周开始，4 ～ 5 个月时达高峰，6个月后逐渐减退，约于出生时停止。肝脏主要是造红细胞，也可产生少量的粒细胞和巨核细胞。

约在胚胎第8周左右脾脏参与造血，主要产生红细胞、粒细胞、淋巴细胞和单核细胞，至胎儿第5个月后脾脏造血红细胞和粒细胞的功能逐渐减退至消失，仅保留造淋巴细胞的功能。

约自胚胎第8周开始胸腺参与造淋巴细胞；约自胚胎第11周淋巴结开始造淋巴细胞并成为终生造淋巴细胞和浆细胞的器官，胎儿期淋巴结亦有短暂的红系造血功能。

3. 骨髓造血期 在胎儿第4个月时骨髓开始造血，并成为胎儿后期主要的造血器官，直至出生2～5周后成为唯一的造血场所。

（二）生后造血

1. 骨髓造血 出生后主要是骨髓造血。婴幼儿期所有骨髓均为红骨髓，全部参与造血，以满足生长发育的需要。5～7岁开始，长骨中的红髓逐渐被脂肪组织（黄髓）所代替，至成年时红髓仅存于颅骨、锁骨、胸骨、肋骨、肩胛骨、脊柱、盆骨等短骨、扁骨、不规则骨及长骨近端。黄髓具有潜在的造血功能，当造血需要增加时，黄髓可转变为红髓而造血。婴幼儿由于缺少黄髓，造血的代偿能力低，当造血需要增加时，就会出现骨髓外造血。

2. 骨髓外造血 在正常情况下，骨髓外造血极少。出生后（尤其在婴儿期）严重感染或溶血性贫血等造血需要增加时，肝、脾、淋巴结恢复到胎儿时期的造血状态而表现为肝、脾、淋巴结肿大，外周血中可见有核红细胞或（和）幼稚粒细胞。当感染或贫血纠正后，即恢复到正常的骨髓造血。

二、血液特点

（一）红细胞数和血红蛋白量

由于胎儿期处于相对缺氧状态，红细胞生成素合成增加，故红细胞数及血红蛋白量较高，出生时红细胞数为 $(5.0～7.0)×10^{12}/L$，血红蛋白量为 $150～220g/L$。出生后随着自主呼吸的建立，血氧含量增加，红细胞生成素减少，骨髓造血功能暂时性下降，红细胞破坏增多（生理性溶血），生长发育迅速，循环血量增加等因素，红细胞数和血红蛋白量逐渐降低，至2～3个月时，红细胞数降至 $3.0×10^{12}/L$，血红蛋白量降至 $100g/L$ 左右，出现轻度贫血，称为"生理性贫血"。早产儿生理性贫血发生更早，程度更重。生理性贫血呈自限性，3个月后，随着红细胞生成素的生成增加，红细胞数和血红蛋白量又逐渐上升，至12岁时达成人水平。

（二）白细胞数及分类

出生时白细胞总数为 $(15～20)×10^9/L$，生后6～12小时达 $(21～28)×10^9/L$，以后逐渐下降，1周时平均为 $12×10^9/L$，婴儿期白细胞数维持在 $10×10^9/L$ 左右，8岁后接近成人水平。

白细胞分类主要是中性粒细胞与淋巴细胞比例的变化。出生时中性粒细胞约占65%，淋巴细胞占30%，随着白细胞总数的下降，中性粒细胞比例也相应下降，于生后4～6天两者比例约相等，随后淋巴细胞比例上升，到婴幼儿期淋巴细胞约占60%，中性粒细胞约占35%，之后中性粒细胞比例逐渐上升，至4～6岁时两者比例又相等。以后以中性粒细胞为主，白细胞分类逐渐达成人水平。嗜酸性粒细胞、嗜碱性粒细胞及单核细胞各年龄期差异不大。

（三）血小板数

与成人差别不大，为（150～250）×10^9/L。

（四）血红蛋白种类

出生时，血红蛋白以胎儿血红蛋白（HbF）为主，约占70%。出生后HbF迅速被成人血红蛋白（HbA）代替，至4个月时HbF＜20%，1岁时HbF＜5%，2岁后达成人水平，HbF＜2%。

（五）血容量

儿童血容量相对较成人多，新生儿血容量约占体重的10%，儿童占体重的8%～10%，成人血容量占体重的6%～8%。

第二节　儿童贫血

一、概述

【贫血概述】

贫血（anemia）是指外周血中单位容积内红细胞数或血红蛋白量低于正常。儿童贫血的国内暂定诊断标准是：新生儿期血红蛋白（Hb）＜145g/L，1～4个月Hb＜90g/L，4～6个月Hb＜100g/L。6个月以上则按世界卫生组织的标准：6个月～6岁Hb＜110g/L，6～14岁Hb＜120g/L为贫血。海拔每升高1000米，血红蛋白上升4%。

【贫血的分度】

根据外周血血红蛋白含量和红细胞数将儿童贫血分为轻、中、重、极重4度（表13-1）。

表13-1　贫血的分度

	轻度	中度	重度	极重度
血红蛋白（g/L）	90～120	60～90	30～60	＜30
红细胞（10^{12}/L）	3～4	2～3	1～2	＜1

【贫血的分类】

一般采用病因学分类和形态学分类，前者有助于诊断，后者有助于推断病因。

1.病因学分类　根据引起贫血的原因和发病机制可分为3类：

（1）红细胞及血红蛋白生成不足：①造血物质缺乏，如缺铁性贫血（铁缺乏），营养性巨幼细胞贫血（维生素 B_{12}、叶酸缺乏），维生素 B_6 缺乏性贫血，维生素 C 缺乏性贫血等。②骨髓造血功能障碍，包括再生障碍性贫血（原发性和继发性）、单纯红细胞再生障碍性贫血等。③感染性及炎症性贫血，如流感嗜血杆菌、金黄色葡萄球菌、链球菌等感染。④其他，如慢性肾病、铅中毒、恶性肿瘤等引起的贫血。

（2）溶血性贫血：可由红细胞内在异常或外在因素导致红细胞破坏过多引起。①内在因素：包括红细胞膜结构缺陷、红细胞酶缺乏、血红蛋白合成与结构异常。如遗传性球形细胞增多症、葡萄糖-6-磷酸脱氢酶（G-6-PD）缺陷症、地中海贫血（珠蛋白生成障碍性贫血）等。②外在因素：体内存在破坏红细胞的抗体（如新生儿溶血病，自身免疫性溶血性贫血等）；细菌的溶血素（破坏红细胞）；物理、化学因素（如烧伤、苯、铅、砷、蛇毒等直接破坏红细胞）等。

（3）失血性贫血：包括急性和慢性失血引起的贫血。

2. 形态学分类　根据平均红细胞容积（MCV）、平均红细胞血红蛋白量（MCH）、平均红细胞血红蛋白浓度（MCHC）的值将贫血分为4类（表13-2）。

表13-2　贫血的红细胞形态分类

	MCV（fl）	MCH（pg）	MCHC（%）
正常值	80～94	28～32	32～38
大细胞性	＞94	＞32	32～38
正细胞性	80～94	28～32	32～38
单纯小细胞性	＜80	＜28	32～38
小细胞低色素性	＜80	＜28	＜32

二、营养性缺铁性贫血

案例导入

患儿，男，11个月，因发现面色苍白3个月入院。家长代诉：患儿于就诊前3个月出现面色苍白，活动如常，无发热，皮肤黏膜无黄染，无呕血、便血及皮肤出血。未进行特殊处理。就诊前2周开始，患儿面色苍白加重，食量减少，精神欠佳，遂来我院就诊。体格检查：体温36.5℃，心率110次/分，呼吸28次/分，体重9.5kg，中度贫血外貌，全身皮肤、黏膜苍白。辅助检查：红细胞$3.05×10^{12}$/L，白细胞$9.2×10^9$/L，血红蛋白65g/L。

问题：

1. 该患儿的健康史有何特点？还需补充评估什么？

2. 为明确诊断还应做哪些检查？

3. 该患儿主要护理诊断/合作性问题是什么？

4. 医生为该患儿首选的治疗药物可能是什么？护士对该患儿提供的用药护理要点有哪些？

5. 出院时，护士如何对患儿家长进行健康指导？

缺铁性贫血（iron deficiency anemia，IDA）是由于体内铁缺乏致血红蛋白合成减少而引起的一种贫血。临床上以小细胞低色素性贫血、血清铁和铁蛋白减少、铁剂治疗有效为特点。本病是儿童时期最常见的贫血，以6个月至2岁发病率最高，严重危害儿童健康，是我国重点防治的儿童常见病之一。

【铁的代谢】

1. 铁的来源

（1）外源性铁（食物中摄取的铁）：占人体铁摄入量的1/3；分为血红素铁和非血红素铁。动物性食物中的铁含铁量高且为血红素铁，吸收率高达10%～25%；母乳与牛乳含铁量均低，但母乳的铁吸收率比牛乳高2～3倍。植物性食物中的铁为非血红素铁，吸收率低，为1.7%～7.9%。

（2）内源性铁（红细胞释放的铁）：占人体铁摄入量的 2/3，体内衰老的红细胞释放血红蛋白铁，几乎全部被再利用。

2. 铁的吸收和运转　食物中的铁主要以 Fe^{2+} 的形式在十二指肠和空肠上部被吸收。一部分与细胞内的去铁蛋白结合形成铁蛋白，暂时保存在肠黏膜细胞中；另一部分进入血液，与转铁蛋白结合，随血循环运送到骨髓等需铁和贮铁组织。红细胞破坏后释放的铁，同样通过与转铁蛋白结合后运送到骨髓等组织，被利用或贮存。

3. 铁的利用与储存　铁到达骨髓造血组织后即进入幼红细胞，在线粒体中与原卟啉结合形成血红素，血红素与珠蛋白结合形成血红蛋白。此外，铁参与肌红蛋白和细胞色素 C、单胺氧化酶、核糖核酸还原酶、琥珀酸脱氢酶等某些酶的合成。在体内未被利用的铁以铁蛋白及含铁血黄素的形式贮存。在机体需要铁时（这两种铁均可被利用）通过还原酶的作用，使铁蛋白中的 Fe^{3+} 转化成 Fe^{2+} 释放，然后被氧化酶氧化成 Fe^{3+}，与转铁蛋白结合后被转运到需铁组织。

4. 铁的排泄　正常情况下每天仅有极少量的铁排出体外，每日排出的铁量约为 $15\mu g/kg$，约 2/3 随脱落的肠黏膜细胞、红细胞、胆汁由肠道排出，其余经肾脏、汗腺排出，表皮细胞脱落也失去极微量的铁。

5. 人体内铁元素的含量及其分布　正常人体内的含铁总量因年龄、体重、性别和血红蛋白水平的不同而异。正常成人男性体内总铁量约为 $50mg/kg$，女性约为 $35mg/kg$，新生儿约为 $75mg/kg$。人体总铁量的 $60\% \sim 70\%$ 存在于血红蛋白和肌红蛋白中，32% 以铁蛋白和含铁血黄素形式储存于肝、脾和骨髓中（储存铁），3.2% 合成肌红蛋白，< 1% 存于含铁酶内或以转运铁的形式存于血浆中。

6. 铁的需要量　儿童因生长发育的需要，每日需铁量相对较成人多。足月儿自出生后 4 个月到 3 岁每天约需铁 $1mg/kg$；早产儿需铁较多，约为 $2mg/kg$；各年龄儿童每天摄入铁总量不宜超过 $15mg$。

【病因】

1. 先天储铁不足　胎儿从母体获得的铁量以妊娠最后 3 个月最多，平均每日可获得 4mg 铁，故足月新生儿从母体所获得铁量足以满足其生后 $4 \sim 5$ 个月的造血所需。早产、双胎、多胎、胎儿失血、分娩中胎盘血管破裂、孕母患严重缺铁性贫血等均可致胎儿储存铁减少。

2. 铁摄入量不足　为缺铁性贫血的主要原因。人乳、牛乳、谷物中含铁量均低，如不及时添加肉类、蛋黄、肝等含铁丰富的辅食或有不良饮食习惯（偏食、挑食等）均可导致铁摄入量不足。

3. 生长发育快　婴儿期和青春期儿童生长发育迅速，随着体重的增加，血容量也增加较快；早产儿的生长发育较足月儿更快，铁的需要量相对更高；若不及时添加含铁丰富的辅食，则易发生缺铁。

4. 铁丢失过多　正常婴儿每日排泄铁量相对较成人多。每 1mL 血约含铁 0.5mg，长期慢性失血可致铁缺乏，如消化道畸形、肠息肉、膈疝、钩虫病、鼻衄等。如用未经煮沸的鲜牛乳喂养婴儿，可因对牛奶过敏而致肠出血。

5. 铁吸收障碍　饮食搭配不合理、长期消化功能紊乱、慢性腹泻等可直接影响铁的吸收，也可增加铁的消耗，影响铁利用。

【发病机制】

1. 对造血系统的影响　缺铁时血红素生成不足，血红蛋白合成减少，新生的红细胞内血红蛋白含量和细胞浆不足，细胞变小；而缺铁对细胞的分裂、增殖影响小，故红细胞数量减少的程度不如血红蛋白量减少明显，从而形成小细胞低色素性贫血。当铁供应不足时，储存铁可供造血所需，故缺铁早期无贫血表现。如铁缺乏进一步加重，储存铁耗竭时，即有贫血表现。因此，缺铁性贫血是缺铁的晚期表现。

2. 对其他系统的影响　细胞色素 C、过氧化酶、单胺氧化酶、核糖核酸还原酶、琥珀酸脱氢酶、腺苷脱氨酶等为含铁酶和铁依赖酶，其活性依赖铁的水平。这些酶与生物氧化、组织呼吸、神经介质合成与分解等有关。因此，铁缺乏使酶活性下降，细胞功能紊乱而出现一系列非造血系统表现，如烦躁不安、对周围环境不感兴趣、易疲劳、注意力不集中、智力减低等。缺铁还可引起组织器官的异常，如上皮细胞退行性改变、萎缩，出现口腔炎、舌炎、胃酸缺乏、小肠黏膜变薄致消化吸收功能减退、反甲等。此外，缺铁还可引起细胞免疫功能及中性粒细胞功能下降，易患感染性疾病。

【临床表现】

任何年龄均可发病，以 6 个月至 2 岁最多见。发病缓慢，其临床表现随病情轻重有所不同。

1. 一般表现　皮肤、黏膜苍白，以唇、口腔黏膜及甲床最为明显。不爱活动，易疲乏。体重不增或增长缓慢。年长儿可诉头晕、耳鸣、眼前发黑等。

2. 髓外造血表现　肝、脾轻度肿大；年龄越小、病程越久、贫血越重，肝脾肿大越明显。淋巴结肿大较轻。

3. 非造血系统表现

（1）消化系统表现：食欲减退，可有呕吐、腹泻，少数有异食癖，如喜食泥土、墙皮等。还可出现口腔炎、舌炎或舌乳头萎缩，严重者可出现萎缩性胃炎或吸收不良综合征。

（2）心血管系统表现：贫血明显时心率增快，严重者心脏扩大，甚至发生心力衰竭。

（3）神经系统表现：烦躁不安或精神萎靡，易激惹，注意力不集中，记忆力减退，理解力下降，智能多较同龄儿低，心理发育受影响。

（4）其他表现：皮肤干燥、毛发枯黄易脱落，也可因上皮组织发育异常使指甲变薄脆、不光滑至反甲（舟状指）。因细胞免疫功能低下，常合并感染。

【辅助检查】

1. 外周血象　红细胞和血红蛋白均减少，以血红蛋白减少为主，呈小细胞低色素性贫血，血涂片可见红细胞大小不等，以小细胞为多，中央淡染区扩大。网织红细胞正常或轻度减少。白细胞、血小板一般无改变。

2. 骨髓象　骨髓增生活跃，以中、晚幼红细胞增生为主。各期红细胞均较小，细胞浆少，边缘不规则，染色偏蓝，胞浆成熟度落后于胞核。

3. 有关铁代谢的检查

（1）血清铁蛋白（SF）：可较敏感地反映体内储存铁的情况，SF < 12μg/L 时提示缺铁。

（2）红细胞内游离原卟啉（FEP）：当 FEP > 0.9μmol/L 时即提示细胞内缺血。

（3）血清铁（SI）、总铁结合力（TIBC）、转铁蛋白饱和度（TS）：这三项反映血浆中的铁含量。血清铁（SI）< 9.0 ～ 10.7μmol/L，总铁结合力（TIBC）> 62.7μmol/L，转铁蛋白饱和度（TS）< 15% 时有诊断意义。

【治疗要点】

主要原则是祛除病因和铁剂治疗。

1. 祛除病因　对饮食不当者应合理喂养，及时添加辅食，有偏食习惯者应及时纠正；有慢性失血性疾病患儿，如钩虫病、消化道畸形等，应予积极治疗。

2. 铁剂治疗 是治疗缺铁性贫血的特效药。一般采用口服法，选择易吸收的硫酸亚铁（含元素铁 20%）、富马酸亚铁（含元素铁 33%）、葡萄糖酸亚铁（含元素铁 12%）等二价铁。剂量以元素铁计算，一般为每日 4～6mg/kg，分 3 次口服。疗程至血红蛋白达正常后再继续服用铁剂 6～8 周，以增加铁贮存。如口服不耐受或吸收不良者可采用注射铁剂如右旋糖酐铁。

3. 输血治疗 重度贫血并发心力衰竭、明显感染者或急需外科手术的患儿应给予输血；血红蛋白＜30g/L 的极重度贫血患儿应采用等量换血方法，血红蛋白在 30～60g/L 的患儿可输红细胞悬液，血红蛋白在 60g/L 以上者不必输红细胞。贫血越严重，输血量应越少。速度宜慢，以免发生心力衰竭。

【护理评估】

1. 健康史 询问母亲孕期有无贫血，是否早产、多胎等；了解患儿喂养及饮食状况，有无按时添加辅食，食物搭配及饮食习惯是否合理等；评估患儿生长发育状况，有无慢性疾病，如消化道疾病、慢性腹泻、肠道寄生虫、反复感染等；青春期少女应评估是否有月经量过多。

2. 身体状况 观察患儿皮肤黏膜颜色、毛发及指甲情况，了解患儿有无乏力、烦躁或萎靡、记忆力减退、异食癖、口腔炎、舌炎等情况。评估患儿的贫血程度，贫血严重的患儿注意有无心率增快、心脏扩大及心力衰竭的表现。评估外周血象、骨髓象及相关铁代谢检查的结果，了解红细胞数或血红蛋白量、红细胞形态及骨髓增生情况等。

3. 心理－社会状况 评估患儿及家长的心理状态，及他们对疾病知识的了解程度，对健康的需求及家庭背景等。

【护理诊断／合作性问题】

1. 活动无耐力 与贫血致组织器官缺氧有关。

2. 营养失调（低于机体需要量） 与铁的供给不足、吸收不良、丢失过多或消耗增加有关。

3. 有感染的危险 与机体免疫功能低下有关。

4. 知识缺乏 与患儿家长缺乏营养知识及本病的防护知识有关。

【护理措施】

1. 一般护理

（1）环境：病室阳光充足，空气新鲜，温、湿度适宜。

（2）休息与活动：根据病情合理安排。轻、中度贫血患儿一般不需卧床休息，但要保证充分休息，避免剧烈运动。重度贫血患儿，宜卧床休息，可根据活动耐力情况制定活动强度、持续时间及休息方式，活动时以不感到疲劳为度。

（3）合理安排饮食：①提倡母乳喂养：母乳含铁虽少，但吸收率高达 50%，而牛奶中铁的吸收率仅为 10%～25%。②提供含铁丰富的食物：告知家长及时添加含铁丰富的食物，如动物血、肝、瘦肉、黑木耳、紫菜、海带等。6 个月后的婴儿，应及时添加含铁丰富的辅食或补充铁强化食品，如铁强化奶、铁强化食盐等。③指导合理搭配饮食：维生素 C、氨基酸、果糖等有利于铁的吸收，可与铁剂或含铁食品同时进食；茶、牛奶、蛋类、咖啡、麦蔬、植物纤维、抗酸药物等可抑制铁的吸收，应避免与铁剂或含铁食品同食。婴儿若以鲜牛奶喂养，必须加热煮沸，以避免因过敏而引起肠道出血。④纠正不良饮食习惯：协助家长及患儿纠正不良的饮食习惯，如偏食、挑食、吃零食过多等。

2. 病情观察 观察生命体征及皮肤、黏膜情况；观察患儿有无肝、脾、淋巴结肿大；观察患儿精神状态、智力情况、活动是否正常；观察患儿有无消化系统症状。监测血常规检查结果，如有异常情况，及时报告医生处理。

3. 对症护理 主要为预防感染：①做好口腔护理，保持口腔清洁，防治舌炎、口腔炎，鼓励患儿多饮水。②养成良好的卫生习惯，饭前便后洗手，注意饮食卫生。③重症贫血者进行保护性隔离，尽量少去公共场所，住院期间减少探视，防止交叉感染。

4. 用药护理

（1）口服铁剂：告知家长患儿每日服用铁剂的正确剂量和疗程，药物应妥善保管，以防误服过量而导致中毒。口服铁剂对胃肠道刺激较大，会引起胃肠不适、恶心、呕吐、厌食、腹泻或便秘，应注意以下问题：①应从小剂量开始，两餐间服用，既可减少对胃肠道的刺激，又有利于铁的吸收。②铁剂可与维生素 C、果汁、稀盐酸等同服，以利吸收；忌与抑制铁吸收的食物同服，如牛奶、鸡蛋、麦麸等。③液体铁剂可使牙齿染黑，可使用吸管或滴管服用；服用铁剂后大便变黑或呈柏油样，停药后可恢复，应向家长说明原因，消除紧张心理。

（2）注射铁剂：注射时可致局部疼痛、静脉痉挛、静脉炎等，应深部肌内注射，每次更换注射部位，注射前更换针头，以防药液渗入皮下组织致局部坏死。注射铁剂可能出现过敏现象，如面红、发热、荨麻疹，甚至过敏性休克。故首次注射应严密观察 1 小时，警惕发生过敏反应。

（3）观察疗效：如铁剂治疗有效，在用药后 12～24 小时临床症状好转，烦躁减轻，食欲增加。36～48 小时后骨髓出现红系增生现象。2～3 天后网织红细胞升高，5～7 天达高峰，2～3周后降至正常。治疗 1～2 周后血红蛋白逐渐上升，一般 3～4 周达正常。无效者应积极查找原因。

5. 健康教育

向家长及年长患儿讲解疾病的有关知识和护理要点。合理喂养，提倡母乳喂养，及时添加辅食，给予含铁丰富的食物，纠正不良饮食习惯。因缺铁性贫血致智力减低、成绩下降者，应加强教育与训练，减轻自卑心理。

【中医概要】

本病属于中医"血虚"范畴。主要由于先天禀赋不足、后天喂养不当、诸虫耗气伤血、急性慢性出血等原因造成脾虚运化失职，不能化生气血，肾虚精亏，髓失充养。阴血不生，心失气血充养则心神不宁，肝失阴血充养则虚火内生，因而产生本病临床的种种证候。本病病变部位为脾、肾、心、肝。常见证型有脾胃虚弱、心脾两虚、肝肾阴虚、脾肾阳虚等。脾胃虚弱者，应健运脾胃，益气养血；心脾两虚者，应补脾养心，益气生血；肝肾阴虚者，应滋养肝肾，益精生血；脾肾阳虚者，应温补脾肾，益阴养血。

【小结】

营养性缺铁性贫血是儿童时期最常见的贫血，2 岁以内儿童多见。最主要原因是铁摄入不足。临床上以皮肤、黏膜苍白，肝脾淋巴结肿大及非造血系统表现为特点。治疗关键是病因治疗和铁剂治疗，护理重点为合理膳食，提倡母乳喂养，指导正确的药物知识和预防感染。

三、营养性巨幼细胞贫血

营养性巨幼细胞贫血（nutritional megaloblastic anemia）是由于缺乏维生素 B_{12} 和（或）叶酸所致的一种大细胞性贫血。多见于婴幼儿，尤其是 2 岁以内儿童。主要临床特点是贫血、神经精神症状、红细胞胞体变大、骨髓中出现巨幼红细胞，经维生素 B_{12} 及叶酸治疗有效。

【病因】

1. 摄入不足 维生素 B_{12} 主要存在于动物性食物中，如肝、肾、肉类含量较多，奶类（尤其是羊奶）含量甚少。叶酸以新鲜绿叶蔬菜、肝、肾含量较多。婴儿每日维生素 B_{12} 需要量为 $0.5 \sim 1g$，每日叶酸的需要量为 $6 \sim 20g$。如不及时添加辅食、长期偏食，易发生维生素 B_{12} 或叶酸的缺乏。年长儿偏食、素食者易导致维生素 B_{12} 缺乏；羊乳含叶酸量很低，单纯牛奶或羊奶喂养而未及时添加换乳食物的婴儿可致叶酸缺乏。

2. 吸收和运输障碍　食物中维生素 B_{12} 必须与胃底部壁细胞分泌的糖蛋白结合成复合物后在回肠末端黏膜吸收，进入血液循环后再与转钴胺素蛋白结合运送至肝脏贮存。慢性腹泻、小肠切除影响叶酸的吸收。

3. 需要量增加　早产儿、婴儿生长发育迅速，造血物质需要量相对增多；反复感染或严重感染时，维生素 B_{12} 及叶酸消耗增加。

4. 先天贮存不足　胎儿通过胎盘获得维生素 B_{12} 及叶酸，并贮存在肝内供生后利用，如孕妇缺乏维生素 B_{12} 或叶酸，可导致新生儿维生素 B_{12} 及叶酸贮存不足。

5. 药物作用　长期或大量应用广谱抗生素可抑制肠道细菌合成叶酸，抗叶酸制剂（甲氨蝶呤、嘌呤等）及某些抗癫痫药（苯妥英钠、扑痫酮、苯巴比妥等）可使叶酸缺乏。

【发病机制】

体内叶酸经叶酸还原酶的作用和维生素 B_{12} 的催化作用变成四氢叶酸，后者是 DNA 合成过程中必需的辅酶。因此，维生素 B_{12} 或叶酸缺乏都可致四氢叶酸减少，进而引起 DNA 合成减少。幼稚红细胞内的 DNA 合成减少使其分裂和增殖时间延长，导致红细胞的发育落后于胞浆（血红蛋白的合成不受影响）的发育，使红细胞的胞体变大，形成巨幼红细胞。由于红细胞的生成速度慢，加之异型的红细胞在骨髓内易被破坏，进入血液循环的成熟红细胞寿命较短，引起贫血。维生素 B_{12} 缺乏可致周围神经变性、脊髓亚急性变性和大脑损害，出现神经精神症状。叶酸缺乏主要引起情感改变，偶见深感觉障碍，其机制尚不清楚。

【临床表现】

以 6 个月 ~ 2 岁儿童多见，起病缓慢。

1. 一般表现　多呈虚胖或轻度浮肿，毛发稀疏、发黄，偶见皮肤出血点。

2. 贫血表现　面色蜡黄，结膜、口唇、指甲苍白，疲乏无力，常伴有肝、脾、淋巴结肿大。

3. 神经精神症状　可出现烦躁、易怒等症状。维生素 B_{12} 缺乏者表情呆滞、目光发直、反应迟钝、少哭不笑，有不协调和不自主的动作，智力和动作发育落后，常有倒退现象。重症患儿可出现肢体、头、舌甚至全身震颤，甚至抽搐，肌张力增强，腱反射亢进，踝阵挛阳性，浅反射消失。叶酸缺乏者不发生神经系统症状，但可导致神经精神异常。

4. 消化系统症状　常出现较早，如厌食、恶心、呕吐、腹泻和舌炎等。

【辅助检查】

1. 外周血象　呈大细胞正色素性贫血，MCV > 94fl，MCH > 32pg。血涂片可见红细胞大小不等，以大细胞为主，可见巨幼变的有核红细胞，中性粒细胞呈分叶过多现象。网织红细胞、白细胞、血小板计数常减少。

2. 骨髓象　骨髓增生活跃，以红细胞增生为主，粒、红系均出现巨幼变，表现为胞体变大、核染色质疏松、副染色质明显。中性粒细胞的胞浆空泡形成，核分叶过多。巨核细胞的核亦有过度分叶现象。

3. 血清维生素 B_{12} 和叶酸测定　血清维生素 B_{12} 正常值为 $200 \sim 800ng/L$。< 100ng/L 提示维生素 B_{12} 缺乏。血清叶酸正常值为 $5 \sim 6\mu g/L$，< 3$\mu g/L$ 提示叶酸缺乏。

【治疗要点】

1. 一般治疗　合理营养，及时添加辅食；加强护理，防止感染。

2. 祛除病因　找出原因，予以祛除。

3. 药物治疗　主要应用维生素 B_{12} 100μg/ 次，每周肌注 2～3 次，连续 2～4 周，直至血象恢复正常为止。叶酸缺乏者，口服叶酸 5mg，每日 3 次，连用数周至临床症状好转、血象恢复正常为止。维生素 C 能促进叶酸的利用，可同时口服，以提高疗效。因使用抗叶酸代谢药物而致病者，可给予亚叶酸钙治疗。先天性叶酸吸收障碍者，叶酸剂量应增至每日 15～50mg 才有效。

目前主张维生素 B_{12} 和叶酸联合应用，再加服维生素 C，以提高疗效。应用维生素 B_{12} 和（或）叶酸联合治疗 3～4 天后，一般精神神经症状好转，网织红细胞开始增加，6～7 天达高峰，2 周后降至正常，2～6 周红细胞和血红蛋白恢复正常，骨髓巨幼红细胞可于维生素 B_{12} 治疗 3～72 小时、叶酸治疗 24～48 小时后转为正常。但巨幼粒和分叶过多的巨核细胞可能存在数天。神经系统恢复较慢，少量患者需经数月后症状才能完全消失。

4. 补钾　在治疗初期大量红细胞生成，使细胞外钾转移至细胞内，可引起低血钾，甚至发生低血钾性婴儿猝死，故应预防性补钾。

【护理评估】

1. 健康史　询问患儿的喂养方式、饮食习惯，有无羊奶喂养史等；评估出生及生长发育状况，有无慢性营养性疾病；近期是否使用过影响维生素 B_{12} 和叶酸代谢的药物。

2. 身体状况　观察患儿的一般情况，如面色、毛发、神经精神状况，有无厌食、腹泻、呕吐、烦躁、震颤等症状，了解生长发育是否与该年龄阶段儿童相符，评估血象及骨髓象改变的情况。

3. 心理 - 社会状况　评估家长是否了解本病的病因及防护知识，了解他们的健康需求状况、家庭背景等，评估家长和患儿的心理状态。

【护理诊断 / 合作性问题】

1. 活动无耐力　与贫血致组织、器官缺氧有关。

2. 营养失调（低于机体的需要量）　与维生素 B_{12} 或（和）叶酸摄入不足、吸收不良等有关。

3. 有发育迟缓的危险　与营养不足、贫血及维生素 B_{12} 缺乏，影响生长发育有关。

【护理措施】

1. 一般护理

（1）注意休息，适当活动：根据患儿的活动耐受情况安排休息与活动，一般不需卧床，严重贫血者适当限制活动，协助日常生活。烦躁、震颤、抽搐者可遵医嘱用镇静剂，防止外伤。

（2）指导喂养，加强营养：改善哺乳母亲营养，避免长期单纯羊奶喂养，及时添加辅食，合理搭配食物，养成良好的饮食习惯，防止偏食、挑食，以保证营养素的摄入。

2. 观察病情　观察患儿生命体征；观察皮肤黏膜、毛发情况；观察有无肝脾淋巴结肿大及精神神经症状；评估智力、运动发育情况。

3. 用药护理　遵医嘱供给维生素 B_{12} 和叶酸，观察药物疗效，及有无发生胃肠道反应、过敏反应等，如有异常及时处理。

4. 对症护理　对智力、运动发育落后者加强康复训练和教育。

5. 健康教育　介绍本病的病因、临床表现和预防措施，强调预防的重要性，给予科学合理的饮食指导。积极治疗和祛除影响维生素 B_{12} 和叶酸吸收的因素，指导合理用药。

【中医概要】

同营养性缺铁性贫血。

【小结】

营养性巨幼细胞贫血的发生主要与维生素 B_{12} 和叶酸摄入不足、吸收不良等有关。维生素 B_{12} 缺乏者除有轻、中度贫血症状外还伴精神神经症状，叶酸缺乏者无神经精神症状。护士应指导合理膳食和药物护理。

第三节 特发性血小板减少性紫癜

特发性血小板减少性紫癜（idiopathic thrombocytopenic piupura，ITP）是一种免疫性疾病，又称自身免疫性血小板减少性紫癜，是儿童时期最常见的出血性疾病。临床主要特点为皮肤、黏膜自发性出血，血小板减少，出血时间延长，血块收缩不良，束臂试验阳性。

【病因与发病机制】

1. 病因 本病的病因尚未完全清楚。急性 ITP 大多与前驱病毒感染有关，少数发生在疫苗接种之后。慢性 ITP 病因不明。

2. 发病机制 目前认为病毒感染后使机体产生相应抗体，这类抗体可与血小板膜发生交叉反应，使血小板受到损伤而被单核－巨噬细胞系统所清除。此外，在病毒感染后，体内形成的抗原－抗体复合物可附着于血小板表面，使血小板易被单核－巨噬细胞系统吞噬和破坏，使血小板的寿命缩短，导致血小板减少。患儿血清中血小板相关抗体（PAIgG）含量多增高，且急性型比慢性型增加更为明显。PAIgG 的含量与血小板数呈负相关，即 PAIgG 愈高，血小板数愈低（也有少数患儿的 PAIgG 的含量不增高）。研究表明，血小板和巨核细胞有共同抗原性，抗血小板抗体同样作用于骨髓中的巨核细胞，导致巨核细胞成熟障碍，巨核细胞生成和释放均受到严重影响，血小板进一步减少。

【临床表现】

1. 急性型 此型较常见，多见于 2～8 岁。

（1）前驱感染史：患儿发病前 1～3 周常有急性病毒感染史，主要为上呼吸道感染，其次是各种传染病，如流行性腮腺炎、水痘、风疹、麻疹等，亦偶见于免疫接种后。

（2）表现：起病急，常有发热；以自发性皮肤、黏膜出血为突出表现，多为针尖大小出血点，或瘀斑、紫癜，遍布全身，以四肢较多；常有鼻出血、齿龈出血；可见便血、呕血、球结膜下出血，偶见肉眼血尿和颅内出血。青春期女孩可有月经量过多。出血严重者可伴贫血。偶见肝脾轻度肿大，淋巴结不肿大。

（3）预后：本病呈自限性经过，80%～90% 患儿于发病后 1～6 个月内能自愈。有 10%～20% 患儿转变为慢性型。病死率为 0.5%，主要死因是颅内出血。

2. 慢性型 多见于学龄儿童，病程超过 6 个月。起病隐匿，出血症状相对较轻，重者也可发生瘀斑、血肿及颅内出血。约 1/3 的患儿发病数年后自然缓解。反复发作者常有脾脏轻度肿大。

【辅助检查】

1. 外周血象 血小板数常在 $100×10^9$/L 以下，多低于 $20×10^9$/L，慢性型 ITP 非急性发作期血小板一般在（30～80）$×10^9$/L。出血轻重与血小板数有关。血小板数 < $50×10^9$/L 可出现自发性出血症状，血小板数 < $10×10^9$/L 可发生严重出血。出血较多时可有贫血；白细胞数正常。

血涂片可见血小板大小不等，染色较浅。

2. 骨髓象　急性型骨髓巨核细胞数增多或正常。慢性型巨核细胞显著增多，幼稚巨核浆细胞增多，核分叶减少，常有空泡形成、颗粒减少或胞浆少等现象。

3. PAIgG 测定　含量明显增高。

4. 其他　出血时间延长，血块收缩不良；血清凝血酶原消耗不良；凝血时间正常。慢性 ITP 患儿血小板黏附和聚集功能可出现异常。

【治疗要点】

1. 一般治疗　尽量减少活动，避免外伤，急性期出血明显者应卧床休息。积极预防感染，避免服用抑制血小板功能的药物，如阿司匹林等。

2. 肾上腺皮质激素　常用泼尼松，每日 1.5 ～ 2mg/kg，分 3 次口服，血小板正常后缓慢减量、停药。激素治疗 2 ～ 3 周无效者，应迅速减量、停药，查找原因。严重出血者可用冲击疗法，地塞米松每日 1 ～ 2mg/kg 或甲基泼尼松每日 20 ～ 30mg/kg 静脉滴注，连用 3 天，症状缓解后改为泼尼松口服。血小板回升至接近正常水平即可逐渐减量，一般不超过 4 周。停药后如复发，可再用泼尼松治疗。

3. 大剂量丙种球蛋白　常用剂量为每日 0.4 ～ 0.5 g/kg，静脉滴注，连用 5 天，或每次 1g/kg，静脉滴注，必要时次日再用 1 次，以后每 3 ～ 4 周 1 次。

4. 输注血小板　严重出血危及生命时才可输注血小板，并需同时给予肾上腺皮质激素，以减少输入血小板的破坏。

5. 脾切除　适用于病程在 1 年以上，血小板持续 $< 50 \times 10^9/L$（尤其是 $20 \times 10^9/L$），有严重出血症状，内科治疗效果不佳者进行脾切除术。手术宜在 6 岁以后进行，10 岁以内发病的患儿 5 年自然缓解机会较大，尽可能不做脾切除。

6. 其他　利妥昔单抗可用于慢性和难治性 ITP；血小板生成素及其受体激动剂可用于治疗难治性 ITP；环孢素、长春新碱、环磷酰胺等免疫抑制剂可用于治疗慢性 ITP。达那唑对部分病例有效。

【护理评估】

1. 健康史　询问患儿发病前有无病毒感染史、近期疫苗接种史以及药物和食物过敏史等。评估患儿既往出血情况。

2. 身体状况　检查患儿皮肤出血点颜色、范围，检查黏膜出血情况，评估有无鼻腔、齿龈、消化道等活动性出血状况；观察有无颅内出血相关症状；了解外周血象、骨髓象检查结果，血小板降低程度等。

3. 心理 - 社会状况　评估患儿及家长对本病相关知识、药物副作用等的了解程度，评估患儿及家长的心理状态，有无焦虑、恐惧等。

【护理诊断 / 合作性问题】

1. 皮肤黏膜完整性受损　与血小板减少致皮肤黏膜出血有关。

2. 潜在并发症　内脏出血。

3. 有感染的危险　与糖皮质激素和（或）免疫抑制剂应用致免疫功能下降有关。

4. 恐惧　与严重出血有关。

5. 知识缺乏　与患儿家长缺乏疾病的相关知识有关。

【护理措施】

1. 一般护理

（1）休息：急性期应减少活动，避免受伤，尤其是头部外伤，明显出血时应卧床休息。

（2）饮食护理：给予高热量、高蛋白、高维生素的半流质或软食，温度不宜过高。禁食坚硬、有刺的食物，防止损伤口腔黏膜及牙龈出血。

2. 对症护理

（1）避免损伤：提供安全的生活环境，床头、床栏及家具的尖角用软垫子或软布包扎，忌玩锐利玩具，勤剪指甲，限制剧烈或有对抗性的运动，如篮球、足球、爬树等，以免碰伤、刺伤或摔伤出血。保持大便通畅，防止用力时腹压增加诱发颅内出血。

（2）控制出血：鼻黏膜出血可用浸有 1% 麻黄素或 0.1% 肾上腺素的棉球、纱条压迫止血，无效者用油纱条做前后鼻孔填塞，2～3 天后更换。牙龈或口腔黏膜出血用明胶海绵局部压迫止血，选用软毛牙刷。遵医嘱给止血药、输同型血小板。发热时禁用酒精擦浴，以免加重出血。减少肌内注射或深静脉穿刺抽血，各种穿刺后需按压穿刺部位 10 分钟。

（3）预防感染：保持病室通风，空气新鲜，给予保护性隔离，应与感染性患儿分室居住。保持出血部位清洁，注意个人卫生。指导进行自我保护，忌服阿司匹林类或含阿司匹林的药物，去公共场所时戴口罩，衣着适度，尽量避免感冒，以防加重病情或复发。

3. 病情观察

（1）观察皮肤瘀点、瘀斑变化，监测血小板数量变化，对血小板极低者应严密观察有无自发出血的情况发生。

（2）监测生命体征，观察神志、呼吸、面色、瞳孔等，记录出血量。如面色苍白加重，呼吸、脉搏增快，出汗，血压下降等提示可能有失血性休克；若患儿烦躁不安、嗜睡、头痛、呕吐，甚至惊厥、昏迷等提示可能有颅内出血；若呼吸变慢或不规则，双侧瞳孔不等大，对光反射迟钝或消失等提示可能合并有脑疝。如有消化道出血常伴腹痛、便血；肾出血可伴有血尿、腰痛等。如出现以上情况，需紧急处理。

4. 药物护理 遵医嘱给予肾上腺皮质激素治疗，注意观察激素的副反应，避免突然停药。

5. 心理护理 出血及止血技术操作、静脉穿刺等均可使患儿产生恐惧心理，表现为不合作、烦躁、哭闹，使出血加重；家长因担心预后而出现焦虑、恐惧心理。应关心、安慰患儿及家长，详细介绍病情，并告知预后，树立战胜疾病的信心。

6. 健康教育

（1）讲解本病相关知识，如诱发因素、药物的作用及副反应等。说明坚持按医嘱服药及定期复诊的重要性。

（2）指导患儿及家长预防发生损伤，如衣被选用棉质布料，衣着要宽松柔软，避免剧烈及对抗性运动，避免碰伤、撞伤导致皮肤损伤而引起出血。

（3）教会家长识别出血征象和学会压迫止血的方法，一旦发现出血，立即到医院复查或治疗。

（4）脾切除的患儿易患呼吸道感染和皮肤化脓性感染，且易发展为败血症。在术后 2 年内应定期随诊，并遵医嘱应用长效青霉素（每月 1 次）或丙种球蛋白，以增强抗感染能力。

【中医概要】

本病属于中医"紫癜""血证""发斑""葡萄疫"等范畴。主要因邪热内伏血分或脏腑，致气血虚损而发病。急性型多因先伤于风、热、燥、火、疫毒诸邪，邪毒稽留体内，内伏于血分，以致化火动血，灼伤络脉，迫血妄行，血溢脉外，而发生肌肤紫癜或内脏出血。慢性型常因病程迁延，气血消耗，以致脏腑气血虚损。虚损多表现为气虚和脾肾亏虚。因脾虚不能统血，气虚不能摄血，血不循经，溢出常道，外渗于肌肤之间，发为紫癜瘀斑。本病病变部位为脾、肾。常见证型有血热妄行、阴虚火旺、气不摄血、脾肾阳虚等。血热妄行者，应清热解毒，凉血止血；阴虚火旺者，应滋阴降火，凉血宁络；气不摄血者，应补气摄血；脾肾阳虚者，应温脾补肾，养血生髓。

【小结】

特发性血小板减少性紫癜是儿童最常见的出血性疾病。目前认为是一种自身免疫性疾病。主要特点为皮肤、黏膜自发性出血，血小板减少，出血时间延长，血块收缩不良，束臂试验阳性。日常生活中避免损伤、控制出血和预防感染等。

第四节　急性白血病

白血病（leukemia）是造血系统的恶性增生性疾病。其特点为造血组织中某一血细胞系统过度增生，进入血液并浸润到各组织和器官，从而引起一系列临床表现。白血病是儿童时期最常见的恶性肿瘤。据调查，我国 10 岁以内儿童的白血病发病率为 3/10 万～ 4/10 万，男性发病率高于女性。任何年龄均可发病，以学龄前期和学龄期儿童多见。儿童白血病中 90% 以上为急性白血病，慢性白血病仅占 3%～ 5%。

根据增生的白血病细胞种类不同，可分为急性淋巴细胞白血病（acute lymphoblastic leukemia，ALL，简称急淋）和急性非淋巴细胞白血病（acute non-lymphoblastic leukemia，ANLL，简称急非淋）两大类。儿童多数为急性淋巴细胞白血病。目前，常采用形态学（M）、免疫学（I）、细胞遗传学（C）和分子生物学（M），即 MICM 综合分型，有以利于指导治疗和提示预后。

【病因与发病机制】

病因与发病机制尚未完全明了，可能与下列因素有关。

1. 病毒感染　多年研究已证明，人类 T 细胞白血病病毒可引起人类 T 淋巴细胞白血病。

2. 物理和化学因素　电离辐射可引起白血病。儿童对电离辐射较为敏感，在曾经放射治疗胸腺肥大的儿童中，白血病发生率较正常儿童高 10 倍；妊娠妇女照射腹部后，其新生儿的白血病发病率比未经照射者高 17.4 倍。苯及其衍生物、氯霉素、保泰松、乙双吗啉和细胞毒药物等均可诱发急性白血病。

3. 遗传素质　白血病虽不是遗传性疾病，但在家族中可有多发性恶性肿瘤的情况；患有遗传性疾病（如 21- 三体综合征、严重联合免疫缺陷病等）的儿童白血病的发病率比一般儿童明显增高。此外，同卵孪生儿中一个患急性白血病，另一个患白血病的几率为 20%，比双卵孪生儿的发病率高 12 倍。

【临床表现】

1. 起病　多数较急。早期症状有精神不振、乏力、食欲低下、面色苍白、鼻衄出血和（或）牙龈出血等；少数以发热和类似风湿热的骨关节疼痛为首发症状。

2. 发热　多数起病时即有发热，热型不定，可低热、不规则发热、持续高热或弛张热，一般不伴寒战，主要与白血病本身发热有关，抗生素治疗无效；合并感染时，则多为持续高热。

3. 贫血　出现较早，并随病情的发展而加重，表现为皮肤黏膜苍白、虚弱无力、活动后气促等。贫血主要是由于骨髓造血干细胞受到抑制所致。

4. 出血 以皮肤、黏膜出血多见，表现为紫癜、瘀斑、鼻出血、牙龈出血、消化道出血和血尿。偶有颅内出血，是白血病患儿死亡的主要原因之一。出血的主要原因是白血病细胞浸润骨髓，巨核细胞受抑制导致血小板生成减少和功能不足。

5. 白血病细胞浸润表现

（1）肝、脾、淋巴结肿大，质地软，表面光滑，可有压痛；有时纵隔淋巴结肿大压迫引起呛咳、呼吸困难和静脉回流受阻。

（2）骨和关节浸润致骨痛或关节痛。

（3）睾丸肿大变硬，有触痛。

（4）绿色瘤是急性粒细胞白血病的特殊表现。白血病细胞浸润眶骨、颅骨、胸骨、肋骨或肝、肾、肌肉等，在局部形成绿色的肿块。

（5）白血病细胞侵犯脑实质和（或）脑膜引起中枢神经系统白血病（central nervous system leukemia，CNSL），出现头痛、呕吐、嗜睡、视神经乳头水肿、脑膜刺激征、惊厥甚至昏迷等颅内压增高的表现。浸润脊髓可致截瘫。可发生于病程的任何时候，但多见于化疗后缓解期，是导致白血病复发的主要原因。脑脊液中可发现白血病细胞。

（6）少数患儿可出现皮肤、心脏、肾脏、齿龈等组织器官的浸润，出现相应的表现。

【辅助检查】

1. 外周血象 红细胞及血红蛋白均减少，大多为正细胞正色素性贫血。网织红细胞数大多较低，少数正常，偶在外周血中见到有核红细胞。白细胞计数高低不一，增高者约占 50% 以上，以原始细胞和幼稚细胞占多数，成熟中性粒细胞减少，血小板减少。

2. 骨髓象 骨髓检查是确立诊断和评定疗效的重要依据。典型的骨髓象为该类型白血病的原始及幼稚细胞极度增生；幼红细胞和巨核细胞减少。但有少数患儿的骨髓表现为增生低下。

3. 其他检查 组织化学染色、溶菌酶检查、胸部 X 线检查、肝肾功能检查等。

【治疗要点】

急性白血病的治疗主要采取以化疗为主的综合疗法。治疗原则为早期诊断、早期治疗；应严格区分白血病类型，按照类型选用不同的化疗方案和药物剂量；同时要早期防治中枢神经系统白血病和睾丸白血病，注意支持疗法。持续完全缓解 2～3 年者方可停止治疗，停药后尚需追踪观察数年。

1. 化学药物治疗（化疗） 杀灭白血病细胞，解除白血病细胞浸润引起的症状，使病情缓解并巩固治疗效果，减少耐药进而治愈。儿童常用抗白血病药物见表 13-3。通常化疗按次序、分阶段进行。

（1）诱导缓解治疗：是患儿能否长期无病生存的关键，需联合数种化疗药物，最大限度杀灭白血病细胞，尽快达到完全缓解。ALL 通常选用 VCR+DNR+L-ASP+Pred（VDLP）方案，ANLL 多采用 DNR+Ara-C（DA）方案或 DNR+Ara-c+VP16（DAE）方案，M_3 选用 ATRA+Ara-C 方案。

（2）巩固治疗：在完全缓解后最大限度杀灭微小残留病变。ALL 常用 CTX+Ara-C+6-MP（CAM）方案，ANLL 常选用有效的原诱导方案治疗 1～2 个疗程，或用含中大剂量 Ara-C 的化疗方案治疗以及造血干细胞移植。

（3）防治髓外白血病：是减少骨髓复发和治疗失败，获得长期生存的关键措施之一。常用MTX+Ara-C+Dex 三种药物联合鞘内注射法，大剂量甲氨蝶呤－四氢叶酸钙（HDMTX-CF）疗法或颅脑放射治疗等。

表 13-3　儿童急性白血病化疗药物简介

药物	主要作用	给药途径	剂量和用法	毒性反应
泼尼松（pred）	溶解淋巴细胞	口服	每日 40～60mg/m², 分 3 次	类库欣综合征, 高血压, 骨质疏松
地塞米松（Dex）	同上	口服	每日 6～10mg/m², 分 3 次	同上
环磷酰胺（CTX）	抑制 DNA 合成, 使细胞停止在分裂期, 阻止进入 S 期	口服	每日 2～3mg/kg, 每日 1 次	骨髓抑制, 肝损害, 口腔溃疡, 脱发, 出血性膀胱炎
		静注	200～400mg/m², 每周 1 次	
甲氨蝶呤（MTX）	抗叶酸代谢物, 抑制叶酸辅酶, 抑制 DNA 的合成	肌注或静滴	每次 15～25mg/m², 每周 1～2 次	骨髓抑制, 肝损害, 口腔、胃肠道溃疡, 恶心、呕吐, 巨幼红样变
		鞘内注射	每次 10mg/m², 隔天或 1 周 1 次	
6- 巯嘌呤（6MP）	抑制嘌呤合成, 使 DNA 和 RNA 的合成受抑制	口服	每次 50～90mg/m², 每日 1 次	骨髓抑制, 肝损害
6- 硫鸟嘌呤（6-TG）	同 6-MP	口服	每次 75mg/m², 每日 1 次	同 6MP
阿糖胞苷（Ara-c）	抗嘧啶代谢, 抑制 DNA 合成, 作用于 S 期	静滴或肌注	每次 100～200mg/m², 分 2 次	骨髓抑制, 脱发, 口腔溃疡, 恶心、呕吐
		鞘内注射	每次 30mg/m², 隔日或每周 1 次	
长春新碱（VCR）	抑制 DNA 合成, 阻滞细胞分裂	静注	每次 1.5～2mg/m², 每周 1 次	周围神经炎, 脱发
柔红霉素（DNR）	抑制 DNA 和 RNA 的合成	静滴	每次 30～40mg/m², 每日 1 次, 共 2～4 次	骨髓抑制, 心脏损害, 局部刺激, 恶心、呕吐
阿霉素（ADM）	抑制 DNA 和 RNA 的合成	静注	每次 40mg/m², 每日 1 次, 共 3 天	骨髓抑制, 心脏毒性, 脱发, 胃肠反应
阿克拉霉素 ACM-B）	抑制核酸合成	静滴	每次 0.4mg/m², 每日 1 次, 共 10～15 天	骨髓抑制, 心、肝、肾毒性, 胰腺炎, 过敏反应
去甲氧柔红霉素（IDA）	抑制 DNA 合成	静滴	每次 10mg/m², 每日 1 次共用 2 天	骨髓抑制, 心脏毒性, 肝损害, 恶心、呕吐
门冬酰胺酶（ASP）	溶解淋巴细胞, 分解细胞内、外门冬酰胺	静滴	每日 0.6 万～1 万 IU/m², 隔日 1 次, 共 6～10 次	过敏反应, 肝损害, 出血, 胰腺炎, 氮质血症, 糖尿, 低血浆蛋白
三尖杉酯碱（H）	抑制蛋白质合成, 水解门冬酰胺	静滴	每次 4～6mg/m², 每日 1 次, 共 5～7 天	骨髓抑制, 心脏损害, 恶心
依托泊苷（VP16）	抑制 DNA 和 RNA 的合成	静滴	每次 100～150mg/m², 每日 1 次, 共用 2～3 天	骨髓抑制, 肝肾损害, 恶心、呕吐
替尼泊苷（VM26）	破坏 DNA, 阻断 Go 和 M 期	静滴	同 VP16	同 VP16
全反式维生素 A 酸（ATRT）	诱导分化剂, 与 PML/RARa 融合基因结合	口服	每日 30～60mg/m², 分 2～3 次口服	维生素 A 酸综合征
三氧化二砷（AS₂O₃）	下调 Bcl-2 基因表达, 诱导细胞分化和促进凋亡	静滴	每日 0.2～0.25mg/m²	消化道症状, 皮肤色素沉着, 关节肌肉酸痛, 肺、肾功能损害

* 剂量和用法随方案不同而异

2. 造血干细胞移植　造血干细胞移植联合化疗是目前根治大多数 ALL 和部分 ANLL 的首选方法，但需要严格掌握适应证。

3. 其他　分子靶向治疗及防治感染和高尿酸血症、成分输血、营养支持及卧床休息等支持治疗。

【护理评估】

1. 健康史　了解患儿有无辐射、放射线、重金属等接触史，感染史及遗传性疾病等。询问患儿用药史、家族史等。了解患儿本次发病情况、主要症状及体征。

2. 身体状况　评估患儿生命体征、贫血状况，以及无皮肤、黏膜等部位出血情况，有无肝、脾、淋巴结肿大及骨、关节疼痛等。了解外周血象、骨髓象检查的结果。

3. 心理 – 社会状况　评估患儿及家长对病情的认识程度、对疾病的应对能力、护理需求等。评估患儿及家长的心理状态。了解家庭经济状况及其支持系统。

【护理诊断/合作性问题】

1. 体温过高　与大量白血病细胞浸润、坏死和（或）感染有关。

2. 活动无耐力　与贫血致组织、器官缺氧有关。

3. 急性疼痛　骨、关节疼痛与白血病细胞浸润有关。

4. 营养失调（低于机体需要量）　与疾病过程中消耗增加，抗肿瘤治疗致恶心、呕吐、食欲减退，摄入不足有关。

5. 有感染的危险　与中性粒细胞减少，免疫功能下降有关。

6. 潜在并发症　药物副反应如骨髓抑制、胃肠道反应等。

7. 持续性悲伤　与白血病久治不愈有关。

8. 知识缺乏　与患儿家长缺乏本病相关知识有关。

【护理措施】

1. 一般护理

（1）休息：白血病患儿常有乏力、活动后气促现象，需卧床休息，但一般不需绝对卧床。长期卧床者，应经常更换体位，预防压疮。

（2）加强营养，注意饮食卫生：给予高蛋白、高维生素、高热量的饮食。鼓励进食，不能进食者，可静脉补充。食物应清洁、卫生，食具应消毒。禁止进食坚硬、多刺食物。

2. 对症护理

（1）出血护理：参见本章第三节护理措施。

（2）减轻疼痛：提高诊疗技术，尽量减少因治疗、护理带来的痛苦。适当运用非药物性止痛技术，或遵医嘱用止痛药，以减轻疼痛。加强巡视，及时发现有无疼痛引起的全身不适，判断是否需要镇痛，评价止痛效果。

（3）降温：监测体温，观察热型及发热程度，遵医嘱给予降温药，忌用酒精擦浴，以免降低白细胞数量和增加出血倾向。观察并记录降温效果。

（4）预防感染：①保护性隔离：白血病患儿应与其他病种患儿分室居住，粒细胞数极低和免疫功能明显低下者应住单间，有条件者住空气层流室或无菌单人层流床。房间每日消毒，限制探视人数和次数，感染者禁止探视。接触患儿前认真洗手，必要时用消毒液洗手。②平时注意体格锻炼，增强抗病能力。

（5）皮肤黏膜护理：教会家长及年长儿正确洗手的方法；进食前后用温开水或漱口液漱口，以保持口腔清洁；宜用软毛牙刷或海绵刷牙，以免损伤口腔黏膜及牙龈导致出血和继发感染；勤换衣裤，每日沐浴，减少皮肤感染；保持大便通畅，便后用温开水或盐水清洁肛周，以防肛周脓肿，肛周溃烂者，每日坐浴。

3. 病情观察

（1）观察生命体征、神志、瞳孔等变化，有异常情况及时抢救。

（2）观察皮肤有无瘀点（斑），评估有无颅内出血、消化道及泌尿道出血。

（3）观察感染早期征象，观察有牙龈肿痛，咽红、咽痛，皮肤有无破损、红肿，肛周、外阴有无异常。如有感染迹象，及时报告医生，并遵医嘱使用抗生素。

4. 用药护理

（1）化疗药物使用注意事项：①化疗多采用静脉给药，因药物刺激性较大，药液渗漏可致局部疼痛、红肿甚至坏死，故注射前应确认针头是否在血管并静脉通畅方可注药，发现渗漏，立即停止注射，并做局部处理。②某些药（如 ASP）可致过敏反应，用药前应询问用药史及过敏史，用药过程中要观察有无过敏反应。③光照可使某些药（VP16，VM26）分解，静脉滴注时应避光。④鞘内注射时，浓度不宜过大，药量不宜过多，注入要缓慢，术后应平卧 4～6 小时。⑤尽量减少注射或穿刺，各种穿刺部位拔针后需延长按压时间。

（2）观察及处理药物毒性反应：①绝大多数化疗药均可致骨髓抑制而使患儿易感染，应监测血象，及时防治感染；观察有无出血倾向和贫血表现。②恶心、呕吐严重者，用药前半小时给止吐药。③加强口腔护理，有溃疡者宜清淡、易消化的流质或半流质饮食；疼痛明显者，进食前可给局麻药或敷以溃疡膜、溃疡糊剂等。④环磷酰胺可致出血性膀胱炎、脱发、粒细胞减少、性腺损害等副反应，用药期间多饮水，定期检查尿常规，间歇用药等。⑤长期使用激素可出现满月脸、向心性肥胖、情绪改变等，应告知家长及年长儿停药后会消失，以消除紧张。

5. 正确输血　输注时应严格执行输血制度，观察有无输血反应。

6. 心理护理

（1）关心患儿，帮助树立战胜疾病的信心。让家长及年长儿了解国内外的治疗进展，如目前急淋完全缓解率达 95% 以上，5 年无病生存率达 70%～85%；急非淋的初治完全缓解率也已达 80% 左右，5 年无病生存率达 60%～65%。

（2）进行各种诊疗、护理操作前，告知家长及年长儿必要性、操作过程、如何配合及可能出现的不适，以减轻或消除恐惧心理。让家长了解化疗的重要性、所用化疗方案、药物剂量及可能出现的不良反应，明确定期化验（血象、骨髓、肝功能、肾功能、脑脊液等）的必要性及患儿所处的治疗阶段。详细记录每次治疗情况，使治疗方案具有连续性。

（3）为新老患儿家长提供相互交流的机会，如定期召开家长座谈会或病友联谊会，让患儿、家长相互交流成功的治疗和护理经验，如何采取积极的应对措施以渡过难关等，从而提高自护和应对能力，增强治愈的信心。

7. 健康教育

（1）讲解本病的有关知识、化疗药物的作用和毒副反应；教会家长如何预防感染和观察感染及出血征象，一旦病情变化及时就诊；向家长及年长儿阐明白血病完全缓解后，患儿体内仍有残存的白血病细胞是复发的根源，让其明确坚持定期化疗的重要性。化疗间歇期可出院，可参加学习。

（2）定期随访，监测治疗方案执行情况。了解患儿的心理状况，正确引导，使患儿在治疗疾病的同时，心理社会适应能力也得以正常发展。

（3）预防接种：化疗结束 6 个月后可接种灭活疫苗，12 个月后经过评估患儿发病风险和机体免疫功能后可考虑接种减毒活疫苗。

【中医概要】

本病属于中医"热劳""急劳""虚劳""癥积""血证""温病"范畴。主要因正气不足，邪毒内发，伤阴血，损骨髓。本病病变部位为骨髓，与肝、脾、肾三脏关系密切。常见证型有热毒炽盛证、气血两虚证、气阴两虚证、痰热互结证等。热毒炽盛者应解毒清热，气血两虚者应益气活血。

【小结】

白血病是造血系统的恶性增生性疾病。根据增生的白血病细胞种类不同，可分为急淋和急非淋两大类。儿童多数为急淋。临床大多起病较急，有发热、贫血、出血、白血病细胞浸润引起的症状和体征。治疗采取以化疗为主的综合疗法，强化治疗阶段达到完全缓解。护士应掌握对症护理、用药护理、心理护理及健康教育等措施，帮助患儿树立战胜疾病的信心。

第五节　血友病

血友病（hemophilia）是一组遗传性凝血功能障碍的出血性疾病，包括血友病 A（遗传性抗血友病球蛋白缺乏症）和血友病 B（遗传性凝血因子 IX 缺乏症）两型。血友病的发病率为（5～10）/10 万，以血友病 A 较为常见（占 80%～85%），血友病 B 次之，其共同特点为终生轻微损伤后发生长时间出血。

【病因和发病机制】

血友病 A 和血友病 B 为 X- 连锁隐性遗传，由女性传递、男性发病。因子Ⅷ及因子Ⅸ缺乏均可使凝血过程第一阶段中的凝血活酶生成减少，引起血液凝固障碍，导致出血倾向。因子Ⅷ是血浆中的一种球蛋白，功能部分称为Ⅷ：C，因子Ⅷ与 von Willebrand 因子（vWF）以非共价形式结合呈复合物存在于血浆中。因子Ⅸ是一种由肝脏合成的糖蛋白，在其合成过程中需要维生素 K 的参与。

【临床表现】

出血症状的轻重及发病的早晚与凝血因子活性水平相关。血友病 A 和 B 大多在 2 岁时发病，亦可在新生儿期即发病。

1. 皮肤、黏膜出血　由于皮下组织、口腔、齿龈黏膜易于受伤，为出血好发部位。幼儿亦常见于头部碰撞后出血和血肿。

2. 关节积血　是血友病最常见的临床表现之一，多见于膝关节，其次为踝、髋、肘、肩关节等。关节出血可分为 3 期：①急性期：关节腔内及周围组织出血，引起局部红、肿、热、痛和功能障碍。由于肌肉痉挛，关节多处于屈曲位置。②关节炎期：因反复出血、血液不能完全被吸收，刺激关节组织，形成慢性炎症，滑膜增厚。③后期：关节纤维化、僵硬、畸形、肌肉萎缩、骨质破坏，导致功能丧失。膝关节反复出血，常引起膝屈曲、外翻、腓骨半脱位，形成特征性的血友病步态。

3. 肌肉出血和血肿　重型血友病 A 常发生肌肉出血和血肿，多发生在创伤或活动过久后，多见于用力的肌群。深部肌肉出血时可形成血肿，导致局部肿痛和活动受限，可引起局部缺血性损伤和纤维变性。在前臂可引起手挛缩，小腿可引起跟腱缩短，腰肌痉挛可引起下腹部疼痛。

4. 创伤或手术后出血　不同程度的创伤、小手术，如拔牙、扁桃体摘除、脓肿切开、肌肉注射或针灸等，均可以引起严重的出血。

5. 其他部位的出血　如鼻出血、咯血、呕血、黑便、血便和血尿等；也可发生颅内出血，是最常见的致死原因之一。

血友病 B 的出血症状与血友病 A 相似，患者多为轻型，出血症状较轻。

患儿出血的频率和严重程度与凝血因子水平有关，根据因子Ⅷ或因子Ⅸ的活性水平将血友病分为重、中、轻型：重型患儿临床特点为肌肉和关节自发出血；中型患儿偶有自发出血，小手术或外伤后可有严重出血；轻型患儿大手术或外伤可致严重出血，罕见自发出血。

【辅助检查】

1. 过筛试验　血小板计数正常，凝血酶原时间（PT）、凝血酶时间（TT）和纤维蛋白原定量正常。活化部分凝血活酶时间（APTT）延长，轻型患儿仅轻度延长或正常。延长的 APTT 如能被正常新鲜血浆及吸附血浆纠正、不能被血清纠正，即为血友病 A；如能被正常新鲜血浆及血清纠正、不能被硫酸钡吸附血浆纠正，则为血友病 B。

2. 确诊试验　因子Ⅷ和因子Ⅸ促凝活性（FⅧ：C 或 FⅨ：C）减少或极少，有助于判断血友病的类型、病情的轻重以及指导治疗。正常新鲜血浆所含因子Ⅷ：C 或因子Ⅸ：C 平均活性均为 IU/mL（以 100% 表示）。正常参考值：Ⅷ：C 78%～128%，Ⅸ：C 68%～128%。vWF 抗原（vWF：Ag）正常。

3. 基因诊断　可用基因探针、DNA 印迹技术、限制性内切酶片段长度多态性等进行血友病携带者检查及产前诊断。

4. 抑制物检测　血友病 A 患儿由于缺乏对 FⅧ的免疫耐受而产生中和性 FⅧ抗体（抑制物），25%～30% 的血友病 A 儿童（多见于重度）在替代治疗过程中会产生抑制物，导致后续治疗效果下降甚或无效。血友病 B 患儿很少会产生抑制物。根据抑制物滴度水平，分为低滴度（≤ 5BU）和高滴度（＞ 5BU）。

【治疗要点】

1. 替代疗法　凝血因子替代治疗是最有效的止血和预防出血的措施。一旦发生出血，应立即治疗，可以输注 FⅧ和 FⅨ制剂，如新鲜冷冻血浆、冷沉淀、血浆浓缩 FⅧ、凝血酶原复合物、基因重组 FⅧ/FⅨ。基因重组 FⅧ/FⅨ纯度高，使用方便，无血源感染风险，但费用较高。应根据患儿年龄、出血情况和替代治疗制剂供应等实际情况制定个体化治疗方案。

（1）按需治疗：出血后输注 FⅧ/FⅨ制剂止血称按需治疗。发生出血后 2 小时内治疗的效果最佳。FⅧ体内半衰期 8～12 小时，12 小时输注 1 次；FⅨ体内半衰期 18～24 小时，每天输注 1 次。

（2）预防治疗：在患儿发生出血前定期给予凝血因子替代治疗，以达到预防出血的目的，称为预防治疗。标准预防方案：血友病 A 每次 25～40IU/kg，每周 3 次；血友病 B 每次 25～40IU/kg，每周 2 次。中剂量方案：血友病 A 每次 15～25IU/kg，每周 2～3 次；血友病 B 每次 30～50IU/kg，每周 1～2 次。小剂量方案：血友病 A 每次 10IU/kg，每周 2～3 次；血友病 B 每次 20IU/kg，每周 2 次。

2. 辅助治疗

（1）辅助药物治疗：1- 脱氧 -8- 精氨酸加压素（DDAVP）有提高血浆内因子Ⅷ活性和抗利尿作用，常用于治疗轻型血友病 A 患者，可减轻其出血症状，剂量为 0.2～0.3mg/kg，溶于 20mL 生理盐水中缓慢静注，此药能激活纤溶系统，故需与 6- 氨基己酸或氨甲环酸连用。如用滴鼻剂（100mg/mL），0.25mL/ 次，作用相同。因其抗利尿作用有导致严重低钠血症的可能，故应用过程中需监测血钠水平。

（2）局部止血、固定：局部冷敷、局部压迫止血及夹板固定肢体等。

3. 外科治疗　反复关节出血导致关节强直及畸形的患儿，可在补充足量 F Ⅷ或 F Ⅸ 的前提下，行关节成形术或人工关节置换术。

4. 其他　休息、预防及避免出血、物理治疗和康复训练及基因治疗等。

【护理评估】

1. 健康史　了解患儿有无血友病的家族史，询问患儿出血频率及程度等情况，既往诊断及治疗情况，用药史等。

2. 身体状况　评估患儿出血部位、程度，有无关节血肿、肿痛等表现，了解筛查试验、确诊试验、基因诊断等检查结果。

3. 心理－社会状况　评估患儿及家长是否了解本病的终身性，是否因疾病而产生的焦虑等情绪，评估患儿及家长的护理需求。

【护理诊断】

1. 潜在并发症　出血。

2. 组织完整性受损　与凝血因子缺乏导致出血有关。

3. 急性疼痛　与关节腔积血及皮下、肌肉血肿有关。

4. 躯体活动障碍　与关节腔积血，肿痛，活动受限及关节畸形、功能丧失有关。

5. 有长期低自尊的危险　与疾病终身性有关。

【护理措施】

1. 防治出血

（1）预防出血：自幼养成安静生活习惯，以减少和避免外伤出血，应避免使用阿司匹林和非甾体类抗炎药，尽量避免或减少肌内注射，必须注射时采用细针头，并延长按压时间。如因患外科疾病需做手术治疗，应注意在术前、术中和术后补充所缺乏的凝血因子。有出血倾向时应限制活动，卧床休息。

（2）局部止血：对急性出血期的患儿实施辅助治疗，即休息（rest）、冷敷（ice）、压迫（compression）和抬高患肢（elevation）（RICE 原则）。皮肤、鼻或口腔出血可局部压迫止血，或用纤维蛋白泡沫、吸收性明胶海绵蘸组织凝血活酶或凝血酶敷于伤口处。早期关节出血者，宜卧床休息，并用夹板固定肢体，放于功能体位，亦可局部冷敷，并用弹力绷带缠扎。

（3）遵医嘱输注凝血因子：严密观察有无不良反应，有反应者酌情减慢输注速度，严重不良反应者，需停止输注，并将制品和输液器保留送检。

2. 物理治疗和康复训练　应在有经验的理疗师指导下进行，可以促进肌肉和关节积血的吸收、消肿，减轻疼痛，维持和改善关节活动范围。关节出血停止、肿胀消退后，帮助逐步增加活动量，恢复关节活动和功能，防止引发关节炎症，导致关节畸形及致残。在非出血期，应积极地进行康复训练。

3. 病情观察　观察生命体征、神志、皮肤黏膜瘀斑（点）增减及血肿消退情况，记录出血量，及时发现内脏及颅内出血。当患儿出现易怒、嗜睡、头痛、恶心、呕吐等症状时，应怀疑为颅内出血，及时报告医生并组织抢救。

4. 心理支持　安慰因反复出血，不能根治而焦虑、悲观的患儿，消除消极心理。帮助年长患儿分析出血的诱发因素，并指导预防再次出血，鼓励他们参与日常生活自理并表达想法，有利于增强自信心和自我控制感，减轻焦虑和挫折感。

5. 健康教育

（1）增强患儿和家长的保护意识，指导家长采取预防性措施，减少或避免外伤出血，让患儿养成良好的生活习惯，为患儿提供安全的生活环境。

（2）教会家长及年长患儿必要的应急护理措施，要熟知当关节出血时的处理方法，如 RICE 原则等。

（3）鼓励患儿规律、适度的体格锻炼和运动，增强关节周围肌肉的力量和强度，延缓出血或使出血局限化。

（4）通过遗传咨询，使家长了解血友病的遗传规律和筛查基因携带者的重要性。基因携带者孕妇应行产前检查，控制血友病患儿及携带者的出生，以其达到降低人群的发病率，做到优生优育。

【中医概要】

本病属于中医"血证"范畴，多因先天禀赋不足，肾精亏虚，虚热内生，血脉脆弱，脏腑气血失固，后天脾虚，统摄失职或久病入络，瘀血内生所致。常见证型有虚热内生证、气不摄血证、瘀血阻络证。主要治法为滋阴降火、凉血止血，补气健脾、固摄止血，补气活血通络。

【小结】

血友病是遗传性凝血功能障碍的出血性疾病，分为凝血因子Ⅷ缺陷引起的血友病 A 和凝血因子Ⅸ缺乏导致的血友病 B，其共同特点为终生轻微损伤后发生长时间出血，关节积血是血友病最常见的临床表现之一。出血症状的轻重及发病的早晚与凝血因子活性水平相关。输注凝血因子是最有效的治疗措施。日常生活中应避免发生创伤出血，当发生出血时应及时处理，关节及肌肉出血者需早期进行物理治疗及康复训练。

【思考题】

1. 请写出贫血的共同表现，并比较营养性缺铁性贫血与巨幼红细胞性贫血的临床表现。

2. 对特发性血小板减少性紫癜患儿，如何预防创伤出血及控制出血的护理措施有哪些？

3. 白血病患儿使用化疗药物时的注意事项是什么？

第十四章
内分泌系统疾病患儿的护理

学习目标

【知识目标】

1. 能复述儿童内分泌系统解剖生理特点。

2. 能描述生长激素缺乏症和性早熟的病因、临床特点及治疗要点。

3. 能解释儿童糖尿病的病因及发病机制、比较 1 型和 2 型糖尿病的临床特点。

【能力目标】

1. 能根据生长激素分泌功能试验的结果判断生长激素缺乏症的类型。

2. 能运用护理程序对糖尿病患儿实施整体护理，并开展健康教育。

【素质目标】

1. 坚持科学严谨的用药态度，遵医嘱严格执行激素替代治疗。

2. 提高共情能力，安抚和爱护患儿，减轻患儿和家长对疾病导致患儿形象改变的恐惧和焦虑。

第一节　儿童内分泌特点

内分泌系统由内分泌腺和分布于全身各组织中的激素分泌细胞以及它们所分泌的激素组成。人体的内分泌系统、神经系统和免疫系统相互配合和调控，调节人体代谢、生长发育、脏器功能、生殖和衰老等生命活动，从而维持人体内环境的稳定。

【内分泌系统的组成】

内分泌腺体是由多数内分泌细胞聚集形成，如垂体、甲状腺、甲状旁腺、胰岛、肾上腺和性腺等，共同组成传统的内分泌系统；另一些内分泌组织和细胞则分布于心血管、肝、胃肠道、皮肤、免疫等组织器官中，亦具有内分泌功能；还有一些具有内分泌功能的神经细胞集中于下丘脑的视上核、室旁核、腹正中核及附近区域。它们所分泌的激素，可通过内分泌、旁分泌、自分泌、并列分泌、腔分泌、胞内分泌、神经分泌和神经内分泌等方式发挥作用。激素（hormone）是内分泌系统最基本的物质，在广义上相当于化学信使的总称，由一系列高度分化的内分泌细胞所合成和分泌，是参与细胞内外联系的内源性信号分子和调控分子，如胰岛素、甲状旁腺素、肾上腺素、前列腺素等。

【内分泌系统功能的调节】

生理状态下，神经系统、内分泌系统和免疫系统之间存在着广泛的信息交流，相互紧密联系和调节，形成了一个神经－内分泌－免疫系统的调节网络，调控着人体的整体功能。而各种激素在下丘脑－垂体－靶腺轴的各种反馈机制及其相互之间的调节作用下亦处于动态平衡。其中，任何环节的紊乱均会不可避免地影响其他系统的功能。

【儿童内分泌系统的临床特点】

1. 与生长发育关系密切　人体的内分泌功能与胎儿器官的形成、分化与成熟以及青少年的生长发育、生理功能、免疫机制等密切相关，其功能障碍会导致生长迟缓、性分化异常和激素功能异常，严重影响儿童体格和智能发育。如下丘脑和垂体是机体最重要的内分泌器官，可分泌多种激素，控制甲状腺、肾上腺、性腺等内分泌器官的活动。在青春期开始前，下丘脑－垂体－性腺轴功能处于较低水平，而当青春期发育启动后，促性腺激素释放激素（gonadotropic releasing hormone，GnRH）的脉冲分泌频率和峰值逐渐增加，黄体生成素（luteinizing hormone，LH）和卵泡生成素（follicle stimulating hormone，FSH）的脉冲分泌峰也随之增高，因而出现第二性征和性器官发育。如下丘脑－垂体－性腺轴功能异常会出现性发育迟缓或性早熟；生长激素有促生长的生物效应，若生长激素缺乏即导致生长激素缺乏症，引起儿童身材矮小。

2. 疾病特点　儿童内分泌疾病的种类、临床特征、发病机制等与成人有较大区别，而且儿童内分泌疾病在不同的年龄阶段各有特点。整个儿童时期常见的内分泌疾病主要有生长迟缓性早熟、甲状腺疾病、糖尿病等。若儿童在出生后即存在生化代谢紊乱和激素功能障碍，则会严重影响其智能和体格发育，若未能早期诊治，易造成残疾甚至死亡，如先天性甲状腺功能减低症等。

3. 治疗特点　儿童内分泌疾病一旦确诊，多数需要终生替代治疗，治疗及护理措施需要根据病情以及生长发育情况及时调整。患儿出院后需要积极随访，以保证其正常的生长发育。

【小结】

人体的内分泌功能与胎儿器官的形成、分化与成熟以及青少年的生长发育、生理功能、免疫机制等密切相关，其功能障碍会导致生长迟缓、性分化异常和激素功能异常，严重影响儿童体格和智能发育。

第二节　生长激素缺乏症

生长激素缺乏症（growth hormone deficiency，GHD）是由于腺垂体合成和分泌的生长激素（growth hormone，GH）部分或完全缺乏，或由于 GH 分子结构异常、受体缺陷等所致的生长发育障碍性疾病。儿童身高处于同年龄、同性别正常儿童生长曲线第 3 百分位数以下或低于平均数减 2 个标准差，符合矮身材（short stature）标准。本病的发生率为 20～25/10 万。

【病因与发病机制】

1. 病因　下丘脑、垂体功能障碍或靶细胞对 GH 无应答反应等均可造成生长落后。导致生长激素缺乏的原因有以下三种：

（1）原发性生长激素缺乏

1）下丘脑－垂体功能障碍：患儿的下丘脑、垂体并无明显病灶，但 GH 分泌功能不足，原因不明。由于下丘脑功能缺陷所造成的 GHD 远较垂体功能不足导致者为多。

2）遗传性生长激素缺乏：人类生长激素基因族是由 5 个基因组成的 DNA 链。GH_1 是人生长激素的编码基因，其缺陷即可导致 GHD。此外，下丘脑转录调控基因缺陷亦可导致 GHD。

（2）继发性生长激素缺乏：任何累及下丘脑或垂体前叶的病变都可引起生长激素合成和分泌障碍，如下丘脑或垂体的肿瘤、放射损伤、头部损伤、颅内感染、浸润病变和发育异常等，其中产伤是我国该病最主要的病因。

（3）暂时性生长激素缺乏：体质性青春期生长延迟、社会心理性生长抑制、原发性甲状腺功能减低等均可造成暂时性生长激素分泌功能低下。如因家庭环境不良刺激使儿童遭受精神创伤，因而 GH 分泌功能低下，这种功能障碍在外界不良因素消除或原发疾病治疗后即可恢复正常。

2. 发病机制　GH 是由腺垂体细胞合成和分泌。其释放受下丘脑分泌的生长激素释放激素（GHRH）和生长激素释放抑制激素（GHIH）的调节。GHRH 能刺激垂体释放 GH，GHIH 对 GH 的合成和分泌有抑制作用。垂体在这两种激素的交互作用下以脉冲方式释放 GH，而中枢神经系统则通过多巴胺、5- 羟色胺和去甲肾上腺素等神经递质控制下丘脑 GHRH 和 GHIH 的分泌。

GH 的基本功能是促进生长。GH 的自然分泌呈脉冲式，每 2～3 小时出现一个峰值，夜间入睡后分泌量增高，且与睡眠深度有关，在 Ⅲ 或 Ⅳ 期睡眠时相达高峰；白天空腹时和运动后偶见高峰。初生婴儿血清 GH 水平较高，分泌节律尚未成熟，因此睡 - 醒周期中 GH 水平少有波动。生后 2～3 周血清 GH 浓度开始下降，分泌节律在生后 2 个月开始出现。儿童期每日 GH 分泌量超过成人，在青春发育期更明显。同时也是体内代谢途径的重要调节因子。其主要生物效应为：①促生长效应：促进人体各种组织细胞增大和增殖，使骨骼、肌肉和各系统器官生长发育，骨骼的增长即导致身体长高。②促代谢效应：GH 促生长作用的基础是促进合成代谢，可促进各种细胞摄取氨基酸；促进肝糖原分解，减少对葡萄糖的利用，降低细胞对胰岛素的敏感性，使血糖升高；促进骨骺软骨细胞增殖，并合成含有胶原和硫酸黏多糖的基质。当下丘脑、垂体功能障碍或靶细胞对 GH 无反应时均可造成生长落后。

【临床表现】

1. 原发性生长激素缺乏症　多见于男孩，男女比例为 3∶1，智能发育正常。

（1）体格生长障碍：患儿出生时身长和体重均正常，1 岁以后出现生长速度减慢，身高落后比体重低下更为显著，身高处于同年龄、同性别正常健康儿童生长曲线第 3 百分位数以下或低于平均数减 2 个标准差，身高年增长速率＜ 5cm。患儿虽生长落后，但身体各部比例匀称，与其实际年龄相符。

（2）骨骼发育落后：骨龄落后于实际年龄 2 岁以上，但与其身高年龄相仿，骨骺融合较晚。

（3）特殊面容：患儿头颅呈圆形，面容幼稚，脸圆胖，皮肤细腻，头发纤细，下颌和颏部发育不良，牙齿萌出延迟且排列不整齐。

（4）其他：男孩阴茎较小，多数有青春期发育延迟。部分患儿同时伴有一种或多种其他垂体激素缺乏，可有其他伴随症状，如伴有促肾上腺皮质激素缺乏者容易发生低血糖；伴有促甲状腺激素缺乏者可有食欲不振、活动较少等轻度甲状腺功能不足的症状；伴有促性腺激素缺乏者性腺发育不全，到青春期仍无性器官发育和第二性征缺乏。

2. 继发性生长激素缺乏症　可发生于任何年龄，其中由围生期异常情况导致者，常伴有尿崩症。颅内肿瘤则多有头痛、呕吐、视野缺损等颅内压增高以及视神经受压迫的症状和体征。

【辅助检查】

1. 生长激素刺激试验　正常人体 GH 呈脉冲式释放，故随机采血测 GH 无诊断价值。临床多采用刺激试验来判断垂体分泌 GH 的功能。GH 刺激试验包括生理性刺激试验和药物刺激试验两种。生理性刺激试验包括运动试验和睡眠试验，两者用作对可疑患儿的筛查。药物刺激试验包括胰岛素、精氨酸、可乐定、左旋多巴试验，有两项不正常方可确诊。一般认为在试验过程中 GH

的峰值＜ 10μg/L 即为分泌功能不正常。各种药物刺激均需在用药前采血测定 GH 基础值。常用测定 GH 分泌功能试验见表 14–1。

表 14-1　生长激素分泌功能试验

试验项目	试验方法	采血时间
生理性试验		
运动	禁食 4 ～ 8 小时后，剧烈运动 15 ～ 20 分钟	开始活动后 20 ～ 40 分钟
睡眠	晚间入睡后用脑电图监护	Ⅲ ～ Ⅳ期睡眠时
药物试验		
胰岛素	0.075U/kg，静脉注射	0，15，30，60，90 分钟测血糖、GH
精氨酸	0.5g/kg，用注射用水配成 5% ～ 10% 溶液，30 分钟滴完	0，30，60，90，120 分钟测 GH
可乐定	4μg/kg，1 次口服	0，30，60，90，120 分钟测 GH
左旋多巴	10 mg/kg，1 次口服	0，30，60，90，120 分钟测 GH

2. 胰岛素样生长因子（IGF–1）和胰岛素样生长因子结合蛋白（IGFBP3）测定　血中 IGF–1 大多与 IGFBP3 结合，两者分泌模式与 GH 不同，呈非脉冲分泌，血中浓度稳定，且与 GH 水平一致，一般可作为 5 岁到青春发育前儿童生长激素缺乏症筛查检测，但该指标有一定的局限性。

3. 影像学检查

（1）X 线检查：常用左手腕、掌、指骨正位 X 线片评定骨龄。生长激素缺乏症患儿骨龄落后于实际年龄 2 岁或 2 岁以上

（2）CT 或 MRI 检查：已确诊为生长激素缺乏症的患儿，根据需要选择头颅 CT 或 MRI 检查，以了解下丘脑 – 垂体有无器质性病变，尤其对检测肿瘤有重要意义。

4. 染色体检查　对矮身材患儿具有体态发育异常者应进行核型分析，尤其是女性身材矮小伴青春期发育延迟者，应常规行染色体分析，排除常见的染色体疾病如 Turner 综合征等。

5. 其他　内分泌检查生长激素缺乏症诊断一旦确立，应检查下丘脑 – 垂体轴的其他功能。根据临床表现可选择测定 TSH、T_4 或促甲状腺素释放激素（TRH）刺激试验和促性腺激素释放激素（GnRH）刺激试验以判断下丘脑 – 垂体 – 甲状腺轴和性腺轴的功能。

【治疗要点】

1. GH 替代治疗　基因重组人生长激素（r–hGH）已被广泛应用于本症的治疗，目前大多采用 0.1U/kg，每晚临睡前皮下注射 1 次，6 ～ 7 次 / 周，治疗应持续至骨骺愈合为止。开始治疗的年龄愈小，效果愈好，第 1 年效果最佳，患儿精神、食欲和生长速度明显改善，以后效果逐渐下降。在治疗过程中可能出现甲状腺素缺乏，故须监测甲状腺功能。恶性肿瘤或有潜在肿瘤恶变者及严重糖尿病患者禁用 GH 替代治疗。

2. 生长激素释放激素（GHRH）治疗　对由于下丘脑功能缺陷、GHRH 释放不足的患儿可采用此治疗方法。

3. 性激素治疗　对同时伴有性腺轴功能障碍的患儿，在骨龄达 12 岁时即可开始用性激素治疗，以促使第二性征发育。男孩用长效庚酸睾酮，每月肌内注射 1 次，每次 25mg，每 3 个月增加 25mg，直至 100g。女孩用炔雌醇 1 ～ 2μg/d，或妊马雌酮，剂量自 0.3mg/d 起，酌情逐渐增加，同时须监测骨龄。

【护理评估】

1. 健康史 了解患儿是否早产、双胎或多胎，出生地和出生季节，评估喂养方式；是否有颅脑疾病。

2. 身体状况 评估患儿身高、生产速率和智力发育情况，并与同年龄、同性别正常小儿生长曲线进行比较。分析 X 线检查的动态变化，评估患儿的治疗效果。

3. 心理－社会状况 应评估父母对激素治疗的了解和重视程度。

【护理诊断/合作性问题】

1. 生长发育迟缓 与生长激素缺乏有关。

2. 自我概念紊乱 与生长发育迟缓有关。

【护理措施】

1. 一般护理 建立良好的饮食习惯，给予均衡饮食，保证生长发育的需要。鼓励患儿参加体育锻炼，促进骨骼生长。

2. 病情观察 观察患儿身高、体重、牙齿等生长发育情况；生殖器官及第二性征发育情况；警惕有无低血糖、甲状腺功能减低、颅内压增高等表现。

3. 提供患儿及其家庭支持 运用沟通交流技巧，与患儿及家人建立良好信任关系。鼓励患儿表达自己的情感和想法，提供其与他人及社会交往的机会，帮助其正确看待自我形象的改变，树立正确的自我概念。

4. 用药护理

（1）应用 r-hGH 替代治疗时会产生副反应，需向患儿及家长说明，其副反应主要有：①注射局部红肿，与制剂的纯度不够以及个体反应有关，停药后可消失；②暂时性视乳头水肿、颅内高压等，发生率低；③甲状腺素缺乏，用药过程中需监测甲状腺功能。

（2）应用性激素治疗时，应严格掌握药物用量，随访骨龄发育情况，以防最终身高过矮。

5. 健康教育

（1）向患儿及家长解释疾病的有关知识和护理要点。指导建立健康的生活方式和生活环境，帮助患儿消除因生长迟缓造成的自卑心理，积极参加体育锻炼，树立自信。

（2）指导患儿及家长观察激素替代治疗的疗效及药物副反应，严格掌握药物的用法、用量，且做好生长发育监测。

【小结】

生长激素缺乏症是由于生长激素缺乏所致的一种生长发育障碍性疾病，根据病因可分为 3 类：原发性、继发性、暂时性生长激素缺乏。主要临床表现为生长障碍、特殊面容、骨发育延迟、青春期发育延迟等。目前，基因重组人生长激素替代治疗已被广泛应用。生长激素缺乏症患儿的护理应强调用药指导及心理护理。

第三节 性早熟

性早熟（precocious puberty）是指女孩在 8 岁、男孩在 9 岁以前呈现第二性征。本病女孩多见，男女比为 1：4。近年研究显示儿童发育时间有提前趋势。

【病因与发病机制】

1. 病因和分类 性早熟按下丘脑－垂体－性腺轴功能是否提前发动分为中枢性和外周性两类。

（1）**中枢性性早熟**：亦称真性性早熟或完全性性早熟，是由于下丘脑-垂体-性腺轴功能过早启动，GnRH脉冲分泌所致。患儿除有第二性征的发育外，还有卵巢或睾丸的发育。性发育的过程和正常青春期发育的顺序一致，只是年龄提前。此类性早熟包括特发性性早熟和继发性性早熟两类。

1）特发性性早熟：又称体质性性早熟，是由于下丘脑对性激素的负反馈敏感性下降，使GnRH过早分泌所致。女孩多见，约占女孩中枢性早熟的80%以上。

2）继发性性早熟：多见于中枢神经系统异常，包括下丘脑肿瘤或占位性病变、中枢神经系统感染、获得性损伤、先天发育异常等。

（2）**外周性性早熟**：亦称假性性早熟，是非受控于下丘脑-垂体-性腺功能所引起的性早熟，有性激素水平升高和第二性征发育，但下丘脑-垂体-性腺轴不成熟，无性腺的发育。

1）性腺肿瘤：卵巢颗粒-泡膜细胞瘤、黄体瘤、畸胎瘤等。

2）肾上腺疾病：肾上腺肿瘤、先天性肾上腺皮质增生等。

3）外源性：含雌激素的药物、食物、化妆品等。

2. 发病机制 人体生殖系统的发育和功能维持受下丘脑-垂体-性腺轴的控制。下丘脑以脉冲形式分泌 GnRH 刺激腺垂体分泌促性腺激素（gonadotropic hormone，Gn），即黄体生成素（LH）和卵泡刺激素（FSH），促进卵巢和睾丸发育，并分泌雌二醇和睾酮。在青春期开始前性腺的生长发育过程缓慢，下丘脑-垂体-性腺轴功能处于较低水平，而当青春期发育启动后GnRH 的脉冲分泌频率和峰值逐渐增加，LH 和 FSH 的脉冲分泌峰也随之增高，因而出现第二性征和性器官发育。正常性发育过程的分期见表 14-2。

表 14-2 性发育过程分期（Tanner）

分期	乳房	睾丸、阴茎	阴毛	其他
1	幼儿型	幼儿型，睾丸直径＜2.5cm	无	
2	出现硬结，乳头及乳晕稍增大	双睾和阴囊增大；睾丸直径＞2.5cm；阴囊皮肤变红、薄、起皱纹；阴茎稍增大	少许稀疏直毛，色浅；女孩限阴唇处；男孩限阴茎根部	生长增速
3	乳房和乳晕更增大，侧面呈半圆形	阴囊、双睾增大，睾丸长径约3.5cm；阴茎开始增长	毛色变深、变粗，见于耻骨联合上	生长速率渐达高峰；女孩出现腋毛；男孩渐见胡须、痤疮、声音变调
4	乳晕、乳头增大，侧面观突起于乳房半圆上	阴囊皮肤色泽变深；阴茎增长、增粗，龟头发育；睾丸长径约4cm	如同成人，但分布面积较小	生长速率开始下降；女孩见初潮
5	成人型	成人型，睾丸长径＞4cm	成人型	

【临床表现】

1. 中枢性性早熟 临床特征是提前出现的性征发育与正常青春期发育程序相似，只是年龄提前，但临床表现差异较大。患儿除有第二性征的发育外，还有卵巢或睾丸的发育。

（1）**发病年龄**：在青春期前的各个年龄组都可以发病，症状发展快慢不一。有些可在性发育一定程度后停顿一段时期再发育，亦有的症状消退后再发育。性早熟以女孩多见，女孩发生特发性性早熟约为男孩的9倍。

（2）骨骼发育超前：在性发育的过程中，男孩和女孩皆有身高和体重过快增长和骨骼成熟加速的表现。

（3）身材矮小：早期患儿身高较同龄儿童高，但由于骨骼的过快增长可使骨骺融合较早，成年后的身材反而较矮小。在青春期后，患儿除身高矮于一般群体外，其余均正常。

2. 外周性性早熟　性发育过程与上述规律迥异。男孩性早熟应注意睾丸的大小，若睾丸未见增大，但男性化进行性发展，则提示外周性性早熟，其雄性激素可能来自肾上腺。若睾丸容积增大提示中枢性性早熟。颅内肿瘤所致的性早熟患儿在病程早期常仅有性早熟表现，后期始见颅内压增高、视野缺损等定位表现，需加以警惕。

【辅助检查】

1. GnRH 刺激试验　亦称黄体生成素释放激素刺激试验。一般采用静脉注射戈那瑞林（LHRH）2.5μg/kg（最大剂量≤ 100g），于注射前（基础值）和注射后 0、30、60 分钟分别采血测定血清 LH 和 FSH。当 LH 峰值＞ 12U/L（女），或＞ 25U/L（男）（放免法）；LH 峰值＞ 5U/L 或 LH/FSH 峰值＞ 0.6 ～ 1.0 时，可以认为其性腺轴功能已经启动。

2. 骨龄测定　根据手和腕部 X 线片评定骨龄，判断骨骼发育是否超前。性早熟患儿一般骨龄超过实际年龄。

3. B 超检查　选择盆腔 B 超检查女孩卵巢、子宫的发育情况；注意男孩睾丸、肾上腺皮质等部位。若盆腔 B 超显示卵巢内可见 4 个以上直径≥ 4mm 的卵泡，则为性早熟。

4. CT 或 MRI 检查　对怀疑颅内肿瘤或肾上腺皮质病变所致者，应进行头颅或腹部 CT 或 MR 检查，以排除颅内占位性病变。

【治疗要点】

本病治疗依病因而定。中枢性性早熟的治疗目的：①抑制或减慢性发育，特别是阻止女孩月经来潮；②抑制骨骼成熟，改善成人期最终身高；③预防与性发育有关的精神社会问题。

1. 病因治疗　肿瘤引起者应手术摘除或进行化学治疗、放射治疗；甲状腺功能低下所致者给予甲状腺制剂纠正甲状腺功能；先天性肾上腺皮质增生症患者可采用肾上腺皮质激素治疗。

2. 药物治疗　促性腺激素释放激素类似物（GnRHa）的作用是竞争性抑制自身分泌的 GnRH，减少垂体促性腺激素的分泌，使激素恢复到青春期前水平。国内推荐剂量：每次 80 ～ 100μg/kg，或通常应用每次 3.75mg，每 4 周肌内注射 1 次。应用至患儿骨龄达 11.5（女）或 12.5（男）岁，若在应用 GnRHa 后生长速率明显减慢者，可同时应用重组人生长激素以改善最终身高。

【护理评估】

1. 健康史　了解患儿喂养情况。评估患儿是否有第二性征发育提前。

2. 身体状况　观察患儿是否有身高和体重过快增长和骨骼成熟加速的表现。

3. 心理 - 社会状况　注意了解家长是否掌握与本病有关的知识，特别是服药方法和副作用观察；了解父母心理状况，是否存在焦虑。

【护理诊断 / 合作性问题】

1. 生长发育改变　与下丘脑 - 垂体 - 性腺轴功能失调有关。

2. 自我概念紊乱　与性早熟有关。

3. 焦虑　家长缺乏疾病相关知识。

【护理措施】

1. 一般护理　纠正不良的饮食习惯，食物多样化、均衡化，进食新鲜水果、蔬菜及蛋类，富含钙和维生素 D 的食物，避免摄入含有性激素类的食物或药物、反季节蔬菜水果以及含有较多性激素的滋补品。鼓励患儿经常参加有氧运动，以促进骨骼生长，利于身高增长。

2. 病情观察　观察患儿身高、体重、第二性征的生长发育情况；观察患儿有无颅内压增高、视野缺损等原发疾病的表现。

3. 对症护理　部分患儿因身材矮小而产生自卑、恐惧和不安心理；家长由于对疾病缺乏认识，也表现出焦虑和恐惧，从而加重患儿的心理压力。护士应加强与患儿交流，使之能正确对待自身变化，克服自卑、恐惧心理，与家庭及同伴建立良好的人际关系；对已有月经的女孩，要教会其注意月经期的生理卫生。

4. 用药护理

（1）需向患儿及家长说明应用 GnRHa 治疗时会产生的副反应，其副反应主要有注射部位局部反应，如红斑、硬化、无菌性水肿等，首次应用可能出现阴道分泌物增多或阴道出血。若局部反应轻微或阴道少量出血，可不予处理。

（2）应用 GnRHa 后监测患儿生长情况，若生长速率明显减慢者，可影响其最终身高，应及时就诊，可同时应用重组人生长激素以改善最终身高。

5. 健康教育

（1）有针对性地向患儿及家长介绍疾病的相关知识、检查、治疗方法及可能出现的副反应等，消除患儿及家长的顾虑，正确对待疾病。

（2）指导患儿进行慢跑、跳绳、爬楼梯等有氧运动，说明运动的好处，使患儿能自觉接受并坚持锻炼。

【小结】

性早熟是指性发育启动年龄显著提前，根据下丘脑 – 垂体 – 性腺轴功能是否提前发动分为中枢性性早熟和外周性性早熟两类。主要临床表现为性发育年龄提前、骨骼生长加速而成年后身材矮小等。应用激素治疗过程中需密切观察药物副反应及监测患儿生长情况，同时加强患儿的心理护理。

第四节　儿童糖尿病

案例导入

患儿，男，9 岁，因"多尿、多饮、多食、消瘦 2 个月"而入院。患儿近 2 个月来多尿、多饮、多食、体重下降明显，近 3 日出现发热、恶心、呕吐、腹痛。体格检查：身高 130cm，体重 23kg。体温 38.2℃，脉搏 100 次 / 分，呼吸 18 次 / 分，血压 100/70mmHg。精神不振，皮肤干燥，疲乏无力，呼气有酮味，脉搏细速，心、肺听诊未发现异常，腹部平软，肝、脾无肿大，无神经系统阳性体征。辅助检查：尿糖（++），酮体（+）；随机血糖 16mmol/L。

问题：

1. 该患儿的医疗诊断是什么？依据是什么？

2. 医生为该患儿首选的治疗药物可能是什么？护士为该患儿提供的用药护理要点有哪些？

3. 患儿住院治疗期间曾向护士描述心慌、头晕、浑身出冷汗的情况，请问可能发生了什么问题？需要哪些护理措施？

4. 该患儿住院 7 天，达到出院标准，预出院。护士应对患儿家长实施的健康教育内容包括哪些？

糖尿病（diabetes mellitus，DM）是由于胰岛素绝对或相对缺乏所造成的糖、脂肪、蛋白质代谢紊乱症，是致血糖增高、尿糖增加的一种病症。分为原发性和继发性两类。原发性糖尿病，又可分为：① 1 型糖尿病：是胰岛 β 细胞破坏，胰岛素分泌绝对不足所致，必须使用胰岛素治疗，故又称胰岛素依赖性糖尿病。② 2 型糖尿病：由于胰岛 β 细胞分泌胰岛素不足或靶细胞对胰岛素不敏感（胰岛素抵抗）所致，亦称非胰岛素依性糖尿病。③青年成熟期发病型糖尿病：是一种罕见的遗传性 β 细胞功能缺陷症，属常染色体显性遗传，长期碳水化合物以及脂肪、蛋白质代谢紊乱可引起多系统损害，导致眼、肾、神经、心脏、血管等组织器官的慢性进行性病变、功能减退及衰竭。病情严重或应激时可发生急性严重代谢紊乱、糖尿病酮症酸中毒（DKA）、高血糖高渗状态等。

我国儿童 1 型糖尿病年发病率为 1.04/10 万，在世界上属低发病区。近年的流行病学研究表明，发病率有逐年增高的趋势。4～6 岁和 10～14 岁为 1 型糖尿病的高发年龄，1 岁以下儿童发病较少见。98% 的儿童糖尿病为 1 型糖尿病，2 型糖尿病甚少，但随儿童肥胖症的增多而有增加趋势。本节主要介绍 1 型糖尿病。

【病因与发病机制】

1 型糖尿病的病因和发病机制尚未完全阐明。

1. 病因

（1）遗传易感性：根据同卵双胎的研究，1 型糖尿病的患病一致性为 50%，说明本病病因除遗传因素外还有环境因素作用，属多基因遗传病。但遗传易感基因在不同种族间有一定的差别，提示与遗传多态性有关

（2）环境因素：某些病毒感染（如风疹病毒、腮腺炎病毒、柯萨奇病毒等）、化学毒物（如链尿菌素、四氧嘧啶）、食物中的某些成分（如牛乳蛋白中的 α 酪蛋白、β - 酪蛋白、乳球蛋白等）可能与 1 型糖尿病的发病有关。这些因素会损伤胰岛 β 细胞而暴露其抗原成分、启动自身免疫反应，产生 β 细胞毒性作用；病毒感染还可直接损伤胰岛 β 细胞，迅速、大量破坏 β 细胞或使细胞发生微细变化、数量逐渐减少，最后导致发生 1 型糖尿病。

（3）自身免疫因素：约 90% 的 1 型糖尿病患儿在初次诊断时血中出现多种自身抗体，并已证实这些抗体在补体和 T 淋巴细胞的协同作用下具有对胰岛 β 细胞的毒性作用。另外，细胞免疫异常对 1 型糖尿病的发病起重要作用，能够引起大量炎症介质的释放，进而损伤胰岛 β 细胞。

2. 发病机制　目前认为是在遗传易感性基因的基础上，在病毒感染或其他环境因素的作用下，引起自身免疫反应，而导致了胰岛 β 细胞的损伤和破坏，使其分泌胰岛素的功能降低，胰岛素分泌减少到正常的 10% 时即出现临床症状，最终导致 1 型糖尿病的发生。

【临床表现】

1 型糖尿病患儿起病较急骤，多有感染或饮食不当等诱因。

1. 一般表现

（1）典型症状：多饮、多尿、多食和体重下降（即"三多一少"）。但婴儿多饮、多尿不易被发觉，很快即可发生脱水和酮症酸中毒。儿童因为夜尿增多可发生遗尿。年长儿还可出现消瘦、

精神不振、倦怠乏力等体质显著下降症状。

（2）糖尿病酮症酸中毒：约40%糖尿病患儿在就诊时即处于酮症酸中毒状态，常因急性感染、过食、诊断延误、突然中断胰岛素治疗等因素诱发，多表现为起病急，进食减少，恶心，呕吐，腹痛，关节或肌肉疼痛，皮肤黏膜干燥，呼吸深长，呼气中带有酮味，脉搏细速，血压下降，体温不升，甚至嗜睡，淡漠，昏迷。常被误诊为肺炎、败血症、急腹症或脑膜炎等。少数患儿起病缓慢，以精神呆滞、软弱、体重下降等为主。体格检查时除见体重减轻、消瘦外，一般无阳性体征。酮症酸中毒时可出现呼吸深长，带有酮味，有脱水征和神志的改变。

（3）并发症：病程长，血糖控制不佳，则可出现生长落后、智能发育迟缓、肝大，称为Mauriac综合征。晚期可出现蛋白尿、高血压等糖尿病肾病表现，最后致肾衰竭，还可出现白内障、视力障碍、视网膜病变，甚至双目失明。

2. 特殊的自然病程

（1）急性代谢紊乱期：从出现症状到临床确诊，时间多在1个月以内。约20%患儿表现为糖尿病酮症酸中毒；20%～40%为糖尿病酮症，无酸中毒；其余仅为高血糖、糖尿和酮尿。

（2）暂时缓解期：约75%的患儿经胰岛素治疗后，临床症状消失，血糖下降，尿糖减少或转阴，即进入缓解期。此时胰岛β细胞恢复分泌少量胰岛素，少数患儿甚至可以完全不用胰岛素。这种暂时缓解期一般持续数周，可达半年以上。此期应定期监测血糖、尿糖水平。

（3）强化期：经过缓解期后，患儿出现血糖增高和尿糖不易控制的现象，胰岛素用量逐渐明显或突然增多，称为强化期。在青春发育期，由于性激素增多等变化，增强了对胰岛素的拮抗，因此该期病情不甚稳定，胰岛素用量较大。

（4）永久糖尿病期：青春期后，病情逐渐稳定，胰岛素用量比较恒定，称为永久糖尿病。

【辅助检查】

1. 尿液检查　尿糖定性检查一般阳性。一般在治疗开始时分段收集晨8时至午餐前、午餐后至晚餐前、晚餐后至次晨8时的尿液，以了解24小时尿糖的变动情况。餐前30分钟排空膀胱，再留尿检查尿糖，所得结果可粗略估计当时的血糖水平，更利于胰岛素剂量的调整。有酮症酸中毒时尿酮体呈阳性。

2. 血液检查

（1）血糖：美国糖尿病学会2005年公布了糖尿病诊断标准，符合下列任意一项标准即可诊断为糖尿病。①有典型糖尿病症状并且餐后任意时刻血糖水平≥11.1mmol/L；②空腹血糖（FPG）≥7.0mmol/L；③2小时口服葡萄糖耐量试验（OGTT）血糖水平≥11.1mmol/L。空腹血糖受损（IFG）：FPG为5.6～6.9mmol/L；糖耐量受损（IGT）：口服1.75g/kg（最大75g）葡萄糖后两小时的血糖在7.8～11.0mmol/L，IFG和IGT被称为"糖尿病前期"。

（2）血脂：血清胆固醇、甘油三酯和游离脂肪酸明显增加，适当的治疗可使之降低，故定期检测血脂水平，有助于判断病情控制情况。

（3）血气分析：酮症酸中毒在1型糖尿病患儿中发生率极高，当血气分析显示患儿血pH<7.30，HCO_3^-<15mmoL时，即有代谢性酸中毒存在。

（4）糖化血红蛋白：糖化血红蛋白（HbA_{1C}）可作为患儿在以往2～3个月期间血糖是否得到满意控制的指标。HbA_{1C}是血红蛋白在红细胞内与血中葡萄糖或磷酸化葡萄糖呈非酶化结合所形成，其量与血糖浓度呈正相关。正常人HbA_{1C}<7%，治疗良好的糖尿病患儿应<9%，如>12%时则表示血糖控制不理想。

3. 葡萄糖耐量试验　仅用于无明显临床症状、尿糖偶尔阳性而血糖正常或稍增高的患儿。采血前禁食 8 小时，清晨一次饮完 200 ~ 300mL 葡萄糖液（1.75g/kg，最多不超过 75g）。口服前（0 分钟）及口服后 60 分钟、120 分钟、180 分钟，采集静脉血标本分别测血糖。结果，正常人口服前（0 分钟）血糖 < 6.7mmol/L，口服葡萄糖后 60 分钟和 120 分钟后血糖分别低于 10.0mmol/L 和 7.8mmol/L；糖尿病患儿 120 分钟血糖值 > 11.1mmol/L。试验前应避免剧烈运动、精神紧张，停服影响糖代谢的药物。

【治疗要点】

采用胰岛素治疗、饮食管理、运动治疗相结合的综合治疗方法。治疗目的：消除高血糖引起的临床症状；积极预防并及时纠正酮症酸中毒；纠正代谢紊乱，力求病情稳定；使患儿获得正常生长发育，保证其正常的生活活动；预防和早期诊断并发症。

1. 胰岛素治疗 酮症酸中毒迄今仍然是儿童糖尿病急症死亡的主要原因。对糖尿病酮症酸中毒必须针对高血糖、脱水、酸中毒、电解质紊乱和可能并存的感染等情况制定综合治疗方案。密切观察病情变化，血气分析和血、尿液中糖和酮体的变化，随时采取相应措施，避免医源性损害。酮症酸中毒时多采用小剂量胰岛素静脉滴注治疗患儿发生休克时，在休克恢复后才可用胰岛素，以避免钾迅速从血浆进入细胞内，导致心律失常。

将胰岛素 25U 加入等渗盐水 250mL 中，按每小时 0.1U/kg，自另一静脉通道缓慢匀速输入。输入 1 ~ 2 小时后，复查血糖以调整输入量。当血糖 < 17mmol/L 时，应将输入液体换成含 0.2% 氯化钠的 5% 葡萄糖液，并停止静滴胰岛素，改为胰岛素皮下注射，每次 0.25 ~ 0.5U/kg，每 4 ~ 6 小时 1 次，直至患儿开始进食、血糖稳定为止。在停止滴注胰岛素前半小时即应皮下注射短效胰岛素（RI）0.25U/kg/ 次。

2. 饮食管理 糖尿病的饮食管理是进行计划饮食而不是限制饮食，其目的是维持正常血糖和保持理想体重。食物的热量要适合患儿的年龄、生长发育和日常活动的需要，此外，还要考虑体重、食欲及运动量。食物的成分和比例：蛋白质 15% ~ 20%，碳水化合物 50% ~ 55%，脂肪 30%。蛋白质主要选择动物蛋白，糖类则以含纤维素高的如糙米或玉米等粗粮为主，应该避免蔗糖等精制糖，脂肪应以含多价不饱和脂肪酸的植物油为主，蔬菜选用含糖较少者。每日进食应定时，饮食量在一段时间内应固定不变。

3. 运动治疗 运动时肌肉对胰岛素的敏感性增高，从而增强葡萄糖的利用，有利于血糖的控制。运动的种类和剧烈程度应根据年龄和运动能力进行安排。运动时必须做好胰岛素用量和饮食调节，运动前减少胰岛素用量或加餐，固定每天的运动时间，避免发生运动后低血糖。

【护理评估】

1. 健康史 了解患儿有无糖尿病家族史；询问家长患儿是否进行过糖尿病治疗及相应的用药情况。

2. 身体状况 了解患儿有无多尿、多饮、多食、体重下降等症状，评估患儿有无呼吸深长、呼吸中有无酮味等糖尿病酮症酸中毒的表现，有无皮肤弹性差、眼窝凹陷等脱水的表现。了解血糖检测、糖化血红蛋白等的检查结果。

3. 心理 - 社会评估 评估患儿及家长对糖尿病的认识程度和需求；评估患儿及家长是否了解本病治疗的长期性、艰巨性及父母心理状况，是否存在焦虑。

【护理诊断 / 合作性问题】

1. 营养失调（低于机体需要量） 与胰岛素缺乏所致代谢紊乱有关。

2. 潜在并发症 酮症酸中毒、低血糖。

3. 有感染的危险 与蛋白质代谢紊乱所致抵抗力低下有关。

4.知识缺乏　与患儿及家长缺乏糖尿病控制的知识和技能有关。

【护理措施】

1.饮食控制　由于患儿正处于生长发育阶段，饮食调整的原则应适应患儿的年龄、生长发育和日常活动的需要。每日所需能量（kcal）为1000+［年龄×（80～100）］，对年幼儿宜稍偏高。饮食成分的分配为：碳水化合物50%、蛋白质20%、脂肪30%。全日热量分三餐，早、中、晚分别占1/5、2/5、2/5，每餐留少量食物作为餐间点心。当患儿游戏增多时可给少量加餐，或适当减少胰岛素的用量。食物应富含蛋白质和纤维素，限制纯糖和饱和脂肪酸。每日进食应定时、定量，勿吃额外食品。饮食控制以能保持正常体重、减少血糖波动、维持血脂正常为原则。

2.用药护理　指导患儿及家长正确抽取胰岛素，选择正确的注射时间及注射方法，注射时可选择双上臂前外侧、大腿前外侧、腹壁、臀部等部位，每次注射须更换部位。

3.胰岛素的使用

（1）胰岛素的注射：胰岛素的注射方式有注射针、注射笔、无针喷射装置、胰岛素泵等。目前已经有较多1型糖尿病患儿采用胰岛素泵治疗，可以平稳有效地控制血糖，且有一定的优势（表14-3）。如采用胰岛素注射，应尽量使用相同型号的注射器以保证剂量的绝对准确。注射部位可选用股前部、腹壁、上臂外侧部。每次注射须更换部位，以防止在同一部位注射发生局部皮下组织纤维化和萎缩。儿童糖尿病有特殊的临床过程，应定期进行空腹及餐后血糖的监测，以调整胰岛素用量，且便于携带。

表14-3　胰岛素泵与常规注射的比较

	常规注射	胰岛素泵
胰岛素	中、短效胰岛素	短效、超短效胰岛素
胰岛素给药方式	一天1～4次皮下注射	持续皮下注射
胰岛素皮下蓄积	有	无
胰岛素吸收	稳定性差，吸收差异52%	稳定性好，吸收差异2.8%
血中胰岛素浓度	高	低
低血糖	易发生	不易发生
生活方式	相对固定	灵活
并发症		眼部并发症降低76%；肾脏并发症降低56%；神经病变降低66%

（2）监测：根据血糖、尿糖监测结果，每2～3天调整胰岛素剂量1次，直至尿糖不超过"++"。鼓励和指导患儿及家长独立进行血糖和尿糖的监测，教会其用血糖测量仪检测末梢血。

（3）注意事项

1）防止胰岛素过量或不足：胰岛素过量会发生Somogyi现象，即在午夜至凌晨时发生低血糖，随即反调节激素分泌增加，使血糖陡升，以致清晨血糖、尿糖异常增高，只需减少胰岛素用量即可消除。当胰岛素用量不足时可发生"清晨现象"，患儿不发生低血糖，却在清晨5～9时呈现血糖和尿糖增高，这是因为晚间胰岛素用量不足所致，可加大晚间胰岛素注射剂量或将注射时间后移。

2）胰岛素剂量的调整：儿童糖尿病有特殊的临床过程，应在不同病期调整胰岛素用量：①急性代谢紊乱期：自症状初现到临床确诊，约数日至数周，一般不超过 1 个月，除血糖增高、糖尿和酮尿症外，部分患儿表现为酮症酸中毒，需积极治疗；②暂时缓解期：多数患儿经确诊和适当治疗后，临床症状消失、血糖下降、尿糖下降或转阴时，即出现暂时缓解期，此时胰岛 β 细胞恢复分泌少量胰岛素，患儿对外源性胰岛素的需要量减少，这种暂时缓解一般持续数周，最长可达半年以上；③强化期：经过缓解期后，患儿出现血糖增高、尿糖不易控制的现象，须随时调整胰岛素用量，直至青春期结束为止；④永久糖尿病期：青春发育期后，病情渐趋稳定，胰岛素用量亦较固定。

4. 运动锻炼　糖尿病患儿应每天做适当运动，但注意运动时间以进餐 1 小时后、2 ～ 3 小时以内为宜，不宜空腹运动，运动后有低血糖症状时可加餐。

5. 防治并发症

（1）注意观察病情，监测血气、电解质以及血糖、尿糖和酮体的变化，及时发现糖尿症酸中毒表现。

（2）纠正水、电解质、酸碱紊乱，保证出入量的平衡。

（3）监测血糖波动，协助胰岛素治疗。

6. 预防感染　避免皮肤的破损，坚持定期进行口腔、牙齿的检查；积极预防微血管继发损害所造成的肾功能不全、视网膜和心肌等病变。

7. 健康教育

（1）糖尿病是终身性疾病，教会患儿将饮食控制、胰岛素治疗及运动疗法融入自己的生活，护士应帮助患儿及家长熟悉各项治疗及护理措施，并提供有效的心理支持。

（2）向患儿及家长详细介绍疾病知识，针对不同年龄发育阶段的特征，提供长期的心理支持，帮助患儿保持良好的营养状态、适度的运动。帮助患儿树立信心，使其能坚持有规律的生活和治疗，同时加强管理制度，定期随访复查。

【中医概要】

糖尿病属于中医"消渴"范畴，主要因禀赋不足，饮食失节，情志失调，劳欲过度等导致肺、胃、肾脏腑损伤。常见证型有肺热津伤（上消），胃热炽盛、气阴亏虚（中消），肾阴亏虚、阴阳两虚（下消）。对于上消的患儿注意病房安静、通风凉爽，保持情绪乐观、稳定，避免各种不良刺激，出汗较多时要及时更换衣被免受风寒。饮食以甘寒润肺及清淡之品为主。对于多饮多尿者每天记录液体出入量。对于中消的患者主要是注意饮食及排便情况，少食或限食主食。饮食以清淡及养阴清胃易消化食物为主，保持大便通畅。对于下消的患者应注意口腔皮肤、会阴部清洁，勤洗澡及更换内衣，保持患者情绪稳定以利病情康复，避免过度疲劳，注意小便情况，防止尿路感染，饮食以滋阴补肾食物为主。注意观察病情，防止水肿的发生，防止出现阴虚阳浮或阴阳离决等所致的危重变证。注意观察患者视力、皮肤及全身情况，有雀盲、白内障、眩晕等症状时应及时治疗。

【小结】

儿童 1 型糖尿病是终身的内分泌代谢性疾病，发病率呈逐年增高的趋势。患儿起病较急，典型症状为多饮、多尿、多食和体重下降，易发生糖尿病酮症酸中毒，病程较久及病情控制不良时还可发生生长落后。应用胰岛素治疗时需监测血糖和尿糖，适时调整胰岛素用量。饮食管理时要保证患儿生长发育的需要，同时进行适量的运动。治疗及护理措施需要根据病情以及生长发育情况及时调整，定期复查，积极预防并发症的发生。

第五节　尿崩症

尿崩症（diabetes insipidus，DI）是一种由于患儿完全或部分丧失尿浓缩功能，出现多饮、多尿、尿比重低为特征的临床综合征。根据病因可将尿崩症分为中枢性尿崩症（central diabetes insipidus，CDI）、肾性尿崩症（nephrogen diabetes insipidus，NDI）和精神性烦渴症（psychogenic polydipsia，PP）3 类。中枢性尿崩症较多见，是由于垂体抗利尿激素（antidiuretic hormone，ADH），即精氨酸加压素（arginine vasopressin，AVP）分泌或释放不足引起。

【病因与发病机制】

1. 病因　中枢性尿崩症的病因可分为获得性、特发性、遗传性 3 类。

（1）获得性：任何侵及下丘脑、垂体柄或神经垂体的病变都可引起继发性尿崩症状。常见的有颅内肿瘤、颅脑外伤、颅内感染、白血病时的细胞浸润等。

（2）特发性：即原发性尿崩症。病因不明，可能与中枢神经元发育不全或退行性变有关，多为散发。

（3）遗传性：由于编码 AVP 的基因突变引起，呈常染色体显性或隐性遗传。

2. 发病机制

ADH 由下丘脑视上核及室旁核神经细胞分泌，储存于神经垂体。ADH 的分泌受很多因素影响，其中最主要的是细胞外液的渗透压和血容量。渗透压感受器位于下丘脑视上核和渴觉中枢附近。血容量的改变则刺激位于颈动脉的压力感受器和左心房的牵张感受器，所产生的神经冲动通过迷走神经传递至下丘脑，使 ADH 的分泌增多或减少。但容量感受器不如渗透压感受器敏感，血容量变动 7% ～ 10% 才能引起 ADH 分泌的改变。

ADH 释放入血后，作用于远端肾小管，通过对水的通透性调节来实现抗利尿作用。ADH 分泌增加时，更多的水能渗透到高渗的肾髓质的间质内，进而回收入血，使尿液浓缩、尿量减少。当分泌不足时，肾远曲小管回吸收水分减少，尿液稀释，尿量增多。

【临床表现】

1. 症状　①主要表现为多尿、多饮和烦渴。本病可发生于任何年龄，多见于儿童期，男孩多于女孩，年长儿多突然发病，也可呈渐进性。婴幼儿患者烦渴时哭闹不安但饮水后即可安静。儿童期患者多尿或遗尿症状是父母最早发现的。患儿每日尿量常在 4L 以上，严重者可达 10L，尿比重低且固定。饮水量大致与尿量相等，如不饮水，烦渴难忍，但尿量不减少。夜尿多，遗尿可为首发症状。②尿比重低，尿渗透压低。

2. 体征　患儿甚少出汗，皮肤常干燥苍白，精神不振，食欲低下。由于长期多饮、多尿，影响日常活动和睡眠，可引起营养不良，生长发育障碍。如供水不足则可引起疲倦、头晕、便秘、发热，严重者可引起脑细胞脱水，而发生惊厥、昏迷，造成不可逆损害。颅内肿瘤引起的获得性尿崩症，除尿崩症外可有头痛、呕吐、视力障碍等颅压增高表现。

【辅助检查】

1. 血浆和尿液检查　血浆渗透压正常或偏高；尿渗透压 < 200mmol/L，比重低于 1.005。

2. 禁水试验　一般用于年长儿，主要用于鉴定尿崩症和精神性烦渴。目的是观察患儿细胞外液渗透压增高时的尿浓缩能力。试验方法即限制饮水，患儿自试验前一天晚上 7 ～ 8 时开始禁食，直至试验结束。试验当日晨 8 时开始禁饮，排空膀胱，测体重，采血测血清钠和血浆渗透压，然后每小时排尿一次测尿量、渗透压（或尿比重）和体重，直至相邻两次尿渗透压之差连续两次＜ 30mmol/L，即再次采血测血清钠和血浆渗透压。大多数儿童可在 8 小时内完成试验。正常儿童禁饮后无脱水症状，每小时尿量逐渐减少，尿比重逐渐上升，尿渗透压可达 800mmol/L 以上，血钠、血渗透压正常。如儿童每小时尿量无明显减少，持续排出低渗尿（尿比重＜ 1.010），而血清钠和血浆渗透压分别上升超过 145mmol/L 和 295mmol/L，体重下降 3% ～ 5%，则应考虑 DI。试验过程中应严密观察，防止高钠血症，如有烦躁、脱水或体重减少＞ 5% 则应立即停止试验。

3. 加压素试验 用于区分中枢性与肾性尿崩症。在排尿并采血钠后，皮下注射垂体后叶素 5U（或精氨酸加压素 0.1U/kg）。注射后 2 小时内多次留尿测定渗透压，如尿渗透压上升峰值超过给药前的 50%，则为完全性 CDI；在 9% ～ 50% 者为部分性 CDI；肾性尿崩症儿童渗透压上升不超过 9%。

4. 血浆 AVP 测定 血浆 AVP 水平对于中枢性尿崩症诊断意义不大，但结合禁水试验有助于部分中枢性尿崩症与肾性尿崩症的鉴别诊断。

5. 其他检查 对获得性尿崩症者应查找原发病，选择性进行蝶鞍正侧位 X 线拍片，头颅 CT、MRI 检查，以排除颅内肿瘤。

【治疗要点】

1. 病因治疗 对获得性尿崩症患儿必须针对病因治疗，肿瘤可手术切除。特发性中枢性尿崩症，应检查有无垂体及其他激素缺乏情况。渴感正常的患儿应充分饮水，但若有脱水、高钠血症时应缓慢给水，以免造成脑水肿。

2. 药物治疗 对特发性、遗传性尿崩症患儿，应给予垂体加压素制剂以替代 ADH 的功能。常用药物有：①鞣酸加压素：即长效尿崩停，开始剂量为 0.1 ～ 0.2mL，作用时间可维持 7 天，一般在患儿多尿症状复现时再行给药。② 1- 脱氨 -8-D- 精氨酸加压素（DDAVP）：为人工合成的 AVP 类似药，有鼻喷剂和口服片剂 2 种，副作用较小。应用鼻喷剂宜逐渐加量直至效果满意即作为维持量，应用口服片剂须注意药物敏感度的个体化差异。③其他药物：对部分患儿尚可选用氯磺丙脲、卡马西平或氯丙丁酯等药物，以增加 ADH 的分泌或增强肾髓质腺苷酸环化酶对 ADH 的反应，上述药物临床上已较少应用。

【护理评估】

1. 健康史 了解患儿有无颅内肿瘤、颅脑外伤、颅内感染等病史。

2. 身体状况 了解患儿有无多尿、口渴的症状，有无皮肤弹性差、眼窝凹陷等脱水的表现。了解血浆和尿液检查结果。

3. 心理 - 社会评估 评估患儿及家长对疾病的认识程度和需求。

【护理诊断】

1. 排尿异常 多尿与抗利尿激素缺乏有关。

2. 有体液不足的危险 与多尿、供水不足有关。

3. 潜在并发症 药物副作用。

【护理措施】

1. 生活护理 注意为患儿提供充足的水分，渴感正常的患儿应充分饮水。保证患儿床旁有饮用水可供随时饮用。备好夜用便器，夜间定时唤醒患儿排尿。保持皮肤清洁干燥，防止尿频引起的皮肤糜烂。

2. 用药护理 观察药物作用、维持出入量平衡。准确记录 24 小时出入量，监测尿比重、血清钠、血清钾的水平，注意患儿有无高渗性脱水的表现，并及时处理。用药期间应注意患儿水摄入量，以防发生水中毒，有脱水、高钠血症时应缓慢给水，以免造成脑水肿。应用鞣酸加压素时，用前需稍加温并摇匀再做深部肌内注射。

3. 健康教育　向患儿及其家长解释尿崩症及其治疗方案，说明本病需要长期药物替代治疗，教会家长掌握药物的名称、用法、副作用、药物作用、过量或不足症状的观察，定期复查。要求患儿随身携带疾病诊断卡和现用治疗药物，以备急用。

【小结】

尿崩症是各种病因导致 ADH 分泌不足或功能障碍而导致患儿出现多饮、多尿、尿比重低等临床表现。由于患儿多不能准确描述症状，因此需要密切关注用药后的治疗效果，保障患儿水份摄入，以免发生水中毒、脱水、电解质紊乱等并发症。

第六节　先天性甲状腺功能减低症

先天性甲状腺功能减低症（congenital hypothyroidism，CH）简称甲低，是因先天性或者遗传因素引起甲状腺发育障碍、激素合成障碍、分泌减少，导致患儿生长障碍、智能落后，此病又称为呆小病或克汀病，是儿童最常见的内分泌疾病。根据病因不同可分为两类：①散发性：系因先天性甲状腺发育不良、异位或甲状腺激素合成途径中酶缺陷所致，临床较常见，发生率为1/5000 ～ 1/3000；②地方性：多见于甲状腺肿流行的地区，系由于该地区水、土和饮食中缺碘所致，随着新生儿疾病筛查的推广和碘化食盐在我国的广泛使用，其发病率已大大下降。

【病因与发病机制】

（一）散发性先天性甲低

1. 甲状腺不发育、发育不全或异位　是造成先天性甲状腺功能低下的最主要的原因，约占90%，多见于女孩。患儿甲状腺在宫内阶段即因不明原因发育不全，或形成异位甲状腺。这类发育不全的甲状腺都部分或完全丧失了分泌功能，大多数患儿在出生时即存在甲状腺激素缺乏，仅少数可在出生后数年始出现不足症状。这种甲状腺发育不全的发生原因迄今尚未阐明，可能与遗传和免疫介导机制有关。

2. 甲状腺激素合成途径障碍　大多为常染色体隐性遗传病，是引起先天性甲状腺功能低下的第 2 位原因。多由于甲状腺激合成途径中酶缺陷造成，这种缺陷可发生在碘的转运和氧化、碘与酪氨酸结合、甲状腺球蛋白的合成和水解、甲状腺素的脱碘等任一过程。

3. 促甲状腺素（TSH）、促甲状腺激素释放激素（TRH）缺乏　因垂体分泌 TSH 障碍而造成甲状腺功能低下，常见于特发性垂体功能低下或下丘脑、垂体发育缺陷，其中因 TRH 不足所致者多见。TSH 缺乏常与其他垂体激素缺乏并存。

4. 母亲因素（亦称暂时性甲低）　母亲在妊娠期服用抗甲状腺药物或母体存在抗甲状腺抗体，均可通过胎盘影响胎儿，造成暂时性甲低，通常可在 3 个月内好转。

5. 甲状腺或靶器官反应性低下　可由于甲状腺细胞质膜上的 GSa 蛋白缺陷，使 cAMP 生成障碍而对 TSH 不敏感；或是由于甲状腺激素靶器官对 T_4、T_3 不敏感所致，与 β - 甲状腺受体基因缺陷有关。均为罕见病。

（二）地方性先天性甲低

多因孕妇饮食中缺碘，致使胎儿在胚胎期即因碘缺乏而导致甲状腺功能低下，从而可造成不可逆的神经系统损害。

【临床表现】

甲状腺功能减退症的症状出现早晚及轻重程度与患儿残留的甲状腺组织多少及功能低下的程度有关。患儿主要临床特征为生长发育落后、智能低下、基础代谢率降低。

1. 新生儿甲低 生理性黄疸时间延长达 2 周以上，同时伴有反应迟钝、喂养困难、哭声低、腹胀、便秘、声音嘶哑、脐疝、体温低、前囟较大、后囟未闭、末梢循环差、四肢凉、皮肤出现斑纹或硬肿现象等。

2. 婴幼儿甲低 多数先天性甲低患儿常在出生半年后出现典型症状。

（1）特殊面容：头大，颈短，皮肤苍黄、干燥，毛发稀少，面部黏液水肿眼睑水肿，眼距宽，眼裂小，鼻梁宽平，唇厚舌大，舌常伸出口外。

（2）生长发育迟缓：骨龄发育落后，身材矮小，躯干长而四肢短，上部量 / 下部量 > 1.5，囟门关闭迟，出牙迟。

（3）心血管功能低下：脉搏弱，心音低钝，心脏扩大，可伴有心包积液、胸腔积液，心电图呈低电压，P–R 延长，传导阻滞等。

（4）消化道功能紊乱：食欲缺乏、腹胀、便秘、大便干燥、胃酸减少，易被误诊为先天性巨结肠。

（5）神经系统功能障碍：智力低下，运动发育障碍，动作发育迟缓，记忆力和注意力降低，表情呆板、淡漠等。

【辅助检查】

1. 新生儿筛查 即采用出生后 2～3 天的新生儿干血滴纸片检查 TSH 浓度作为初筛，结果大于 15～20mU/L 时，再采集血标本检测血清 T_4 和 TSH 以确诊。该方法简便、价格低廉、假阳性和假阴性率低，故为患儿早期确诊、避免神经精神发育严重缺陷的极佳防治措施。

2. 血清 T_3、T_4、TSH 测定 如 T_4 降低，TSH 明显增高即可确诊，T_3 可降低或正常。

3. 骨龄测定 骨龄是发育成熟程度的良好指标，可通过 X 线拍片观察手、腕、膝关节骨化中心的出现及大小来加以判断。

4. TRH 刺激试验 用于鉴别下丘脑或垂体性甲低。若试验前血 TSH 值正常或偏低，在 TRH 刺激后引起血 TSH 峰值升高或出现时间延长，表明病变在下丘脑；若 TRH 刺激后血 TSH 不升高，表明病变在垂体。

5. 甲状腺扫描 可检查甲状腺先天缺如或异位。

6. 基础代谢率测定 基础代谢率低下。

【治疗要点】

由于先天性甲低在生命早期对神经系统功能损害重，因此早诊断、早治疗至关重要。

1. 病因治疗 不论病因在甲状腺或在下丘脑 – 垂体，一旦确诊立即治疗。甲状腺发育异常导致的先天性甲低，需终身治疗。新生儿疾病筛查诊断的先天性甲低，治疗剂量应该一次足量，使血游离 T_4（FT_4）维持在正常高值。而对大龄患儿下丘脑 – 垂体性甲低，甲状腺治疗需从小剂量开始，同时给予生理需要量可的松治疗，防止突发性肾上腺皮质功能衰竭。疑为暂时性甲低者，可在治疗 2 年后减药或停药 1 个月复查甲状腺功能，正常者可停药定期观察。

2. 药物治疗 目前临床上治疗先天性甲低的最有效药物是左甲状腺素钠（Thyroxine L–T_4），甲状腺片已基本不用，开始剂量应根据病情轻重及年龄大小而不同，并根据甲状腺功能及临床表现随时调整剂量，应使：①TSH 浓度正常，血 T 正常或略偏高，以备部分 T_4 转化为 T_3。②每日一次正常大便，食欲好转，腹胀消失，心率维持在儿童 110 次 / 分、婴儿 140 次 / 分，智能进步。一般在出生 3 个月内即开始治疗者，不致遗留神经系统损害，因此治疗开始时间越早越好。

【护理评估】

1. 健康史 了解家族中是否有类似疾病；询问母亲孕期饮食习惯及是否服用过抗甲状腺药物；评估患儿是否有智力低下及体格发育较同龄儿落后；评估患儿精神、食欲、活动情况。

2. 身体状况　测量患儿身高、体重、头围、上部量与下部量，检查智力水平；分析血清 T_3、T_4、TSH 水平、甲状腺扫描、基础代谢率等检查结果。

3. 心理－社会状况　了解患儿家庭经济及环境状况；父母角色是否称职；了解父母心理状况，是否存在焦虑。

【护理诊断】

1. 体温过低　与代谢率低有关。

2. 营养失调（低于机体需要量）　与喂养困难、食欲差有关。

3. 便秘　与肌张力低下、活动量少有关。

4. 生长发育迟缓　与甲状腺素合成不足有关。

5. 知识缺乏　与患儿父母缺乏有关疾病的知识有关。

【护理措施】

1. 生活护理　注意室内温度，适时增减衣服，避免受凉，加强皮肤护理。

2. 饮食护理　指导喂养方法，供给高蛋白、高维生素、富含钙及铁剂的易消化食物。对吸吮困难、吞咽缓慢者要耐心喂养，提供充足的进餐时间，必要时用滴管喂或鼻饲，以保证生长发育所需。提供充足液体入量；多吃水果、蔬菜。

3. 保持大便通畅　适当增加活动量；每日顺肠蠕动方向按摩数次；养成定时排便的习惯；必要时采用大便缓泻剂、软化剂或灌肠。

4. 行为训练　提高自理能力，通过各种方法加强智力、行为训练，以促进生长发育，使其掌握基本生活技能。加强患儿日常生活护理，防止意外伤害发生。

5. 用药护理　使家长及患儿了解终生用药的必要性，以坚持长期服药治疗，并掌握药物服用方法及疗效观察。甲状腺制剂作用缓慢，用药 1 周左右方达最佳效力。服药后要密切观察患儿生长曲线、智商、骨龄，以及血 T_3、T_4 和 TSH 的变化等，随时调整剂量。药量过小，影响智力及体格发育；药量过大，则可引起烦躁、多汗、消瘦、腹痛和腹泻等症状。因此，在治疗过程中应注意随访，治疗开始时，每 2 周随访 1 次；血清 TSH 和 T_4 正常后，每 3 个月随访 1 次；服药 1～2 年后，每 6 个月随访 1 次。

6. 健康教育　向家长宣传新生儿甲低筛查的重要性。本病在内分泌代谢性疾病中发生率最高，早期诊断至关重要，生后 1～2 个月即开始治疗者，可避免严重神经系统损害。注意由于新生儿出生时的环境刺激会引起新生儿一过性 TSH 增高，故标本采集需在出生第 3 天以后进行，避开这一生理性 TSH 高峰。

【小结】

甲减是严重影响患儿生长发育、智力落后的疾病。护理的重点是教育家长了解用药的必要性，以坚持长期服药治疗，并掌握药物服用方法及疗效观察。同时还应做好患儿的日常生活护理。

【思考题】

1. 生长激素缺乏症的患儿用药护理方面有哪些注意事项？

2. 儿童糖尿病由哪些原因引起？

3. 在糖尿病儿童的生长发育过程中应给予哪些相应指导？

第十五章
神经肌肉系统疾病患儿的护理

学习目标

【知识目标】

1. 能复述化脓性脑膜炎、脑性瘫痪、注意力缺陷多动障碍、癫痫、急性感染性多发性神经根炎、重症肌无力、进行性肌营养不良的临床表现、护理诊断、护理措施。

2. 能复述化脓性脑膜炎脑脊液的特点。

3. 能描述化脓性脑膜炎、脑性瘫痪、注意力缺陷多动障碍的病因、诊断和治疗要点。

4. 能解释化脓性脑膜炎、脑性瘫痪、癫痫、急性感染性多发性神经根炎、重症肌无力、进行性肌营养不良的发病原因及机制。

【能力目标】

1. 能根据儿童神经系统特征，对化脓性脑膜炎、脑性瘫痪、急性感染性多发性神经根炎、重症肌无力、进行性肌营养不良进行身体评估，发现问题，给予恰当的护理措施、康复指导。

2. 能运用护理程序对化脓性脑膜炎、脑性瘫痪、注意力缺陷多动障碍的患儿实施整体护理，并开展健康教育。

3. 能正确处理癫痫发作，并能指导患儿及家属癫痫发作的紧急处理。

4. 能指导急性感染性多发性神经根炎、重症肌无力、进行性肌营养不良的患儿进行康复训练，恢复肢体肌肉功能。

【素质目标】

1. 贯穿以患儿为中心的服务理念，爱护患儿，减轻患儿和家长对疾病预后的恐惧和焦虑。

2. 对存在神经系统损伤的患儿，帮助患儿和家属积极面对，鼓励其坚持康复锻炼，提高生活质量。

儿科神经系统疾病中以感染引起的各种脑膜炎、脑炎多见。随着医学科学的进步和技术的发展，损害神经系统的非感染性疾病，如脑性瘫痪等能够得到及时的诊治和康复，降低了神经系统功能障碍的发生率。在临床护理工作中要密切观察神经系统疾病的病情变化，早期发现疾病特征，加强神经系统的功能恢复，促进患儿早日康复。

第一节　儿童神经系统特点及检查

【儿童神经系统特点】

1. 脑　在儿童生长发育过程中，神经系统发育最早。脑是中枢神经系统的核心，脑的发育是一个连续动态的成熟过程。小儿出生时大脑重量约 370g，占体重的 10% ~ 12%。大脑表面已有较浅而宽的沟回，发育不完善，脑皮质较薄，细胞分化较差，髓鞘形成不全，灰质和白质的分界不明显。

2. 脊髓　脊髓是脑部神经冲动上下传递的通道，出生时脊髓重 2 ~ 6g，新生儿脊髓下端在第 2 腰椎下缘，4 岁时达到第 1 ~ 2 腰椎之间。故婴幼儿期行腰椎穿刺的位置常以第 4 ~ 5 腰椎间隙为宜，以免损伤脊髓，4 岁以后应以第 3 ~ 4 腰椎间隙为宜。脊髓的功能发育与运动发展相平行，随着年龄的增长，脊髓的功能不断完善，运动功能更加成熟。

【神经系统检查】

由于小儿神经系统发育尚未成熟，且检查时配合欠佳，因此小儿神经系统的检查方法和判断结果有其特殊性，如伸直性跖反射在成人和年长儿中属病理性，但婴幼儿却是一种生理现象。检查与评价不能脱离相应年龄期的正常生理学特征，需要根据不同年龄特点及不同病种进行相关检查。

1. 一般检查

（1）意识和精神行为状态：根据儿童对各种刺激的反应判断意识有无障碍，意识障碍分为嗜睡、意识模糊、浅昏迷和深昏迷。观察精神行为状态，注意有无烦躁不安、激惹、谵妄、迟钝、抑郁、幻觉及定向力障碍等。

（2）头颅：观察头颅的外形和大小。头围可反映颅内组织的容量。头围过大时要注意脑积水、硬膜下血肿、巨脑症；头围过小警惕脑发育停滞或脑萎缩。注意前囟门的大小和紧张度、颅缝的状况等。囟门过小或早闭见于头小畸形；囟门晚闭或过大见于佝偻病、脑积水等；前囟隆起有波动感提示颅内压增高；前囟凹陷见于脱水等。

（3）脊柱：注意有无畸形、异常弯曲、强直，有无叩击痛等。还要注意背部中线部位皮肤有无凹陷的小窝，有时还伴有异常毛发增生，见于隐性脊柱裂、皮样窦道或椎管内皮样囊肿。

2. 脑神经检查　脑神经检查包括：通过反复观察对香水、薄荷或某些不适气味有无反应来检查嗅神经；检查视觉、视力、视野及眼底来检查视神经；观察眼睑、眼球运动、眼肌、瞳孔等检查动眼、滑车和外展神经；检查下颌及咀嚼肌运动，观察额、面部触觉和角膜反射来检查三叉神经；观察随意运动或表情运动来检查面神经；观察对突然响声或语声反应，判断有无听力障碍来检查听神经；观察咽后壁感觉和咽反射来检查舌咽及迷走神经；检查胸锁乳突肌和斜方肌肌力来检查副神经；检查伸舌运动是否正常来检查舌下神经等。

3. 运动功能检查　小儿运动功能检查包括肌容积、肌力、肌张力、共济运动、姿势和步态、不自主运动等。观察有无肌萎缩或假性肥大判断肌容积；观察小儿的粗大和精细运动来判断肌力；触摸肌肉硬度、做被动运动判断肌张力；观察小儿手拿玩具的动作是否准确判断共济运动；观察小儿各种运动姿势有何异常判断肌力、肌张力、深感觉、小脑以及前庭功能是否正常；通过观察不自主运动（舞蹈样动作、扭转痉挛、手足徐动等）判断有无锥体外系疾病。观察小儿头、躯干及四肢的随意动作（如卧、坐、立、走、跑、跳等），判断运动发育是否正常，其运动是否协调。在小儿哭闹时检查肢体的肌张力不准确，需反复进行。

4. 感觉功能检查　临床上小儿很难充分合作，需要检查者耐心及反复检查，具体检查方法与成人基本相同，主要检查浅感觉、深感觉和皮质感觉等。

5. 反射检查　反射是神经活动的基础，是神经检查的重要部分。小儿的反射检查有两类：一类为终身存在的反射，即浅反射及腱反射；另一类为原始反射，或称暂时性反射。

（1）浅反射及腱反射：腹壁反射 1 岁后较易引出；提睾反射于 4 ~ 6 个月时才明显；新生儿

期可引出肱二头肌反射、膝反射和踝反射。上运动神经元疾患时有反射亢进和踝阵挛。出生时即存在角膜反射、瞳孔对光反射、结膜反射、吞咽反射等，且终身不消失，神经系统有病理改变时上述反射减弱或消失。

（2）原始反射：出生时已存在的有觅食反射、拥抱反射、握持反射、吸吮反射、颈肢反射等。吸吮反射于1岁左右消失；觅食反射、拥抱反射、握持反射于生后3～4个月消失。这些反射出现的时间和消失的时间有变化，提示神经系统有病理变化。

（3）病理反射：小于2岁的婴幼儿，引出巴宾斯基征（Babinski）阳性为生理现象，若单侧出现或2岁后出现为病理现象。3～4个月内的婴儿因屈肌张力较高，屈髋伸膝试验（Kernig征）、抬颈试验（Brudzinski征）可呈阳性。脑膜炎或颅内压增高时可出现脑膜刺激征。婴儿期颅骨缝和囟门未闭合时可缓解颅内压，脑膜刺激征不明显或出现较晚。

【神经系统辅助检查】

1. 脑脊液检查 腰椎穿刺取脑脊液（cerebral spinal fluid，CSF）检查，是诊断颅内感染和蛛网膜下腔出血的重要依据。脑脊液检查主要包括外观、压力、常规、生化和病原学检查等。颅内常见感染性疾病的脑脊液改变特征见表15-1。

表 15-1 颅内常见感染性疾病的脑脊液改变特点

	压力（kPa）	外观	潘氏试验	白细胞（×10⁶/L）	蛋白（g/L）	糖（mmol/L）	氯化物（mmol/L）	查找病原
正常	0.69～1.96	清亮透明	−	0～10	0.2～0.4	2.8～4.5	117～127	
化脓性脑膜炎	不同程度增高	米汤样混浊	+～+++	数百～数万，多形核为主	明显增高 1～5	明显减低 <2.2	多数降低	涂片或培养发现致病菌
结核性脑膜炎	增高	毛玻璃样微浊	+～+++	数十～数百，淋巴为主	增高	降低	降低	涂片或培养可发现抗酸杆菌
病毒性脑膜炎	正常或轻度增高	清亮	−～+	正常～数百，淋巴为主	正常或轻度增高	正常	正常	特异性抗体阳性，病毒分离可阳性

注：正常新生儿CSF压力0.29～0.78kPa，蛋白质0.2～1.2g/L；婴儿CSF细胞数（0～20）×10⁶/L，糖3.9～5.0mmol/L

2. 脑电图（electroencephalography，EEG） 脑电图检查的用途主要是两方面：第一，癫痫的诊断及鉴别诊断，对于癫痫的诊断及分型均具有重要意义，是癫痫治疗、效果评价的重要依据；第二，脑功能障碍的评估，例如脑炎、脑病的辅助诊断及严重程度的判断，有助于评估病情的演变及预后，指导治疗。儿童不同年龄期，大脑成熟度不同，脑电背景波等不同，故儿童脑电图必须结合发育年龄来判断。

3. 神经影像学检查 电子计算机断层扫描（CT）、磁共振成像（MRI）、数字减影血管显影（DSA）、正电子发射断层扫描（PET），用于发现颅内组织、血管等的器质性病变。

第二节　化脓性脑膜炎

化脓性脑膜炎（purulent meningitis）简称化脑，是由各种化脓性细菌引起的急性脑膜炎症，是儿童，尤其是婴幼儿时期常见的中枢神经系统感染性疾病。临床上以急性发热、意识障碍、惊厥、颅内压增高、脑膜刺激征、脑脊液改变为特征，如不及时治疗可遗留各种神经系统后遗症。

【病因与发病机制】

1. 病因　化脓性细菌是引起脑膜炎的主要因素，其中多见的是脑膜炎球菌、肺炎链球菌和流感嗜血杆菌。致病菌类型与患儿年龄有密切关系。0～2个月患儿以肠道革兰阴性杆菌（最多见为大肠杆菌，其次为变形杆菌、铜绿假单胞菌等）和金黄色葡萄球菌感染为主。3个月～3岁患儿多以流感嗜血杆菌感染为主。年长儿主要致病菌为脑膜炎球菌和肺炎链球菌。另外，小儿机体免疫能力较弱，血脑屏障功能较差，致病菌容易侵入机体而引起化脓性脑膜炎。

2. 发病机制　由于儿童机体免疫防御功能较弱，血脑屏障功能较差，化脓菌经各种途径侵入脑膜（血液途径最常见）后，在细菌毒素和多种炎症相关细胞因子的作用下引起以软脑膜、蛛网膜和表层脑组织为主的炎症反应。

炎症反应致广泛性血管充血、大量中性粒细胞浸润和纤维蛋白渗出，伴有弥漫性血管源性和细胞毒性脑水肿是主要病理改变。

【临床表现】

患儿多数为5岁以下儿童，其中1岁以下（婴儿期）是患病高峰年龄，流感嗜血杆菌引起的化脓性脑膜炎多集中在2个月～2岁儿童。一年四季均可发病，肺炎链球菌以冬、春季多见，脑膜炎球菌和流感嗜血杆菌以春、秋季多见。大多急性起病，部分患儿有呼吸道和胃肠道感染史。

1. 典型表现

（1）全身中毒症状及急性脑功能障碍表现：主要有发热、烦躁不安、进行性意识障碍。患儿逐渐出现精神萎靡、嗜睡、昏睡、昏迷，部分患儿有反复的全身或局限性惊厥发生。脑膜炎球菌感染常有皮肤瘀点、瘀斑和休克表现。

（2）颅内压增高表现：年长儿主要表现为剧烈头痛、喷射性呕吐，婴儿有前囟饱满或隆起、囟门及头围增大、张力增高等。合并脑疝时出现双侧瞳孔不等大、对光反应迟钝、突然意识障碍、呼吸不规则甚至呼吸衰竭。

（3）脑膜刺激征：颈项强直、Kernig 征、Brudzinski 征阳性，其中颈项强直最为常见。

2. 非典型表现　新生儿及3个月以下婴儿，症状多不典型。主要表现为体温可高可低，甚至体温不升；颅内压增高表现不明显，可仅有拒食、吐奶、尖叫或颅骨缝分离；惊厥可不典型，可仅见面部、肢体抽动，局部或全身性肌阵挛，或眨眼、呼吸不规则、屏气等；由于颅骨缝和囟门的缓冲作用，脑膜刺激征不明显。

3. 并发症　部分患儿若治疗不及时、不彻底，可并发硬脑膜下积液、脑室管膜炎、脑积水等。

（1）硬脑膜下积液：30%～60%的化脓性脑膜炎并发硬脑膜下积液，主要发生在1岁以下婴儿。凡经化脓性脑膜炎有效治疗48～72小时后脑脊液有好转，但体温不退或体温下降后再升高；或一般症状好转后又出现意识障碍、惊厥、前囟隆起或颅压增高等症状，首先应怀疑本症的可能性。头颅透光检查和CT扫描可协助诊断，但最后确诊硬膜下穿刺。

（2）脑室管膜炎：主要发生在治疗被延误的婴儿。患儿在有效抗生素治疗下发热不退、惊厥、意识障碍不改善、进行性加重的颈项强直甚至角弓反张，脑脊液始终无法正常化，以及CT见脑室扩大时，需考虑本症，确诊依赖侧脑室穿刺。治疗困难，病死率和致残率高。

（3）脑积水：发生脑积水的患儿出现烦躁不安、嗜睡、呕吐、惊厥发作，头颅进行性增大、颅缝分离、前囟饱满等。常因炎症渗出物粘连堵塞脑室内脑脊液流出通道，如导水管、第四脑室侧孔或正中孔等狭窄处，引起非交通性脑积水；也可因炎症破坏蛛网膜颗粒，或颅内静脉窦栓塞致脑脊液重吸收障碍，造成交通性脑积水。

（4）各种神经功能障碍：如并发神经性耳聋、智力障碍、脑性瘫痪、癫痫、视力障碍和行为异常等。

【辅助检查】

1. 血象 白细胞总数明显增高，可达（20～40）×10^9/L，以中性粒细胞为主（占80%以上），感染严重或不规则治疗时可出现白细胞减少。

2. 脑脊液 脑脊液检查是确诊的重要依据。典型改变为压力增高，外观混浊似米汤样，白细胞总数高达1000×10^6/L以上，分类以中性粒细胞为主，糖含量明显降低，蛋白质含量显著增高。

脑脊液涂片检查致病菌简便易行，检出阳性率高，对明确诊断和指导治疗均有重要意义。

3. 血培养 早期做血培养帮助寻找致病菌。

4. 影像学检查 头颅超声、头颅CT扫描、磁共振检查可发现脑水肿、脑膜炎、脑梗死、脑室管膜炎、脑室扩大等病变。

【治疗要点】

1. 一般治疗 保持病室安静，防止窒息，保证热量及水分的供给等。

（1）抗生素治疗

用药原则：治疗应力求24小时内杀灭脑脊液中的致病菌，故应及早选择对致病菌敏感、毒性低、易于透过血脑屏障且浓度高的药物，做到早用药、联合用药、足剂量、足疗程静脉给药。

（2）抗生素选择

1）致病菌明确前：应选用对肺炎链球菌、脑膜炎球菌和流感嗜血杆菌均有效的抗生素。目前主要选择第三代头孢菌素，如头孢曲松钠，疗效不理想可联合使用万古霉素。

2）病原菌明确后：根据不同的致病菌选用敏感抗生素。肺炎链球菌可选用第三代头孢菌素或青霉素；流感嗜血杆菌或革兰阴性杆菌选用氨苄西林、氯霉素或第三代头孢菌素联合美罗培南；脑膜炎球菌首选青霉素或第三代头孢菌素；金黄色葡萄球菌选用萘夫西林、万古霉素或利福平等。

3）疗程：致病菌不同疗程亦不同，脑膜炎球菌感染疗程为7天，肺炎链球菌和流感嗜血杆菌脑膜炎静脉滴注有效抗生素10～14天，革兰阴性杆菌和金黄色葡萄球菌脑膜炎应21天以上，如有并发症应适当延长。

（3）肾上腺皮质激素的应用：肾上腺皮质激素可抑制多种炎症因子的产生，降低血管通透性，减轻颅内高压、脑水肿及感染中毒症状，常用地塞米松每日0.6mg/kg，分4次静脉注射，一般连续用2～3天。强调在首剂抗生素应用的同时使用地塞米松。

（4）对症和支持治疗：急性期及时处理颅内高压，预防脑疝发生；及时控制惊厥发作；维持水、电解质平衡；高热降温；控制感染性休克等。

（5）并发症治疗：硬膜下积液量较大时应行穿刺放液；脑室管膜炎可做侧脑室控制性引流，并注入抗生素；脑积水主要依赖手术治疗。

【护理评估】

1. 健康史 近期有无感冒、发热等感染性疾病发生；既往有无神经系统疾病；用药史；过敏史等。

2. 身体状况 各种体格检查：意识状态、体温、呼吸、脉搏、血压、神经反射，观察与发病有关时间及伴随症状。患儿病情发展、诊治经过及疗效。

3. 心理 – 社会状况　评估父母对患儿发病的认知和心理状态、经济情况、配合程度对儿童的生长发育认知和关注程度，患儿的心理、认知状态等。

【护理诊断 / 合作性问题】

1. 体温过高　与细菌感染有关。

2. 营养失调（低于机体需要量）　与摄入不足、机体消耗增多有关。

3. 有受伤的危险　与惊厥发作有关。

4. 潜在并发症　脑水肿（颅内压增高）。

【护理措施】

1. 一般护理

（1）环境与休息：保持室内安静，避免光线刺激，空气新鲜，温湿度要适宜。根据病情合理安排休息，采取舒适体位。呕吐频繁患儿头偏向一侧，各种操作集中进行，做好压疮的预防性护理，预防交叉感染。

（2）饮食护理：保证热量的摄入，根据患儿能量需要制订饮食计划，给予营养丰富、清淡、易消化流质或半流质饮食，少量多餐。注意食物的调配，增加患儿食欲。呕吐严重不能进食或意识障碍者可鼻饲或静脉补充。监测患儿每日摄入量，及时予以合理调整，了解营养状况。

2. 对症护理

（1）降温：每4小时测体温1次，观察热型及伴随症状。体温超过38.5℃时，及时给予物理降温或药物降温，记录降温效果。鼓励患儿多饮水，必要时静脉补液。出汗后及时更衣，注意保暖。

（2）防止受伤或意外：躁动不安或惊厥的患儿加床档，头偏向一侧，及时清除口鼻分泌物，保持呼吸道通畅，防止误吸的发生，预防坠床和舌咬伤。

3. 病情观察　观察生命体征，观察患儿有无意识障碍、躁动不安、频繁呕吐，观察前囟及瞳孔改变、惊厥先兆，要注意脑水肿的发生；观察有无呼吸节律不规则、瞳孔忽大忽小或两侧不等大、对光反应迟钝、血压升高，要警惕脑疝及呼吸衰竭的发生。经常巡视，观察病情变化，详细记录，以便及早发现严重情况的发生，及时抢救。

4. 用药护理　了解各种药物的作用及副反应；注意静脉用药配伍禁忌；高浓度青霉素避免渗出血管外，以防组织坏死；静脉输液速度不宜太快，以免加重脑水肿；保护好静脉血管，保证静脉输液通畅。

5. 健康教育　宣传有关本病的防治知识，对有焦虑或恐惧的患儿及家长给予安慰、关心和爱护，使其接受事实，树立战胜疾病的信心，及时解除患儿的不适，取得患儿及家长的信任。根据患儿及家长的接受程度，介绍病情及治疗护理方法，使其主动配合。对恢复期和有神经系统后遗症的患儿，制订相应的功能锻炼计划并指导。

【中医概要】

本病属于中医“湿热阻络，寒湿阻滞”范畴。主要病变部位在脾、肾、胃。治法：清热透表、燥湿解毒；清营凉血、益气养阴；祛寒湿、温脾肾。常用的方药有黄连解毒汤加减、清瘟败毒饮合犀角地黄汤加减等。辨证施护主要强调饮食护理、对症护理。

【小结】

化脓性脑膜炎是由多种化脓性细菌引起的脑膜炎症，常见细菌有肺炎链球菌、脑膜炎球菌和流感嗜血杆菌。临床表现主要有感染中毒症状及急性脑功能障碍、颅内压增高表现、脑膜刺激征等，但3岁以下儿童临床表现不典型。治疗以使用抗生素为主。护理上注意维持正常体温、防止意外和外伤、有肢体功能障碍者尽早进行功能锻炼。

第三节　注意力缺陷多动障碍

注意力缺陷多动障碍（attention-deficit hyperactivity disorder，ADHD）指发生于儿童时期，与同龄儿童相比，以明显注意集中困难、注意持续时间短暂、活动过度或冲动为主要特征的一组综合征，也称为儿童多动症、多动障碍或多动综合征。其患病率一般报道为 6%～9%，男女比例为（4～9）:1。

【病因与发病机制】

1.病因　多种因素可引起本病，目前认为与以下因素有关：

（1）遗传因素：对本病家系、双胎及寄养儿等的研究证实，本病有遗传倾向，可能是一种多基因遗传性疾病。

（2）脑轻微损伤：在妊娠期及分娩时脑轻微损伤及中枢神经系统的病毒感染等。

（3）社会心理因素：家庭不和睦、教养不当、学业负担过重、环境突然改变、心理障碍等。

（4）其他因素：营养不良、一氧化碳中毒、铅中毒、一些药物、食品添加剂等。

2.发病机制　未完全明确。有研究显示是患儿额叶的葡萄糖代谢率减低引起，而额叶皮质与注意力形成有关，另也有研究证明多巴胺和去甲肾上腺素的代谢减低引起自我控制能力的降低而产生有关的临床症状。

【临床表现】

1.注意力不集中　患儿注意力涣散、易受环境因素影响而转移，在玩和学习时往往心不在焉，上课不专心。不能将注意力集中于某一目标和方向，频繁转移注意力。

2.活动过度　常在学龄前期或学龄早期被发现，上课不能遵守纪律，小动作不停，不能控制自己，坐不稳，过分恶作剧，扰乱课堂秩序，干扰别人的活动，令人厌烦，对有兴趣的事物可安静片刻。婴幼儿期表现为易兴奋不安，易发生意外，活动多，不易养成大小便习惯等。

3.情绪行为障碍　患儿任性冲动，情绪不稳，喜怒无常，缺乏克制力，好与同学争吵，不顾后果，易激惹，过度兴奋，不耐挫折。

4.认知障碍和学习困难　部分患儿存在空间知觉障碍、视听转换障碍等。患儿智能正常或接近正常，但由于注意障碍、活动过度和认知障碍，常出现学习困难，学业成绩明显落后智力应有的水平。

【辅助检查】

智力检查大多正常，脑电图无特殊异常。

【护理评估】

1.健康史　出生史；生长运动发育情况；有无脑轻微损伤及感染等神经系统疾病；有无家族遗传史、近期有无社会和家庭不良因素的刺激；用药史；过敏史等。

2.身体状况　各种体格检查：意识状态、躯体和神经系统检查、精神检查等，观察与发病有关时间、地点及伴随症状；患儿的智力评估等。患儿病情发展、诊治经过及疗效。

3.心理－社会状况　评估父母对患儿发病的认知和心理状态，对小儿的心理、行为等关注程度，患儿的心理、认知状态等；评估家庭环境、氛围等。

【治疗要点】

1.心理治疗和教育　减少患儿及家长的精神负担，加强心理卫生咨询。

2. 药物治疗　主要选用中枢神经系统兴奋剂。常用药物有哌甲酯（利他林）、苯丙胺，用药剂量和方法需根据个体反应进行调整。

【护理诊断 / 合作性问题】

1. 思维过程改变　与神经发育延迟或损伤、遗传等因素有关。

2. 适应能力障碍　与注意力不集中、行为过多等有关。

【护理措施】

1. 一般护理

（1）环境和休息：保持室内空气新鲜、安静，提供适宜环境，减少感知刺激。保证患儿睡眠质量，创造良好的睡眠环境。

（2）饮食护理：注意饮食成分合理搭配，禁忌暴饮暴食，尽量不食用油炸、含糖量比较高的食物；忌饮用含有刺激性物质的饮料等，如可乐、咖啡等。

2. 对症护理

（1）心理护理：针对患儿临床特点，祛除致病因素，减少不良刺激（打骂、歧视），善于发现优点，及时予以表扬。鼓励患儿积极参加文娱、体育活动，克服冲动破坏行为。培养良好的生活习惯，引导患儿遵守公共秩序和道德准则，循序渐进地培养患儿注意力。在整个过程中家长、教师和医护人员应密切配合，共同教育，共同管理。

（2）认知和行为训练：根据患儿特点，制定简单可行的认知行为训练方法，如拼图、下棋、跑步等，培养注意力及行动的稳定性。指导患儿提高认知技巧，通过角色扮演、自我表扬、自我强化等方法，矫正患儿的多动和冲动行为。采取妥善的方法制止患儿攻击和破坏性行为，提高自我控制能力。

3. 病情观察　日常生活中观察患儿注意力、活动情况及有无学习困难、感知障碍等，指导患儿进行相关治疗，观察训练后的效果，及时调整训练方法。

4. 用药护理　指导服药的方法、疗效及副反应的观察。神经兴奋剂虽能改善患儿注意力，但有引起淡漠、社会退缩、刻板动作、食欲减退、影响发育等不良反应，用药中应予以注意，严格遵医嘱用药。

5. 健康教育　讲解本病的发病因素及相关知识，预防本病的发生。指导家长、教师掌握正确的心理行为训练知识，充分发挥他们积极作用，避免和化解消极的影响，训练患儿进行人际沟通和掌握应对技巧，教会与小朋友共同游戏等；父母指导患儿完成力所能及的家务劳动，规律生活；对多动儿童进行早期教育，预防病情发展，对可疑多动症小儿，尽早咨询儿童精神科医师，以便早期得到帮助。

【中医概要】

本病主要病因有先天禀赋不足，或后天护养不当，外伤、情志不调等。其主要病变在心、肝、脾、肾。人的情志活动与内脏有着密切关系，以五脏精气作为物质基础，五脏功能的失调，必然影响人的情志活动，使其失常。中医根据不同证型分别治以滋养肝肾、平肝潜阳；养心安神、健脾益气；清热泻火、化痰宁心。常用的方药有杞菊地黄丸加减、归脾汤合甘麦大枣汤加减、黄连温胆汤加减等。辨证施护主要强调饮食护理、对症护理等。

【小结】

注意力缺陷多动障碍指发生于儿童时期，以明显注意集中困难、注意持续时间短暂、活动过度或冲动为主要特征的一组综合征。该病主要影响学习、行为调控、社会适应和自尊，极易导致犯罪，给儿童及其家庭和社会造成了巨大的影响。治疗和护理措施除药物治疗外，重点是做好认知和行为训练、心理疏导。

第四节　脑性瘫痪

案例导入

患儿，男，23个月，以"双下肢痉挛性瘫痪20个月，抽搐1次"来院就诊。患儿抽搐时双眼凝视、牙关紧闭、四肢屈曲、强直、抖动，意识不清约持续4分钟，二便无失禁。患儿生长发育落后，1岁会坐，22个月扶物能站。语言发育迟缓，至今仍不能有意识地语言表达，只能发出"大大"等声音。患儿为32周早产，G_1P_1，助产分娩，生后诊断为新生儿窒息、缺血缺氧性脑病，未经系统治疗。其母妊娠早期曾患上呼吸道感染，用青霉素等药物治疗后好转。体格检查：体温37.5℃，呼吸25次/分，心率95次/分，营养状况欠佳，表情呆板，颅神经检查不合作，眼球活动不灵活。四肢肌力增强，双膝反射、跟腱反射亢进，扶患儿站立、行走时双下肢呈剪刀样步态。辅助检查：脑电图（EEG）显示广泛中度异常，核磁共振（MRI）显示两侧脑室扩大，脑室旁白质软化，额叶蛛网膜下腔间隙增宽，大脑萎缩。

问题：

1. 患儿最可能的临床诊断是什么？

2. 患儿存在哪些护理诊断/合作性问题？

3. 对患儿应采取哪些护理措施？

脑性瘫痪（cerebral palsy，CP）指由于各种原因造成的发育期胎儿或婴儿非进行性脑损伤，临床主要表现为运动发育和姿势异常，运动功能受损。严重病例可伴有智力低下，抽搐及视、听或语言功能障碍。我国本病发病率为2‰左右。

【病因及发病机制】

1. 病因　本病可由多种原因引起，但部分病例病因不明。

（1）胎儿因素：分娩难产、产伤、羊水或胎粪吸入等多种因素致胎儿发育异常，如感染、缺血缺氧性脑病、先天性脑发育异常等。

（2）孕母因素：母亲患有妊娠高血压综合征、糖尿病、腹部外伤或接触放射线等。

（3）其他因素：遗传因素、早产、低出生体重、胆红素脑病、严重感染及外伤等。

2. 发病机制　各种原因导致不同程度的脑皮质萎缩及脑皮质发育不全等脑损伤，锥体束可出现弥漫性病变，出现一系列临床表现。

【临床表现】

脑性瘫痪以出生后非进行性运动功能障碍（中枢性）为特征，一般都有以下基本表现：

1. 运动发育落后　患儿表现为抬头、翻身、坐、站立和独走等大运动及手的精细动作明显落后于同龄正常儿，甚至不能完成上述运动、动作。

2. 肌张力异常　肌肉张力因临床类型不同而变化，如痉挛型肌肉张力增高，肌张力低下型则肢体松软（可引出腱反射），手足徐动型肌张力高低变化不定。

3. 姿势异常　肌张力异常导致患儿肢体姿势异常。患儿多呈足尖着地行走，或双下肢呈剪刀状交叉；头和四肢不能保持在中线位上，呈现弓状反张或四肢痉挛。

4. 反射异常　多种原始反射消失延迟，痉挛型脑性瘫痪患儿腱反射亢进，可引出踝阵挛或病理反射。

5. 临床类型

（1）痉挛型：最常见的类型（占50%～60%），病变部位为锥体系。主要表现为走路时两腿伸直交叉或呈剪刀步，足跟悬空，足尖着地，肘、踝关节屈曲，拇指内收。

（2）手足徐动型：较少见，病变部位为基底神经节。患儿常出现手足徐动，舞蹈样动作，扭转痉挛，面部鬼脸表情，舌伸出口外，吞咽困难和流涎等，睡眠时不自主动作消失，肌张力正常。

（3）肌张力低下型：锥体系和锥体外系同时受累引起。患儿肌张力显著降低而呈软瘫状，自主动作很少。此型为脑瘫的暂时阶段，2～3岁后转为痉挛型或手足徐动型。

（4）强直型：较少见。表现为全身肌肉张力显著增高，身体异常僵硬。四肢被动运动时，可感觉到肢体强直，常伴有严重的智力低下。

（5）共济失调型：较少见，病变部位为小脑。主要表现为运动和平衡障碍，走路不稳、步态蹒跚及肌肉协调性差。

（6）震颤型：主要表现为静止性震颤。

（7）混合型：同时兼有两种或两种以上类型的表现，以手足徐动型与痉挛型并存多见。许多患儿并发视觉（如斜视）、听觉、语言表达等感觉障碍和智力发育迟缓、心理行为异常。

【辅助检查】

可进行发育迟缓筛查，头颅CT、MRI和脑电图检查，确定脑损伤的部位、范围等。

【治疗要点】

治疗原则是早期发现和早期治疗，促进正常运动发育，抑制异常运动和姿势，采取综合治疗手段。可进行体能运动训练、技能训练、语言训练。必要时应用矫形器，痉挛型可做手术治疗。

【护理评估】

1. 评估可能致胎儿发育异常因素、不良分娩因素、母亲妊娠患代谢性疾病或接触放射线、新生儿生后患胆红素脑病、严重感染等疾病。

2. 评估儿童运动发育落后、肌张力异常、姿势体态、多种原始反射延迟消失，或腱反射亢进，或踝阵挛，或出现病理反射等典型的临床表现。

3. 评估相关检查及结果：头颅CT、MRI和脑电图检查结果可帮助筛查发育迟缓。

【护理诊断/合作性问题】

1. 生长发育改变　与脑损伤有关。

2. 有废用综合征的危险　与肢体痉挛性瘫痪有关。

3. 有皮肤完整性受损的危险　与躯体不能活动有关。

4. 营养失调（低于机体需要量）　与脑性瘫痪造成的进食困难有关。

【护理措施】

1. 一般护理

（1）休息：根据病情及临床类型合理安排活动和休息，培养生活自理能力。

（2）饮食护理：①给予高热量、高蛋白、高维生素、易消化的食物。②选择有把手、勺表面浅平、勺柄长的餐具，鼓励患儿自我进食；注意进食姿势，尽量使患儿脊柱伸直，保持患儿头于中线位，头肩稍前倾，收下颌使其贴近胸部，避免头后仰导致异物吸入；桌椅高度要合适，使患儿双足能够着地，增加稳定性，抑制异常姿势。③患儿咬紧牙齿时切勿用汤匙强行喂食，以防损伤牙齿；④喂养时要耐心、细心，教会患儿能独立进食。⑤饭前先按摩或热敷面部两侧咬肌处，使咀嚼肌松弛便于进食。

2. 对症护理

（1）培养自理生活能力：进行口唇闭合锻炼以提高下颌随意运动，定时做舌的上下左右运动以减少不随意运动，逐渐形成自我控制能力；为患儿选择穿脱方便的衣服，更衣时注意患儿体位，通常情况下病重侧肢体先穿、后脱；教会患儿在排便前能向家长预示，养成定时大小便习惯，学会使用手纸、穿脱衣裤等；鼓励患儿与正常小儿一起参加集体活动，促进健康成长。

（2）坚持功能训练：一般认为婴幼儿脑组织可塑性大、代偿能力强，康复治疗效果最佳。故一经确诊，应立即开始功能锻炼。①体能运动训练：针对运动障碍和异常姿势进行的物理学手段训练。②技能训练：根据患儿年龄制订各种功能训练计划，选择适当的康复方法，帮助和训练患儿上肢和手的精细运动。选择正确抱患儿的姿势，既要使患儿舒服，又要防止肢体畸形和挛缩的发生。③针灸及理疗等纠正异常姿势，改善肌张力。④推拿、按摩使瘫痪肢体尽量保持功能位，进行被动或主动运动，以促进肌肉、关节活动。

（3）语言训练：对伴有听力、语言障碍的患儿，按正常小儿语言发育的规律进行训练，多给患儿丰富的语言刺激，鼓励患儿发声，矫正发声异常，并持之以恒。

（4）皮肤护理：对长期卧床的患儿，帮助患儿勤翻身，白天尽量减少卧床时间，保持皮肤清洁、干燥，防止发生压疮或继发感染。

（5）安全管理：保证生活环境的安全，做到专人护理，防止患儿损伤。

3. 健康教育　介绍脑瘫相关知识，尤其强调康复锻炼对患儿的重要性。宣传脑瘫预防措施，如在妊娠早期预防感染性疾病，避免早产、外伤和难产；预防新生儿呼吸暂停、胆红素脑病、颅内感染、低血糖等疾病。做好脑性瘫痪儿的特殊教育，针对患儿不同年龄阶段进行不同的康复训练，如婴儿期主要促进正常发育，幼儿期预防各种畸形。指导家长掌握正确训练患儿的方法，进行早期训练，根据年龄安排日常生活动作的训练，把握训练时机，尽量取得患儿合作，鼓励和挖掘患儿潜力，使之有成就感，促进患儿健康发展。

【中医概要】

本病属中医学"五迟""五软"范畴。肌张力低下者可归为"痿证"，智力严重低下者可归为"痴呆"。主要原因为先天因素。主要病位在肝、脾、肾三脏。中医根据不同证型（肝脾不足、肝肾亏虚）分别治以补益气血，柔肝健脾；滋养肝肾，填补阴精。常用的方药有十全大补汤加减、补肾地黄丸加减等。辨证施护主要强调饮食护理、推拿康复训练等。

【小结】

脑性瘫痪是一种非进行性脑损伤综合征，表现为中枢性运动障碍和姿势异常。虽然不少脑性瘫痪病因不明，但胚胎早期发育异常、遗传因素等与脑性瘫痪的发生有密切关系。脑性瘫痪的基本表现有运动发育落后、肌张力异常、姿势异常和反射异常。根据运动障碍性质分为痉挛型、手足徐动型等七个类型。脑性瘫痪患儿的治疗和护理重点是要做好功能训练，培养患儿生活自理能力。

第五节　癫痫发作和癫痫

癫痫发作（seizure）是指大脑神经元过度异常放电引起的突然的、短暂的症状或体征，临床表现为意识、运动、感觉、精神或自主神经功能障碍。癫痫（epilepsy）是儿童神经系统常见慢性疾病之一，是由于大脑神经元异常过度或同步化的放电所引起的发作性的、突然的、一过性的体征及（或）症状，可由遗传、代谢、结构、免疫等不同病因所导致。癫痫发作不能等同于癫痫，前者是一种症状，可见于癫痫患者，也可以见于非癫痫的急性脑功能障碍，例如病毒性脑炎、各种脑病的急性期等；而后者是一种以反复癫痫发作为主要表现的慢性脑功能障碍性疾病。

我国癫痫的年发病率约为 35/10 万人口，整体患病率为 4‰~ 7‰，其中 60% 的患者起源于儿童时期。随着临床与脑电图、病因学诊断水平的不断提高，特别是随着神经影像学、分子遗传学技术以及抗癫痫药物、癫痫外科治疗等治疗技术的不断发展，儿童癫痫的诊断和治疗水平不断提高，总体来讲大约 70% 的患儿可获完全控制，能正常生活和学习。但也有少部分患儿因长期、频繁或严重的发作导致进一步脑损伤，甚至出现持久性神经精神障碍。

【病因和发病机制】

目前临床将癫痫的病因目前分为 6 类，即遗传性、结构性、感染性、免疫性、代谢性和病因未明。大量研究证明，癫痫和遗传因素相关，遗传可以影响细胞膜离子通道的功能，降低惊厥阈值，引起神经元放电。脑的结构异常或代谢异常等可产生致痫灶或降低惊厥阈值。

诱发因素是指可能导致癫痫发作的各种体内外因素，常见诱发因素包括发热、过度换气、缺少睡眠、视觉刺激、声觉刺激等。

【分类】

2017 年，国际抗癫痫联盟（International League Against Epilepsy，ILAE）根据癫痫病学临床及基础研究的进展，对癫痫的国际分类和术语进行新的修订、更新。癫痫的新分类体系，包括病因分类及癫痫发作、癫痫类型分类，对确定癫痫病因、选择治疗策略及评估患儿病情与预后均有重要价值。

1. 癫痫发作的分类　根据发作起始的临床表现和脑电图特征进行分类，主要分为局灶性发作、全面性发作和起始不明的发作。

局灶性发作是指这种发作每一次都起源于固定的单侧半球（比如都起源于左侧半球）的致痫网络，可以起始后扩散或者不扩散至双侧脑网络，如果扩散至双侧，则会出现临床上演变为双侧强直 - 阵挛发作。局灶性发作可以伴或者不伴意识障碍。局灶性发作包括运动性起源、非运动性起源。全面性发作包括运动性（如全面性强直阵挛发作、全面性肌阵挛发作、全面性失张力发作）以及非运动性（失神发作）。

2. 癫痫及癫痫综合征的分类　癫痫目前共分局灶性、全面性、兼有全面性及局灶性以及不能确定分类性癫痫四种类型。癫痫综合征指由一组具有相近的特定临床表现和电生理改变的癫痫，可以作为一种癫痫类型进行诊断。临床上常结合发病年龄、发作特点、病因学、伴随症状、家族史、脑电图及影像学特征等所有相关资料，综合做出某种癫痫综合征的诊断。明确癫痫综合征对于选择治疗方式、选择抗癫痫药物、判断预后等方面都具有重要指导意义。但是，需要注意的是，并不是所有癫痫都可以诊断为癫痫综合征。

【临床表现】

1. 癫痫发作　癫痫发作的临床表现取决于同步化放电的癫痫灶神经元所在脑部位和痫样放电的扩散途径。

（1）局灶性发作：根据发作期间意识是否清楚分为意识清楚和意识受损的局灶性发作。有时候也根据起始症状分为运动起源发作和非运动起源发作。

（2）全面性发作：此发作类型包含两个亚型：运动型全面性发作（包括强直 - 阵挛、强直、阵挛、肌阵挛、肌阵挛 - 强直 - 阵挛、肌阵挛 - 失张力、失张力、癫痫性痉挛）和非运动型全面性发作（失神、不典型失神、失神伴肌阵挛及失神伴眼睑肌阵挛）。常见全面性发作分述如下：

1）强直-阵挛发作：开始为全身骨骼肌伸肌或屈肌强直性收缩伴意识丧失、呼吸暂停，发绀；继之全身反复、短促的猛烈屈曲性抽动；发作后昏睡，逐渐醒来的过程中可有自动症、头痛、疲乏等。

2）强直发作：发作时全身肌肉强烈收缩伴意识丧失，使患儿固定于某种姿势，如头眼偏斜、双上肢屈曲或伸直、呼吸暂停、角弓反张等，持续 5～20 秒或更长。

3）阵挛发作：仅有肢体、躯干或面部肌肉节律性抽动而无强直成分。

4）肌阵挛发作：为突发的全身或部分骨骼肌触电样短暂收缩，常表现为突然点头、前倾或后仰，或两臂快速抬起，重者致跌倒。

5）失张力发作：全身或躯体某部分的肌肉张力突然短暂性丧失而引起姿势的改变，表现为头下垂、肩或肢体突然下垂、屈髋屈膝或跌倒。

6）失神发作：典型失神发作时突然停止正在进行的活动，意识丧失但不摔倒，两眼凝视，持续数秒钟后意识恢复，发作后不能回忆，过度换气往往可以诱发发作。

2. 常见儿童癫痫综合征

（1）伴中央颞区棘波的儿童良性癫痫：是儿童最常见的一种癫痫综合征，占儿童时期癫痫的 15%～20%。8～9 岁为发病高峰，男童略多于女童。多在入睡后不久及睡醒前呈局灶性发作，大多起始于口面部，如唾液增多、喉头发声、口角抽动、意识清楚，但不能主动发声等，部分患儿很快继发全面性强直-阵挛发作而意识丧失。精神运动发育正常，体格检查无异常。发作间期在中央区和颞区可见棘波或棘-慢复合波，一侧、两侧或交替出现，睡眠期异常波增多。本病预后良好，药物易于控制，生长发育不受影响，大多在 12～16 岁前停止发作。此综合征临床上也存在变异型，表现较复杂，部分患儿可遗留认知功能障碍。

（2）婴儿痉挛：多在 1 岁内起病，主要临床特征为频繁的痉挛发作；EEG 特异性高峰失律；精神运动发育迟滞或倒退。痉挛多成串发作，每串连续数次或数十次，可伴有婴儿哭叫，多在思睡和苏醒期出现。该病常见病因包括遗传代谢病（如苯丙酮尿症）、脑发育异常、围产期脑损伤等。该病多数预后不良，多转变为难治性癫痫，80%～90% 的患儿遗留智力和运动发育落后。

3. 癫痫持续状态　是儿童内科中的急危重症，癫痫发作 30 分钟以上，或反复发作期间意识不能完全恢复达 30 分钟以上，称为癫痫持续状态。各种癫痫发作均可发生持续状态，但临床以强直-阵挛持续状态最常见。

【治疗要点】

1. 病因治疗　若有明确病因，应积极针对病因治疗，如脑瘤、某些可治疗的代谢病。

2. 抗癫痫药物治疗　合理使用抗癫痫药物治疗是当前治疗癫痫的最主要手段。先选择单种药物，从小剂量开始直至完全控制发作。如药物控制不理想，可多种药物联合治疗。根据患儿发作类型选取药物，常用抗癫痫药物：丙戊酸钠、托吡酯、卡马西平、氯硝西泮、左乙拉西坦等。

3. 手术治疗　适用于有明确致病灶的局灶性癫痫，常用手术方法如颞叶病灶切除术、病变半球切除术等。

4. 生酮饮食　生酮饮食（ketogenic diet，KD）是目前治疗儿童难治性癫痫的重要方法之一，是一种模拟禁食状态下代谢过程的高脂肪、低碳水化合物饮食方案。

5. 癫痫持续状态的治疗　患儿持续发作 5 分钟以上，遵医嘱给予地西泮静脉注射 0.3～0.5mg/kg，最大剂量不超过 10mg；在不能或者难以立刻建立静脉通道时，给予咪达唑仑肌肉注射 0.2～0.3mg/kg，最大量 10mg/ 次；或 10% 水合氯醛 0.5mL/kg（50mg/kg），稀释至 3% 灌肠。

【护理评估】

1. 一般情况 评估患儿意识及精神状态、生命体征、身高、体重、头围、智力运动发育水平、饮食、睡眠、大小便、自理能力的情况。评估患儿既往史，如围产期情况、母亲妊娠史、感染、中毒、外伤史，评估手术史、过敏史（尤其是抗癫痫药）和家族史。评估患儿癫痫发作情况，包括起病年龄、有无诱因、发作频率、持续时间、发作时有无缺氧症、发作后表现。询问患儿用药史，包括剂型、剂量、血药浓度等。

2. 相关检查及结果 脑电图、头颅影像学、血尿代谢筛查及癫痫基因结果。

3. 心理－社会状况 评估家长对疾病认识、经济状况、配合程度、心理状态等。

【护理诊断】

1. 有窒息的危险 与癫痫发作时喉痉挛、口腔分泌物或异物误吸等有关。

2. 有受伤的危险 与癫痫突然发作、意识障碍有关。

3. 焦虑和（或）恐惧 家长担心发病对患儿神经发育的影响和缺乏癫痫发作时的应对技巧。

【护理措施】

1. 一般护理

（1）休息与活动：保持病房良好秩序，给患儿创造安静、舒适的环境，避免不良刺激；对患儿各项治疗和护理工作要集中进行；保证患儿充足的睡眠和休息，避免过度的兴奋和疲劳。

（2）饮食：合理安排饮食，营养全面均衡，规律用餐，忌暴饮暴食，忌辛辣等刺激性食物，忌咖啡、浓茶等兴奋性饮料。难治性癫痫患儿可给予生酮饮食治疗，应用生酮饮食需咨询专业营养师，不可自行食用。

（3）预防感染：病室定时开窗通风；严格限制探视人数；与感染患儿分室居住，防止交叉感染。

（4）根据评估患儿的癫痫发作情况，提前备好吸氧及吸痰装置，必要时建立静脉通路。

2. 病情观察

（1）观察生命体征：对于有高热惊厥史和热敏感的患儿应注意观察体温的变化，以防发热诱发癫痫发作；观察患儿有无缺氧症，注意患儿有无呼吸急促、面色青紫、口唇及甲床发绀等症状，必要时给予低流量吸氧；注意观察神志、瞳孔大小、对光反射。

（2）观察患儿癫痫发作状态：发作时伴随症状、持续时间等。

（3）观察患儿经抗癫痫治疗后，癫痫发作、智力和运动发育等情况的转归。

3. 用药护理

（1）抗癫痫药物：发放口服抗癫痫药应剂量准确，按时发放，并协助家长给患儿服药；用药期间定时监测血药浓度，避免药物剂量不足导致发作控制不理想或过量引起中毒；服药期间定时监测血常规、肝肾功能；督促患儿按时服药，不可自行减量、停药；观察患儿用药期间的不良反应，如有异常，立即通知医生。

（2）镇静剂：静脉推注镇静剂时，应剂量准确，缓慢推注，并观察患儿的呼吸情况。

（3）观察药物不良反应。

5. 癫痫发作时的急救

（1）保证患儿安全：当发现患儿发作有摔倒危险时，应迅速扶住患儿，顺势使其缓慢倒下，置患儿于床上，拉起床档防止坠床。不可强行按压肢体以免引起骨折。同时呼叫旁人通知医生。

（2）保持呼吸道通畅：使患儿平卧，解开衣领，头偏向一侧，清理口腔分泌物，必要时吸痰，防止误吸及窒息；牙关紧闭时，不应强行撬开；观察患儿有无紫绀，根据情况给予低流量吸氧。

（3）观察患儿神志、瞳孔、呼吸、脉搏及面色变化，记录患儿发作的时间、形式、持续时间。

（4）如癫痫发作不缓解，应立即建立静脉通路，遵医嘱给药。遵医嘱静脉注射地西泮时，应剂量准确，缓慢推注，同时注意患儿的呼吸变化；用脱水药物时，应快速静脉滴入，防止脑水肿引起脑疝。

（5）癫痫发作后患儿可有头痛、身体酸痛和疲乏等不适感，应让其充分休息。

6. 心理护理　给予患儿及家长充分的关心、理解、尊重。鼓励癫痫患儿积极参加社会活动，建立乐观情绪，改善人际关系，促进患儿的身心健康。改变患儿、家长及社会对癫痫的不正确认知，让大家认识到癫痫是一种可以治疗的疾病，通过系统正规的治疗，80%～90%的患儿可完全控制发作，且能与正常人一样生活、学习和工作，树立战胜疾病的信心，减轻家长及患儿的心理负担。

7. 健康教育　告知患儿在服药期间注意患儿安全，禁止单独游泳及攀高，防止坠床或摔伤。做好患儿用药指导，告知患儿及家长擅自减少、停药会导致病情反复或加重，严重者还会出现神经功能损害症状，导致智力、运动障碍或情感异常等。定期复查，注意药物的毒副作用。合理安排生活，避免发作诱因。

【中医概要】

痫病的病位在心、肝、脾、肾，病机关键为痰气逆乱，蒙蔽心窍，引动肝风。若痫病反复发作，病程迁延或失治误治，易致脏腑虚损。其中以肾精亏虚多见，肾虚则精亏髓空，脑失所养，可引起记忆力、智力、学习能力下降等认知障碍表现。脾虚则痰伏难祛，阻滞气机，蒙闭清窍，日久不愈，并见纳呆神疲等症。针对痫病，辨证论治，首分轻重，继辨病因，常见的病因有惊、痰、风、瘀、虚。痫病的治疗，应分标本虚实，频繁发作者治标为主，着重豁痰息风、开窍定痫，并酌情配合镇惊、化瘀法；病久致虚者，治本为重，以益肾填精为主。癫痫持续状态须中西药配合抢救。

【小结】

癫痫是儿童最常见的神经系统疾病，一种以具有持久性的产生癫痫发作的倾向为特征的慢性脑疾病，可由遗传、代谢、结构、免疫等不同病因所导致。随着临床与脑电图、病因学诊断水平的不断提高，特别是随着神经影像学、分子遗传学技术以及抗癫痫药物、癫痫外科治疗等治疗技术的不断发展，儿童癫痫的诊断和治疗水平不断提高，约70%的患儿可获完全控制，其中大部分甚至能停药后5年仍不复发，能正常生活和学习。

第六节　急性感染性多发性神经根炎

急性感染性多发性神经根炎，又称吉兰－巴雷综合征（Guillain–Barre syndrome，GBS），是儿童时期常见的一种急性周围神经系统病变。其主要临床特点为急性、对称性、弛缓性肢体瘫痪，伴有周围感觉障碍，病情严重者可引起呼吸肌麻痹而危及生命。

【临床表现】

任何年龄均可患病，以学龄前期和学龄期儿童居多。我国常以空肠弯曲菌为前驱感染，病前可有腹泻或呼吸道感染史。

1. 运动障碍 四肢尤其下肢迟缓性麻痹是本病的主要特征。一般从下肢开始，逐渐波及躯干、双上肢和颅神经，两侧基本对称。通常在 1～2 周内病情发展至高峰。瘫痪一般近端较远端重，肌张力低下。如呼吸、吞咽和发音受累时，可引起自主呼吸麻痹、吞咽和发音困难而危及生命。

2. 感觉障碍 一般较轻，多从四肢末端的麻木、针刺感开始。也可有袜套样感觉减退、过敏或消失，以及自发性疼痛、压痛以前壁肌角和腓肠肌明显。偶尔节段性或传导束性感觉障碍。

3. 植物神经功能障碍 初期或恢复期常有多汗、汗臭味较浓，少数患儿初期可有短期尿潴留；大便常秘结；部分患儿可出现血压不稳、心动过速和心电图异常等。

4. 颅神经症状 半数患儿有颅神经损害，表现为不能抬头、吞咽困难、进食呛咳，患侧眼裂大。

【辅助检查】

脑脊液检查表现为蛋白－细胞分离现象；神经肌电图检查表现为神经传导速度明显减慢或运动神经反应电位波幅明显降低。

【治疗要点】

1. 维持呼吸功能 保持呼吸道通畅，控制肺部感染，呼吸衰竭者予气管切开和机械通气。

2. 支持治疗 营养支持，有吞咽困难者给予鼻饲营养，保证热量、维生素及机体内环境的稳定，防止电解质紊乱。恢复期采用针灸、理疗、按摩等，改善患肢肌力，预防肌萎缩，促进肢体功能恢复。

3. 免疫调节治疗 大剂量免疫球蛋白静脉输注，连用 5 天，能明显地缩短病程，降低呼吸肌麻痹的发生率，改善预后。

4. 血浆置换 越早进行越好，可缩短病程。

【护理评估】

1. 一般情况 患儿生命体征（尤其是呼吸功能）、有无饮水呛咳、进食困难、肌无力、运动障碍、肢体疼痛、感觉异常等；评估患儿有无前驱感染史。

2. 相关检查及结果 神经肌电图、脑脊液各项检查结果。

3. 心理－社会状况 评估家长的疾病认识、经济状况、配合程度、心理状态等。

【护理诊断／合作性问题】

1. 躯体活动障碍 与肢体瘫痪、感觉障碍有关。

2. 低效性呼吸型态 与呼吸肌瘫痪、咳嗽反射消失有关。

3. 有皮肤完整性受损的危险 与肢体瘫痪、长期卧床、感觉异常有关。

4. 营养失调（低于机体需要量） 与吞咽困难影响进食有关。

【护理措施】

1. 一般护理

（1）生活护理：保持室内空气新鲜，温湿度适宜。预防感染，减少人员探视。保证患儿安全，固定床档，防止坠床。协助生活护理，满足患儿日常生活需要。保持患儿肢体在功能位上，防止足下垂等并发症的发生。

（2）饮食护理：保证足够的热量摄入，根据患儿的热量需求制订饮食计划，给予高蛋白、高热量、高维生素的饮食，根据患儿咀嚼吞咽能力，选择流食或半流食，防止误吸。少量多餐。吞咽困难者，给予鼻饲喂养，并做好口腔护理。记录 24 小时出入量，必要时，给予静脉输液补充热量。

（3）皮肤护理：保持床单位整洁、无褶皱，给予患儿定时翻身，减轻局部皮肤压力。每日评估皮肤的完整性。

2. 病情观察　观察患儿面色、心率、呼吸、血压及胸廓起伏幅度，若出现呼吸极度困难、呼吸浅慢、咳嗽无力时应做好气管插管、机械通气的准备。

3. 改善呼吸功能　评估患儿后准备吸氧吸痰装置。鼓励患儿咳嗽，及时清理呼吸道分泌物。呼吸困难者给予低流量吸氧。对出现呼吸极度困难、呼吸浅慢、咳嗽无力时做好气管插管、机械通气准备。对已采取机械通气的患儿，应定时雾化、拍背、吸痰，做好呼吸道管理。

4. 促进肢体运动功能恢复　保持患儿于功能位，防止足下垂、爪形手；帮助患儿做肢体被动运动，手法轻柔缓慢，幅度由小到大，注意安全。恢复期鼓励指导督促患儿自主运动，注意强度适中，循序渐进，持之以恒。

5. 心理护理　由于长期卧床、呼吸困难，使年长儿产生了紧张、恐惧、焦虑的情绪，应该向患儿及其家长耐心讲解疾病的知识、治疗方法、治疗此病目前的医疗技术水平，教会患儿自我放松的方法，争取家长的配合、理解和支持，减轻患儿的心理压力，保持愉快的心情去战胜病魔。

6. 健康教育　向家长解释疾病知识、患儿当前的病情、主要治疗及护理措施。给予饮食、生活方面的健康指导，指导其对卧床患儿进行翻身、更换体位、按摩受压部位。教会家长帮助患儿进行功能锻炼的方法，保持关节的活动度，鼓励恢复期的患儿进行康复锻炼，使其早日回归社会。

【小结】

急性感染性多发性神经根炎是儿童时期常见的一种急性周围神经系统病变，其主要临床特点为急性、对称性、弛缓性肢体瘫痪，伴有周围感觉障碍，病情严重者可引起呼吸肌麻痹而危及生命。主要治疗为支持治疗、保持呼吸功能。护理重点是改善呼吸功能、维持足够的营养、促进肢体功能恢复。

第七节　重症肌无力

重症肌无力（myasthenia gravis，MG）是神经肌肉接头处的传递障碍所致的自身免疫受体病。临床主要表现是自主运动时肌肉有明显易疲劳性和无力，经休息或用胆碱酯酶抑制剂治疗后症状减轻或消失。各年龄段均有发病，儿童 1～5 岁居多。

【病因和发病机制】

本病的病因和发病机制迄今不明。重症肌无力免疫学异常的病因尚无定论，遗传可能为内因，外因中多数学者认为与感染，尤其与胸腺的慢性病毒感染、药物、环境因素有关。重症肌无力患者中 65%～80% 有胸腺增生，10%～20% 伴发胸腺瘤。

【临床表现】

临床上本病分先天性和获得性。先天性遗传性重症肌无力的缺陷或在突触前，或在突触后；获得性肌无力在小儿称为少年型重症肌无力，临床最常见，现重点叙述如下。

起病多在 2 岁以后，发病最小年龄是 6 个月，平均年龄是 3 岁。女多于男。肌无力的特点是休息后好转，重复用力则加重，醒后轻，下午重，此种现象称之为"晨轻暮重"。根据临床特征分为眼肌型、脑干型及全身型。

1. 眼肌型　最多见，症状仅表现眼外肌症状而无其他肌群受累的临床和电生理所见。首发症状为单侧或双侧上睑下垂，可伴眼球活动障碍引起复视、斜视，重症者双眼几乎不动。

2. 全身型 脑干及四肢受累，伴或不伴眼外肌或球肌受累。轻症者轻微活动就出现疲劳，重症者肢体无运动功能，常有呼吸肌及球肌受累。

3. 脑干型 有吞咽、咀嚼及语音障碍，除伴眼外肌受累，无躯干及肢体受累表现。

患儿在病程中突然发生的病情急剧恶化，呼吸困难，危及生命的危重现象，称为肌无力危象，多数是由于疾病本身的发展所致，也可因感染、过度疲劳、精神刺激、月经、手术、外伤而诱发。临床表现为患者的肌无力症状突然加重，出现吞咽和咳痰无力，呼吸困难，常伴烦躁不安、大汗淋漓等症状。

【辅助检查】

1. 新斯的明试验 甲基硫酸新斯的明肌肉注射，儿童常用量 0.25 ～ 0.5mg/ 次，观察 30 分钟内，肌力改善即为新斯的明试验阳性。

2. 胸腺 CT 和 MRI 可以发现胸腺增生或胸腺瘤，必要时应行强化扫描进一步明确。

3. 重复电刺激 重复神经电刺激为常用的具有确诊价值的检查方法。利用电极刺激运动神经，记录肌肉的反映电位振幅，若患者肌肉电位逐渐衰退，提示神经肌肉接头处病变的可能。

4. 乙酰胆碱受体抗体（AchR-Ab）滴度的检测 乙酰胆碱受体抗体滴度的检测对重症肌无力的诊断具有特征性意义。80% ～ 90% 的全身型和 60% 的眼肌型重症肌无力可以检测到血清乙酰胆碱受体抗体。抗体滴度的高低与临床症状的严重程度并不完全一致。

【治疗要点】

1. 药物治疗

（1）胆碱酯酶抑制剂：针对肌无力症状治疗，不能单药长期应用，用药方法应从小剂量渐增。常用的有甲基硫酸新斯的明、溴吡斯的明。

（2）免疫抑制剂：目前多选用类固醇激素，如甲泼尼龙；对于激素依赖者可以试用其他的免疫抑制剂，如环孢霉素 A 和硫唑嘌呤。

（3）血浆置换：对于急性期的重症全身型 MG 患者、肌无力危象患儿可以应用，近些年随着技术的进步，在儿科逐渐应用广泛。

（4）静脉注射免疫球蛋白：人类免疫球蛋白中含有多种抗体，可以中和自身抗体、调节免疫功能。疗效与血浆置换相当，可用于缓解肌无力危象。

2. 胸腺切除手术 对于胸腺异常患儿，胸腺切除是重症肌无力有效治疗手段之一，大多数患儿在胸腺切除后可获显著改善。合并胸腺瘤的患儿占 10% ～ 15%，是胸腺切除术的绝对适应证。

【护理评估】

1. 一般情况 患儿生命体征、肌无力程度等。

2. 相关检查及结果 新斯的明实验、肌电图、乙酰胆碱受体抗体（AchR-Ab）、胸腺 CT 和 MRI 等。

3. 心理 – 社会状况 评估家长心理状况、疾病知识水平、经济情况、配合程度。

【护理诊断 / 合作性问题】

1. 活动无耐力 与疾病发病原因有关。

2. 有呼吸困难的危险 与呼吸肌乏力有关。

3. 有受伤的危险 与肌无力有关。

4. 潜在并发症 肌无力危象。

【护理措施】

1. 一般护理

（1）环境与休息：为患儿创造一个安全的环境，减少受伤的风险。根据病情合理安排休息，避免疲劳，预防感染等诱发加重的因素。

（2）饮食护理：保证热量的摄入，给予营养丰富、清淡、易消化流质或半流质饮食，少量多餐。有吞咽困难，存在误吸风险的患儿可根据病情鼻饲或静脉补充营养。

2. 对症护理

（1）肌无力：在临床多见眼肌型，注意避免疲劳，并为患儿创造安全的生活环境减少外伤。如出现病情加重，备好相关急救药品和物品。

（2）肌无力危象：保持呼吸道通畅，床边备好吸引器，必要时准备气管切开手术用物及呼吸机供紧急需要。备好急救用药品及静脉通道。

3. 病情观察 观察生命体征，观察患儿有无意识障碍、吞咽和咳痰无力、呼吸困难、烦躁不安、大汗淋漓等症状。要警惕肌无力危象的发生，观察病情变化，详细记录，以便及早发现严重情况的发生，及时抢救。

4. 用药护理 了解各种药物的作用及副反应，严格执行用药时间和剂量。禁止使用一切加重神经肌肉传递障碍的药物，如吗啡、利多卡因，慎用链霉素、卡那霉素、庆大霉素和磺胺类药物等。

5. 健康教育 根据患儿及家长的接受程度，介绍病情及治疗护理方法，使其主动配合。

【中医概要】

本病属于中医"痿证"范畴。《黄帝内经·痿证》专篇中，提出了"肺热叶焦"为主要病机的观点和"治痿独取阳明"的基本大法，并认为痿证主要与肺、胃、肝、肾四脏有关。基本病机是肺、胃、肝、肾等脏腑精气受损，肢体筋脉失养，如肺热津伤，津液不布；湿热浸淫，气血不运；脾胃亏虚，精微不输；肝肾亏损，髓枯筋痿。调畅肢体气血，恢复肢体功能活动是痿证调护的关键。肢体活动功能训练可采用相应的导引、按摩、气功以及五禽戏、八段锦等传统体育锻炼方法。痿证的饮食调护也很重要，可加用补益脾肾的八宝粥、龙眼肉粥、山药粥等，水果宜多食山楂、大枣、橘柑之类。

【小结】

重症肌无力是神经肌肉接头处的传递障碍所致的自身免疫受体病。临床特点是自主运动时肌肉有明显易疲劳性和无力，经休息或用胆碱酯酶抑制剂治疗后症状减轻或消失。在治疗过程中注意观察患儿肌无力程度和相关症状，警惕肌无力危象的情况。重症肌无力患儿预后较好，小部分患者经治疗后可完全缓解，大部分患儿可药物维持改善症状进行正常的学习、工作和生活。

第八节 进行性肌营养不良

进行性肌营养不良（progressive muscular dystrophy，PMD）是一组遗传性肌肉变性病，其临床主要特征是进行性肌萎缩和无力，可最终完全丧失运动功能。根据遗传方式、起病年龄、受累肌群、病程进展与预后等因素，进行临床分型，其中以假性肥大型肌营养不良（duchenne muscular dystrophy，DMD）最多见，本节进行重点介绍。

【病因和发病机制】

Duchenne 型肌营养不良是 X 连锁隐性遗传病。男性发病，女性携带基因。新突变约占 1/3。

DMD 发病率约 30/ 每 10 万活产婴。已确认 DMD 的致病基因定位于 X 染色体短臂 2 区 1 带（$Xp^{21.1\sim21.3}$），并证明主要是基因缺失。本病存在广泛的细胞膜结构异常，其病变可涉及骨骼肌、心肌及红细胞等。现已阐明 DMD 基因表达产物是肌营养不良蛋白（dystrophin，Dp）。DMD 患者由于基因缺失导致 Dp 表达缺乏，使 D 糖蛋白形成障碍，引起肌细胞膜结构缺陷，是本病的主要病因。

【病理变化】

肌纤维大小不等，无同型肌群（type grouping）现象。肌纤维变性、坏死与再生并存。以 Duchenne 型最明显，肌纤维肥大的部分呈玻璃样变，其间有大量脂肪和结缔组织即假性肥大。

【临床表现】

Duchenne 型肌营养不良是最多见的肌营养不良。由法国神经病学家 Duchenne 首先报道并命名，发病缓慢。多在 3～5 岁间开始发病，婴儿罕见，运动发育迟缓。疾病初期，出现某些肌样的进行性萎缩，肌萎缩肌群主要累及四肢近端，也可累及下肢盆带肌、肩带肌同时见假性肥大，大都见于腓肠肌、内上肌、三角肌、肱三头肌等，以腓肠肌最为常见。本病面肌受累少见。患儿腓肠肌肥大随病程进展而加重。疾病晚期，下肢、躯干、髋、肩肌肉均萎缩，膝、踝、前臂多因肌萎缩发生挛缩畸形，腱反射消失。多数患儿有心肌病，心脏扩大，心律不齐，最终心力衰竭。本病约 25% 有不同程度的智力低下。CT 可见脑萎缩。多数患儿病情进行性加重，10 岁以后逐渐丧失行走能力，在青春期前后死于心力衰竭或肺部感染。

【辅助检查】

1. 血清酶检查　血清中肌酸磷酸激酶（CK）在病程早期甚至生后即可增高，可高达正常值的千倍。此外，血清中心肌酶、乳酸脱氢酶、谷草转氨酶、谷丙转氨酶等活性均升高，但并非肌病的特异性改变。

2. 肌电图检查　具有典型肌源性受损的肌电图表现。

3. 基因检测　是目前确诊的主要依据，所有临床拟诊 DMD 患儿均应进行遗传基因的检测。

4. 肌肉活体组织检查和肌营养不良蛋白检测　如果基因检查不能确定是肌营养不良，则应进行肌肉活组织学检查和肌肉组织的肌营养不良蛋白免疫组化染色，并可进一步采用蛋白印记法定量分析肌营养不良蛋白缺失程度。

5. 其他　如胸部 X 线、心电图、超声心动等能早期发现本组疾病患儿心脏受累的程度。

【治疗要点】

1. 一般疗法　为保持肌肉功能及预防挛缩，应进行适度运动，不宜减少活动或卧床。对症治疗包括肌肉和关节的主动、被动运动及按摩治疗。晚期病例则需矫形外科治疗。

2. 小剂量肾上腺皮质激素治疗　研究表明小剂量肾上腺皮质激素［0.75mg/（kg·d）］被证明是有效的，约 20% 的患者出现体重的增加，为减少不良反应，也有采用间歇口服激素方法。

3. 基因治疗　包括肌原细胞移植、干细胞移植，是根治 DMD 的最有前景的治疗方法，目前还在研究中，疗效有待进行远期评估。

4. 并发症的治疗　评估呼吸和心脏的功能是重症、晚期 DMD 患者的重要举措；物理治疗是避免晚期肢体功能障碍的重要方法。

【护理评估】

1. 一般情况　患儿生命体征、肌无力程度、累及的肌群等。

2. 相关检查及结果　血清酶、肌电图、肌肉活体组织检查和肌营养不良蛋白（dystrophin）检测、基因检测等结果。

3. 心理 - 社会状况 评估家长心理状况、疾病知识水平、经济情况、配合程度。

【护理诊断 / 合作性问题】

1. 躯体活动障碍 与肌无力及肌萎缩有关。

2. 有皮肤完整性受损的危险 与长期卧床有关。

3. 生活自理缺陷 与肌无力及肌萎缩有关。

4. 清理呼吸道无效 与无力咳嗽及气管分泌物增多有关。

【护理措施】

1. 一般护理

（1）环境与休息：为患儿创造一个安全的环境，减少受伤的风险。为保持肌肉功能适当运动，避免减少活动或卧床，根据病情选择合适的运动。

（2）饮食护理：保证热量的摄入，给予营养丰富、清淡、易消化饮食，如有吞咽困难，存在误吸风险的患儿可根据病情进行鼻饲或静脉补充营养。但同时预防因运动减少引起的肥胖。

2. 对症护理 为保持肌肉功能及预防挛缩，应进行肌肉和关节的主动、被动运动及按摩治疗。晚期病例则需矫形外科治疗。

3. 用药护理 如采用肾上腺皮质激素治疗，注意药物不良反应，如预防感染、注意钙磷代谢等情况。

4. 心理护理 悉心关爱患儿，通过热情、专业的知识讲解及疾病护理指导，让患儿及家属树立信心，促进疾病的康复。

5. 健康教育 根据患儿及家长的接受程度，介绍疾病知识，保持肌肉功能和预防肌肉萎缩的锻炼方法，提高生活质量。

【小结】

进行性肌营养不良是一组遗传性肌肉变性病，其临床主要特征是进行性肌萎缩和无力，可最终完全丧失运动功能。临床以假性肥大型肌营养不良最多见，多数患儿病情进行性加重，在10岁以后逐渐丧失行走能力，在青春期前后死于心力衰竭或肺部感染。治疗主要是肌肉和关节的主动、被动运动及按摩治疗，保持肌肉功能，预防肌肉萎缩。预防假性肥大型肌营养不良的两个重要措施是检出携带者和产前诊断。

【思考题】

1. 对出生1周的新生儿进行神经系统评估时，应采取哪些简单、无创的方法？

2. 护士在巡视时发现一名患化脓性脑膜炎的患儿呼吸节律不规则、瞳孔两侧不等大、对光反应迟钝，请问患儿可能出现了什么并发症，护士该如何处理？

3. 护士如何指导注意力缺陷多动障碍的患儿家长实施家庭护理支持？

4. 对脑性瘫痪患儿应采取哪些康复护理措施？

学习目标

【知识目标】

1. 能复述儿童免疫系统的特点。

2. 能简述原发性免疫缺陷病的病因、临床特点及治疗要点。

3. 能描述幼年特发性关节的病因及发病机制、区别不同类型幼年特发性关节炎的临床特点、说明不同类型的治疗要点。

4. 能简述过敏性紫癜及川崎病的病因、临床特点及治疗要点，区别两个疾病的出疹特点。

5. 能阐述继发性免疫缺陷病、风湿热的病因、临床特点和治疗要点。

【能力目标】

能运用护理程序对免疫系统疾病患儿实施整体护理，并开展健康教育。

【素质目标】

提高共情能力，安抚和爱护患儿，减轻患儿和家长对疾病的恐惧和焦虑，增强学生对国家"大健康"时代建设的理解。

案例导入

患儿，男，9岁，因"双下肢皮疹8天，腹痛1天"入院。患儿在半个月前，皮肤无诱因出现暗红色皮疹，并伴有腹部疼痛。病史：患儿1个月前，出现发热、咳嗽，诊断为"急性上呼吸道感染"，使用青霉素治疗5天，症状缓解。入院查体：体温37℃，脉搏80次/分，呼吸18次/分。发育正常，神志清，皮疹以臀部、双下肢为主，双侧呈对称分布，皮疹高出皮肤表面，压之不褪色。咽部充血，双侧扁桃体呈Ⅰ度肿大。腹部平软，脐周有轻度压痛，无肌紧张及反跳痛，肝脾肋下均未触及，四肢肌张力正常。

问题：

1. 该患儿的医疗诊断是什么？护士该如何向家长讲解患儿皮肤出现皮疹的原因？

2. 医生为该患儿选择的治疗药物可能是什么？护士对该患儿提供的皮肤护理要点有哪些？

3. 在住院后，患儿突然出现腰痛，双下肢、眼睑水肿，尿量减少，此时：

（1）该患儿可能发生的临床情况是什么？护士应准备的药物是什么？

（2）该患儿存在的首优护理诊断是什么？针对该护理诊断，护士应为患儿采取的主要护理措施有哪些？

4. 该患儿经过住院治疗，达到出院标准，准备出院。护士应对患儿家长实施的健康教育内容包括哪些？

免疫（immunity）是机体的一种生理性保护机制，其功能主要包括防御感染，清除衰老、损伤或死亡的细胞，识别和清除突变的细胞，以维持自身内环境稳定。免疫的本质是识别自身，排除异己。免疫功能失调可导致异常免疫反应，包括变态反应、自身免疫性疾病、免疫缺陷和发生恶性肿瘤。

第一节　儿童免疫系统特点

儿童免疫状况与成人明显不同，导致其免疫疾病的特殊性。目前认为儿童出生时免疫器官和免疫细胞均已相当成熟，免疫功能低下可能与未接触抗原、尚未建立免疫记忆有关。人类免疫功能包括非特异性免疫和特异性免疫，后者又分为特异性细胞免疫和特异性体液免疫。

1. 非特异性免疫　非特异性免疫是人生下来就具备的天然免疫力，是机体在长期种族进化过程中不断与各种病原体相互斗争而建立起来的一系列防御功能，又称为固有免疫。主要有屏障防御机制、细胞吞噬系统、补体系统和其他免疫分子作用。在病原体入侵人体时，首先发挥作用，是人体的第一道防线。

（1）屏障防御机制：主要有皮肤－黏膜屏障、血－脑脊液屏障、血－胎盘屏障、淋巴结过滤作用等构成的解剖（物理）屏障和由溶菌酶、乳铁蛋白、胃酸等构成的生化屏障。儿童皮肤黏膜屏障功能差，尤其是在新生儿期，易患皮肤黏膜感染而致败血症；血脑屏障发育不成熟，易患颅内感染；胎盘屏障的功能也较差，尤其是妊娠前 3 个月，此时若孕妇感染病毒，如风疹、疱疹、巨细胞病毒等，可通过胎盘引起胎儿先天性病毒感染而致畸胎、流产等。

（2）细胞吞噬系统：血液中具有吞噬功能的细胞，主要为单核／巨噬细胞和中性粒细胞。新生儿单核细胞发育已完善，但因缺乏辅助因子，其功能均较成人差。在胎龄 9 周前后，末梢血中开始出现中性粒细胞。在胎龄 34 周，中性粒细胞的功能已趋向成熟。但儿童时期血清中的促吞噬因子功能比成人低，使中性粒细胞的趋化、黏附及吞噬功能差，但其直接杀菌功能与成人相似。

（3）补体系统：由于母体的补体不能转输给胎儿，所以新生儿补体经典途径成分（CH_{50}、C_3、C_4、C_5）活性是其母亲的 50%～60%，生后 3～6 个月达成人水平；旁路途径的各种成分发育更为落后。未成熟儿补体经典和旁路途径均低于成熟儿。

2. 特异性免疫　特异性免疫是一种后天获得性免疫，也称为获得性免疫或适应性免疫，是机体在后天生活中与抗原物质接触后产生的，包括特异性细胞免疫和特异性体液免疫。

（1）特异性细胞免疫（T 细胞免疫）：是由 T 淋巴细胞介导产生的免疫反应。其功能主要是抵御细胞内病原微生物（病毒、真菌、寄生虫等）感染和免疫监视。足月新生儿外周血中 T 细胞绝对数已达成人水平，但分类比例和功能与成人不同，约 2 岁时达成人水平。T 细胞产生的 γ－干扰素和白细胞介素 －4，在约 3 岁时达到成人水平。

（2）特异性体液免疫（B 细胞免疫）：是指 B 淋巴细胞在抗原刺激下产生抗体（即免疫球蛋白），特异性地与相应的抗原在体内结合而引起免疫反应。免疫球蛋白（Ig）存在于血管内外的血液、体液、外分泌液中和 B 细胞的细胞膜上，分为以下 5 类：①IgG：是唯一可通过胎盘转输给胎儿的免疫球蛋白，其转运过程为主动性。大量 IgG 通过胎盘发生在妊娠后期。生后 3 个月血清 IgG 降至最低点，到生后 10 ~ 12 个月血清 IgG 均是自身产生，8 ~ 10 岁时达成人水平。②IgA：发育最迟，至青春后期或成人期才达成人水平。胎儿期不产生 IgA，IgA 也不能通过胎盘，新生儿的 IgA 来自母亲初乳，主要为分泌型 IgA（SIgA），2 ~ 4 岁时可达到成人水平，SIgA 是黏膜局部抗感染的重要因素，新生儿和婴幼儿 SIgA 水平低下是易患呼吸道和胃肠道感染的重要原因。③IgM：是个体发育过程中最早合成和分泌的抗体。男孩 3 岁、女孩 6 岁时达成人血清水平。IgM 不能通过胎盘，胎儿时血液中 IgM 含量较低，故出生时脐血 IgM 升高，提示有宫内感染。④IgD：新生儿血中含量极微，胎龄 31 周时开始出现，其自身合成较少，5 岁时才达成人水平的 20%。⑤IgE：胎龄 11 周开始合成，出生时约为成人的 10%，在血清中含量最低，7 岁左右达成人水平，主要参与 I 型超敏反应。

第二节　原发性免疫缺陷病

原发性免疫缺陷病（primary immunodeficiency disease，PID）是由于免疫细胞和免疫分子发生缺陷而引起免疫反应缺如或降低，从而导致机体抗感染免疫功能低下的一组临床综合征。多发生于婴幼儿，临床以免疫功能低下，易发生反复而严重的感染为特征，同时可伴有自身免疫性疾病、过敏性疾病和某些恶性肿瘤。PID 在我国的发病率尚不清楚，据估计，我国每年出生的 1800 万新生儿中，PID 的病例增加 1800 ~ 9000 例。

【病因与分类】

原发性免疫缺陷病的病因尚未十分清楚，可能与多种因素有关。如遗传因素（基因突变或基因复制过程异常等）、宫内因素（如风疹病毒、巨细胞病毒、疱疹病毒等感染胎儿）可引起免疫系统发育障碍。

由于 PID 的病因复杂，目前尚无统一的分类，世界卫生组织（WHO）与国际免疫协会联合专家每 2 ~ 3 年对 PID 的类型进行审定和修改。2017 年国际免疫学会联盟 PID 专家委员会会议将 PID 分为 9 大类，即 T 细胞和 B 细胞联合免疫缺陷、抗体为主的缺陷、其他已明确的免疫缺陷综合征、免疫失衡性疾病、先天性吞噬细胞数量和（或）功能缺陷、固有免疫缺陷、自身炎症反应性疾病、补体缺陷和拟表型。

【临床表现】

原发性免疫缺陷病的临床表现因病因不同而不同，但共同表现却非常一致，且多数原发性免疫缺陷病有明显的家族史。

1. 反复和慢性感染　PID 最常见的临床表现是感染，表现为反复、严重、持久、难治的感染。感染原常为不常见和致病力低的细菌。多数患儿需要持续使用抗菌药物预防感染。起病年龄 40% 在 1 岁以内，40% 在 1 ~ 5 岁，15% 在 6 ~ 16 岁，仅 5% 发生于成人期。感染部位以呼吸道最常见，如复发性或慢性中耳炎、鼻窦炎、支气管炎或肺炎；其次为胃肠道和皮肤感染，如慢性肠炎、脓疖、脓肿或肉芽肿；也可发生全身性感染，如菌血症、脓毒血症等。感染的病原体常为化脓性细菌、病毒、结核分枝杆菌、沙门菌属、真菌和原虫感染等，其毒力并不很强，多为机会性感染。感染常反复发作或迁延不愈，治疗效果不佳，必须使用杀菌剂（抑菌剂效果差），且剂量偏大、疗程较长才有一定疗效。

2. 肿瘤和自身免疫性疾病　未因严重感染而死亡的 PID 患儿，随着年龄的增长容易发生自身免疫性疾病和肿瘤。肿瘤的发病率比正常人群高 10 ~ 100 倍，尤其是淋巴系统肿瘤，如淋巴瘤

（最常见）、淋巴细胞白血病、T 细胞淋巴瘤和霍奇金淋巴瘤等。PID 伴发的自身免疫性疾病包括溶血性贫血、血小板减少性紫癜、系统性红斑狼疮、系统性血管炎、皮肌炎、免疫复合物性肾炎、1 型糖尿病、免疫性甲状腺功能减退和关节炎等。

3. 其他临床表现　如血小板减少伴免疫缺陷综合征（WAS）的湿疹和出血倾向；胸腺发育不全的特殊面容、先天性心脏病和难以控制的低钙惊厥；共济失调毛细血管扩张症的进行性小脑共济失调、眼结膜和皮肤毛细血管扩张等，了解这些特征有助于临床诊断。

【辅助检查】

1. 实验室检查　分 3 个层次进行，即初筛试验、进一步检查、特殊或研究性试验，其中初筛试验尤其重要。常见实验室检查包括：迟发皮肤过敏试验反应和淋巴母细胞转化试验，测定细胞免疫功能；血清免疫球蛋白含量测定，判断体液免疫功能；基因突变分析，基因测定能够提高诊断的准确率，并有助于提供遗传咨询和产前诊断。

2. 胸部 X 线摄片　婴幼儿期缺乏胸腺影者，提示 T 细胞功能缺陷。应注意的是，胸腺可因藏于纵隔中无法看到。

【治疗要点】

1. 一般治疗　积极预防和治疗感染，适当的保护性隔离，注重营养，一旦发现感染灶应及时治疗，有时需用抗感染药物长期预防性给药。T 细胞缺陷患儿不宜输血或新鲜血制品，以防发生移植物抗宿主反应（GVHR）；有免疫缺陷的患儿禁忌接种活疫苗或活菌苗，以防发生严重的疫（菌）苗诱导的感染；患儿最好不做扁桃体和淋巴结切除术，禁忌做脾切除术；有 PID 家族史者，应接受遗传学咨询和产前诊断，必要时终止妊娠。

2. 替代治疗　静脉注射丙种球蛋白（IVIG）、高效价免疫血清球蛋白（S1G）、血浆、新鲜白细胞，细胞因子治疗，酶替代治疗等。

3. 免疫重建　采用正常细胞或基因片段植入患儿体内，发挥其功能，以持久地纠正免疫缺陷病，如胸腺组织移植、造血干细胞移植（如胎肝移植、骨髓移植、脐血造血干细胞移植、外周血干细胞移植）等。

4. 基因治疗　目前许多 PID 的突变基因位点已经明确，为基因治疗提供了基础，但基因治疗尚处于探索和临床验证阶段。

【护理评估】

1. 健康史　了解患儿的年龄，有无反复、不明原因的感染，过敏性或自身免疫性疾病，有无肿瘤病史；有无家族遗传疾病史；孕母的产检情况等。

2. 身体状况　评估患儿感染性疾病情况；有无特殊面容、生长发育延迟或停滞、难以控制的惊厥等临床表现。结合实验室检查和影像学检查结果，检测患儿免疫功能情况。

3. 心理 - 社会状况　应评估患儿及家长对疾病的认知情况；评估患儿及家长的心理状况。

【护理诊断 / 合作性问题】

1. 有感染的危险　与免疫功能缺陷有关。

2. 焦虑　与反复感染和预后较差有关。

【护理措施】

1. 一般护理　予以保护性隔离，住院患儿应住单间病室或不与感染性疾病患儿同室，病室定期消毒，经常通风，保持空气新鲜，但应避免着凉；合理喂养，给予足够热量、蛋白质和维生素等易消化、营养丰富的饮食；小婴儿应尽量采用母乳喂养。

2. 观察病情　密切观察生命体征，尤其是体温，及时发现感染征象。观察有无中耳炎、鼻窦炎、肺炎及支气管炎的表现，及时治疗。使用免疫球蛋白时观察有无过敏反应，以免发生意外。严重的免疫缺陷患儿禁忌接种活疫苗。

3. 对症护理

（1）预防感染：密切观察有无感染征象，如合并感染，按医嘱给予抗生素治疗；护理人员进行各项操作前应严格消毒，以防医源性感染；做好患儿口腔、皮肤护理；食具、用具应定期消毒。

（2）心理护理：年长儿因自幼患病且反复感染，易产生孤独、焦虑、沮丧、恐惧心理，护士应加强与患儿的交流，倾听患儿的心声，给予心理支持；同时要评估家长对疾病的认知程度，帮助其减轻心理负担，增强战胜疾病的信心。

3. 用药护理　服药期间应观察药物副作用。输注的白细胞在体内存活时间短，反复使用会发生不良免疫反应，故仅用于严重感染时，而不作常规替代治疗。静脉注射丙种球蛋白治疗时，剂量应个体化，以能控制感染为宜。

4. 健康教育　介绍本病的病因、日常生活中预防感染的知识、疫苗接种的注意事项，指导合理喂养，做好患儿和家长的心理护理，树立信心。建议家族中有遗传性免疫缺陷病者进行遗传学咨询，对曾生育过免疫缺陷病患儿的孕妇，指导其尽早进行基因诊断，用以判断是否终止妊娠。

【小结】

原发性免疫缺陷病是免疫系统先天发育不良而导致机体免疫功能障碍的一组临床综合征。多发生于婴幼儿，临床以免疫功能低下，易发生反复而严重的感染为特征。采用替代治疗及免疫重建是主要的治疗方法。护理强调预防感染、合理饮食及严密观察病情等。

第三节　幼年特发性关节炎

幼年特发性关节炎（juvenile idiopathic arthritis，JIA）是儿童时期常见的风湿性疾病，以慢性关节滑膜炎为主要特征的自身免疫性疾病，伴全身多脏器功能损害。临床表现为长期不规则发热及关节肿痛，常伴皮疹、肝脾及淋巴结肿大和全身多脏器功能损害，若反复发作可致关节畸形和功能丧失，是儿童时期残疾或失明的重要原因。年龄越小，全身症状越重，年长儿常以关节受累为主。多见于 16 岁以下的儿童。

该病临床命名繁多，为便于国际协作组对这类疾病的研究，2001 年国际风湿病学会联盟（ILAR）儿科常委专家会议将"儿童时期（16 岁以下）不明原因关节肿胀、疼痛持续 6 周以上者"，命名为幼年特发性关节炎（JIA）。

【病因】

病因至今尚不明确，可能与感染、免疫、遗传等多种因素有关。

1. 感染因素　目前有许多关于细菌（链球菌、耶尔森菌、志贺菌、空肠弯曲菌和沙门菌属等）、病毒（细小病毒 B19、风疹病毒和 EB 病毒等）、支原体、衣原体感染与本病有关的报道，但都不能证实是引起本病的直接原因。

2. 免疫因素　很多研究证实本病为自身免疫性疾病：①部分患儿血清和关节滑膜液中存在类风湿因子（RF，抗变性 IgG 抗体）和抗核抗体（ANA）等自身抗体；②患儿血清及关节滑膜中补体水平下降，血清 IgA、IgM、IgG 增高；③外周血 $CD4^+T$ 细胞克隆扩增；④血清炎症细胞因子明显增高。

3. 遗传因素　很多资料证实本病有遗传学背景，研究最多的是人类白细胞抗原（HLA）。

4. 其他因素　关节的外伤、创伤，环境潮湿及气候变化，心理刺激等可为本病的诱因。

【发病机制】

各种感染性微生物的特殊成分作为外来抗原，作用于具有遗传学背景的人群，激活免疫细胞，通过直接损伤或分泌细胞因子和自身抗体触发异常免疫反应，引起自身免疫性组织损害和变性。特别是某些细菌、病毒的特殊成分（如 HSP，其结构与人类 MHCH 抗原具有同源性）作为超抗原，不需抗原提呈细胞的加工处理即可直接与具有特殊可变区 β 链（Vβ）结构的 T 细胞受体（TCR）结合而激活 T 细胞。VβT 细胞在超抗原刺激下被过度活化，从而发生细胞或细胞因子引起的免疫损伤。自身组织变性成分（内源性抗原），如变性 IgG 或变性的胶原蛋白，也可作为抗原引发针对自身组织成分的免疫反应，进一步加重免疫损伤（见图 16-1）。

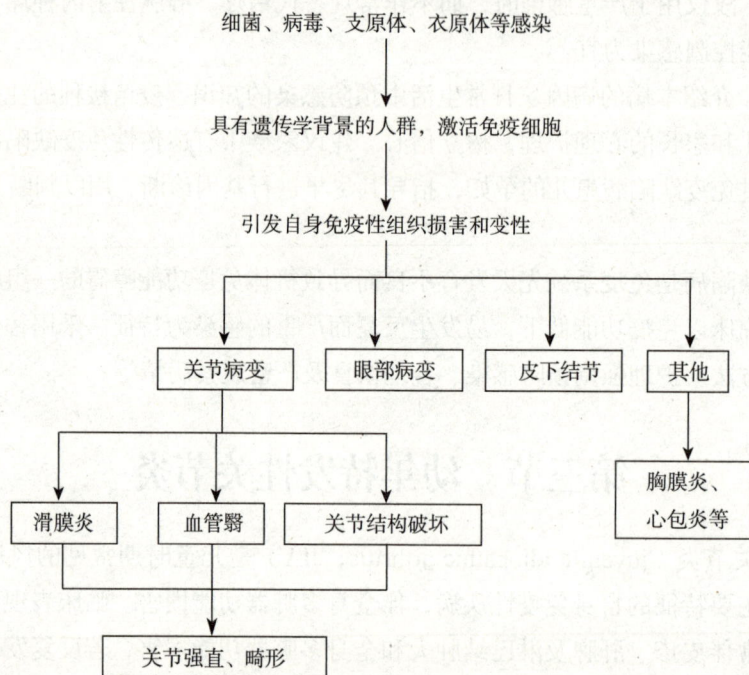

图 16-1　幼年特发性关节炎发病机制

【病理生理】

1. 关节病变　主要病理改变为关节的慢性非化脓性滑膜炎。早期表现为关节滑膜充血、水肿及淋巴细胞浸润，滑膜细胞坏死、糜烂，并覆有纤维样沉积物。病变进一步发展形成血管翳，逐渐延伸并覆盖关节软骨面，阻断软骨与滑液的接触，导致软骨营养障碍；同时血管翳中释放的某些水解酶具有侵蚀作用，使关节正常结构破坏，功能丧失，引起关节强直和畸形。

2. 皮下结节　位于受压或摩擦部位皮下组织，常见于鹰嘴突、腕部和踝部等处，直径由数毫米到数厘米，常对称发生。

3. 眼部病变　可引起眼虹膜睫状体炎、巩膜炎和角膜结膜炎等，甚至角膜软化穿孔。

4. 其他　可引起胸膜炎、心包炎和小动脉炎等。

【临床表现】

本病可发生于任何年龄，根据关节症状与全身症状分为以下几型。

1. 全身型　任何年龄皆可发病，但大部分起病于 5 岁以前。

（1）每日发热，至少 2 周以上，伴有关节炎，同时伴随以下（2）～（5）项中的一项或更多症状。

（2）短暂的、非固定的红斑样皮疹。

（3）淋巴结肿大。

（4）肝脾肿大。

（5）浆膜炎：如胸膜炎、心包炎。

（6）应排除下列情况：①银屑病患者；②6 岁以上 HLA-B27 阳性的男性关节炎患儿；③家族史中一级亲属有 HLA-B27 相关疾病（如强直性脊柱炎、急性前葡萄膜炎、骶髂关节炎等）；④两次类风湿因子阳性，两次间隔至少为 3 个月。

本型的体温每天在 37 ～ 40℃间波动，常呈弛张热。伴有一过性多形性红斑样皮疹，并随体温升降出现或消退。关节症状主要是关节痛或关节炎，发热时加剧，热退后减轻或缓解。部分有神经系统症状。

2. 多关节型

（1）类风湿因子阴性

1）发热最初 6 个月有 5 个以上关节受累，类风湿因子阴性。

2）应排除下列情况：①银屑病患者；②6 岁以上 HLA-B27 阳性的男性关节炎患儿；③家族史中一级亲属有 HLA-B27 相关疾病（如强直性脊柱炎、急性前葡萄膜炎、骶髂关节炎等）；④两次类风湿因子阴性，两次间隔至少为 3 个月；⑤全身型 JIA。

任何年龄都可起病，起病在 1 ～ 3 岁和 8 ～ 10 岁有两个高峰，女孩多见。受累关节≥5 个，多为对称性，大小关节均可受累，晨僵是本型的特点。

（2）类风湿因子阳性

1）发热最初 6 个月有 5 个及以上关节受累，类风湿因子阳性。

2）应排除下列情况：①银屑病患者；②6 岁以上 HLA-B27 阳性的男性关节炎患儿；③家族史中一级亲属有 HLA-B27 相关疾病（如强直性脊柱炎、急性前葡萄膜炎、骶髂关节炎等）；④全身型 JIA。

发病亦多见于女孩，多于儿童后期起病。临床表现基本与成人 RA 相同，关节症状较类风湿因子阴性型为重。除关节炎表现外，可出现类风湿结节。

3. 少关节型

（1）发病最初 6 个月有 1 ～ 4 个关节受累。可分为两个亚型，即持续型少关节型 JIA 和扩展型少关节型 JIA。

（2）应排除下列情况：①银屑病患者；②6 岁以上 HLA-B27 阳性的男性关节炎患儿；③家族史中一级亲属有 HLA-B27 相关疾病（如强直性脊柱炎、急性前葡萄膜炎、骶髂关节炎等）；④两次类风湿因子阳性，两次间隔至少为 3 个月；⑤全身型 JIA。

女孩多见，起病多在 5 岁前。常侵犯单个或 4 个以内的关节，多为非对称性，以肘、腕、膝、踝等大关节为主，大多无严重的关节活动障碍。20% ～ 30% 患儿发生慢性虹膜睫状体炎而造成视力障碍，甚至失明。

4. 与附着点炎症相关的关节炎

（1）关节炎合并附着点炎症，或关节炎，或附着点炎症伴有以下情况中至少 2 项：①骶髂关节压痛或炎症性腰骶部及脊柱疼痛，而不局限在颈椎；②HLA-B27 阳性；③6 岁以上的男性患儿；④家族史中一级亲属有 HLA-B27 相关疾病（如强直性脊柱炎、急性前葡萄膜炎、骶髂关节炎等）。

（2）应排除下列情况：①银屑病患者；②两次类风湿因子阳性，两次间隔为 3 个月；③全身型 JIA。

男孩多见，多于 6 岁以上起病。首发症状为四肢关节炎，以下肢大关节如髋、膝、踝关节受累多见，表现为关节肿、痛和活动受限。患儿还可伴有反复发作的急性虹膜睫状体炎和足跟疼痛。本型 HLA-B27 阳性者占 90%，多有家族史。

5. 银屑病性关节炎

（1）1 个或更多的关节炎合并银屑病，或关节炎合并以下任何 2 项：①指（趾）炎；②指（趾）甲凹陷或指（趾）甲脱离；③家族史中一级亲属有银屑病。

（2）应排除下列情况：① 6 岁以上 HLA-B27 阳性的男性关节炎患儿；②家族史中一级亲属有 HLA-B27 相关疾病（如强直性脊柱炎、急性前葡萄膜炎、骶髂关节炎等）；③两次类风湿因子阳性，两次间隔为 3 个月；④全身型 JIA。

儿童时期本型罕见，女性多见，男女发病之比为 1∶2.5。关节炎多为非对称性分布，大小关节均可受累。典型症状为指（趾）炎。40% 患者有银屑病家族史。

6. 未定类的幼年特发性关节炎　不符合上述任何一项或符合上述两项以上类别的关节炎。

【辅助检查】

1. 血液检查　活动期常见轻中度贫血；外周血白细胞总数和中性粒细胞增高，可伴类白血病反应；血沉增快；C- 反应蛋白、黏蛋白增高。

2. 免疫学检查　IgG、IgA、IgM 增高，部分病例类风湿因子和抗核抗体可为阳性。

3. X 线检查　早期可见关节附近软组织肿胀，关节周围骨质疏松；晚期可见关节面骨破坏，关节腔变窄，关节面融合，骨膜反应和关节半脱位。骨放射性核素扫描、MRI 有助于发现骨关节损害。

【治疗要点】

治疗原则为控制病变的活动度，减轻或消除关节疼痛和肿胀；预防感染和控制关节炎症；预防关节功能不全和残疾；恢复关节功能及正常生活和劳动能力。

1. 一般治疗　除急性发热外，不主张过多的卧床休息。症状缓解后加强功能锻炼及体育活动，确保肢体功能。鼓励患儿参加正常活动和上学，克服患儿因患慢性疾病或残疾而造成的自卑心理，增强自信心。对已出现的严重关节畸形，必要时可行矫形术如滑膜切除术、人工关节置换术等。

2. 药物治疗

（1）非甾体类抗炎药（NSAIDs）：为治疗 JIA 的一线药，对控制疼痛和炎症有效。常用药物有肠溶阿司匹林（ASP）、萘普生、布洛芬、双氯芬酸钠、尼美舒利等。阿司匹林推荐剂量为每日 60～90mg/kg，分 4～6 次口服，病情缓解后逐渐减量，以最低临床有效剂量维持，可持续数月至数年。萘普生 10～15mg/（kg·d），分 2 次口服，布洛芬 50 mg/（kg·d），分 2～3 次口服，症状控制后逐渐减量停药。

（2）缓解病情抗风湿药（DMARDs）：为治疗 JIA 的二线药，因出现临床疗效所需时间较长，又称慢作用抗风湿药。在患儿尚未发生骨侵蚀或关节破坏时，及早使用，可控制病情加重。常用药物有羟氯喹、柳氮磺吡啶等。羟氯喹 5～6mg/（kg·d）（< 0.25g/d），分 1～2 次口服，疗程 3 个月至 1 年。柳氮磺吡啶 50mg/（kg·d），服药 1～2 个月起效。

（3）肾上腺皮质激素：可减轻关节炎症状，但不能阻止关节破坏，一旦停药会严重复发，因此不作为首选或单独使用药物，应严格掌握用药指征。一般采用泼尼松，危重病例可用甲基泼尼松龙冲击治疗。

（4）免疫抑制剂：依据 JIA 不同的临床类型选择使用环孢素 A、环磷酰胺、雷公藤总苷等，使用时要注意药物的有效性和安全性的评价。

（5）其他：大剂量丙种球蛋白治疗难治性全身型 JIA 的疗效尚待确认。抗肿瘤坏死因子（TNF）- α 单克隆抗体对多关节型 JIA 有一定疗效。可用中药制剂治疗。

3. 理疗 对保持关节活动、肌力强度极为重要。尽早开始保护关节活动及维持肌肉强度的锻炼，有利于防止发生或纠正关节残疾，从而改善关节的功能。

【护理评估】

1. 健康史 了解患儿的年龄，有无不明原因的关节肿胀、疼痛；有无感染性疾病史；有无关节外伤等情况。

2. 身体状况 评估患儿关节活动情况；评估患儿关节症状与全身症状，确定临床类型。结合血液和免疫学检查，及影像学检查结果，检测患儿关节情况。

3. 心理 - 社会状况 应评估患儿及家长对疾病的认知情况；评估患儿及家长的心理状况。

【护理诊断 / 合作性问题】

1. 体温过高 与非化脓性炎症有关。

2. 疼痛 与关节肿胀与炎症有关。

3. 躯体活动障碍 与关节疼痛、畸形有关。

4. 焦虑 与发生关节强直畸形有关。

5. 潜在并发症 药物的副作用。

【护理措施】

1. 一般护理 注意防寒、防潮和保暖，尤其在气候变化反常时。阴雨寒湿天气更应注意保护，可在疼痛处加用护套，避免病情加重或急性发作。急性期卧床休息，症状缓解后加强功能锻炼及体育活动，鼓励患儿参加正常活动和上学。少食辛辣刺激食物，给予高热量、高蛋白、高维生素、易消化的饮食。

2. 病情观察 监测生命体征，注意体温变化；观察有无皮疹、眼部受损及心功能不全表现；观察关节肿胀、疼痛情况及有无活动障碍和畸形；动态观察 X 线胸片及实验室检查结果。

3. 对症护理

（1）降温：高热时物理降温（有皮疹者忌酒精擦浴），及时擦干汗液，更换衣服，保持皮肤清洁，防止着凉。鼓励患儿多饮水，必要时遵医嘱给予抗炎药物。

（2）减轻关节疼痛：急性期卧床休息，观察关节炎症状，如有无晨僵、疼痛、肿胀、热感、运动障碍及畸形，利用夹板、沙袋、支被架等固定保护患肢及减轻关节疼痛。教会患儿用放松、分散注意力的方法控制疼痛或局部湿热敷止痛。

（3）维护关节正常功能：急性期后尽早开始关节的康复治疗，指导家长帮助患儿做被动运动和按摩，对留有关节畸形的患儿，应注意防止外伤。可将治疗性运动融入到游戏中，如游泳、抛球、捏黏土等，注意循序渐进，持之以恒，以恢复关节功能，防止畸形。运动中注意观察患儿情况，若运动后患儿的关节肿胀疼痛状况加重，暂时停止运动。

（4）心理护理：关心患儿，多与之沟通，了解患儿的心理感受，及时给予情感支持。向患儿及家长介绍疾病的相关知识，建立战胜疾病的信心。

4. 用药护理 注意观察药物不良反应。非甾体类抗炎药不良反应有胃肠道反应、肝肾功能损害、过敏反应，对凝血功能和中枢神经系统亦有影响，长期服药的患儿应每 2 ～ 3 个月检查血象和肝、肾功能；羟氯喹的不良反应有视网膜炎、白细胞减少、肌无力和肝功能损害，长期服用的患儿应定期进行眼科、血常规、肝功能及神经肌肉等检查；柳氮磺吡啶的不良反应有恶心、呕吐、皮疹、哮喘、溶血性贫血、骨髓抑制、中毒性肝炎和不育症，应定期随访血常规和肝功能；肾上腺皮质激素长期使用不良反应包括免疫抑制、库欣综合征、高血压、骨缺血坏死、诱发神经精神症状及消化系统溃疡、骨质疏松、生长发育受抑制等，不建议银屑病性关节炎患儿使用肾上腺皮质激素；免疫抑制剂的不良反应有胃肠道反应、肝损害、口腔溃疡、骨髓抑制等，补充叶酸可减少胃肠道反应和口腔溃疡。如有异常情况，及时通知医生协助处理。

5. 健康教育 向家长和年长儿介绍本病的病因、治疗进展和相关康复信息，增进信心。JIA总体预后较好，如果积极配合治疗和康复锻炼，75% 患儿不会严重致残，并发症主要是关节功能丧失和虹膜睫状体炎所致的视力障碍。指导家长不要过度保护患儿，积极让患儿接触社会，对患儿的独立进行奖赏，鼓励患儿参与正常的学习和活动，促进身心健康发展。日常生活要注意避免寒冷、潮湿、疲劳、营养不良、跌扑损伤、精神紧张忧惧等诱因，以免加重病情或急性发作。

【中医概要】

本病属于中医"痹病"范畴。主要病因病机为小儿素体禀赋不足、脏腑虚弱、腠理不固，外感风寒湿热等邪侵入人体，痹阻关节、经络，气血运行不畅，则关节肿痛；日久则化痰成瘀，痰瘀互结致关节僵硬变形，屈伸受限；病邪内舍于脏，致心、脾、肝、肾等内脏虚损，精血不足，筋骨失养，渐致筋挛骨松，关节变形。病位主要在肢体、经络、关节，累及心、脾、肝、肾。常见证型为风湿热痹、痰瘀痹阻、肝肾亏虚。本病初起实证多见，治疗应以祛邪为先，治以祛风散寒、清热化湿、蠲痹通络；病久可致血瘀，治以活血化瘀；久病耗伤气血，损及肝肾，治以滋补肝肾、养血通络。关节肿痛患儿可给予海风藤、海桐皮、两面针、桂枝、红花、透骨草各 30 克，水煎后熏洗关节处，每次 20 ～ 30 分钟，每日 1 ～ 2 次。也可采用针灸疗法，宜用平补平泻法，每日 1 次。

【小结】

幼年特发性关节炎（JIA）是儿童时期常见的风湿性疾病，以慢性关节滑膜炎为特征，主要表现为发热及关节肿痛，反复发作可致关节畸形。治疗上注意控制临床症状，防止关节畸形，并控制炎症，减少复发。护理上注意观察病情，维护关节正常功能及减轻疼痛。

第四节　过敏性紫癜

过敏性紫癜（anaphylactoid purpura）又称亨 - 舒综合征（Henoch-Schonlein syndrome）（Henoch-Schonlein purpura，HSP），是以小血管炎为主要病变的系统性血管炎。临床以非血小板减少性紫癜，常伴关节疼痛、腹痛、便血、血尿和蛋白尿为特点。多发生在 2 ～ 8 岁儿童，男孩较女孩多见；四季均有发病，以春秋两季多见。

【病因及发病机制】

尚不清楚，目前认为与食物过敏（蛋类、乳类、豆类等）、药物（阿司匹林、抗生素等）、微生物（细菌、病毒、寄生虫等）感染、花粉、虫咬、疫苗接种、麻醉、恶性病变等因素有关，但均无确切证据。研究表明，A 组溶血性链球菌感染是诱发本病的重要原因。目前认为该病的发生可能是各种刺激因子，包括感染原和过敏原作用于具有敏感素质的机体，激发 B 细胞克隆扩增而导致 IgA 介导的系统性血管炎。

【病理】

基本病理改变为广泛的白细胞碎裂性小血管炎，以毛细血管炎为主，可波及小静脉和小动脉。病变累及皮肤、肾脏、关节及胃肠道，少数涉及心、肺等脏器。皮肤和肾脏荧光显微镜下可见 IgA 为主的免疫复合物沉积。

【临床表现】

多为急性起病，首发症状以皮肤紫癜为主，少数患者为腹痛、关节炎或血尿、蛋白尿等，各种症状可以不同组合。起病前 1～3 周常有上呼吸道感染史，约半数患儿伴有低热、乏力、精神萎靡等全身症状。

1. 皮肤紫癜 常为首发症状，反复出现为本病特征。多见于四肢和臀部，对称分布，分批出现，躯干和面部少见。初为紫红色斑丘疹，高出皮肤，压之不褪色，此后颜色加深呈暗紫色，最后转变为棕褐色而消退。可伴有荨麻疹和血管神经性水肿。少数重症患儿紫癜可融合成大疱伴出血性坏死。皮肤紫癜一般在 4～6 周后消退，部分患儿间隔数周、数月后复发。

2. 胃肠道症状 约 2/3 患儿可出现胃肠道症状，一般以脐周或下腹部阵发性剧烈疼痛为主，伴有呕吐，但呕血少见。部分患儿可见黑便或血便，偶见并发肠套叠、肠梗阻、肠穿孔及出血坏死性小肠炎。出现肠道症状及严重并发症的主要原因是血管炎导致的肠壁水肿、坏死、出血或穿孔。

3. 关节症状 约 1/3 患儿出现关节肿痛，多累及膝、踝、肘、腕等大关节，表现为关节肿胀、疼痛和活动受限，多在数日内消失，不遗留关节畸形。

4. 肾脏症状 30%～60% 的患儿出现肾脏损害的临床表现。是否会引起肾脏病变，及肾脏病变的严重程度，是决定远期预后的关键性因素。多发生在起病 1 个月内，症状轻重不一。多数患儿出现血尿、蛋白尿和管型，伴血压增高和水肿，称为紫癜性肾炎；少数呈肾病综合征表现。大多数患儿肾脏损害较轻，能完全恢复；少数发展为慢性肾炎，死于慢性肾衰竭。

5. 其他 偶可发生颅内出血，导致失语、瘫痪、惊厥、昏迷。少数患儿表现为出血倾向，如鼻出血、牙龈出血、咯血等。

【辅助检查】

1. 实验室检查

（1）血液检查：白细胞正常或增加，中性粒细胞和嗜酸性粒细胞可增高；血小板计数正常或升高，出血和凝血时间正常，血块退缩试验正常，部分患儿毛细血管脆性试验阳性；血沉轻度增快；血清 IgA 升高，IgG、IgM 正常或升高；重症患儿的血浆黏度增高。

（2）尿液检查：可有红细胞、蛋白和管型，重症有肉眼血尿。

（3）大便检查：部分患儿大便隐血试验阳性。

2. 其他检查 腹部 B 超有助于早期诊断肠套叠；肾穿刺有助于肾脏病变的诊断。

【治疗要点】

1. 一般治疗 卧床休息，积极寻找和祛除致病因素，控制感染，补充维生素。有荨麻疹或血管神经性水肿时，应用抗组胺药物和钙剂；腹痛应用解痉剂；消化道出血时禁食，静脉滴注西咪替丁，必要时输血。

2. 抗凝治疗 阿司匹林、双嘧达莫（潘生丁），可阻止血小板聚集和血栓形成；肝素可降低紫癜性肾炎的发生。

3. 糖皮质激素和免疫抑制剂　急性期应用激素能缓解腹痛和关节痛，但不能预防肾脏损害的发生，亦不能影响预后，因此不建议应用激素药物预防紫癜的发生。泼尼松每日 1 ～ 2mg/kg，分次口服，或用地塞米松、甲基泼尼松龙每日 5 ～ 10mg/kg，静脉滴注，症状缓解后即停用。重症过敏性紫癜性肾炎可加用免疫抑制剂，如环磷酰胺、硫唑嘌呤或雷公藤多苷片等。

4. 其他　钙拮抗剂如硝苯地平、非甾体抗炎药如吲哚美辛等有利于血管炎的恢复。中成药如贞芪扶正冲剂、复方丹参片、银杏叶片等，可补肾益气，活血化瘀。

【护理评估】

1. 健康史　了解患儿的年龄；评估患儿的营养状况；有无过敏史等情况。

2. 身体状况　评估患儿皮疹特征，如皮疹的出现顺序、性质、颜色等，以及出疹前有无发热等前驱表现；观察患儿有无消化道、关节及肾脏症状的临床表现。分析实验室和影像学检查结果，检测有无提示过敏史紫癜的结果。

3. 心理－社会状况　应评估患儿及家长对疾病的应对及防治情况；评估患儿家庭居住环境对疾病的认知情况及防治策略。

【护理诊断 / 合作性问题】

1. 皮肤完整性受损　与血管炎有关。

2. 疼痛　与关节肿痛、肠道变态反应性炎症有关。

3. 潜在并发症　紫癜性肾炎、消化道出血。

【护理措施】

1. 一般护理　发病期间饮食宜清淡，忌食虾蟹、肥甘厚腻及辛辣食物，适当增加富含维生素C 的食物。有消化道出血时，应卧床休息，限制饮食，给予无渣流质饮食，出血量多时禁食，必要时静脉补充营养。

2. 病情观察　观察患儿发病前有无低热、咽痛等上呼吸道感染及全身不适等症状；观察皮疹情况，如形态、颜色、数量、分布等，每日记录皮疹变化情况；观察有无腹痛、呕血、便血及血尿、蛋白尿等；观察四肢大小关节有无肿痛和活动受限等；及时了解实验室及其他检查结果。

3. 对症护理

（1）皮肤护理：保持皮肤清洁，衣被宜柔软、宽松并保持清洁、干燥。如有皮肤破损或破溃需及时处理，防止出血和感染。

（2）减轻关节肿痛：保持患肢功能位，教会患儿放松和分散注意力的方法，根据病情选择合适的理疗方法，协助患儿取舒适体位。

（3）腹痛护理：应卧床休息，腹痛时按医嘱使用肾上腺皮质激素，禁止腹部热敷，以防肠出血。

4. 用药护理　患儿关节肿痛或腹部疼痛时，遵医嘱使用肾上腺皮质激素治疗，注意观察药物的副反应。

5. 健康教育　过敏性紫癜可反复发作或并发肾脏损害，给患儿及家属带来不安和痛苦，应针对具体情况给予解释，帮助其树立战胜疾病的信心。教会家长和患儿如何观察病情，指导合理调配饮食，避免接触各种过敏原，出院后定期复查，及早发现并发症。

【中医概要】

本病属于中医"血证""紫癜风""肌衄"等范畴。本病多因外感时邪，热毒内蕴，或久病伤阴所致。病机要点为邪热伤络，迫血妄行，血不循经，泛溢肌肤而发为紫癜；内伤胃肠血络，症见腹痛、呕血、便血；下注膀胱则见尿血；瘀热阻滞四肢经络，则为关节肿痛。病变以侵犯营血为甚，随病情发展可累及心、肝、脾、肾。常见证型为风热伤络、血热妄行、湿热痹阻、气不摄血、阴虚火旺。本病多因热而生，故治疗宜解毒凉血化瘀。风热伤络，宜祛风清热，凉血安络；血热妄行，宜清热解毒，凉血化瘀；湿热痹阻，宜清热祛湿，活血通络；气不摄血，宜健脾益气，养血摄血；恢复期或久病者耗气伤阴，气阴亏虚，阴虚火旺，宜滋阴凉血。患儿发病期饮食宜清淡、富于营养、易消化，忌辛辣、炙煿、煎炸类食品及虾蟹等易过敏食物。急性期或出血期，应卧床休息，限制活动。

【小结】

过敏性紫癜是以小血管炎为主要病变的系统性血管炎。临床表现为皮肤紫癜，并常伴有关节疼痛、腹痛、便血、血尿和蛋白尿。本病无特效疗法，主要以对症和支持治疗为主。护理措施以健康教育、休息护理、饮食护理和维持关节正常功能为重点。

第五节 川崎病

川崎病（kawasaki disease，KD），又称皮肤黏膜淋巴结综合征（mucocutaneous lymphnode syndrome，MCLS）是一种以全身中、小动脉炎为主要病变的急性发热性出疹性疾病。在 1967 年由日本川崎富首先报道，现已经成为我国常见的儿科住院疾病之一。主要表现为急性发热、皮肤黏膜病损和淋巴结肿大。其最严重的危害是冠状动脉损伤所引起的冠脉扩张和冠状动脉瘤，是儿童期后天性心脏病的主要病因之一。世界各国均有发病，亚洲特别是日本为高发地区。发病年龄以婴幼儿多见，87.4% 在 5 岁以下，男孩多于女孩，四季均可发病。

【病因】

病因不明。流行病学资料显示与病毒（逆转录病毒）、化脓菌（葡萄球菌、链球菌）、支原体、丙酸杆菌等感染有关，但尚未得到证实。

【发病机制】

发病机制尚不清楚，目前认为是易患宿主对多种感染病原体触发的一种免疫介导的全身性血管炎。

【病理】

本病基本病理变化为全身性血管炎，好发于冠状动脉。

【临床表现】

1. 主要表现

（1）发热：39℃～40℃，呈稽留或弛张热型，持续 7～14 天或更长，抗生素治疗无效。

（2）皮肤表现：皮疹在发热时或发热后出现，呈多形性皮斑和猩红热样皮疹，常在第 1 周出现。肛周皮肤发红、脱皮。

（3）球结合膜充血：起病 3～4 天出现双侧眼球结膜充血，无脓性分泌物，于热退后消散。

（4）唇及口腔表现：唇充血皲裂，口腔黏膜弥漫充血，舌乳头突起、充血，呈杨梅舌。

（5）手足症状：急性期手足硬性水肿和掌跖红斑，恢复期指（趾）端膜状脱皮，指（趾）甲有横沟，重者指（趾）甲亦可脱落，为川崎病的典型临床表现。

（6）颈淋巴结肿大：病初出现，单侧或双侧，坚硬有触痛，表面不红，无化脓，热退时消散。

2. 心脏表现 于病后 1～6 周可出现心包炎、心肌炎、心内膜炎、心律失常等。冠状动脉损害多发生于病后 2～4 周，也可发生在疾病恢复期。心肌梗死和冠状动脉瘤破裂可致心源性休克，甚至猝死。

3. 其他　可有间质性肺炎、无菌性脑膜炎、消化系统症状（呕吐、腹痛、腹泻、麻痹性肠梗阻、肝肿大、黄疸等）、关节痛和关节炎。卡介苗接种后 3 个月～ 3 年内，在接种的瘢痕处再次出现红斑，对诊断 KD 有重要价值。

【辅助检查】

1. 血液检查　急性期白细胞及中性粒细胞数增高，伴核左移。过半数患儿可见轻度贫血。血沉明显增快，C- 反应蛋白增高。

2. 免疫学检查　血清 IgG、IgM、IgA、IgE 和血循环免疫复合物增高；总补体和 C_3 正常或增高。

3. 心血管系统检查　心脏受损者可见心电图和超声心动图改变。心电图以 ST 段和 T 波异常多见，也可显示 P–R 间期、Q–T 间期延长，异常 Q 波。急性期超声心动图，是本病最重要的辅助检查，可见心包积液，左室内径增大，二尖瓣、主动脉瓣或三尖瓣反流；可有冠状动脉异常，如冠状动脉扩张（直径＞ 3mm，≤ 4mm 为轻度；4 ～ 7mm 为中度）、冠状动脉瘤（≥ 8mm）、冠状动脉狭窄等。超声波检查有多发性冠状动脉瘤，或心电图有心肌缺血表现者，应进行冠状动脉造影，明确病变程度，指导治疗。

【治疗要点】

尽早服用阿司匹林和静脉注射丙种球蛋白控制炎症，预防和减轻冠状动脉病变发生；病情严重患儿可考虑使用糖皮质激素（不主张单独使用），血小板显著增多或血栓形成者加用双嘧达莫，同时根据病情给予对症和支持治疗。患儿出现严重的冠状动脉病变，需要进行冠状动脉搭桥术。

【护理评估】

1. 健康史　了解患儿的年龄；评估患儿的营养状况；有无感染史等情况。

2. 身体状况　评估患儿皮疹特征，如皮疹的出现顺序、性质、颜色等，以及出疹前有无发热等前驱表现；评估患儿有无心血管损害的表现，如面色、心率、精神状况、心音等。分析实验室、影像学和心血管系统检查结果。

3. 心理－社会状况　应评估患儿及家长对疾病的应对及防治情况；评估患儿家庭居住环境，及对疾病的认知情况及防治策略。

【护理诊断 / 合作性问题】

1. 体温过高　与感染、免疫反应等因素有关。

2. 皮肤完整性受损　与小血管炎致皮肤、黏膜病变有关。

3. 潜在并发症　心脏受损。

【护理措施】

1. 一般护理　病室温湿度要适宜，急性期患儿应绝对卧床休息。鼓励患儿多饮水，给予营养丰富、清淡易消化的流质或半流质饮食，忌生硬、辛辣的食物。

2. 病情观察　密切监测患儿生命体征，观察有无发热、皮肤黏膜受损、皮疹及淋巴结肿大，观察是否出现心血管损害表现，如面色、心率、心律、心音、心电图异常等，如有应及时通知医生并处理。

3. 对症护理

（1）降温：定期监测体温，每 4 小时测量 1 次。可进行温水擦浴，并在腋下、腹股沟、腘窝等处适当停留以促进散热。若降温效果不佳，可口服退热药，或肌内注射安痛定，也可予生理盐水灌肠降温。

（2）皮肤护理：保持皮肤清洁，衣被平整、干燥、轻软。剪短患儿指甲，防止抓伤皮肤。对半脱痂皮者，用清洁剪刀剪除，嘱家长及患儿避免用力撕脱，应待其自然脱落，以免引起感染。

（3）黏膜护理：保持口腔清洁，每日晨起、睡前、餐前、餐后漱口，可增进食欲并防止继发感染。口唇干裂时涂唇油保护，用软毛牙刷刷牙，避免食用煎炸、带刺（或含骨头的食物）、坚果、质硬水果（如甘蔗）等，以免造成口腔黏膜机械性损伤，必要时遵医嘱给予药物涂擦口腔创面。保持眼的清洁，每日用生理盐水洗眼 1～2 次，或涂眼膏，预防感染。

4. 用药护理　使用阿司匹林时注意观察是否有出血倾向，静脉注射丙种球蛋白注意观察有无过敏反应，一旦发生，应及时处理。

5. 健康教育　向家长介绍病情及相关知识。指导家长观察病情，定期复查。无冠状动脉病变的患儿，于出院后 1 个月、3 个月、6 个月及 1 年全面复查 1 次（包括体格检查、心电图和超声心动图检查等）。有冠状动脉病变者应密切随访。

【中医概要】

本病属于中医"温病"范畴。本病病机为温邪毒热炽盛、瘀血内阻。本病由于感受温热毒邪，邪从口鼻而入，犯于肺卫，入里化火，蕴于肺胃，肺胃炽热，上循口咽，熏蒸营血，充斥内外，症见高热、口腔黏膜及眼结膜充血、皮疹。热毒炽盛，随营血走窜流注，可内陷于心，或滞留筋脉、关节、肌肉，或影响三焦气化，甚至可累及心、肝、肾等三脏，以心为甚。常见证型为卫气同病、气营两燔、气阴两伤。本病基本治则为清热解毒，活血化瘀。卫气同病，宜清热解毒、辛凉透表；气营两燔，配合凉血、活血；热退气阴两伤，宜益气养阴。

【小结】

川崎病是一种以全身血管炎为主要病变的急性发热性出疹性疾病。临床表现为急性发热、皮肤黏膜病损和淋巴结肿大，病变可引起冠状动脉损害，是儿童期后天性心脏病的主要病因之一。川崎病患儿护理强调休息，注意防治感染，加强皮肤和黏膜护理，密切观察病情，预防心血管并发症，定期复查和随访。

【思考题】

1. 试述过敏性紫癜与川崎病的鉴别诊断。
2. 简述如何指导幼年特发性关节炎患儿及其家属进行关节功能锻炼。
3. 简述常见免疫性疾病患儿使用肾上腺皮质激素过程中的用药护理。

第十七章
遗传性疾病患儿的护理

学习目标

【知识目标】

1. 能复述遗传性疾病的种类和遗传方式，遗传性疾病的预防方法。

2. 能描述21-三体综合征和苯丙酮尿症的病因及发病机制和典型临床表现。

3. 能解释21-三体综合征、苯丙酮尿症、糖原累积病患儿的护理问题及护理措施。

【能力目标】

1. 能指导21-三体综合征患儿进行居家护理。

2. 能对苯丙酮尿症患儿进行饮食指导。

3. 能正确指导和宣传遗传性疾病的预防方法。

【素质目标】

1. 爱护患儿，减轻患儿和家长对疾病预后的恐惧和焦虑，帮助他们正确面对疾病带来的问题，积极面对生活，提高生活质量。

2. 对合并神经损伤并发症的患儿，一视同仁，消除社会偏见，提高家长、社会对遗传性疾病的认识。

第一节 概 述

遗传性疾病是指遗传物质发生改变而引起的或者是由致病基因所控制的疾病，具有先天性、终身性和家族性的特点。近年来，随着遗传性疾病的诊治水平的进步，DNA水平上的基因突变，拷贝数变异以及甲基化异常等所致疾病通过基因分析获得诊断，并能预测疾病的严重程度。

遗传性疾病涉及全身各个系统，可导致机体畸形，代谢异常，神经和肌肉功能障碍。据人类孟德尔遗传网站（Online Mendelian Inheritance in Man，OMIM，https://www.omim.org/）等统计，遗传性疾病的种类超过2万种，临床表型和致病基因都明确的遗传性疾病5000余种。随着新生儿疾病筛查、产前筛查和产前诊断的进步，推动遗传性疾病的早期诊断和预防，同时，饮食治疗和药物治疗的发展，改善了患者的预后。

【遗传性疾病的种类】

临床上根据遗传物质的结构和功能改变的不同，将遗传性疾病分为五大类：

1. 单基因遗传性疾病　指一对基因突变所致的遗传性疾病，根据孟德尔遗传规律又分为常染色体显性遗传、常染色体隐性遗传，X 连锁显性、隐性遗传，Y 连锁遗传。

（1）常染色体显性遗传：致病基因在常染色体上，如果父母带有致病基因是显性，子代有 50% 的患病概率，男女得病机会均等，没有携带者，如遗传性红细胞增多症、多指畸形等。

（2）常染色体隐性遗传：致病基因在常染色体上，一对基因全是致病基因即纯合子时才致病，仅有一个致病隐性基因（杂合子）的个体并不发病，近亲婚配发病率高，如苯丙酮尿症、白化病、肝豆状核变性等。

（3）X 伴性连锁遗传：定位于 X 染色体上的致病基因随 X 染色体而传递疾病，分为：① X 伴性显性遗传，致病基因位于 X 性染色体，男女均可患病。女性患者将疾病传给子和女，患病概率各为 1/2。男性患者可将疾病传给女，但不传给子，因此，女患病，子正常。这类遗传性疾病比较少见。如抗维生素 D 佝偻病、遗传性肾炎等。② X 伴性隐性遗传，致病基因一般在 X 染色体上，临床上常以男性患者多见。这是因为男性只有一个 X 染色体，只要一个 X 染色体上有致病基因，就可表现出疾病的症状。而女性则有两个 X 染色体，一个染色体带有致病基因，而另一个为正常基因时，为疾病的携带者，临床表现为正常的个体。除非女性两个染色体都带有致病基因，临床上才会出现症状。

（4）Y 连锁遗传：致病基因定位于 Y 染色体上，随 Y 染色体而传递疾病。只有男性发病，由父传子，故又称为全男性遗传，如耳毛性状的遗传。

2. 多基因遗传性疾病　由多个基因与环境因素共同作用引起的，其遗传方式不符合孟德尔遗传定律，常表现为家族倾向，又有性别和种族差异，群体患病率较高为 0.1% ～ 1%。在这类疾病中多个基因共同作用形成累积效应，每个基因的贡献率不是等同的，可能存在起主要作用的基因（主基因），主基因也可能存在显性、隐性关系。这些基因的总和加上环境因素的影响，决定了个体的疾病症状。多基因遗传病包括常见的高血压、糖尿病、肿瘤、精神疾病等慢性病。

3. 染色体疾病　染色体畸变是临床最常见的遗传性疾病之一，是指染色体的数目增多或减少，形态、结构的改变，如缺失、易位、畸形使染色体上的基因发生数量或排列顺序上的改变引发疾病，其中常见类型为各种三体综合征、多 X 染色体、染色体部分缺失或增多，主要是细胞减数分裂或有丝分裂过程中，出现局部或整条染色体分配不平衡所致。如 21- 三体综合征、猫叫综合征等。

4. 线粒体病　线粒体是真核细胞中具有自主 DNA 的细胞器，线粒体中完成很多重要的生化过程包括三羧酸循环、β - 氧化、氧化磷酸化等，是能量代谢的中心。线粒体 DNA 是独立于细胞核染色体之外的一组基因组，其突变或异常会导致人体几乎所有组织器官发生疾病，如线粒体肌病、线粒体脑病（脑肌病）、视神经疾病、耳聋等。线粒体疾病多以母系遗传为特征。线粒体功能缺陷导致的疾病非常复杂，由于线粒体蛋白质是由核基因组和线粒体 DNA 基因组共同编码的，其疾病的遗传方式可能是常染色体显性或隐性遗传，也可能是不遵循孟德尔遗传定律的母系遗传。疾病表现复杂，累及多系统器官，且相同突变在不同个体的临床表现具有差异性，环境因素和遗传背景对疾病的发生发展有复杂影响。

5. 基因组印记　基因组印记又称遗传印记，是指基因根据亲代的不同而有不同的表达。临床上，控制某一表型的一对等位基因因亲源不同而呈差异性表达，即等位基因的表达，如来自父源或母源有不同的表达形式。

【遗传性疾病的诊断及意义】

早期诊断遗传性疾病对部分可知的遗传性疾病及早治疗，避免严重症状的发生，同时有助于在亲属中早期检查，尽早干预。此外，对于已诊断的遗传性疾病的家庭可以进行遗传咨询等。

遗传性疾病诊断首先依赖于病史、症状、体征及常规辅助检查等。家谱分析是遗传病诊断的重要依据；典型临床症状、体征是诊断的基础。传统细胞遗传学（染色体核型分析、FiSH、aCGH）技术是染色体病确诊的关键。遗传代谢病的诊断主要依赖实验室检查，如血尿串联质谱和代谢物检测、酶活性分析和遗传学技术等。诊断遗传性疾病常从以下几个方面诊断：

1. 病史采集　询问患儿是否存在新生儿期出现持续黄疸不退、腹泻、惊厥、酸中毒、生长发育落后、畸形等病史，并对此类患儿母亲妊娠史、孕期用药史、自然流产史等进行采集。

2. 家族史　进行家族谱系分析，可以了解先证者家族成员的患病情况，有助于区分患者是否患有遗传性疾病。

3. 体格检查　染色体病的共同特征是多发性先天畸形，常伴体格及智能障碍。在体格检查时，注意头面部头围大小、耳位高低、眼距是否正常、有无唇裂等，躯干及四肢注意特殊皮纹，皮肤毛发颜色，有无指（趾）畸形，有无异常的汗味或尿味，肝脾大小等，有无特殊体位等异常体征，有助于遗传性疾病的诊断。

4. 实验室诊断　根据临床特征选择相应的实验室检查协助诊断。

（1）染色体核型分析：染色体核型分析是将一个处于有丝分裂中期的细胞全部染色体按大小及形态特征，有秩序地配对排列，观察有无染色体数目或结构异常，是经典的细胞遗传检测技术。

（2）荧光原位杂交（FiSH）技术：此技术是用荧光素标记的特定 DNA 作为探针进行原位杂交来检测患者样本中的目的 DNA 的序列。通过显微镜实时观察到探针信号的有无及在染色体的位置上。主要用于染色体的微小缺失。

（3）基因芯片技术：它通过一次实验对某一样本的整个基因组进行检查。具有检测高通量、分辨率高的特点，是遗传学检测的重大进展。

（4）DNA 分析：在 DNA 水平上对受检者的某一特定致病基因进行分析和检测，达到对疾病进行特异性分子诊断的目的。基因诊断在临床诊断和产前诊断中占有很重要位置，能够在基因水平诊断遗传性疾病及其携带者。

（5）DNA 测序（DNA sequencing）：基因诊断在临床诊断和产前诊断中占有重要地位，能够在基因水平诊断遗传病，也可检测出携带者，是一种快速、灵敏和准确的检测手段。DNA 扩增技术，如聚合酶链反应（polymerase chain reaction，PCR）现已广泛用于目的基因的扩增、基因的体外突变、DNA 的微量分析及 mRNA 含量分析。

（6）生化学检查：测定血、尿等体液中的生化代谢物质，例如血糖、血氨、电解质、酮体、乳酸 / 丙酮酸、尿酸等。近年开展的遗传代谢病串联质谱检测技术（MS/MS）、气相色谱 – 质谱技术（GC/MS）已逐步成为遗传代谢病的常规检测工具，特别是串联质谱技术能对微量血一次进行几十种氨基酸、有机酸、脂肪酸代谢性疾病的检测，在临床检验中发挥着重要作用。测定红细胞、白细胞、皮肤成纤维细胞中酶活性是诊断某些遗传代谢病的重要依据。

（7）其他诊断技术：遗传性疾病涉及多个器官、系统功能或结构异常，因此病理、电生理、影像学检查也非常重要，如进行性肌营养不良症的肌肉活检；癫痫性脑病的脑电图、肌电图和神经影像学检查等。

【遗传疾病的治疗】

近年来，遗传病的治疗有了较大进展，针对疾病的病因和引起的症状，目前主要的治疗方法有：

1. 药物治疗 针对不同疾病类型，补充缺乏物质（如维生素、电解质和氨基酸等），服用减少有害物质摄入的药物，服用促进有害物质排除的药物（如铜、尿酸）等。

2. 饮食治疗 针对不同疾病类型，给予不同的饮食治疗方案，如苯丙酮尿症患儿给予低苯丙酮饮食。

3. 酶疗法 通过酶诱导、酶补充等供给必需的酶，纠正代谢缺陷。

4. 外科治疗 通过脏器移植、干细胞移植和矫形手术等，修复或替换丧失功能的组织和器官，矫正畸形和帮助恢复功能。

5. 基因治疗 运用DNA重组技术设法治疗体细胞中的基因缺陷，使患者的症状消失或得到缓解。

【遗传疾病的预防】

1. 遗传咨询 帮助遗传疾病患者及家属了解所患遗传病的发生、遗传方式、预后、再发风险、可选择的治疗及预防方法。遗传咨询是预防遗传病患儿出生的有效方法。遗传咨询的指征包括：高龄、有遗传病家族史、智力低下、夫妻双方家族中有智力低下者、多次自然流产史、有死胎、畸胎分娩史、近亲结婚等孕龄妇女。

2. 产前诊断 在遗传咨询的基础上，对可能生育遗传疾病患儿的妇女在孕期的胚胎或胎儿进行生长和功能状况的检测，目前采用的方法有胎儿成像或造影术（超声波、胎儿镜、X线），母血清和羊水做染色体检查或生化测定，基因分析或其表达产物测定等。

3. 新生儿筛查 WHO已提出预防出生缺陷的三级概念：①一级预防：防止出生缺陷的发生，普遍开展生殖健康教育、遗传咨询、婚前检查及其孕期保健。②二级预防：减少出生缺陷儿出生。对高危孕妇进行必要的产前诊断，一旦确诊则及早干预。③三级预防：出生缺陷的治疗，包括新生儿护理及疾病筛查、早期诊断和早期干预等。

第二节 21-三体综合征

案例导入

患儿，男，18个月，以"智力运动发育落后7月余"来院就诊。家长主诉至今不会独立行走，智力发育落后于同龄儿。患儿体质差，易发生感染。G_1P_1，足月顺产，出生体重2600g。母亲35岁，非近亲结婚，无遗传代谢性疾病家族史。患儿母亲非常焦虑，担心孩子以后的智力发育情况。体格检查：神志清楚，表情呆滞，头围42cm，前囟未闭1cm×1cm，眼裂小，双眼外眦上斜，眼距宽，鼻梁低，耳郭小，常伸舌、流涎。听诊心前区可闻及Ⅱ/Ⅳ级收缩期杂音。四肢肌张力低下，手指粗短，通贯掌。至今还不能独走，不能理解简单词意，不会说单词。辅助检查：既往多次查电解质、肝肾功能均正常。

问题：

1. 患儿最可能的疾病诊断是什么？为明确诊断，需要进一步做什么检查？

2. 患儿主要的护理诊断/合作性问题有哪些？

3. 护士应该怎样帮助患儿母亲减轻焦虑？

21-三体综合征（trisomy21 syndrome）又称唐氏综合征（Down Syndrome，DS），属常染色

体畸变，是儿童最常见的一种染色体疾病，主要特征为智力低下、特殊面容、体格发育迟缓，可伴有先天性心脏或其他畸形。在活产婴儿中发病率约为 1∶700，发病率随母亲怀孕年龄的增高而增加。

【病因与发病机制】

1. 病因　21- 三体综合征的发病与多种因素有关。母体妊娠时的年龄、遗传因素、妊娠时应用化学制剂、放射线照射及病毒感染等均可为诱发因素，其中母体的生育年龄与 21- 三体综合征的发病率密切相关，妊娠年龄越大，21- 三体综合征的发病率越高。

2. 分型及发病机制　细胞遗传学特征是第 21 号染色体呈三体征（trisomy 21），主要是由于亲代之一的生殖细胞在减数分裂形成配子时，或受精卵在有丝分裂时，21 号染色体发生不分离，胚胎体细胞内存在一条额外的 21 号染色体。根据染色体核型可分为三型：

（1）标准型：约占本病的 95%，患儿体细胞有 47 条染色体，核型 47 XY（XX）+21，其发生机制是亲代（常见母系）的生殖细胞在减数分裂过程中不分离所致。产生了多 1 条 21 号染色体的配子，受精后的合子多 1 条 21 号染色体。其双亲外周血染色体核型正常。

（2）易位型：占 2.5%～5%。染色体总数为 46 条，是发生在近端着丝粒染色体的一种相互易位，也称丝粒融合，D/G 异位最常见，D 组中以 14 号染色体为主，即核型 46 XY（XX）-14，+t（14q21q）。

（3）嵌合型：约占 2%，体内有两种以上细胞的核型，其发病机制是因受精卵在早期分裂过程中，染色体不分离所引致，体内一部分为正常细胞，一部分为 21 三体细胞，其临床表现随正常细胞所占百分比而定。

【临床表现】

21- 三体综合征临床表现虽多种多样，但主要临床表现为特殊面容、智能低下及生长发育迟缓。

1. 特殊面容　脸圆扁，眼裂小，外眼角上斜，内眦赘皮，鼻梁低平，眼距宽，硬腭窄小，故舌常伸出口外。外耳小，颅骨缝较宽，前囟增大，头发细软且较少；颈短、宽、颈周皮肤松弛。

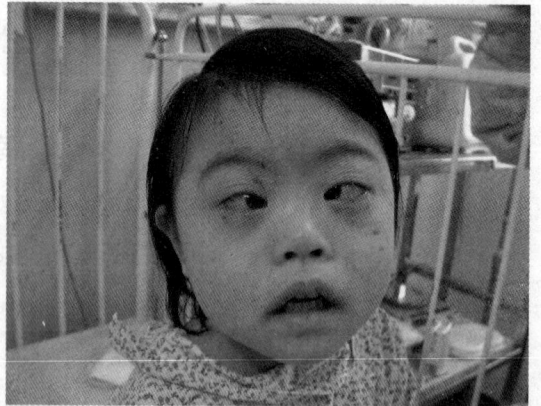

图 17-1　21- 三体综合征患儿外貌

2. 智能低下　21- 三体综合征患儿有程度不等的智能发育障碍，随年龄的增大逐渐明显。患者智商通常在 25～50，常有语言发育障碍，抽象思维能力差。

3. 生长发育迟缓　身材矮小，头围小于正常，骨龄常落后，出牙延迟，且常有错位，四肢短，肌张力低，韧带松弛，关节可过度屈伸，手宽、手指粗短等。

4. 皮肤纹理　一侧或双侧手掌有通贯纹，atd 角大于 45°，斗纹少，箕纹多，脚踇趾胫侧有弓形纹等。

5. 伴发其他问题　约 75% 的患儿出现听力减退或丧失，且容易发生中耳炎；约 50% 的患儿伴有先天性心脏病，以室间隔缺损多见；同时因患儿免疫功能低下，易感染。

【辅助检查】

1. 染色体核型分析　外周血淋巴细胞或羊水细胞染色体检查发现患者第 21 号染色体比正常

多一条。绝大部分为 21- 三体畸变，少数为嵌合型。

2. 分子细胞遗传学检查 采用外周血中的淋巴细胞或羊水细胞与荧光素标记的 21 号染色体的相应片断进行原位杂交，可见患者细胞中出现三个 21 号染色体。

【治疗要点】

目前尚无有效治疗方法，主要是进行功能训练和生活技能培训；如伴有畸形，可行手术矫正；如有感染，进行抗感染治疗等。

【护理评估】

1. 一般情况 患儿神志、外貌、生命体征、体重、身高、智力与生长发育水平、皮纹特点、母亲孕产史、家族史等。

2. 相关检查及结果 重点是染色体核型分析结果。

3. 心理－社会状况 评估家长心理状况、疾病知识水平、经济情况、配合程度。

【护理诊断／合作性问题】

1. 成长发展迟缓 与智力低下及体格发育落后有关。

2. 有外伤的危险 与智力低下有关。

3. 感染的危险 与免疫力低下有关。

4. 焦虑（家长） 与小儿智力低下有关。

【护理措施】

1. 加强生活护理

（1）基本生活照顾：对于此类患儿进食能力差，尤其婴儿期添加辅食开始，根据患儿的吞咽能力缓慢添加，由软到硬，由细到粗，由稀到稠，防止呛咳、窒息及吸入性肺炎等。随着年龄的增长，逐步适应与正常儿童饮食，但注意进食能力的培养和训练，训练自己进食的能力，但照顾者要有足够耐心，每一个动作的成功都需要比正常儿童更多的时间，而且要适时鼓励。

（2）逐步训练：穿衣、脱衣训练；训练大小便自理。

（3）皮肤护理：患儿长期流涎，下颌及颈部皮肤保持清洁、干燥，适当涂护肤油，以免刺激引起皮肤破溃。

（4）安全教育和照顾：因患儿智力低下对危险认知能力差，加强对患儿安全的教育，并做好日常生活中可能出现意外情况的防护，如意外事件、走失等。

2. 预防感染 患儿免疫力低下，易患感染，尤呼吸道感染多见，注意患儿适当户外活动，增强体育锻炼，避免去人员密集地方，增强体质；也可考虑接种肺炎疫苗等，预防感染。

3. 生活技能培训和功能训练 对于此类疾病患儿，无特殊治疗方法，生活技能培训和功能训练是非常重要的，帮助患儿家属制订培训、训练方案，并通过特殊技能培训学校等的培训使其逐步达到生活自理并能从事简单的劳动。

4. 家庭、社会支持 家长得知自己的孩子患有先天愚型，会表现出悲哀、自责、焦虑等情绪，护士给予耐心开导，提供有关患儿的养育、家庭照顾方面的知识，使家长尽快适应患儿对家庭生活的改变，同时，作为医务人员有义务做好学校、社会等的宣传工作，让学校、社会等给予患儿和家庭一定的支持。

5. 健康教育

（1）对于确诊的患儿，家属正确认识疾病，21- 三体综合征为先天性遗传疾病，终身疾病且无有效治疗方法。对伴有心脏和消化道、指（趾）等畸形患儿，可采用手术治疗；对于合并甲状腺功能、感染等问题对症治疗；功能训练对于患儿非常重要，通过生活技能训练逐步达到生活自理并能从事简单的劳动目的，指导并协助患儿家长制订有效的训练计划或特殊的技能学校进行学习、训练。

（2）遗传咨询：本病患病率随孕母年龄的增加而增加，建议妊娠年龄大于 35 岁的妇女，有习惯性流产、不良孕产史、家族史、毒物、放射线接触史等的高危妇女准备怀孕前建议进行遗传咨询，并做产前诊断。

【小结】

21- 三体综合征属常染色体畸变，发病率随母亲怀孕年龄的增高而增加。主要特征智力低下，特殊面容，体格发育迟缓，可伴有先天性心脏或其他畸形。病例根据特殊面容、智能与生长发育落后、皮纹特点等临床表现可做出初步临床诊断，进行染色体核型分析以确诊。目前尚无有效治疗方法，主要是进行功能训练和生活技能培训；如伴有畸形，可行手术矫正；如有感染，进行抗感染治疗等。

第三节　苯丙酮尿症

苯丙酮尿症（phenylketonuria，PKU）是一种常染色体隐性遗传疾病，因苯丙氨酸羟化酶基因突变导致酶活性降低，苯丙氨酸及其代谢产物在体内蓄积导致疾病。PKU 是先天性氨基酸代谢障碍中最为常见的一种，临床有智力发育落后，皮肤、毛发色素浅淡和鼠尿臭味。本病发病率具有种族和地域差异，我国 1985 ～ 2011 年 3500 万新生儿筛查资料显示，患病率为 1：10 397。

【病因及发病机制】

苯丙氨酸（phenylalanine，PA）是体内合成蛋白质所必需的氨基酸之一，食入体内的苯丙氨酸一部分用于蛋白质的合成，另一部分通过肝细胞中苯丙氨酸羟化酶（phenylalanine hydroxylase，PAH）的作用转化为酪氨酸，仅有少量的 PA 经过次要代谢途径在转氨酶作用下转变为苯丙酮酸。苯丙氨酸羟化过程中除了苯丙氨酸羟化酶外，还必须有辅酶四氢生物蝶呤（tetrabiopterin，BH_4）的参与。

PKU 按酶缺陷不同分为经典型和 BH_4 缺乏型两种。经典型 PKU 是由于患儿体内的肝细胞缺乏苯丙氨酸羟化酶，不能将苯丙氨酸转化为酪氨酸，从而导致苯丙氨酸在血液、脑脊液、各种组织中和尿液中浓度增高，同时由于苯丙氨酸的正常代谢途径受阻，次要代谢途径增强，产生了大量的苯丙酮酸，其经氧化作用生成苯乙酸、苯乳酸和对羟基苯丙酮酸等旁路代谢产物自尿中排出。高浓度的苯丙氨酸及其旁路代谢物蓄积在脑脊液中，使脑细胞受损及脑功能发育受累，患儿出现智力低下。同时，酪氨酸的来源减少，使甲状腺、肾上腺和黑色素等合成不足，患儿的皮肤、毛发色素减少，头发黄，皮肤白。苯乙酸代谢产物从尿中排出时，尿中出现"鼠尿味"。BH_4 是苯丙氨酸羟化酶、酪氨酸羟化酶和色氨酸羟化酶的辅酶，缺乏时导致 3 种羟化酶功能下降，苯丙氨酸、酪氨酸和色氨酸降解障碍，不仅苯丙氨酸蓄积，而且造成脑内多巴胺、5- 羟色胺等重要神经递质的合成受阻，加重了神经系统功能损害。故 BH_4 缺乏型 PKU 的临床症状更重、治疗更困难。

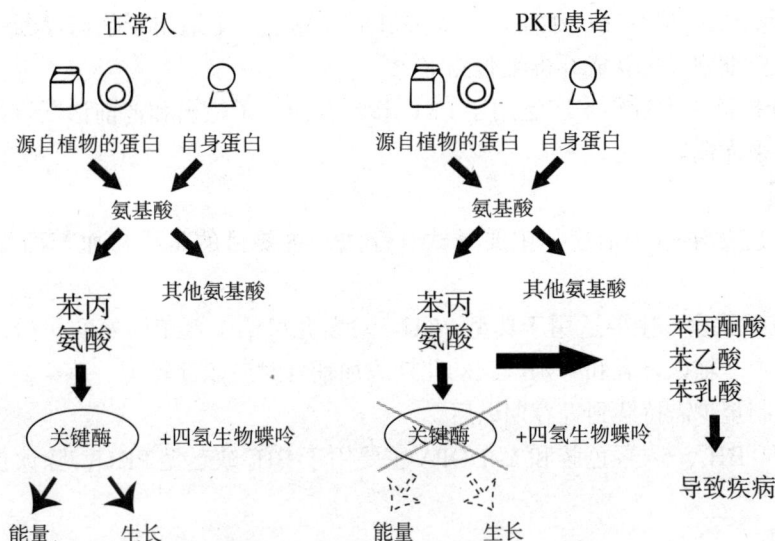

图 17-2　苯丙酮尿症发病机制示意图

【临床表现】

1. 神经系统　苯丙酮尿症的重要危害是神经系统损害，未经治疗的患儿在生后数月就会出现不同程度的智力发育落后，近半数患儿合并癫痫。大多数患儿有烦躁、易激惹、抑郁、多动、孤独症倾向等精神行为异常，最终造成中度及极重度智力低下。特别注意此病患儿在新生儿期和婴儿早期多无明显异常，部分患儿可有呕吐、喂养困难、烦躁等非特异性症状，并且，临床表现个体差异大，很容易漏诊或误诊，只有通过新生儿筛查才能早期发现。

BH_4 缺乏型 PKU 患儿的神经系统症状出现较早且比较严重，常见肌张力减低，嗜睡和惊厥，智能落后明显；如不经治疗，常在幼儿期死亡。

2. 异常体征　由于黑色素缺乏，患儿生后毛发逐渐变黄，皮肤较白，虹膜颜色浅。血中蓄积的苯丙氨酸经旁路代谢后转化为苯丙酮酸、苯乙酸，自尿液、汗液中大量排出，因此，患儿常有鼠尿样体味。

3. 患儿易合并湿疹、呕吐、腹泻等非特异症状。

经过饮食的有效控制，患儿部分症状是可逆的，如部分患儿的癫痫可得到控制，行为异常好转，毛发由浅变为正常色，特殊气味消失等。但如果患儿出现智力发育落后等严重神经系统损害等症状很难完全好转，只有出生后早发现、早治疗才能预防智力发育障碍。

【辅助检查】

患儿的确诊主要是根据血苯丙氨酸浓度的测定，可根据枯草杆菌增殖抑制试验、化学发光法、高效液相色谱、氨基酸分析、串联质谱分析等技术进行测定。

1. 新生儿筛查　常用 Guthrie 细菌生长抑制实验，此法是应用最早、最经济实用的血苯丙氨酸半定量方法。一般是新生儿喂奶 3 日后，采集足部末梢血，吸在厚滤纸上，晾干后送检。当苯丙氨酸含量 > 0.24mmol/L（4mg/dL），应进一步检查和确诊。

2. 尿三氯化铁试验　只用于较大的婴儿和儿童的筛查，尿检易受其他因素影响，稳定性差，假阳性和假阴性率高，易造成漏诊，只作为参考。

3. 苯丙氨酸浓度测定　临床根据苯丙氨酸浓度分度，正常浓度 < 120μmol/L（2mg/dL），经典型 PKU > 1200μmol/L，中度 PKU360 ～ 1200μmol/L，轻度 PKU120 ～ 360μmol/L。

4. 尿蝶呤图谱分型　主要用于 BH_4 缺乏症的鉴别诊断，应用高压液相层析测定尿液中新蝶呤和生物蝶呤的含量。

5. 酶学诊断 PAH 仅存在肝细胞内，需要肝活检测定，不适用于临床诊断。其他酶可以采用外周血中红、白细胞或皮肤成纤维细胞测定。

6. DNA 分析该技术近年来广泛用于 PKU 诊断、杂合子检出和产前诊断。但由于基因的多态性，分析结果须谨慎。

【治疗要点】

明确诊断，应尽早给予治疗，主要是饮食疗法，主要目的是维持血苯丙氨酸浓度在可控范围。

1. 低苯丙氨酸饮食 主要适用于典型 PKU。对婴儿可给予低苯丙氨酸奶粉，在低苯丙氨酸食品喂养的基础上，辅以母乳和牛奶。到幼儿期添加辅食时应以淀粉类、蔬菜、水果等低蛋白食物为主。饮食控制至少需持续到青春期以后。

2. 药物治疗 BH$_4$、5- 羟色胺和 L-DOPA 主要用于 BH$_4$ 缺乏型 PKU，除饮食控制外，需补充此类药物。

【护理评估】

1. 一般情况 患儿容貌、毛发、皮肤颜色、智力与生长发育水平，有无特殊气味、皮疹、呕吐、腹泻等。

2. 相关检查及结果 新生儿筛查、苯丙氨酸浓度、尿蝶呤图谱分型、DNA 分析等。

3. 心理 - 社会状况 评估家长心理状况、疾病知识水平、经济情况、配合程度。

【护理诊断 / 合作性问题】

1. 生长发育迟缓 与苯丙氨酸代谢障碍有关。

2. 有皮肤完整性受损的危险 与尿液、汗液刺激有关。

3. 潜在并发症 智力低下。

4. 焦虑 与患儿疾病有关。

【护理措施】

1. 饮食管理 给予低苯丙氨酸饮食，将每种食品的蛋白质、苯丙氨酸含量及热卡列表，按患儿的月龄、体重计算出患儿需要量，定出食谱。饮食治疗原则是既限制了苯丙氨酸的摄入，又能保证患儿的生长发育和体内代谢的最低需要，使血中苯丙氨酸接近正常浓度（3～15mg/dL）。低苯丙氨酸饮食至少需要持续到青春期后，最好终身治疗。

饮食治疗应有详细计划，出生后要尽早给予饮食限制，最好给婴儿母乳喂养，因母乳中苯丙氨酸含量明显低于牛乳，人工喂养儿给予特制的低苯丙氨酸奶粉。苯丙氨酸主要来自蛋白质，故应限制蛋白质的摄入，为满足生长发育的需求可给予低苯丙氨酸水解蛋白（去除苯丙氨酸的蛋白）。添加辅食可选择低苯丙氨酸的食物：灿米、小麦、小米、白薯、马铃薯、藕粉等。附表为各年龄组苯丙酮尿症患者苯丙氨酸推荐摄取量的参考范围（表 17-1，表 17-2）。

表 17-1　各年龄组苯丙酮尿症患者苯丙氨酸推荐摄取量

年龄	苯丙氨酸摄取量 mg/（kg·d）
0～3 个月	70～50
3～6 个月	60～40
6～12 个月	50～30
1～2 岁	40～20
2～3 岁	35～20
3 岁以上	35～15

表 17-2 各年龄组血苯丙氨酸的理想范围

年龄（岁）	血苯丙氨酸的理想范围（mg/dL）
0～2	2～4
2～8	3～6
8～12	3～8
12～15	3～10
15 岁以上	3～15

2. 皮肤护理 及时更换尿布、衣服，保持皮肤清洁、干燥，减少对皮肤的刺激。有湿疹时注意饮食调整，并及时进行皮肤处理。

3. 病情观察 注意患儿情绪的变化，如近期内出现情绪波动较大，分析原因，如饮食控制不理想、用药等，对因分析，并对症处理。

（1）注意苯丙酮尿症疾病自身的病情变化，如智力发育的情况，可根据饮食控制的情况，定期进行评估，评价智力发育情况；如合并癫痫，注意癫痫发作控制的情况，做好病情记录，并注意抗癫痫药物的不良反应。

（2）注意观察生长发育营养状况、低苯丙氨酸饮食可能出现的不良反应，如其他营养缺乏，可出现腹泻、贫血（大细胞性）、低血糖低蛋白血症和烟酸缺乏样皮疹等，定期门诊监测，发现问题及时干预，减少因饮食治疗引起的不良反应。定期监测血清中苯丙氨酸的浓度，6 个月内每周测苯丙氨酸浓度 2 次，如正常以后每月测 2 次。

4. 健康教育 宣传优生优育的知识，避免近亲结婚，对有阳性家族史或父母一方为杂合子者，在准备生育前，必须建议孕前咨询，并遵医嘱在孕期进行产前检查。如已经确诊，从新生儿期开始，应严格控制饮食，摄入低苯丙氨酸的食物，对患儿及家属做好知识宣传，使严格遵守饮食要求，减少神经系统功能损害，降低患儿智力低下的发生。

【小结】

苯丙酮尿症是一种常染色体隐性遗传疾病，因苯丙氨酸羟化酶基因突变，导致酶活性降低，苯丙氨酸及其代谢产物在体内蓄积导致疾病。PKU 是先天性氨基酸代谢障碍中最为常见的一种，临床有智力发育落后，皮肤、毛发色素浅淡和鼠尿臭味。根据智力落后、头发由黑变黄，特殊体味和血苯丙氨酸升高，排除四氢生物蝶呤缺乏症就可以确诊。疾病一旦确诊，应立即治疗。开始治疗的年龄越小，预后越好。患儿主要采用低苯丙氨酸配方奶治疗，待血苯丙氨酸浓度降至理想浓度时，可逐渐少量添加天然饮食，其中首选母乳，较大婴儿及儿童可加入牛奶、粥、面、蛋等，添加食品应以低蛋白、低苯丙氨酸为原则，其量和次数依据血苯丙氨酸浓度而定。

第四节 糖原贮积症

糖原贮积症（glycogen storage disease，GSD）是一种由于先天性酶缺陷所造成的糖原代谢障碍性疾病。此类疾病的共同生化特征是糖原代谢异常，多数疾病可见糖原在肝脏、肾脏、肌肉等组织中贮量增加。根据临床表现和受累器官分为肌糖原贮积症和肝糖原贮积症。除 GSD Ⅸ b 型为 X- 连锁隐性遗传外，其余都是常染色体隐性遗传。此类疾病临床分型有 12 型，以 GSD Ⅰ a 型最多见。

【病因及发病机制】

糖原贮积症 I a 型是由于葡萄糖 -6- 磷酸酶基因缺陷所致常染色体隐性遗传性疾病，是肝糖原贮积症最常见类型。因葡萄糖 -6- 磷酸酶基因缺陷导致体内产生大量乙酰辅酶 A，为脂肪和胆固醇的合成提供了原料，造成脂质合成旺盛。

【临床表现】

患儿表现轻重不一，重者在新生儿期出现严重低血糖、乳酸性酸中毒，但大多表现为婴儿期肝脏肿大、生长发育落后、身材矮小、腹部膨隆、骨质疏松，时有低血糖和腹泻发生，因低血糖可伴发惊厥。患儿多有娃娃脸表现，四肢相对瘦弱。常伴有鼻出血等出血倾向。智力发育多正常。并发症为肝腺瘤和肾功能不全等。

【辅助检查】

1. 生化异常 低血糖、酸中毒，血乳酸、血脂及尿酸升高，肝功能异常。

2. 口服糖耐量试验 空腹测定血糖和血乳酸，给予葡萄糖 2g/kg（最多 50g）口服，服糖后 30 分钟、60 分钟、90 分钟、120 分钟、180 分钟测定血糖和血乳酸，正常时血乳酸升高不超过 20%。血乳酸明显下降提示 GSD I a 型。

3. 胰高血糖素刺激试验 空腹和餐后 2 小时肌内注射胰高血糖素 30 ～ 100g/kg，于注射后 15 分钟、30 分钟、45 分钟、60 分钟测定血糖。空腹刺激试验，正常时 45 分钟内血糖可升高超过 1.4mmol/L，而患者血糖无明显升高。餐后刺激试验，正常时可诱导餐后血糖进一步升高，而患者无此反应。

4. 肝组织活检 可见 PAS 染色阳性物增多；电镜见胞质糖原增多。

5. DNA 分析 基因突变分析是分型最可靠的依据。

【治疗原则】

维持血糖正常，控制低血糖所继发的各种代谢紊乱，减少并发症的出现。

1. 在严重低血糖时，可静脉给予葡萄糖 0.5g/（kg·h）。

2. 饮食治疗是治疗的重要手段，日间少量多次喂给碳水化合物食物和夜间使用鼻饲点滴葡萄糖〔10mg/（kg·min）〕维持，以维持血糖 4 ～ 5mmol/L 为宜。1 岁后可用生玉米淀粉治疗，每 4 ～ 6 小时 1 次，每次 1.75 ～ 2.0g/kg，注意补充各种微量元素和矿物质。

3. 一些新的治疗方法，如肝脏移植、基因治疗等逐渐应用于临床治疗，但临床疗效还有待评价。

【护理评估】

1. 一般情况 患儿外貌、生命体征、生长发育水平、有无腹部膨隆等。

2. 相关检查及结果 血糖、生化检查、口服糖耐量试验、DNA 分析等。

3. 心理 - 社会状况 评估家长心理状况、疾病知识水平、经济情况、配合程度。

【护理诊断 / 合作性问题】

1. 生长发育迟缓 与糖原代谢异常有关。

2. 有低血糖的危险 与糖原代谢异常，糖原在组织中贮量增加有关。

3. 焦虑 与患儿疾病预后有关。

【护理措施】

1. 一般护理

（1）生活护理：合理安排患儿休息，作息规律；营造患儿安全的生活环境，避免坠床，减少外伤。

（2）合理饮食：给予高蛋白、高维生素、低脂饮食，糖果、甜点等含糖量高的食品应忌选。少量多餐，在两餐间和夜间应加1～2次淀粉类食物，并根据患儿年龄和血糖情况调整饮食。避免长时间剧烈运动，以防止低血糖。

（3）预防感染：患儿应适当锻炼，增强体质，避免患儿与感染者接触，一旦发现感染迹象及时给予治疗，以免诱发低血糖和酸中毒的发生。

2. 病情观察　定期巡视及观察患儿生命体征，若出现头晕、心慌、出冷汗、面色苍白、皮肤凉、烦躁不安等症状应警惕低血糖；精神萎靡、嗜睡、呼吸深大、口唇樱红、恶心呕吐、腹痛腹泻、全身酸软、血压下降等提示酸中毒，应立即通知医生给予对症处理。

3. 预防酸中毒　低脂饮食可减少体内酮体和血脂的产生，防止酸中毒的发生。若出现酸中毒，常用碳酸氢钠纠正酸中毒，禁用乳酸钠。

4. 心理护理　患儿从婴幼儿期患病，治疗过程漫长，患儿及家属易出现消极、焦虑等情绪，因此，应做好沟通，及时交代病情变化，主动关心患儿，满足其住院期间的需要，稳定家长情绪，给予患儿及家长最大程度的理解及心理支持，提高患儿的生活质量。

5. 健康教育　告知家长预防感染的措施，避免其剧烈活动，多休息，减少体力消耗，加强管理，防止受伤。教会家长观察低血糖和酸中毒时的临床表现，并能及时给予处理。鼓励患儿坚持饮食疗法，解释少量多餐的重要性并向家长示范玉米淀粉的调制方法，并观察疗效。教会家长使用血糖仪监测血糖。

【思考题】

1. 遗传性疾病的特点是什么？
2. 21-三体综合征的主要表现有哪些？明确其诊断的检查是什么？
3. 苯丙酮尿症的遗传方式是什么？对苯丙酮尿症患儿的护理措施中饮食指导的关键点是什么？
4. 糖原贮积症主要的治疗手段是什么？存在主要的护理问题是什么？

第十八章

常见传染性疾病患儿的护理

学习目标

【知识目标】

1. 能解释常见传染病的病因、发病机制及病理。

2. 能描述常见传染病的流行病学、治疗要点等。

3. 能复述常见传染病的临床表现、护理诊断、护理措施及健康教育。

4. 能归纳常见传染病的病原学特点、辅助检查等。

5. 能阐释常见传染病的护理评估。

【能力目标】

1. 能完成对常见传染病的临症识别。

2. 能根据病情制订常见传染病的护理计划并实施护理。

3. 能实施对常见传染病患儿的健康教育。

4. 能运用流行病学知识，对常见传染病进行防护。

【素质目标】

1. 提高对儿童传染病危害性和严重程度的认识，树立职业道德，践行防治儿童传染病的责任担当。

2. 提升共情能力，培养对患儿的爱伤观念，安抚和爱护儿童，减轻患儿和家长对传染病的恐惧和焦虑。

案例导入

患儿，男，7个月，因"发热伴咽痛3天、皮疹1天"而入院。患儿3天前无明显诱因出现发热，体温39℃～40℃，流涕，轻咳，食欲减退。家长予退热药及感冒冲剂口服，今日体温正常，因中午出现皮疹而就诊。既往史无特殊，否认传染病接触史。个人史：第2胎第1产，足月剖宫产，人工喂养，已添加辅食。规律接受预防接种。入院查体：体温36.8℃，脉搏112次/分，血压110/70mmHg。咽部和扁桃体充血肿胀，有脓性分泌物渗出。软腭充血水肿，有米粒大的出血点。躯干、面部散在红色斑丘疹，压之褪色，去压后复现。腹软，肝脾未及。实验室检查：白细胞$18.6×10^9$/L，中性粒细胞91%。咽拭子涂片可见革兰阳性链球菌。

问题：

1. 该患儿的医疗诊断是什么？请阐述诊断依据。

2. 患儿需采取何种隔离方式？隔离期限是多久？

3. 患儿咽痛难忍，应如何缓解？

4. 治疗该疾病的首选药是什么？如何观察该药物的不良反应？

5. 该患儿住院 8 天，达到解除隔离标准，平稳度过恢复期，预出院。护士应如何对家长进行出院时的健康教育？

儿童时期是传染病高发时期，儿童传染病往往起病急、症状重、易发生并发症。因此，护理人员应掌握儿童传染病的基本特征、发病规律、临床特点，做出正确的护理诊断，并及时采取有效的护理措施。加强对小儿传染病的管理，包括建立预诊制度，及时报告疫情，做好消毒隔离，密切观察病情，协助生活护理，做好对症护理、药物护理及健康教育。

第一节　麻　疹

麻疹（measles）是由麻疹病毒引起的一种具有高度传染性的疾病。主要临床特征为发热、上呼吸道炎、结膜炎、口腔麻疹黏膜斑（又称柯氏斑）、全身斑丘疹，疹退后出现糠麸样脱屑、遗留色素沉着等。该病传染性强，易并发肺炎，患儿多是由于肺炎、脑炎等严重并发症死亡。自广泛应用麻疹减毒活疫苗以来，其发病率和死亡率已显著下降。

【病原学】

麻疹病毒为 RNA 病毒，属副黏病毒科，呈颗粒状，抗原性稳定，感染后可获得持久的免疫力。麻疹病毒体外抵抗力弱，对热、紫外线及一般消毒剂敏感，但在干燥和寒冷的环境下能长期存活。

【流行病学】

1. 传染源　患者是唯一的传染源。患儿在出疹前、后 5 天均具有传染性，有并发症的患儿传染性可延长至出疹后 10 天。前驱期传染性最强，出疹后逐渐减弱。冬春季节为发病的高峰时期。

2. 传播途径　主要经呼吸道飞沫传播。在呼吸、咳嗽、打喷嚏时，病毒随排出的飞沫而传播。密切接触者因接触患者的鼻咽分泌物而传播。

3. 人群易感性　人群普遍易感，易感者接触患者后 90% 以上发病。尤其好发于 6 个月至 5 岁的小儿。

【发病机制】

麻疹病毒由飞沫侵入易感者的呼吸道、口咽部或眼结合膜，在呼吸道上皮细胞和局部淋巴组织中繁殖并进入血液，于感染后第 2 ～ 3 天引起第一次病毒血症。此后，病毒进入全身单核 – 巨噬细胞系统中复制活跃。在感染后第 5 ～ 7 天，大量复制后的病毒再次进入血液，形成第二次病毒血症，侵犯脾、胸腺、肺、肝脏、肾脏、消化道黏膜、结膜和皮肤等，因病毒播散至全身各组织器官而引起一系列临床表现。常并发喉炎、支气管肺炎，还可导致结核病复燃及重型麻疹等（见图 18-1）

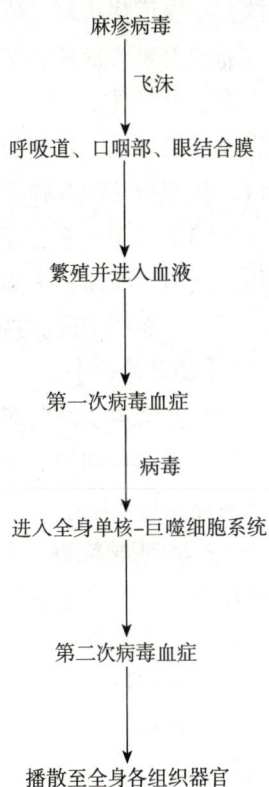

麻疹病毒

↓ 飞沫

呼吸道、口咽部、眼结合膜

↓

繁殖并进入血液

↓

第一次病毒血症

↓ 病毒

进入全身单核-巨噬细胞系统

↓

第二次病毒血症

↓

播散至全身各组织器官

图 18-1　麻疹的发病机制

【临床表现】

1.典型麻疹

（1）潜伏期：为6～18天，平均10天左右。可有低热、精神差、全身不适等。

（2）前驱期：即出疹前期，从发热至出疹一般为3～4天。

1）发热：为首发症状，多为中度以上发热，热型不定。

2）上呼吸道感染症状：如咳嗽、喷嚏、咽部充血等，其中流涕、结膜充血、眼睑水肿、畏光、流泪等卡他症状为本病的特点。

3）麻疹黏膜斑：是麻疹早期的特征性体征，在出疹前1～2天出现在双侧第二磨牙对应的颊黏膜上，为0.5～1mm大小的灰白色小点，周围有红晕，1～2天内迅速增多融合，于出疹后逐渐消失。

4）非特异性症状：部分患儿可有全身不适、精神不振、食欲减退等。

（2）出疹期：皮疹多在发热3～4天后，发热、呼吸道症状明显加重时出现。首先见于耳后、发际，渐及前额、面、颈部，自上而下至胸、腹、背及四肢，最后达到手掌与足底，2～3天遍及全身。皮疹初为淡红色斑丘疹，压之褪色，直径2～5mm，散在分布，疹间皮肤正常。出疹高峰期皮疹增多密集而融合成片，颜色转为暗红色。随出疹达高峰，全身毒血症状加重，体温可高达40℃，患儿可有嗜睡或烦躁不安，甚至谵妄、抽搐。

（3）恢复期：出疹达高峰后1～2天，皮疹按出疹先后顺序依次消退，皮疹消退后有糠麸样脱屑及浅褐色色素沉着，1～2周后消失。此期持续3～4天，体温下降，全身症状逐渐消失。

2.非典型麻疹

（1）轻型麻疹：多见于对麻疹有一定免疫力者，如6个月前婴儿、近期接受过被动免疫或曾接种过麻疹疫苗者。表现为一过性低热，有轻度的眼鼻卡他症状，无麻疹黏膜斑，皮疹稀疏且色淡，呼吸道症状轻，疹退后无脱屑和色素沉着，无并发症。

（2）重型麻疹：多见于营养不良、免疫力低下或严重继发感染者。持续高热，达40℃以上，中毒症状严重，可伴惊厥、昏迷。皮疹密集融合，呈紫蓝色出血性皮疹者常伴内脏出血。部分患儿疹出不透、色暗淡，或皮疹骤退、面色苍白、四肢冰冷、血压下降，出现循环功能衰竭的表现。此型患儿常有肺炎、心力衰竭等并发症，死亡率高。

（3）异型麻疹：于接种过麻疹灭活疫苗后4～6年再接触麻疹患者时出现。表现为持续高热、乏力、肌痛、头痛或伴四肢浮肿，皮疹不典型，呈多样性，出疹顺序不规则，可从四肢远端向躯干、面部扩散。易并发肺炎。此类型少见，临床诊断较难。

【辅助检查】

1.血常规 血白细胞总数正常或减少，淋巴细胞相对增多。

2.多核巨细胞检查 阳性率较高，在出疹前2天至出疹后1天，取患儿鼻、咽分泌物或尿沉渣涂片，瑞氏染色后直接镜检，可见多核巨细胞或包涵体细胞。

3.血清学检查 多采用酶联免疫吸附试验进行麻疹病毒特异性IgM抗体检测，敏感性和特异性好，具有早期诊断价值。

4.病毒抗原检测 用免疫荧光法检测患儿鼻咽分泌物或尿沉渣脱落细胞中的麻疹病毒抗原，有助于早期快速诊断。

5.核酸检测 采用PCR法检测麻疹病毒RNA，是一种非常敏感和特异的诊断方法，对免疫力低下而不能产生特异性抗体的麻疹患儿，具有重要价值。

【治疗要点】

目前还没有特效药物治疗麻疹，主要为对症治疗、加强护理和预防并发症。

1. 一般治疗　注意呼吸道隔离，卧床休息，鼓励多饮水。世界卫生组织（WHO）推荐给予麻疹患儿补充高剂量维生素 A20 万～ 40 万单位，每日 1 次口服，连服 2 剂可减少并发症的发生，有利于疾病的恢复。

2. 对症治疗　高热时可酌情使用小剂量退热剂，但应避免体温骤降，特别是在出疹期；烦躁不安患儿适当给予镇静剂；频繁剧咳可用镇咳剂或雾化吸入；继发细菌感染可给予抗生素；体弱病重患儿可早期注射丙种球蛋白；有并发症者给予相应的治疗。

【护理评估】

1. 健康史　了解患儿的年龄，有无接触麻疹患儿，有无接种麻疹减毒活疫苗；评估患儿的营养状况；有无其他传染病的患病史。

2. 身体状况　评估患儿皮疹特征，如皮疹的出现顺序、性质、颜色等，以及出疹前有无发热、咳嗽、畏光等前驱表现；观察患儿有无肺炎、脑炎等并发症表现。分析血生化指标，检测有无麻疹病毒特异性抗体，或有无分离出麻疹病毒。

3. 心理 - 社会状况　应评估患儿及家长对疾病的应对及防治情况；评估患儿家庭居住环境，及对疾病的认知情况及防治策略。

【护理诊断 / 合作性问题】

1. 体温过高　与病毒血症、继发感染有关。

2. 有皮肤完整性受损的危险　与皮疹有关。

3. 有感染的危险　与机体免疫力低下有关。

4. 潜在并发症　肺炎、脑炎、心肌炎。

【护理措施】

1. 一般护理

（1）环境和休息：患儿应置于单间病房，保持室内空气新鲜，光线柔和，避免强光刺激。室内温度保持在 18℃～ 22℃，湿度 50% ～ 60%。患儿卧床休息至皮疹消退、体温正常为止，采取呼吸道隔离。每日通风 2 次，但避免直接吹风，防止受凉，勿捂汗。

（2）饮食：发热期间以清淡、易消化、营养丰富的流质、半流质饮食为宜，多喂开水及热汤，少量多餐。恢复期及时添加高蛋白、高能量及多种维生素的食物。

2. 病情观察　密切观察生命体征，尤其是体温变化，定期监测体温，并注意观察热型；观察出疹顺序、部位、颜色、密集程度及形状；出疹期间，出现高热不退、咳嗽加剧、呼吸困难及肺部细湿啰音等为并发肺炎的表现，重症肺炎可致心力衰竭；出现声嘶、气促、吸气性呼吸困难、三凹征等为并发喉炎的表现；出现头痛、嗜睡、抽搐等为合并脑炎的表现。一旦出现上述表现应积极配合医生处理。

3. 对症护理

（1）降温：处理麻疹高热时需兼顾透疹，一般不宜用药物及物理方法强行降温，尤其禁止冷敷及乙醇擦浴。若患儿的体温在 40℃以上，可选择小剂量的退热剂，以免患儿发生惊厥。

（2）皮肤护理：保持口腔、眼、耳、鼻及皮肤清洁，勤换内衣；剪短指甲，避免抓伤皮肤引起继发感染；出疹不畅患儿可用鲜芫荽煎水服用并抹身，以促进出疹。预防患儿出现干眼症，可遵医嘱加服鱼肝油。

（3）预防感染的传播

1）管理传染源：隔离患儿至出疹后 5 天，有并发症者延长至出疹后 10 天。密切接触的易感儿，应隔离观察 3 周，若接触后接受过免疫治疗者则延长至 4 周。

2）切断传播途径：每天消毒患儿房间或通风 30 分钟，患儿衣物在阳光下曝晒或肥皂水清洗。接触患儿前后应洗手，并在空气流动处停留 30 分钟。

3）保护易感儿：易感儿在麻疹流行期间尽量避免去公共场所。托幼机构应加强晨间检查，8个月以上未患过麻疹者均应接种麻疹减毒活疫苗，18 ～ 24 月龄时复种。流行期间可应急接种。体弱易感儿接触麻疹后，应尽早注射免疫血清球蛋白。

4. 用药护理　遵医嘱用抗病毒药物，注意观察药物的疗效和不良反应。

5. 健康教育　麻疹传染性强，应向家长介绍本病的流行特点、病程、隔离时间、早期症状、并发症及预防措施；指导家长做好消毒隔离、皮肤护理及病情观察，防止继发感染。无并发症的轻症患儿，指导家长做好居家隔离。

【中医概要】

本病属于中医"温病"范畴。发病的主要原因为感受麻疹时邪，从口鼻吸入，侵犯肺、脾两经。其顺证，邪毒犯肺，早期主要表现为肺卫症状；郁阻于脾，由表入里，正邪相争，外透肌肤，皮疹按序透发，重者出现营血分证候；邪随疹泄，热去津伤，易伤津耗阴，为疹回期。若邪毒炽盛，或正气不足，毒邪传变内陷，则发生麻疹逆证。主要病变部位在肺、脾。中医证型（顺证）有邪犯肺卫、邪入肺胃、热退津伤。根据其虚实寒热之不同，分别施治。邪犯肺卫者，治宜辛凉透表，清宣肺卫；邪入肺胃者，应清热解毒，透疹达邪；热退津伤者，以养阴益气，清解余邪之法。

【小结】

麻疹是由麻疹病毒引起的最具传染性的呼吸道疾病之一。前驱期具有发热、上呼吸道炎、结膜炎、麻疹黏膜斑等特点；出疹期皮疹特点为全身斑丘疹，疹间皮肤正常；恢复期有疹退后出现糠麸样脱屑、遗留色素沉着等特征。麻疹目前无特效治疗方法，护理重点为降温、皮肤护理及健康教育。

第二节　水　痘

水痘（varicella，chickenpox）是由水痘 - 带状疱疹病毒引起的传染性极强的儿童期出疹性疾病。以全身性斑疹、丘疹、疱疹及结痂同时出现为特征，多见于儿童。病后可获得持久免疫力，部分病例以后可发生带状疱疹。水痘与带状疱疹为同一病毒所引起的两种不同表现的疾病。

【病原学】

水痘 - 带状疱疹病毒属疱疹病毒科，仅一个血清型，可在人胚成纤维细胞、甲状腺细胞中繁殖，引起局灶性细胞病变。病毒具有潜伏 - 活化特性，原发感染（水痘）后可潜伏在三叉神经节或脊髓神经节内，激活后引起再发感染（带状疱疹）。病毒在体外抵抗力弱，不耐酸和热，且在痂皮中不能存活，对紫外线和消毒剂均敏感。人是已知的自然界唯一的宿主。

【流行病学】

1. 传染源　水痘患者是唯一的传染源。发病前 1 ～ 2 天至皮疹完全结痂为止均有传染性。

2. 传播途径　病毒存在于患儿上呼吸道及疱疹液中，主要通过空气飞沫传播，或接触疱疹液传播。

3. 人群易感性 本病传染性较强，人群对水痘普遍易感。易感儿接触水痘患者后 90% 发病，以 2 ～ 6 岁为高峰。孕妇患水痘时，胎儿可被感染。

4. 流行特征 本病全年均可发生，呈散发性，以冬春季高发。

【发病机制】

病毒经上呼吸道或眼结合膜侵入人体，在局部黏膜细胞及淋巴组织中繁殖，2 ～ 3 天后进入血液，形成第一次病毒血症，如患儿的免疫力不能清除病毒，则病毒可达单核 - 巨噬细胞系统内增殖后再次入血，形成第二次病毒血症，引起各器官病变。病变主要损害皮肤和黏膜，引发皮疹，偶可累及内脏。因病毒间歇性侵入血液，故皮疹分批出现的时间与间歇性病毒血症的发生相一致。皮疹出现 1 ～ 4 天后，产生特异性细胞免疫和抗体，病毒血症消失，症状随之缓解（图 18-2）。

【临床表现】

潜伏期一般为 14 天左右（10 ～ 24 天）。

1. 典型水痘

（1）前驱期：婴幼儿常无症状或症状轻微，皮疹和全身表现常同时出现。年长儿可有畏寒、低热、头痛、乏力、咳嗽、咽痛及食欲减退等症状，持续 1 ～ 2 天后出现皮疹。

（2）出疹期：皮疹先见于发际，后延及头面部、躯干，继而扩展至四肢，皮疹有以下特点：

1）初为红色斑疹，数小时后变为丘疹，而后发展成疱疹。疱疹多为单房性，椭圆形，周围有红晕，直径 3 ～ 5mm，壁薄易破，常伴瘙痒。起初疱疹液透明，后变混浊，1 ～ 2 天后疱疹从中心开始干缩凹陷，迅速结痂，红晕消失。水痘皮疹分批出现，在同一部位可见斑疹、丘疹、疱疹和结痂等不同形态的皮疹同时存在，这是水痘皮疹的重要特征。痂皮脱落后一般不留瘢痕。继发感染时，将发展成脓疱，结痂、痂皮脱落时间延长。

2）皮疹分布呈向心性，主要分布于躯干，其次为头面部，四肢少。

3）部分患儿可在口腔、咽、眼结合膜、生殖器等处发生疱疹，易破溃形成浅溃疡。水痘为自限性疾病，10 天左右可自愈。如妊娠期感染水痘，可致胎儿畸形、早产或死胎；若孕妇发生水痘数天后分娩，可致新生儿水痘，有较高的死亡率。

2. 重型水痘 发生于恶性疾病或免疫功能低下的患儿，患儿持续高热，且全身中毒症状明显。出现播散性水痘时，皮疹融合形成大疱。出血型水痘患儿全身症状重，皮肤、黏膜有瘀点、瘀斑，疱疹内出血，内脏出血等，是因血小板减少或弥散性血管内凝血所致，病情极严重。还有因继发细菌感染所致的坏疽型水痘，皮肤大片坏死，可因败血症死亡。另外，新生儿发生水痘时，病情也较危重。

3. 并发症

皮肤继发细菌感染最常见，如脓疱疹、丹毒、蜂窝织炎，免疫缺陷儿和新生儿可发生肺炎，少数病例可发生脑炎、心肌炎、肝炎等。

【辅助检查】

1. 血常规 血白细胞总数正常或偏低。

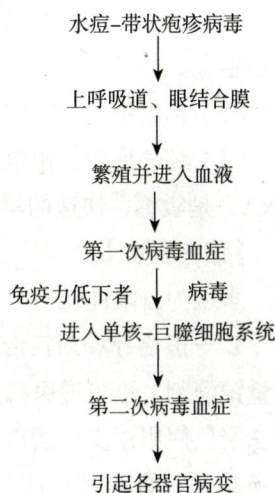

水痘-带状疱疹病毒
↓
上呼吸道、眼结合膜
↓
繁殖并进入血液
↓
第一次病毒血症
免疫力低下者 ↓ 病毒
进入单核-巨噬细胞系统
↓
第二次病毒血症
↓
引起各器官病变

图 18-2 水痘的发病机制

2. 疱疹刮片检查　用瑞特或吉姆萨染色可见多核巨细胞，用苏木素－伊红染色可见核内包涵体，可供快速诊断。

3. 血清学检查　常用补体结合试验。水痘患者于出疹后 1～4 天血清中即出现补体结合抗体，2～6 周达高峰，6～12 个月后逐渐下降。

4. 病原学检查

（1）病毒分离：取出疹后 3～4 天内疱疹液，接种于人胚成纤维细胞，分离出病毒后可做进一步鉴定。

（2）抗原检查：对病变皮肤刮取物，可用免疫荧光法检查病毒抗原。

（3）核酸检测：用聚合酶链反应（PCR）检测患儿呼吸道上皮细胞和外周血白细胞中的病毒DNA，是敏感、快速的早期诊断方法。

【治疗要点】

水痘为自限性疾病，无并发症时以一般治疗和对症治疗为主。

1. 一般治疗和对症治疗　皮肤瘙痒可涂炉甘石洗剂或 5% 碳酸氢钠溶液，必要时可给予患儿少量镇静剂，也可遵医嘱用抗组胺药；疱疹已破溃、继发感染，局部可用抗生素软膏或口服抗生素。避免使用糖皮质激素及阿司匹林药物。

2. 抗病毒治疗　首选阿昔洛韦，应在皮疹出现的 48 小时内开始使用。每次口服 20mg/kg，每日 4 次；重症患儿需静脉给药，每次 10～20mg/kg，每 8 小时 1 次。不宜使用皮质激素。

【护理评估】

1. 健康史　了解患儿的年龄，有无水痘患儿接触史；评估患儿的营养状况；有无其他传染病的患病史。

2. 身体状况　评估患儿皮疹特征，如皮疹的出现顺序、性质、颜色等，以及出疹前有无发热、不适、厌食等前驱表现；观察患儿有无皮肤感染、肺炎、脑炎等并发症表现。分析疱疹刮片检查、血清学和病原学检查，检测有无血清水痘病毒特异性抗体，或有无分离出水痘病毒。

3. 心理－社会状况　应评估患儿及家长对疾病的应对及防治情况；评估患儿家庭居住环境，及对疾病的认知情况及防治策略。

【护理诊断/合作性问题】

1. 皮肤完整性受损　与水痘病毒引起的皮疹及继发感染有关。

2. 体温过高　与病毒血症有关。

3. 有传播感染的危险　与呼吸道及疱液排出病毒有关。

4. 潜在并发症　败血症、肺炎、脑炎。

【护理措施】

1. 一般护理

（1）环境和休息：保持室内温湿度适宜，室温维持在 16℃～18℃，湿度以 60% 左右为宜。经常通风换气，保持室内空气新鲜，采取呼吸道隔离，直至皮疹全部结痂、干燥为止（轻者 1 周，重者延长至 8～12 天）。需卧床休息至热退。

（2）饮食：给予高热量、高蛋白、高维生素清淡、易消化的流质和半流质饮食，如绿豆汤、粥、面片等。鼓励患儿多饮水，必要时静脉输液。避免食用辛辣、油腻食物。

2. 病情观察　观察生命体征，尤其是体温变化；观察皮疹的性质、范围、分布及有无继发感染；注意观察并及早发现有无咳嗽、胸痛、呼吸困难等并发症的症状，以便给予相应的治疗及护理。

3. 对症护理

（1）降温：如患儿出现高热，可用物理降温（禁用酒精擦浴）或遵医嘱适量使用退热剂，忌用阿司匹林。

（2）皮肤护理：保持皮肤清洁、干燥，衣被要清洁、舒适、柔软，勤换内衣；剪短指甲，必要时小婴儿可戴连指手套或用布将手包裹，避免搔破皮疹，引起继发感染或留下瘢痕。必要时可遵医嘱用药，减少瘙痒；如有疱疹破溃、继发感染，可用抗生素软膏，或是遵医嘱使用口服抗生素。

（3）口腔护理：口腔黏膜出现皮疹者，可用温盐水或是复方硼砂溶液进行 2 ～ 3 次 / 日的口腔护理。

（4）预防感染的传播

1）管理传染源：水痘患儿应予呼吸道隔离至疱疹全部结痂为止，患儿用具可用煮沸或日晒等方法消毒。易感儿接触后应隔离观察 3 周。

2）切断传播途径：加强水痘预防宣传，教育和培养小儿养成良好的卫生习惯，做到勤洗手，必要时呼吸道隔离。

3）保护易感儿：保持室内空气新鲜，托幼机构应做好晨间检查、空气消毒。对体弱、免疫功能低下儿更应注意保护。在水痘流行期间避免到公共场所。易感儿可注射水痘减毒活疫苗，能够有效预防水痘的发生，保护作用可持续 10 年以上。

4. 用药护理

（1）阿昔洛韦：不可静推，静脉给药应缓慢滴注，否则易发生肾小管结晶沉积，引起肾功能损害。注意观察有无胃肠道反应，监测肾功能。

（2）炉甘石洗剂：可每日多次使用，用前摇匀，不宜用于多毛处或大量渗出性皮损处。

5. 健康教育 告知家长水痘疾病的特点、护理要点以及隔离的重要性。加强对社区人群的知识宣教，重点教育预防知识。无并发症的患儿可在家进行隔离护理，指导患儿其家长进行皮肤、口腔护理，嘱其遵医嘱用药。如患儿神志、体温、呼吸、皮疹情况出现异常改变时，应及时就诊。体弱多病者、孕妇及健康小儿注意不要接触水痘患儿。

【中医概要】

本病中医名称与西医病名相同。主要原因是外感水痘时行邪毒，水痘时邪郁阻于脾，肺主皮毛，脾主肌肉，正气抗邪外出，时邪夹湿透于肌表，则致水痘布发，疹色红润，疱浆清亮，随后湿毒清解，疱疹结痂向愈。主要病变部位在肺、脾。中医证型有邪伤肺卫、邪炽气营。根据其虚实寒热之不同，分别施治。表现为邪伤肺卫者，治宜疏风清热，利湿解毒；表现为邪炽气营者，应清气凉营，解毒化湿。辨证施护强调预防感染的传播和隔离措施。

【小结】

水痘是由水痘 - 带状疱疹病毒引起的小儿常见的急性出疹性传染病，临床表现为皮肤和黏膜相继出现斑疹、丘疹、疱疹及结痂，因水痘皮疹分批出现，在同一部位同时存在不同时期皮疹，全身症状轻微。治疗以一般治疗和对症治疗为主，护理重点为饮食护理、降温、皮肤护理及健康教育。

第三节 流行性腮腺炎

案例导入

患儿，女，9岁，因发热、腮腺肿痛两天来诊。患儿两天前无明显原因出现发热，体温高达39℃，伴畏寒、头痛。询问其腮肿过程，家属述先出现左侧腮腺肿大，现右侧腮腺也增大，并明显疼痛。曾服"小儿豉翘清热颗粒"等药物，体温仍反复升高。近日来，精神、食欲差，大小便正常。体格检查：体温38.3℃，脉搏84次/分，呼吸23次/分，血压105/70mmHg。精神差，双侧腮腺肿大，以耳垂为中心，向前、后、下增大，局部皮肤紧绷、发亮，皮温高，有触痛，双侧颌下腺可触及肿大，无触痛，咽部充血，扁桃体无肿大，双肺呼吸音正常。实验室检查：血常规：白细胞计数5.6×10^9/L，中性粒细胞66%，淋巴细胞32%；血淀粉酶8500U/L，尿淀粉酶24300U/L；脑脊液常规及生化正常。

问题：

1. 该患儿的临床诊断是什么？

2. 该患儿目前存在的主要护理诊断是什么？

3. 该患儿父母认为该疾病只是"腮腺发炎"，并不会威胁生命，故早期未引起重视。应如何对其进行健康教育？

流行性腮腺炎（mumps）是由腮腺炎病毒引起的急性呼吸道传染病。临床特征为腮腺非化脓性炎症及腮腺区肿痛，可累及多种腺体组织及器官。以15岁以下小儿多见，感染后可获终身免疫。

【病原学】

腮腺炎病毒属副黏病毒科，单股RNA病毒，呈圆形，100～200nm。抗原结构稳定，只有一个血清型，存在于患者的唾液、血液、尿及脑脊液中。病毒对物理、化学因素敏感，紫外线照射、甲醛等能将其杀灭，加热至56℃20分钟即失去活力。

【流行病学】

1.传染源 早期患者和隐性感染者为传染源。患儿腮腺肿大前7日至肿大后9日唾液中排出病毒，此时传染性最强。

2.传播途径 主要通过空气飞沫和直接接触传播。

3.人群易感性 普遍易感。

4.流行特征 本病呈全球性分布，全年均可发病，但以冬、春季为主。

【发病机制】

病毒经口、鼻进入人体后，在上呼吸道黏膜上皮组织中生长繁殖，导致局部炎症和免疫反应，并进入血液引起病毒血症，进而扩散到腮腺和全身各器官，亦可经口腔沿腮腺管传播到腮腺。由于病毒对腺体组织和神经组织具有高度亲和性，可使多种腺体（腮腺、舌下腺、颌下腺、胰腺、生殖腺等）发生炎症改变，如侵犯神经系统，可导致脑膜脑炎等严重病变（见图18-3）。

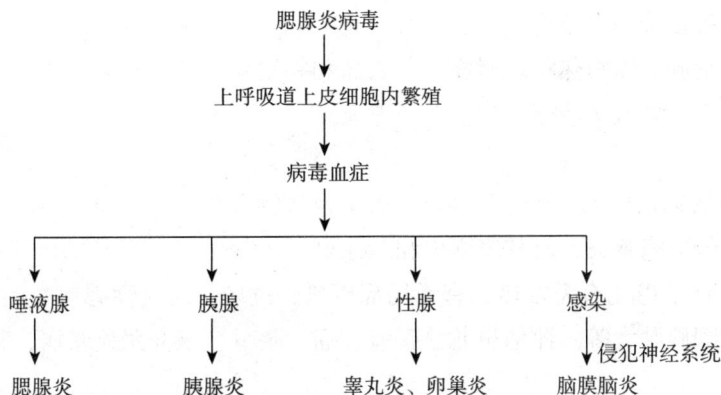

图 18-3　流行性腮腺炎发病机制

【临床表现】

潜伏期为 14 ～ 25 天，平均 18 天。

1. 症状及体征　大多无明显前驱期症状，常以腮腺肿大为首发体征。往往先一侧肿大，然后波及对侧。肿大的腮腺位于下颌骨后方和乳突之间，以耳垂为中心，向前、后、下发展，边缘不清，表面发热但多不红，触之有弹性感并有触痛。腮腺肿大可持续 5 日左右，再逐渐消退。腮腺管口（位于上颌第二臼齿对面黏膜上）早期有红肿，有助于诊断。在腮腺肿胀时，可累及颌下腺和舌下腺。可伴有不同程度发热、头痛、乏力、食欲减退等。

2. 并发症　由于腮腺炎病毒有嗜腺体和嗜神经性，常侵入中枢神经系统和其他腺体、器官而出现以下并发症：

（1）脑膜脑炎：较常见，表现为发热、头痛、呕吐、颈项强直、克氏征阳性等，脑脊液无菌性脑膜炎样改变，与其他病毒性脑炎相似，常在 2 周内恢复正常，多无后遗症。

（2）睾丸炎：是男孩最常见的并发症，多为单侧。表现为突发高热，寒战，睾丸明显肿胀、疼痛。部分病例可有睾丸萎缩，如双侧萎缩可导致不育症。

（3）卵巢炎：5% ～ 7% 的青春期女性患者可并发卵巢炎，表现为下腹疼痛、触痛、月经不调等，不影响受孕。

（4）胰腺炎：表现为上腹部剧痛和触痛，伴发热、寒战、反复呕吐等。血、尿淀粉酶增高有助于胰腺炎的诊断。

（5）其他：心肌炎较常见，耳聋、肾炎等偶可发生。

【辅助检查】

1. 血常规和生化检查　外周血细胞大多正常或稍增，淋巴细胞相对增多。约 90% 患儿发病早期血清和尿淀粉酶有轻至中度增高，2 周左右恢复正常。

2. 血清学检查检测　患儿血清中腮腺炎病毒特异性 IgM 抗体，可早期快速诊断；应用特异性抗体或单克隆抗体检测腮腺炎病毒抗原，可做早期诊断；应用 PCR 技术检测腮腺炎病毒 RNA，敏感性很高。

3. 病毒分离　取发病早期患儿唾液、尿液、脑脊液或血液标本，及时接种敏感细胞进行病毒分离实验，阳性标本采用红细胞吸附抑制试验或血凝抑制试验进行鉴定，阳性者可确诊。

【治疗要点】

1. 一般治疗　注意休息，补充水分和营养，忌酸性饮料等。

2. 抗病毒及对症治疗　早期可用利巴韦林每天 15mg/kg 静脉滴注，疗程 5 ～ 7 天。也可用干扰素治疗，可加速消肿、缩短热程。对高热、头痛和并发睾丸炎者给予解热止痛药物，对重症病例可短期使用肾上腺皮质激素治疗，疗程 3 ～ 5 天。

【护理评估】

1. 健康史　评估患儿有无流行性腮腺炎接触史及接触方式，是否预防性应用腮腺炎减毒活疫苗，近期有无其他传染病感染，及其家庭史和既往史。

2. 身体状况　评估患儿有无发热，有无局部疼痛、过敏，流行性腮腺炎的特征性临床表现，如以耳垂为中心的腮腺肿大等。评估患儿是否有头痛、嗜睡、睾丸明显胀痛、腹部症状等并发症相关临床表现。

3. 心理 - 社会状况　评估患儿及家长对疾病、隔离等知识的了解程度，评估其心理状况、疼痛承受度、家长对患儿的关心程度等。

【护理诊断 / 合作性问题】

1. 疼痛　与腮腺非化脓性炎症有关。

2. 体温过高　与病毒感染有关。

3. 有传播感染的危险　与呼吸道排出腮腺炎病毒有关。

4. 潜在并发症　脑膜脑炎、睾丸炎等。

【护理措施】

1. 一般护理

（1）环境和休息：保持适宜的温湿度，采取呼吸道隔离至腮腺肿大消退后 3 天；保持室内空气流通，保证休息，避免劳累；发热伴并发症者应卧床休息至热退。

（2）饮食：给予清淡易消化的流质饮食或软食，忌酸、辣、干、硬食物，以免因唾液分泌及咀嚼而加剧疼痛。

2. 病情观察　密切观察生命体征及腮腺肿胀部位的变化；在腮腺肿大后 1 周左右，注意观察有无急性高热伴剧烈头痛、呕吐、嗜睡或意识障碍、脑膜刺激征阳性等脑膜脑炎的表现；睾丸炎常表现为睾丸肿大伴局部触痛、阴囊皮肤明显水肿；急性胰腺炎表现为中上腹剧痛和触痛，伴发热、呕吐、腹胀、腹泻或便秘等临床征象，一旦发现上述征象，应及时通知医生并配合以相应的治疗和护理。

3. 对症护理

（1）缓解疼痛：保持口腔清洁，餐后用温盐水漱口，多饮水，以减少口腔内食物残留，防止继发感染。可局部冷敷或中药湿敷以减轻炎症充血及疼痛。发生睾丸炎时可用丁字带托起阴囊，局部间歇冷敷以减轻疼痛。

（2）降温：高热者遵医嘱给予物理或药物降温。

（3）预防感染的传播：

1）管理传染源：应予呼吸道隔离直至腮腺肿大消退后 3 天。易感儿接触后应隔离观察 3 周。

2）切断传播途径：流行期间应加强托幼机构的晨检，不带易感儿去人多密集的公共场所。保持室内空气流通。对患儿口、鼻分泌物及污染物应进行消毒处理。

3）保护易感人群：易感儿可接种腮腺炎减毒活疫苗。

4. 用药护理　遵医嘱使用抗病毒药物，密切观察药物疗效及不良反应，注意药物配伍禁忌。重症患儿使用肾上腺皮质激素治疗时，应注意观察患儿有无胃肠道反应、血压升高、心悸等不良反应，一旦发现，应及时通知医生并配合处理。

5. 健康教育　无并发症的患儿可在家中隔离治疗与护理，指导家长做好隔离、饮食、用药等护理，告之病情观察要点，出现异常情况，及时就诊。做好患儿和家长的心理护理，介绍减轻疼痛的方法，使患儿配合治疗。

【中医概要】

本病属于中医的"痄腮"范畴。本病主要原因是外感风温邪毒，邪毒蕴阻少阳经脉，与气血相搏，凝结于耳下腮部。主要发病部位为肝、胆。中医证型分常证和变证。常证有邪犯少阳，热毒壅盛；变证有邪陷心肝，毒窜睾腹。根据其虚实寒热之不同，分别施治。表现为邪犯少阳者，治宜疏风清热，散结消肿；表现为热毒壅盛者，应清热解毒，软坚散结；表现为邪陷心肝者，予以清热解毒，息风开窍；表现为毒窜睾腹者，治宜清肝泻火，活血止痛。

【小结】

流行性腮腺炎是由腮腺炎病毒所引起的小儿时期常见的急性呼吸道传染病。以腮腺肿大、疼痛为特征，可累及各种腺体组织及器官。无特殊治疗方法。护理重点为一般护理、病情观察和预防传染病措施。

第四节　流行性乙型脑炎

案例导入

患儿，男，5 岁，因发热、头痛 5 天，昏迷 2 小时就诊并入院。患儿 5 天前突然出现发热，体温高达 40℃，伴明显头痛、恶心、呕吐，呕吐呈喷射性。初起曾服"快克"等治疗 2 天，体温仍维持在 40℃以上，1 天前出现抽搐，继之昏迷，大小便失禁。既往健康。有蚊虫叮咬史。体格检查：体温 40.5℃，脉搏 98 次 / 分，呼吸 27 次 / 分，血压 90/60mmHg。浅昏迷，呼之有反应，查体不合作；双侧瞳孔等大等圆，对光反射灵敏；双肺呼吸音粗，未闻及干、湿啰音；双下肢无水肿，浅反射消失，左下肢肌张力增加，跟、膝腱反射亢进，双侧 Babinski 征阳性。实验室检查：血常规：白细胞 $14×10^9$/L，中性粒细胞 86%。脑脊液压力增高，外观无色透明，白细胞计数 $131×10^6$/L，氯化物 121mmol/L，糖 4.35mmol/L，蛋白质（+）；乙脑特异性 IgM 抗体阳性；余未见异常。

问题：

1. 该患儿的临床诊断是什么？依据是什么？

2. 该疾病的隔离措施是什么？

3. 针对该疾病的诊断，应收集哪些流行病学资料？

流行性乙型脑炎（epidemic encephalitis B）简称乙脑，是由乙型脑炎病毒引起，以脑实质炎症为主要病变的急性中枢神经系统传染病。10 岁以下小儿多见。临床以高热、抽搐、意识障碍为特征，病死率高，可留有严重后遗症。

【病原学】

乙脑病毒属虫媒病毒乙组的黄病毒科，直径 40～50nm，呈球形，有包膜。包膜中镶嵌有糖基化蛋白（E 蛋白）和非糖基化蛋白（M 蛋白）。其中 E 蛋白是病毒的主要抗原成分，具有血凝活性和中和活性，并与多种重要的生物学活性密切相关。病毒对低温和干燥抵抗力较强，用冰冻干燥法在 4℃冰箱中可保存数年。不耐热，100℃ 2 分钟或 56℃ 30 分钟即可灭活，易被常用消毒剂所杀灭。在蚊体内繁殖的适宜温度为25℃～30℃。

【流行病学】

1. 传染源 乙脑是人畜共患的自然疫源性疾病,人与许多动物(如猪、牛、羊、马、鸡、鸭等)都可成为本病的传染源。猪是乙脑主要传染源及扩散宿主,人是终末宿主,感染后因血中病毒少、病毒血症期短,传播病毒的作用不大。

2. 传播途径 乙脑主要通过蚊虫叮咬而传播。其中三带喙库蚊是主要传播媒介。

3. 人群易感性 普遍易感。多数为隐性感染,感染后可获持久免疫力。以2～6岁组发病率最高。近年来因疫苗的广泛接种,小儿和青少年的发病率下降,但成人和老年人的发病率相对增加。

4. 流行特征 本病在我国除东北、青海、新疆和西藏外均有流行,农村的发病率高于城市。夏、秋季流行,呈高度散发性,中原地区80%～90%的病例集中在7、8、9三个月,与湿度、雨量、蚊虫繁殖等因素有关。

【发病机制】

乙脑病毒经感染的蚊虫叮咬而进入人体内,先在单核-吞噬细胞系统内繁殖,随后进入血液循环,形成病毒血症。当被感染者机体免疫力强时,病毒很快被清除,临床呈隐性感染或轻型感染,并可获得终身免疫力。如被感染者机体免疫力弱,而感染的病毒数量大且毒力强时,病毒侵入中枢神经系统,引起脑实质病变(见图18-4)。乙脑的病变范围广,可累及整个中枢神经系统,尤其以大脑皮质、间脑和中脑最为严重。

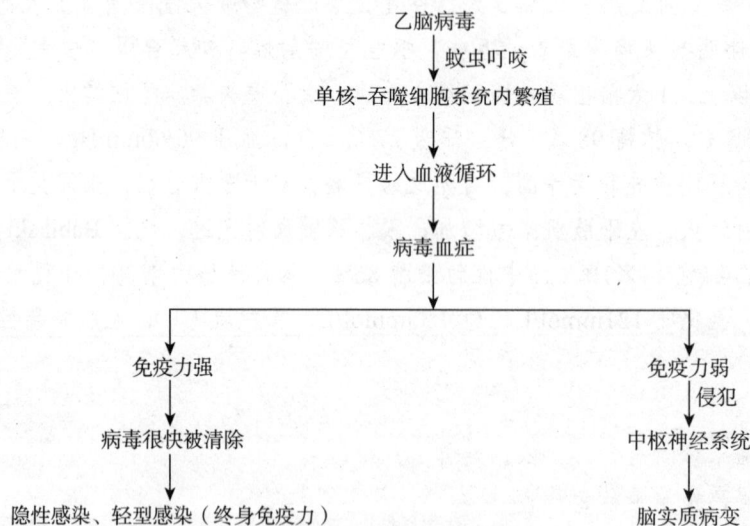

```
              乙脑病毒
                │ 蚊虫叮咬
     单核-吞噬细胞系统内繁殖
                │
            进入血液循环
                │
             病毒血症
        ┌───────┴───────┐
      免疫力强          免疫力弱
        │                │ 侵犯
    病毒很快被清除      中枢神经系统
        │                │
隐性感染、轻型感染(终身免疫力)  脑实质病变
```

图18-4 乙脑发病机制

【临床表现】

潜伏期为4～21天,一般为10～14天。

1. 典型临床表现 可分为4期:

(1)初期:为起病的第1～3天。体温迅速上升至39℃～40℃,伴有头痛、食欲差、恶心、呕吐、嗜睡,少数病例可有神志淡漠和颈项强直。

(2)极期:为病程的第4～10天,除原有症状加重外,脑实质受损为突出表现。

1)持续高热:持续高热达40℃以上,多为稽留热,一般持续7～10天,重者可达3周以上。发热越高,病程越长,病情越重。

2）意识障碍：表现为嗜睡、谵妄、昏迷、定向力障碍等。病程第 1～2 天即可出现神志不清，但多发生于第 3～8 天，通常持续 1 周左右，重者可达 1 个月以上。

3）惊厥或抽搐：是病情严重的表现，发生率为 40%～60%，先出现面部、眼肌、口唇的小抽搐，随后出现肢体抽搐、强直性痉挛，可发生于单肢、双肢或四肢，重者可发生全身强直性抽搐，历时数分钟至数十分钟不等，均伴有意识障碍。长时间或频繁抽搐，可导致发绀、脑缺氧和脑水肿，甚至呼吸暂停。

4）呼吸衰竭：为乙脑重症患儿最多见、最严重的表现和死亡的主要原因，多见于重型病例，主要为中枢性呼吸衰竭。表现为呼吸节律不规则及幅度不均，如呼吸表浅、双吸气、叹息样呼吸、潮式呼吸、抽泣样呼吸等，最后呼吸停止。如脊髓被侵犯可发生周围性呼吸衰竭，小脑幕切迹疝时亦出现上述呼吸异常。

高热、抽搐和呼吸衰竭是乙脑极期的严重表现，其中呼吸衰竭常为致死的主要原因。

5）其他：颅内压增高出现剧烈头痛，呕吐，意识改变，血压升高，心率减慢，婴儿前囟隆起。小脑幕切迹疝患儿除有呼吸异常外，还会出现患侧瞳孔先缩小，随病情进展而逐渐散大，患侧上眼睑下垂、眼球外斜，病变对侧肢体的肌力减弱或麻痹，病理征阳性，生命体征异常。枕骨大孔疝患儿的生命体征紊乱出现较早，意识障碍出现较晚，因脑干缺氧，瞳孔可忽大忽小，患儿可突发呼吸骤停而死亡。

（3）恢复期：体温逐渐下降，神经系统症状和体征日趋好转，一般 2 周左右浅反射和病理反射恢复正常，其他神经精神异常可在 6 个月内逐渐恢复。

（4）后遗症期：少数病例病程超过半年仍留有神经系统残存症状，如失语、肢体瘫痪、意识障碍、精神失常、痴呆等。

2. 临床分型

（1）轻型：体温不超过 39℃，神志清楚或有轻度嗜睡，无抽搐，头痛及呕吐不严重，脑膜刺激征不明显。约 1 周可恢复。

（2）普通型：体温 39℃～40℃，昏睡或浅昏迷，可有抽搐，头痛及呕吐严重，脑膜刺激征明显，病理征阳性。病程 7～14 天。

（3）重型：体温 40℃以上，昏迷，反复或持续抽搐，瞳孔缩小，浅反射消失，深反射先亢进后消失，病理征阳性，病程 14 天以上，多留有后遗症。

（4）极重型：体温 41℃以上，深昏迷，反复或持续强烈抽搐，常出现呼吸衰竭及脑疝。病死率高，存活者常有明显后遗症。

流行期间以轻型和普通型多见。

3. 并发症　以支气管肺炎最为常见。其次为肺不张、败血症、尿路感染、压疮等。

【辅助检查】

1. 血象　白细胞总数增高，一般在（10～20）×10^9/L，中性粒细胞在 80% 以上，部分患儿血象正常。

2. 脑脊液　外观无色透明或微混浊，压力增高，白细胞多在（50～500）×10^6/L，少数可高达 1000×10^6/L。早期以中性粒细胞为主，随后淋巴细胞增多。蛋白轻度增高，糖正常或偏高，氯化物正常。

3. 血清学检查

（1）特异性 IgM 抗体测定：可作为早期诊断指标，该抗体在病后 3～4 天即可出现，最早在病程第 2 天脑脊液中即可检测到。

（2）补体结合试验：主要用于回顾性诊断或流行病学调查，不能用于早期诊断。补体结合抗体为 IgG 抗体，具有较高的特异性，多在发病后 2 周出现，5～6 周达高峰，抗体水平可维持 1 年左右。

（3）血凝抑制试验：血凝抑制抗体一般在病后第 4～5 天出现，2 周时达高峰，抗体水平可维持 1 年以上。该试验阳性率高于补体结合试验，操作简便，可用于临床诊断及流行病学调查。

4. 病毒检查　包括病毒分离和病毒抗原或核酸的检测。

【治疗要点】

主要采取对症和支持治疗，维持体内水和电解质平衡，密切观察病情变化，重点处理高热、抽搐。控制脑水肿和呼吸衰竭等危重症状，减少后遗症，降低病死率。

1. 对症治疗

（1）高热：以物理降温为主，药物降温为辅，降温不宜过快、过猛，禁用冰水擦浴。药物降温可用 50% 安乃近滴鼻；持续高热伴反复抽搐者可用亚冬眠疗法，以氯丙嗪和异丙嗪每次各 0.5～1mg/kg 肌注，每 4～6 小时 1 次，使肛温降至 38℃左右，疗程 3～5 天。

（2）抽搐：①高热所致者以降温为主；②脑水肿所致者可用 20% 甘露醇静脉滴注或推注（20～30 分钟内），每次 0.5～1g/kg，根据病情可每 4～6 小时重复使用；③因脑实质病变引起的抽搐，可使用镇静剂，首选地西泮，每次 0.1～0.3mg/kg，每次不超过 10mg，肌注或缓慢静脉注射；可用 10% 水合氯醛保留灌肠，每次 40～60mg/kg。巴比妥钠可用于预防抽搐，每次 5～8mg/kg。

（3）呼吸衰竭：保持呼吸道通畅，根据呼吸衰竭的原因给予相应治疗。

2. 恢复期及后遗症处理　加强营养，避免继发感染。逐步进行功能训练，包括吞咽、语言和肢体功能，可配合中医中药治疗、理疗、体疗、高压氧治疗等。

【护理评估】

1. 健康史　评估患儿年龄、发病季节，评估其有无家族史、既往史等，评估其生活环境、居住条件、卫生习惯等。

2. 身体状况　观察患儿体温，有无急起高热、头痛、呕吐、意识障碍、昏迷和感染性休克等临床表现，有无病理反射及脑膜刺激阳性。结合辅助检查，观察患儿白细胞及中性粒细胞计数是否增高，脑脊液有无脑膜炎改变。

3. 心理－社会状况　评估患儿及家长的心理状态，对病情、治疗、预后等知识的了解程度，对康复期的运动和营养等知识是否缺乏。评估家庭的经济承受能力及社会支持系统。

【护理诊断／合作性问题】

1. 体温过高　与病毒血症及脑部炎症有关。

2. 急性意识障碍　与中枢神经系统损害有关。

3. 潜在并发症　惊厥、呼吸衰竭。

4. 焦虑　与预后差有关。

【护理措施】

1. 一般护理

（1）环境和休息：卧床休息至热退 1 周，避免体力活动 2 周。保持病室安静、整洁，光线应柔和，防止强光、强声的刺激，避免诱发抽搐或惊厥。温湿度适宜，室温维持在 22℃～24℃，湿度以 60% 左右为宜。室内经常通风换气，保持室内空气新鲜。

（2）饮食：初期及极期应给予清淡流质饮食，如绿豆汁、菜汤、牛奶等；高热时以糖类为主；昏迷及有吞咽困难者给予鼻饲或静脉输液，保证每日入量达 1500～2000mL；恢复期应逐渐增加高热量饮食。

（3）隔离措施：采取虫媒隔离，应有防蚊设备和灭蚊措施。

2. 病情观察 密切观察患儿生命体征，重点观察体温、呼吸节律、速率，及时发现有无呼吸衰竭；观察意识状态及意识障碍有无加重；观察惊厥发作先兆、部位、发作次数、持续时间；观察双侧瞳孔大小、是否对称、对光反射等，及时发现颅内压增高及脑疝的先兆。

3. 对症护理

（1）降温：密切观察和记录患儿的体温，及时采取有效的降温措施，控制室温在30℃以下。遵医嘱给予药物降温或采用亚冬眠疗法。降温过程中密切观察生命体征。

（2）保持呼吸道通畅：鼓励并协助患儿翻身、拍背。采用鼻导管或面罩给氧。痰液黏稠者给予超声雾化吸入，吸痰。床旁备气管插管、气管切开、人工呼吸机等物品和设备。

（3）控制惊厥：及时发现惊厥先兆，如烦躁不安、口角或指（趾）抽动、两眼凝视、肌张力增高等。一旦出现，立即让患儿取仰卧位，头偏向一侧，松解衣服和领口，清除口鼻分泌物；在患儿上下白齿之间放置牙垫或开口器，或用舌钳拉出舌头。

4. 用药护理

（1）冬眠疗法：常用氯丙嗪和异丙嗪，该类药物可抑制呼吸中枢及咳嗽反射，故用药过程中应保持呼吸道通畅，密切观察生命体征变化。

（2）20%甘露醇：应在30分钟内输注完毕，输液过程中防止液体外渗，并注意观察患儿的心脏功能。

5. 健康教育

（1）做好预防宣教：大力开展防蚊、灭蚊工作，流行季节使用蚊帐、蚊香，涂擦驱蚊剂等措施防止被蚊虫叮咬，加强饲养场所的环境卫生管理，重点做好猪圈等场所的灭蚊工作，幼猪可注射疫苗，做到人畜分开居住，减少人群感染机会。在流行季节前1个月，对10岁以下小儿和从非流行区进入流行区的人员进行乙脑疫苗接种，一般接种2次，间隔7～10天，第2年加强注射1次，连续3次加强后不必再注射。

（2）康复护理指导：对有后遗症的患儿进行康复训练。鼓励患儿坚持训练和治疗，教会家长相关的护理措施和康复疗法，如肢体功能锻炼、语言训练等。坚持用药，定期复查。

【小结】

流行性乙型脑炎是由乙型脑炎病毒引起，以脑实质炎症为主要病变的急性中枢神经系统传染病。临床以高热、抽搐、意识障碍、病理反射及脑膜刺激征为特征。呼吸衰竭是主要死因。治疗主要以对症治疗为主。护理重点为降温、密切观察病情变化，及时发现呼吸衰竭、惊厥、颅内压增高及脑疝的先兆，给予对症护理。

第五节 手足口病

手足口病（hand, foot and mouth disease, HFMD）是由肠道病毒引起的具有明显特征的出疹性传染病。以发热和手、足、口腔等部位出现皮疹或疱疹为主要特征。多发生于婴幼儿。

【病原学】

引起本病的病毒主要有柯萨奇病毒 A 组的 4、5、7、9、10、16 型，B 组的 2、5、13 型。最常见为柯萨奇病毒 A 组 16 型（CoxA16）和肠道病毒 71 型（EV71）。肠道病毒对 75% 乙醇及

5% 来苏耐受；对乙醇、去氯胆酸盐等不敏感；对紫外线及干燥敏感；各种氯化剂（高锰酸钾、漂白粉等）、甲醛、碘酒都能灭活病毒；50℃以上迅速被灭活，4℃可存活 1 年，在 -20℃环境下可长期存活，在外环境中病毒亦可长期存活。

【流行病学】

1. 传染源　有明显症状的患者和隐性感染者为重要传染源，流行期间患儿为主要传染源。患儿咽部排出病毒持续 1～2 周，粪便排出病毒持续 3～5 周，疱疹液中含有大量病毒，破溃时病毒即溢出。隐性感染者和轻症患者是主要传染源。

2. 传播途径　主要通过密切接触和呼吸道传播。

（1）日常接触传播：患儿唾液、疱疹液、粪便等污染手、食物、奶具、玩具、衣物等引起间接接触传播。

（2）空气飞沫传播：患儿咽喉分泌物及唾液中的病毒可通过空气飞沫传播。

（3）其他：接触被病毒污染的水源或门诊交叉感染和口腔器械消毒不严所致。

3. 易感人群　人群普遍易感，感染后可获得持久免疫力；但不同型病原体感染后抗体缺乏交叉免疫力，人群可反复感染发病；患儿主要为学龄前儿童，以 3 岁以下发病率最高；4 岁以内占 85%～95%。

4. 流行特征　分布广泛，无明显地区性；四季均可发病，以夏、秋季多见；传染性强，传播途径复杂，暴发流行后常有散发病例，托幼机构易发生集体感染。

【发病机制】

病毒通过呼吸道或消化道进入人体，侵入局部黏膜的上皮细胞及周围淋巴细胞中增殖，再侵入局部淋巴结，从而进入血液循环形成第一次病毒血症，此时，患儿可无明显临床症状，但从各种体液中可分离出病毒，具有传染性。病毒经血液循环侵入不同脏器，继续增殖后第二次入血，引起第二次病毒血症，出现典型临床症状和体征。

【临床表现】

1. 症状、体征　潜伏期 2～7 天，早期症状有低热及口痛，不愿进食，呕吐，有的患儿有轻咳、流涕和咽痛。轻症无明显症状。口腔黏膜可见散在的小疱疹或已破溃的浅溃疡，大多 1 周内自愈。口腔黏膜水疱疹后 1～2 天出现特殊皮疹，先为斑丘疹，后转为圆形或椭圆形疱疹，质地较硬，水疱含清澈浆液，皮稍厚，不易破溃，四周有红晕。皮疹主要侵犯手（大多位于指间）、足、口、臀四个部位，多在四肢肢端，呈离心分布，皮疹数量数个至数十个不等。临床上皮疹有不痛、不痒、不结痂、不结疤的"四不"特征。水疱及皮疹一般在 1 周后消退。

2. 并发症

（1）无菌性脑膜炎、脑炎：由 EV71 引起。起病缓急不一，常有中度发热 4～6 天，可见双相热型。起病后 1～2 天出现脑膜刺激征，易烦躁、睡眠不安等，有脑脊液的改变。脑炎的临床表现与乙型脑炎相似，重者多有高热、嗜睡、昏迷、惊厥及强直性瘫痪等。婴幼儿症状往往较重。

（2）心肌炎：起病急，患儿拒食、呕吐、咳嗽、面色苍白、发绀、呼吸困难，表现与肺炎相似。迅速出现心力衰竭表现，但全身无水肿。心电图可见低电压、心动过速、T 波倒置、ST 段低平。心肌酶谱异常。

（3）其他：可有急性弛缓性麻痹、肺水肿、肺炎等。

【辅助检查】

1. 血常规　白细胞总数轻度升高，淋巴细胞和单核细胞增多。

2. 病原学检查　可从咽拭子、肛拭子、疱疹液、粪便、脑脊液、血液中分离出病毒，但需结合血清抗体检测才更有意义。

3. 心肌酶谱　早期肌酸磷酸激酶多增高，血清乳酸脱氢酶同工酶增高提示有心肌炎发生，心肌肌钙蛋白的变化对心肌炎的诊断有更高的特异性。

【治疗要点】

本病为自限性疾病，无特异性治疗方法，主要是对症处理。

1. 一般治疗　可用清热解毒的中草药，如板蓝根、大青叶、金银花、贯众等用水煎服，有一定效果；服用维生素 B、维生素 C 及抗病毒药物。

2. 对症治疗　有惊厥、严重肌痛者给予镇痛剂；心肌炎的治疗以抗病毒、营养心肌为主，结合对症、支持等疗法，伴心力衰竭时用利尿剂和小剂量洋地黄等治疗。有瘫痪则按脊髓灰质炎的瘫痪治疗。

【护理评估】

1. 健康史　评估患儿年龄、是否有手足口病接触史，评估当地是否发生该疾病的集体感染，评估家庭内是否感染、是否发生家庭集聚现象，评估患儿卫生习惯、生活环境等。

2. 身体状况　评估患儿是否发热，是否出现皮疹，观察皮疹形态、分布位置等，观察是否出现神经系统、呼吸系统、循环系统等改变，是否有并发症相关临床表现。

3. 心理 - 社会状况　评估患儿及家长对该疾病的特点、治疗、护理等的认知程度，评估其心理状态、家庭支持系统等。

【护理诊断／合作性问题】

1. 皮肤完整性受损　与肠道病毒引起的皮疹及继发感染有关。

2. 体温过高　与病毒血症、继发感染有关。

3. 口腔黏膜受损　与口腔感染有关。

4. 有传播感染的危险　与肠道及呼吸道排出病毒有关。

5. 潜在并发症　无菌性脑膜炎、脑炎、心肌炎等。

【护理措施】

1. 一般护理

（1）环境和休息：病室定期通风换气，保持空气新鲜，温湿度要适宜。根据病情宜卧床休息 1 周左右。

（2）饮食护理：给予高热量、高维生素、清淡、易消化、无刺激性的温凉流质或半流质饮食。避免食用不易消化且加重肠胀气的食物。鼓励患儿多饮水。严重吐泻时应暂停进食。

（3）隔离措施：采取呼吸道、消化道及接触隔离措施，隔离 7～10 天。

2. 病情观察　观察患儿生命体征、精神状态、食欲及有无呕吐等，如患儿出现高热不退、咳喘等，提示并发肺炎；如出现头痛、呕吐、烦躁或嗜睡等提示并发脑炎；注意观察心肌酶及心电图的改变，及时发现心肌炎的早期征象。一旦发现，及时配合医生给予相应的治疗和护理。

3. 对症护理

（1）口腔护理：保持口腔清洁，进餐前、后用生理盐水漱口，可用鱼肝油或维生素 B$_2$ 粉剂直接涂于口腔溃疡处，以减轻疼痛，促进溃疡愈合，预防继发感染。

（2）皮肤护理：保持皮肤、衣被清洁，衣着宽松、柔软；剪短指甲，防止抓破皮疹；臀部有皮疹时保持臀部清洁干燥；手足部皮疹初期可涂炉甘石洗剂，若有疱疹形成或疱疹破溃时可涂

0.5% 碘伏或抗生素软膏。

（3）降温：主要采用物理降温，多喂温开水，一般不主张使用药物降温。

（4）预防感染的传播：被污染的日常用品用含氯消毒溶液擦拭消毒（作用时间 30 分钟），或用 0.3% 过氧乙酸消毒（作用时间为 60 分钟），也可用紫外线灯直接照射 30 分钟。食具、饮具用含氯消毒剂溶液（250mg/mL）浸泡（作用时间 30 分钟）。患儿粪便及其他排泄物用 3% 漂白粉澄清液消毒，衣物置阳光下暴晒。日常生活垃圾应用双层塑料袋封口后焚烧。托幼机构应做好晨间检查，发现疑似患儿，及时隔离治疗。

4. 用药护理 服用中药时注意药物温度不能过高，量不宜过多。口腔局部涂药前要用干棉球将病变部位黏膜表面弄干净后方能涂药，涂药后不可立即漱口、饮水或进食。静脉使用丙种球蛋白必须现配现用，注意滴速和观察有无过敏反应等。

5. 健康教育 疾病流行期间，应加强环境卫生、食品卫生和个人卫生；保持良好的卫生习惯，做到饭前便后洗手；哺乳的母亲要勤洗澡、勤换衣，哺乳前要清洁乳头；尽量少到拥挤的公共场所，减少感染的机会；注意婴幼儿的营养和休息，防止过度疲劳。

【小结】

手足口病是由肠道病毒引起的常见出疹性传染病，多见于婴幼儿。临床以发热和手、足、口腔等部位的皮疹或疱疹为主要特征。皮疹常见于手、足、口、臀部，皮疹有"不痛、不痒、不结痂、无疤痕"等特点。以对症治疗为主。护理重点为饮食及对症护理。

第六节 猩红热

案例导入

患儿，女，4 岁，因发热、咽痛伴咳嗽 2 天，皮疹 1 天就诊。患儿 2 天前无明显诱因出现发热，最高体温达 39.2℃，咳嗽，咽痛明显。曾服"阿奇霉素"等抗菌药物，体温下降至 38℃。1 天前发现颈、胸部出现红色皮疹。几日来食欲较差，大小便正常。既往体健。体格检查：体温 38.2℃，脉搏 97 次 / 分，呼吸 23 次 / 分。精神差，可见耳后、颈部、胸部、背部皮肤呈弥漫性充血，密集均匀分布粟粒样丘疹，压之褪色，疹间皮肤正常；颜面轻度充血，咽部充血，可见"草莓舌"，扁桃体 II 度肿大，有脓性分泌物；双肺呼吸音粗，未闻及干、湿啰音。实验室检查：血常规：白细胞 $11×10^9$/L，中性粒细胞 81%，淋巴细胞 16%，血红蛋白 127g/L，血小板 $248×10^9$/L；咽拭子培养：溶血性链球菌。

问题：

1. 该患儿的临床诊断是什么？

2. 该患儿出现上述临床表现的主要原因是什么？

3. 应该如何对该患儿实施皮肤护理？

4. 患儿父母担心皮疹会产生色素沉着，应当如何缓解其焦虑？

猩红热（scarlet fever）是 A 组 β 型溶血性链球菌引起的急性呼吸道传染病。主要通过空气飞沫传播，临床上以发热、咽峡炎、全身弥漫性猩红色皮疹及皮疹消退后明显脱屑为特征，小儿多见。

【病原学】

A 组 β 型溶血性链球菌，也称化脓性链球菌，革兰染色阳性。其致病力来源于细菌本身及其产生的毒素和蛋白酶类。细菌产生的毒素分为致热性外毒素（红疹毒素）和链球菌溶血素；产生的蛋白酶有链激酶、透明质酸酶及血清混浊因子。

化脓性链球菌在环境中生存能力较强，可寄居在人体口咽部。对热及干燥抵抗力弱，56℃30 分钟及一般消毒剂均能将其杀灭，但在痰液和脓液中可生存数周。

【流行病学】

1. 传染源　患者和带菌者是主要传染源。自发病前 24 小时至疾病高峰期传染性最强。A 组β 型溶血性链球菌引起的咽峡炎患儿，排菌量大而易被忽视，是重要的传染源。

2. 传播途径　主要经空气飞沫或直接密切接触传播，也可经皮肤创伤处或产道而引起"外科型猩红热"或"产科型猩红热"。偶可通过污染的牛奶或其他食物传播。

3. 人群易感性　普遍易感。感染后机体可产生抗菌免疫和抗毒素免疫。抗菌免疫具有型特异性，不同血清型之间无交叉免疫，抗毒素免疫力较持久。

4. 流行特征　本病多见于温带地区，全年均可发病，以冬、春季高发。多见于学龄前及学龄儿童，3 岁以下少见。近年来本病的发病率及死亡率下降，重型者已很少见。

【发病机制】

溶血性链球菌从呼吸道侵入咽、扁桃体，引起局部炎症，并向邻近组织器官播散，也可通过血源播散。炎症病灶处溶血性链球菌产生红斑毒素，可引起真皮层毛细血管充血、水肿，白细胞浸润，上皮细胞增殖，以毛囊周围最明显，形成典型的猩红热皮疹。恢复期表皮细胞角化过度，坏死脱落而形成"脱屑"。舌乳头红肿突起，形成杨梅舌。重型患儿可有全身淋巴结、肝、脾等网状内皮组织增生，心肌发生中毒性退行性变。也有部分患儿于 2 ～ 3 周后出现变态反应，主要表现为肾小球肾炎或风湿热（见图 18-5）。

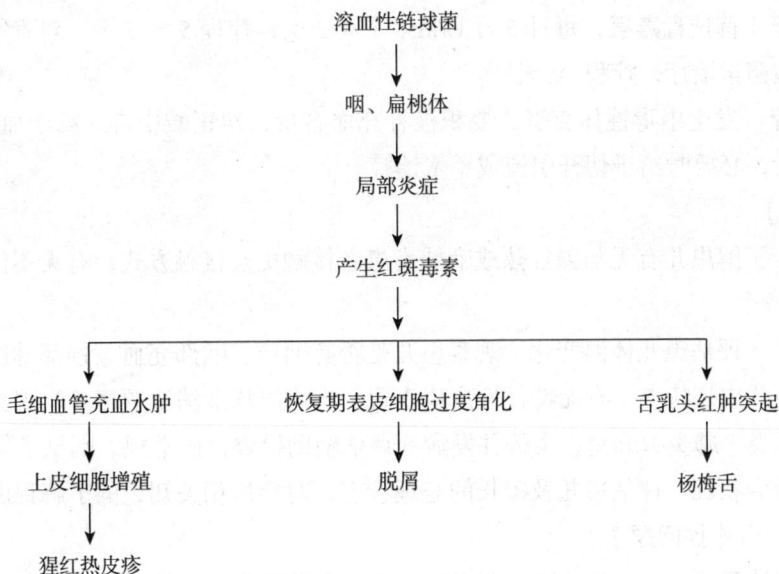

图 18-5　猩红热发病机制

【临床表现】

1. 普通型　潜伏期为 1 ～ 7 天，一般为 2 ～ 3 天。

（1）前驱期：①发热：大多骤起、畏寒，体温可达 39℃，多为持续性，可伴有头痛、全身不适等全身中毒症状。②咽峡炎：表现为咽痛，吞咽时加剧，咽部明显充血，扁桃体肿胀，有脓性渗出液，颌下及颈淋巴结呈非化脓性炎症改变。

（2）出疹期：①皮疹：为猩红热最重要的特征之一。发热后第二天开始出现皮疹，先见于耳后、颈部及上胸部，24 小时内即波及全身。典型皮疹为均匀分布的弥漫充血性针尖大小的丘疹，压之褪色，去压后复现，伴有痒感。部分患儿可见带黄白色脓头且不易破溃的皮疹，称"粟粒疹"，严重患儿可有出血性皮疹。在皮肤皱褶，皮疹密集或因摩擦出血呈紫色线状，称"线状疹"。如颜面部有充血而无皮疹，口鼻周围充血不明显，相比而显得发白，称为"口周苍白圈"，腭部可见充血或出血性黏膜内疹。②病程初期舌面覆盖白苔，红肿的乳头凸出于白苔之外，称为"草莓舌"，2 ～ 3 天后白苔开始脱落，舌面光滑呈肉红色，乳头仍凸起，称"杨梅舌"。

（3）恢复期：皮疹大多在 48 小时内达高峰，之后体重下降，然后按出疹顺序 2 ～ 3 天内全部消退，重者可持续 1 周左右。疹退后皮肤有脱屑，以粟粒疹为重。

2. 外科型或产科型　病原菌从伤口或产道侵入而致病，故没有咽峡炎。皮疹先见于伤口周围，后向全身蔓延。一般症状较轻，预后较好。从伤口分泌物中可培养出病原菌。

3. 脓毒型及中毒型　脓毒型有咽部严重的化脓性炎症、坏死及溃疡；中毒型有明显的中毒症状，常伴有 40℃以上高热，意识障碍，皮疹可为出血性。此两型目前已少见。

【辅助检查】

1. 血象　白细胞总数升高可达（10 ～ 20）×10^9/L，中性粒细胞在 80% 以上，严重者可有中毒颗粒。出疹后嗜酸性粒细胞增多，占 5% ～ 10%。

2. 尿液　无明显异常，如发生急性肾炎，则可有尿蛋白、红细胞、白细胞及管型。

3. 血清学检查　免疫荧光法检测血清中的多种抗体，可助诊断。

【治疗要点】

1. 一般治疗　急性期患儿卧床休息，采取呼吸道隔离等。

2. 病原治疗　首选青霉素，每日 5 万 U/kg，1 天 2 次，疗程 5 ～ 7 天。对青霉素过敏者，可用红霉素或头孢菌素治疗，疗程 10 天。

3. 对症治疗　发生中毒性休克者，要积极补充血容量，纠正酸中毒，给予血管活性药物等。对已化脓的病灶，必要时给予切开引流或手术治疗。

【护理评估】

1. 健康史　了解患儿有无与猩红热或咽峡炎患者接触史及接触方式，有无不洁饮食史，有无皮肤伤口等。

2. 身体评估　评估患儿体温变化，观察患儿是否有咽痛、咽部充血、颈部淋巴结肿大等咽峡炎表现。观察患儿皮疹特点，有无特征性皮疹表现，皮疹出疹及消退顺序等。观察患儿有无化脓性炎症，如中耳炎、肺炎、蜂窝织炎等并发症。评估辅助检查，血常规、咽拭子等检查结果。

3. 心理－社会状况　评估患儿及家长的心理状态，对疾病相关知识的了解程度。

【护理诊断 / 合作性问题】

1. 皮肤完整性受损　与化脓性链球菌引起的皮疹及继发感染有关。

2. 体温过高　与化脓性链球菌感染有关。

3. 潜在并发症　急性肾小球肾炎、风湿热。

4. 有传播感染的危险　与呼吸道排出细菌有关。

【护理措施】

1. 一般护理

（1）环境和休息：病室温湿度适宜，保持病室清洁安静，急性期患儿需卧床休息2～3周，协助做好生活护理。

（2）饮食：给予高热量、高蛋白、高维生素、易消化、清淡的流质和半流质饮食，鼓励患儿多饮水，恢复期给予软食。

（3）隔离措施：可采取呼吸道隔离，至少咽拭子培养3次阴性，且无化脓性并发症出现可解除隔离（自治疗之日起不少于7天）。

2. 病情观察　密切观察生命体征、皮疹特点及脱屑情况，观察有无眼睑浮肿及尿的改变，如出现尿量减少、少尿或无尿、蛋白尿、血尿、水肿、高血压，考虑并发急性肾小球肾炎，应及时通知医生并配合处理。

3. 对症护理

（1）降温：监测体温，及时给予物理降温，或遵医嘱用解热药。鼓励患儿多饮水，以利散热及排出毒素。

（2）皮肤护理：保持皮肤清洁，衣被要舒适，勤换内衣；剪短指甲，避免抓破皮肤引起感染，忌用对皮肤有刺激性的肥皂水等擦洗皮肤。

（3）预防感染的传播：

1）管理传染源：猩红热患儿应住院或家庭隔离治疗，至咽拭子培养3次阴性，且无化脓性并发症出现。咽拭子培养持续阳性者应延长隔离期，并按猩红热患儿隔离治疗。密切接触患者的易感儿需检疫1周。

2）切断传播途径：托幼机构应严格晨间检查，流行期间避免到公共场所，经常开窗通风，保持室内空气新鲜。注意个人卫生，避免皮肤感染。患儿食具应煮沸消毒，痊愈后彻底消毒。

3）保护易感人群：易感儿可用药物预防，如可用青霉素或头孢菌素。

4. 用药护理　遵医嘱及时使用青霉素G治疗，用药前做皮试，用药过程中须密切观察药物疗效及不良反应，注意药物配伍禁忌。

5. 健康教育　病情轻者可在家隔离治疗与护理。向患儿及家长讲解有关猩红热的隔离预防及护理知识，告诉急性期患儿卧床休息的重要性。对患儿的分泌物、排泄物及污染物品应严格消毒处理。遵医嘱用药，如病情变化应及时就诊。

【中医概要】

本病属于中医"丹痧"范畴。本病主要原因为感受痧毒疫邪，痧毒疫邪经口鼻袭于肺胃，邪热蒸腾，邪毒化火，上攻咽喉，壅滞气机而致。主要发病部位为肺、胃。中医证型有邪侵肺卫、毒炽气营、痧后阴伤。根据其虚实寒热之不同，分别施治。表现为邪侵肺卫者，治宜辛凉宣透，清热利咽；表现为毒炽气营者，应清气凉营，泻火解毒；表现为痧后阴伤者，予以养阴生津，清热润喉。

【小结】

猩红热是A组β型溶血性链球菌引起的急性呼吸道传染病。临床表现为发热、咽峡炎、全身弥漫性鲜红色皮疹及皮疹消退后明显脱屑。治疗首选药物为青霉素，也可用红霉素或头孢菌素。护理重点为病情观察，尤其是皮疹特点、脱屑及并发症的观察，对症护理和健康教育。

第七节　中毒型细菌性痢疾

案例导入

患儿，男，4岁，因高热6小时，抽搐、昏迷半小时就诊。患儿6小时前突然出现高热，体温40.5℃，畏寒，无腹痛、腹泻，无恶心、呕吐。半小时前出现全身抽搐，四肢僵硬，两眼向上凝视，口吐白沫，持续约4分钟，之后昏迷，呼之不应，遂来院。既往体健，病前曾进食生冷饮食。体格检查：体温39.5℃，脉搏130次/分，呼吸27次/分，血压90/57mmHg。昏迷状态，呼之不应，面色苍白，口唇发绀，四肢末梢冰冷；双侧瞳孔等大等圆，对光反射迟钝；双肺正常；腹部平软，下腹压痛，无反跳痛，肠鸣音不亢进；双下肢无水肿，四肢肌张力增加，双侧膝腱反射亢进，双侧Babinski征阳性。实验室检查：血常规：白细胞计数＜16.5×10^9/L，中性粒细胞85%；大便常规发现脓细胞，大便培养发现痢疾杆菌；脑脊液正常。

问题：

1.该患儿的临床诊断是什么？依据是什么？

2.如何缓解患儿的腹痛？

3.如何预防该疾病？

中毒型细菌性痢疾（bacillary dysentery，toxic type）简称中毒型菌痢，由志贺菌属引起的肠道传染病，是急性细菌性痢疾的危重型。临床特征为起病急骤，突起高热，反复惊厥，嗜睡，迅速发生休克、昏迷等。多见于2～7岁健壮小儿，病死率高。

【病原学】

痢疾杆菌属肠杆菌科志贺菌属，革兰阴性杆菌，有菌毛，无鞭毛、荚膜及芽孢。所有菌株都能产生内、外毒素并分别导致相应的临床症状。对外界环境抵抗力较强，最适宜生长的温度为37℃，在水果、蔬菜中能存活10天左右，在牛奶中能存活20天，在阴暗潮湿或冰冻的条件下，可存活数周。对理化因素敏感，日光照射30分钟或加热60℃5分钟、常用消毒剂均能迅速杀灭细菌。

【流行病学】

1.传染源　急、慢性患者及带菌者均为传染源。急性菌痢患儿早期排菌量大、传染性强。

2.传播途径　主要经粪－口途径传播。病原菌污染食物、水、生活用品或手，经口使人感染，亦可通过苍蝇污染食物而传播。

3.人群易感性　人群普遍易感。学龄前儿童和青壮年多见。病后可获得一定的免疫力，但短暂而不稳定，且不同群、型之间无交叉保护性免疫，故易复发和重复感染。

4.流行特征　全年均可发生，以夏秋季多发，与苍蝇活动、气候条件、夏季饮食习惯等因素有关。在志贺菌感染中，约70%的患者和60%的死亡患者均为5岁以下儿童。

【发病机制】

痢疾杆菌进入人体后是否发病，主要取决于细菌数量、致病力。痢疾杆菌致病性很强，可释放内毒素和外毒素。内毒素从肠壁吸收入血后，引起发热、毒血症及急性微循环障碍。外毒素具有细胞毒性、神经毒性和肠毒性。中毒型菌痢可发生脑水肿甚至脑疝，出现昏迷、抽搐及呼吸衰竭（图18-6）。

痢疾杆菌

↓

结肠上皮内增生

↓

释放内毒素和外毒素

↓

毒素入血

↓

发热、毒血症、急性微循环障碍

休克　　　　脑水肿　　　　昏迷　　　　呼吸衰竭

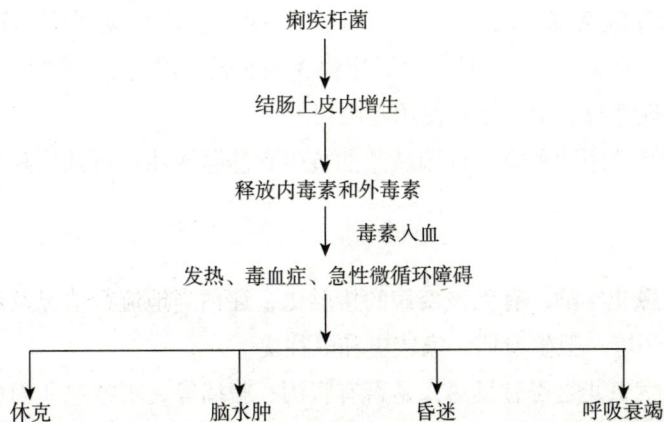

图 18-6　中毒型细菌性痢疾发病机制

【临床表现】

潜伏期多为 1～2 天，短者数小时。根据其临床表现可分为 3 型。

1. 休克型（皮肤内脏微循环障碍型）　较多见，主要表现为感染性休克，如面色苍白，四肢厥冷，皮肤出现花斑，发绀，心率加快，脉细速甚至不能触及，血压逐渐下降甚至测不出，并可出现心、肾功能不全及意识障碍等症状。

2. 脑型（脑微循环障碍型）　最为严重，因缺氧、水肿，表现为反复惊厥、昏迷和呼吸衰竭。初期患儿可出现嗜睡、头痛、呕吐、血压升高、心率缓慢，并迅速进入昏迷、频繁或持续惊厥。可有瞳孔不等大、对光反射消失等。

3. 肺型（肺微循环障碍型）　又称呼吸窘迫综合征，以肺微循环障碍为主，常在前两型基础上发展而来，病情危重，病死率高。患儿突然呼吸加快，进行性呼吸困难，发绀持续性加重，肺部呼吸音减低等。

4. 混合型　上述两型或三型同时或先后出现，预后最为凶险，病死率极高。

【辅助检查】

1. 大便常规　外观多为脓血黏液便，镜检可见白细胞、脓细胞和少数红细胞，如出现巨噬细胞则有助于诊断。

2. 大便培养　分离出痢疾杆菌可确诊。同时可做药物敏感试验以指导临床合理选用抗菌药物。

3. 血常规　白细胞总数多增至（10～20）×10^9/L 以上，以中性粒细胞为主，可见核左移。

4. 免疫学检测　采用免疫学方法检测细菌或抗原具有早期、快速的优点，但由于粪便中抗原成分复杂，易出现假阳性反应，特异性有待提高。

5. 特异性核酸检测　采用核酸杂交或 PCR 可直接检查粪便中的痢疾杆菌核酸，具有灵敏度高、特异性强、快速简便等优点。

【治疗要点】

1. 降温止惊　可综合使用物理、药物降温或亚冬眠疗法。惊厥不止者，可用地西泮 0.3mg/kg 肌内注射或静脉注射（每次最大剂量 ≤ 10mg），或用水合氯醛 40～60mg/kg 保留灌肠，或肌注苯巴比妥钠每次 5～10mg/kg。

2. 感染性休克的治疗　迅速扩容纠正酸中毒；使用山莨菪碱、酚妥拉明、多巴胺或间羟胺等改善微循环；保护心、脑、肾等重要脏器的功能；必要时可使用肾上腺皮质激素；有 DIC 时给予肝素抗凝治疗。

3. 防治脑水肿和呼吸衰竭　保持呼吸道通畅，给氧。首选 20% 甘露醇降低颅内压，剂量为每次 0.5 ～ 1g/kg 静注，每 6 ～ 8 小时 1 次，疗程 3 ～ 5 天，或与利尿剂交替使用，可短期静脉推注地塞米松。如出现呼吸衰竭应及早使用呼吸机。

4. 抗菌治疗　通常选用两种痢疾杆菌敏感的抗生素静脉滴注。可选用阿米卡星、头孢噻肟钠或头孢曲松钠等药物。

【护理评估】

1. 健康史　评估患儿年龄、有无该疾病的接触史，评估当地流行情况及患儿是否有不洁饮食史，评估患儿的生活环境、卫生习惯、家族史和既往史。

2. 身体状况　观察患儿是否有发热，是否有腹泻、腹痛等，观察患儿面色、血压、心率、呼吸等生命体征，是否有惊厥、昏迷、呼吸衰竭等表现。

3. 心理 – 社会状态　评估患儿家长对患儿的关心程度，患儿及家长的心理状态，家庭经济情况和社会支持系统。

【护理诊断 / 合作性问题】

1. 体温过高　与毒血症有关。

2. 外周组织灌注无效　与机体的高敏状态和毒血症致微循环障碍有关。

3. 潜在并发症　脑水肿、呼吸衰竭。

4. 焦虑　与病情危重有关。

5. 有传播感染的危险　与消化道排出病原体有关。

【护理措施】

1. 一般护理

（1）环境和休息：保持室内清洁安静，温湿度适宜。急性期患儿应绝对卧床休息，协助患儿做好生活护理。症状减轻后可适当活动。

（2）饮食：严重腹泻伴呕吐者可暂禁食，遵医嘱静脉补充营养。能进食时给予高热量、高蛋白、高维生素、少渣、少纤维素、易消化清淡流质或半流质饮食，避免生冷、多渣、油腻或刺激性食物。少量多餐，可饮糖盐水。病情好转后逐渐过渡至正常饮食。

（3）隔离措施：采用消化道隔离，直至急性症状消失，粪检阴性、粪便培养连续 2 次阴性。

2. 病情观察　监测患儿生命体征及神志、面色、瞳孔、尿量，准确记录 24 小时液体出入量。观察患儿呼吸频率、节律、深度，及时发现呼吸衰竭的先兆；观察患儿有无面色苍白、皮肤湿冷、血压下降、脉细速、尿少、烦躁等休克征象，一旦出现，应迅速通知医生并配合抢救；观察排便次数、量、性状及伴随症状，采集含有脓血、黏液的新鲜粪便作为标本，及时送检，以提高阳性率。

3. 对症护理

（1）降温：物理降温可用温水擦浴（低于皮温 2℃～ 3℃）、冷（温）盐水灌肠；药物降温时，退热药剂量不宜过大，以免大汗导致虚脱；高热惊厥者，可遵医嘱采用冬眠疗法或亚冬眠疗法，用药过程中避免搬动患儿，观察生命体征，保持呼吸道通畅。

（2）皮肤护理：保持皮肤清洁、干燥，出汗后及时更换衣被。每次排便后清洗肛周，并涂以润滑剂，减少刺激。每天用温水或 1：5000 高锰酸钾坐浴，防止感染。

（3）休克的护理：①患儿取仰卧中凹位，注意保暖。②迅速建立静脉通路，必要时开放两条通路，保证药物的及时输入，根据病情调整补液速度，避免发生肺水肿和心衰。③严密监测患儿生命体征，密切观察病情变化，遵医嘱给氧，监测血氧饱和度及动脉血气分析，观察氧疗效果。

（4）预防感染的传播：对饮食行业及托幼机构的工作人员应定期做大便培养，及早发现带菌者，并及时治疗。隔离患儿至临床症状消失后1周或3次大便培养阴性。加强饮水、饮食、粪便的管理及灭蝇、灭蟑螂工作。在菌痢流行期间，易感儿可口服痢疾菌苗。

4. 用药护理　遵医嘱给予镇静剂、脱水剂、呼吸兴奋剂、血管扩张剂及抗生素等，密切观察药物疗效及不良反应。给予退热剂时，应注意观察患儿面色、脉搏，以防止虚脱。应用山莨菪碱时，可有口干、腹胀、尿潴留和心动过速等，应注意观察。头孢曲松的不良反应有腹泻、腹痛、恶心、呕吐等胃肠道反应及皮疹、瘙痒等过敏反应，应及时发现。对明显少尿者，应停用肾毒性药物。

5. 健康教育　讲解菌痢的传播方式和预防知识，指导家长和患儿注意饮食卫生，养成良好的卫生习惯，饭前便后洗手、不喝生水、不吃变质及不洁食物等。

【小结】

中毒型细菌性痢疾是急性细菌性痢疾的危重型。临床特征为起病急骤，突起高热，反复惊厥，嗜睡，迅速发生休克、昏迷。护理重点为密切观察病情变化，及时发现各种并发症的先兆；根据患儿病情给予降温护理、皮肤护理、休克护理等护理措施。

第八节　原发型肺结核

案例导入

患儿，男，6岁，于3周前无明显诱因出现低热，体温最高38.1℃，夜间咳嗽明显，无痰。未曾注射过卡介苗。体格检查：体温38℃，脉搏86次/分，呼吸22次/分，血压88/58mmHg。实验室检查：血常规：白细胞$4.2×10^9$/L，中性粒细胞66%，淋巴细胞32%；血沉：52mm/h；胸部X片检查：右侧肺门淋巴结肿大阴影；结核菌素试验强阳性。

问题：

1. 该患儿的临床诊断是什么？

2. 该疾病的传播途径是什么？如何切断该传播途径？

3. 针对护理诊断实施护理措施。

原发型肺结核（primary pulmonary tuberculosis）是结核杆菌初次侵入肺部后发生的原发感染。是儿童肺结核的主要类型，包括原发综合征和支气管淋巴结核。临床症状轻微，90%以上为自限性，但亦可进展，导致干酪性肺炎、结核性胸膜炎或血行播散致急性粟粒性肺结核或结核性脑膜炎。

【病原学】

结核杆菌属结核分枝杆菌，对人致病的主要类型为人型和少数牛型，具有抗酸性、生长缓慢、抵抗力较强、菌体结构复杂等生物学特性。对紫外线较敏感，阳光下曝晒2～7小时，或用紫外线消毒30分钟有明显杀菌作用。湿热对结核杆菌杀伤力强，80℃5分钟、95℃1分钟或煮沸5分钟可杀灭。对70%的乙醇敏感，接触2分钟可杀菌。5%苯酚（石炭酸）24小时可杀死痰中的结核杆菌。

【流行病学】

1. 传染源　主要是开放性肺结核患者，尤其是痰菌阳性者是小儿结核病的主要传染源。正规化疗 2～4 周后，随着痰菌排量减少而传染性降低。

2. 传播途径　主要为呼吸道飞沫传播，小儿吸入带结核菌的飞沫或尘埃后即可引起感染，形成肺部原发病灶。少数经消化道传染者，也可经被结核菌污染的食具或食物传染。

3. 人群易感性　新生儿对结核菌非常易感。小儿发病与否主要取决于结核菌的毒力及数量、机体抵抗力的强弱及遗传因素。

4. 流行特征　生活贫困、居住拥挤、营养不良等是人群结核病高发的原因。我国为高发区。近年来，结核病在全球呈明显的上升趋势。

【发病机制】

结核菌感染人体后是否发病不仅取决于细菌数量、毒力，更取决于机体免疫反应。结核杆菌初次侵入人体后，在肺泡和无活性的巨噬细胞内短暂生长繁殖，4～8 周后产生细胞免疫，同时出现组织超敏反应，通过细胞免疫应答使 T 淋巴细胞致敏。若再次接触结核杆菌或其代谢产物时，致敏的淋巴细胞释放各种淋巴因子，激活巨噬细胞，使之具有细胞免疫能力。当细菌量少而组织敏感性高时，可形成肉芽肿；细菌量多，组织敏感性高时，则形成干酪性坏死；细菌量多而组织敏感性低时，可引起感染播散和局部组织破坏。

机体感染结核菌后，产生免疫和变态反应，结核免疫和变态反应是两种不同免疫学反应。一般认为变态反应适度时机体抵抗力最强；变态反应过强时，可加剧炎症反应甚至干酪性坏死，造成组织严重损伤或结核播散；变态反应过弱时，说明机体反应性差，细胞免疫功能低下。

【临床表现】

1. 症状　症状轻重不一，轻者可无症状。年龄较大小儿起病缓慢，可有不规则低热、疲乏、轻咳、食欲不振、消瘦、盗汗等结核中毒症状。婴幼儿及症状较重者可急性起病，体温可达 40℃，但一般情况尚好，与发热不相称，持续 2～3 周后转为低热，伴结核中毒症状，最常见的症状为干咳和轻度呼吸困难。婴儿可表现为体重不增或生长发育障碍。部分患儿可出现疱疹性结膜炎、皮肤结节性红斑或多发性、一过性关节炎等结核变态反应表现。当胸内淋巴结高度肿大时可产生压迫症状：压迫气管分叉处可出现类似百日咳样痉挛性咳嗽；压迫支气管使其部分阻塞时可引起喘鸣；压迫喉返神经可致声嘶；压迫静脉可致胸部一侧或双侧静脉怒张。

2. 体征　周围淋巴结有不同程度肿大，婴儿可伴肝脏肿大。肺部体征不明显，与肺内病变不一致。胸片呈中到重度肺结核病变者，50% 以上可无体征。如原发病灶较大，叩诊呈浊音，听诊呼吸音减低或有少许干湿啰音。婴儿可伴肝大。

【辅助检查】

1. 胸部 X 片检查　是诊断小儿原发性肺结核的重要方法。局部炎性淋巴结相对较大，而肺部感染灶相对较小是原发性肺结核的特征。

2. 结核菌素试验　可测定受试者是否感染过结核杆菌。小儿受结核感染 4～8 周后做结核菌素试验可呈阳性反应。我国常规以结核菌纯蛋白衍生物（PPD）0.1mL（5 单位）用于临床试验。硬结平均直径不足 5mm 为阴性，5～9mm 为（+），10～19mm 为（++），≥20mm 为（+++），如有双圈反应或出现淋巴管炎则为（++++）。原发性肺结核时呈强阳性或由阴性转为阳性。

若患儿结核变态反应强烈，如患疱疹性结膜炎、结节性红斑或一过性多发性结核过敏性关节炎等，宜用 1 个结核菌素单位的 PPD 试验，以防局部的过度反应及可能的病灶反应。

阴性反应见于：①未感染过结核；②结核迟发性变态反应前期（初次感染后 4～8 周内）；

③假阴性反应，机体免疫功能低或受抑制所致，如部分危重结核病，急性传染病如麻疹、水痘、百日咳等；体质极度衰弱如重度营养不良、重度脱水、重度水肿等；原发或继发免疫缺陷病；糖皮质激素或其他免疫抑制剂使用期间等；④技术误差或结核菌素失效。

3. 实验室检查

（1）菌检查：从痰液、胃液（婴幼儿可抽取空腹胃液）、脑脊液、浆膜腔液中找到结核杆菌可确诊。

（2）酶联免疫吸附试验（ELISA）：用于检测结核患儿血清、浆膜腔液、脑脊液等的抗结核杆菌抗体。

（3）分子生物学检测：如聚合酶链反应（PCR）、核酸杂交等方法能快速检测标本中的结核杆菌核酸物质。

（4）血沉：结核活动期多增快，反映结核病的活动性。

【治疗要点】

1. 常用抗结核药物

（1）杀菌药

1）全杀菌药：①异烟肼（INH 或 H）：目前小儿化疗的首选药物，其特点是疗效高、渗透性强、副反应少。②利福平（RFP 或 R）：起效快，口服吸收良好，与其他药物联用有协同作用，主要副反应是肝损害。

2）半杀菌药：①链霉素（SM 或 S）：能杀灭在碱性环境中生长、繁殖活跃的细胞外结核菌，对新鲜渗出性病灶和空洞中的结核菌作用最强，主要副反应是听力损害和耳聋。②吡嗪酰胺（PZA 或 Z）：能杀灭在酸性环境中细胞内结核菌及干酪病灶内代谢缓慢的结核菌，能渗透到很多组织及体液（包括脑脊液）。

（2）抑菌药：乙胺丁醇（EB 或 B）：中性环境时作用最强，联合应用可延缓异烟肼和利福平的耐药性。

抗结核药物的使用原则：早期、适量、联合、规律、全程。INH+RFP+PZA 为治疗结核病的最强大组合。

2. 原发性肺结核治疗

（1）无明显症状的原发性肺结核：选用标准疗法，即每日服用 INH、RFP 和（或）EB，疗程 9～12 个月。

（2）活动性原发性肺结核：宜采用直接督导下短程化疗（DOTS），强化治疗阶段联用 3～4 种杀菌药，即 INH、RFP、PZA，2～3 个月后以 INH、RFP 巩固维持治疗，常用方案为 2HRZ/4HRO。

【护理评估】

1. 健康史

（1）一般情况：患儿年龄，有无与开放性肺结核患者的密切接触史，是否接种过卡介苗，生活环境、居住条件、卫生习惯等。

（2）家庭史：家庭中有无肺结核患者。

（3）既往史：既往健康状况，近期有无患其他急性传染病，如麻疹、百日咳等。

2. 身体状况

（1）评估患儿营养状况，有无营养不良的表现。

（2）主要症状：观察患儿热型；检查有无盗汗、午后低热、食欲不佳、消瘦、疲劳等结核中毒症状；有无疱疹性结膜炎、结节性红斑等结核过敏表现；有无类似百日咳样的痉挛性咳嗽等胸内淋巴结高度肿大产生的压迫症状等。

（3）辅助检查：PPD试验、胸部X线检查及其他实验室检查结果。

3. 心理－社会状况

（1）患儿及家长的心理状态，对病情、隔离方法、服药等知识的了解程度。

（2）家长对患儿的关心程度、家庭的经济承受能力及社会支持系统。

【护理诊断/合作性问题】

1. 营养失调（低于机体需要量） 与食欲减退、疾病消耗过多有关。

2. 活动无耐力 与结核杆菌感染有关。

3. 有传播感染的可能 与排出结核菌有关。

4. 知识缺乏 与患儿及家长缺乏隔离、服药等相关知识有关。

6. 体温过高 与结核杆菌感染有关。

5. 潜在并发症 抗结核药物副作用。

【护理措施】

1. 一般护理

（1）环境和休息：保持居室空气流通，阳光充足。症状明显者应卧床休息，协助生活护理，恢复期可做适当的室内外活动，避免疲劳，保证充足的睡眠时间。

（2）饮食：肺结核是一种消耗性疾病，应加强饮食护理，保证营养供给。给予高热量、高蛋白、高维生素、富含钙质的饮食，如牛奶、鸡蛋、瘦肉、鱼、豆制品、新鲜水果等。根据患儿的喜好，注意食物的制作，增加食欲。

（3）隔离措施：结核病患儿活动期应采取呼吸道隔离措施。

2. 病情观察 定时监测体温变化；观察患儿咳嗽、咳痰有无改善，注意痰液的性状、颜色及量；有呼吸困难者，及时给氧；监测体重，判断患儿的营养状况有无改善；观察有无并发症发生，如自发性气胸、咯血等，一旦发生，及时配合医生处理。

3. 对症护理 主要为预防结核病的措施。

（1）及早发现，及时给予抗结核药物治疗和护理。

（2）加强患儿个人卫生，嘱较大患儿不随地吐痰，对患儿呼吸道分泌物、痰盂、餐具、便器等进行消毒处理，避免与麻疹、百日咳等急性传染病患儿接触。

（3）符合条件者接种卡介苗，是预防小儿结核病的有效措施。

4. 用药护理 密切观察药物的疗效和不良反应，对咳嗽、咳痰的患儿，慎用强镇咳剂。大多数药物对肝或肾有损伤，应定期检查尿常规、肝功能。使用链霉素的患儿，要注意观察其有无发呆、抓耳挠腮等听神经损害的征象，发现异常及时通知医生处理。

5. 健康教育 向家长和患儿介绍原发性肺结核的病因、传播途径及消毒隔离措施，指导家长日常消毒处理方法。告知家长早期发现及合理治疗结核菌涂片阳性患儿是预防小儿结核病的根本措施，应坚持全程正规服药，密切观察抗结核药物的不良反应，发现变化及时就诊。指导日常生活和饮食护理，加强体格锻炼。

【中医概要】

本病属于中医"肺痨"范畴。痨虫是发病的原因，正虚是发病的基础。痨虫蚀肺，肺体受损，首耗肺阴，阴虚则火旺，而见阴虚肺燥之候。进一步发展为气阴两虚，甚则阴损及阳。

主要发病部位在肺、脾、肾。中医证型有肺阴亏虚、阴虚火旺、气阴耗伤、阴阳两虚。根据其虚实寒热之不同，分别施治。表现为肺阴亏虚者，治宜养阴润肺；表现为阴虚火旺者，应滋阴降火；表现为气阴耗伤者，以益肺健脾为主；表现为阴阳两虚者，治宜滋阴补阳。

【小结】

原发性肺结核是小儿肺结核的主要类型，包括原发综合征和支气管淋巴结核。临床症状轻重不一。较大小儿起病缓慢，可有结核中毒症状；婴幼儿多急性起病，高热持久，但一般情况良好，最常见的症状为干咳和轻度呼吸困难。按原则选用常用抗结核药物，护理重点为加强饮食护理、药物护理和预防护理。

第九节　蛔虫病

蛔虫病（ascariasis）是由蛔线虫寄生于人体小肠或其他器官所引起的慢性传染病。是小儿最常见的寄生虫病；轻者临床症状不明显，部分患儿可有腹痛和肠道功能紊乱表现，重者可引起胆道蛔虫病、肠梗阻等严重并发症。

【病原学】

蛔虫寄生于小肠上段，活体为乳白色或粉红色。一般长 15～35mm。雌虫产出的受精卵随粪便排出，在适宜环境里发育为含杆状蚴虫卵（感染性虫卵）。虫卵被吞食后，虫卵中的胚幼破壳而出，侵入肠壁静脉，经门静脉至肝、右心、肺。在肺泡及支气管经第 2 次、3 次蜕皮逐渐发育成长。感染后 8～10 天向上移行并随唾液或食物重新吞入，在空肠经第 4 次蜕皮发育为童虫，再经数周发育为成虫。整个发育过程为 10～11 周。虫卵对外界抵抗力强，一般可存活 12～18 个月，在 5℃～10℃无土壤中可存活 2 年之久，在干燥环境中生存 2～3 周，加热至 60℃～65℃ 5 分钟可杀灭虫卵。

【流行病学】

1. 传染源　人是蛔虫的唯一终末宿主，蛔虫患者和感染者是传染源。

2. 传播途径　感染期虫卵经口进入人体，污染的土壤、蔬菜、瓜果等是主要媒介。

3. 人群易感性　普遍易感。习惯生食蔬菜者，小儿地上爬行、吸吮手指等易感染。学龄期儿童感染率高。

4. 流行特征　本病是最常见的蠕虫病，世界各地均有流行，发展中国家发病率高。我国大部分农村属重度（感染率超过 60%）和中度（感染率为 20%～60%）流行区。常为散发，也可发生集体性感染。由于在全国学校贯彻肠道感染综合防治方案，近年来感染率逐渐下降。

【发病机制】

感染期虫卵经口进入人体后，在小肠孵出幼虫，随血流经肺时其代谢产物和死亡的幼虫可产生炎症反应，引起支气管痉挛或哮喘。成虫寄生于空肠及回肠上段，其分泌的消化物质附着于肠黏膜，可引起上皮细胞脱落或轻度炎症反应。大量成虫纠结成团可引起不完全性肠梗阻。蛔虫钻孔可导致胆道蛔虫症、胰管蛔虫症、阑尾蛔虫症等。

【临床表现】

潜伏期约 8 周，大多数无感染症状，称蛔虫感染者。中重度感染出现临床症状者称为蛔虫病。

1. 幼虫移行引起的症状　蛔虫蚴移行至肺可引起低热、咳嗽、血丝痰或哮喘样发作，双肺可闻及干啰音。胸片可见肺部点状、片状或絮状阴影。严重感染时，幼虫可侵入脑、肝、脾、肾等，引起相应的临床表现，如脑膜炎、癫痫、肝大、肝功能异常、尿的改变等。

2. 成虫引起的症状 成虫主要寄生于空肠和回肠，表现为非特异性胃肠道症状，如反复脐周痛，可有烦躁易惊或萎靡、磨牙、食欲不振或多食易饥、异食癖，还可因虫体的异种蛋白导致荨麻疹、哮喘等过敏症状。感染严重者可造成营养不良，影响生长发育。

3. 并发症

（1）胆道蛔虫症：是最常见的并发症。典型表现为阵发性右上腹剧烈绞痛、屈身弯腰、坐卧不安、哭叫打滚、恶心呕吐，可吐出胆汁或蛔虫。有胆道感染时，可出现发热、黄疸、外周血白细胞数增高。

（2）蛔虫性肠梗阻：多见于 10 岁以下的小儿，其中 2 岁以下发病率最高。表现为起病急骤，脐周或右下腹阵发性剧痛，呕吐，腹胀，肠鸣音亢进，可见肠型和蠕动波，可扪及条索状包块。腹部 X 线检查可见肠充气及液平面。

（3）肠穿孔及腹膜炎：表现为突发全腹的剧烈绞痛，伴恶心呕吐、进行性腹胀。查体可见明显的腹膜刺激症状，腹部 X 线检查可见膈下游离气体。

【辅助检查】

1. 血常规 幼虫移行、异位蛔虫症及并发感染时白细胞和嗜酸性粒细胞增多。

2. 病原学检查 粪涂片或饱和盐水漂浮法可查到虫卵。改良加藤法虫卵查出率较高。B 超和逆行胰胆管造影有助于胆、胰、阑尾蛔虫症的诊断。

【治疗要点】

1. 驱虫治疗 ①甲苯咪唑：为首选药物之一，2 岁以上患儿剂量为每次 100mg，每日 2 次，或每日 200mg 顿服，连服 3 日；②枸橼酸哌嗪：每日剂量为 150mg/kg（最大剂量不超过 3g），睡前顿服，连服 2 日；③左旋咪唑：每日剂量为 2～3mg/kg，睡前 1 次顿服或空腹顿服；④阿苯达唑，2 岁以上患儿剂量为 400mg，睡前 1 次顿服。

2. 并发症的治疗 ①胆道蛔虫症的治疗原则为解痉止痛，驱虫，控制感染，纠正脱水、酸中毒及电解质紊乱。药物最好选用枸橼酸哌嗪、左旋咪唑等虫体肌肉麻痹驱虫药，内科治疗不缓解者可手术治疗。②蛔虫性肠梗阻：不完全性肠梗阻采用禁食、胃肠减压、输液、解痉、止痛等处理，疼痛缓解后给予驱虫治疗；完全性肠梗阻应及时手术治疗。③蛔虫性阑尾炎或腹膜炎一旦确诊，应及早手术治疗。

【护理评估】

1. 健康史 评估患儿是否有排虫史或呕吐蛔虫史，评估其是否有不洁饮食史，是否喜地上爬行、吮吸手指等，评估其生活环境，卫生条件等。

2. 身体状况 观察患儿食欲，评估其是否有呼吸改变，腹部疼痛，评估是否有神经、精神症状，观察患儿皮肤是否有过敏等。

3. 心理 - 社会状况 评估患儿及家长对疾病的认知程度，评估其心理状态，家庭经济条件及社会支持系统。

【护理诊断 / 合作性问题】

1. 急性疼痛 与蛔虫寄生于肠道引起肠痉挛有关。

2. 营养失调（低于机体需要量） 与蛔虫夺取营养及影响正常消化吸收有关。

3. 潜在并发症 蛔虫性肠梗阻、胆道蛔虫症、肠穿孔、腹膜炎。

4. 知识缺乏 与患儿及家长缺乏个人卫生、饮食卫生及环境卫生知识有关。

【护理措施】

1. 一般护理　腹痛时应卧床休息，协助做好生活护理；给予营养丰富且易消化的饮食，注意变换食物种类及增加食物的色、香、味以促进小儿食欲。

2. 病情观察　注意观察病情变化，及时发现和处理并发症。如患儿出现脐周剧痛、腹胀、恶心、呕吐，并吐出食物、胆汁，甚至蛔虫，应及时报告医生并处理；如患儿突发阵发性右上腹剧烈绞痛，哭叫翻滚，屈身弯腰，面色苍白，呕吐等提示并发胆道蛔虫，应及时遵医嘱予以相应处理，如患儿有肠穿孔及腹膜炎的表现，并做好手术准备。

3. 对症护理　注意观察腹痛的性质、程度、部位、发作时间及伴随症状，有无压痛及肌紧张。在患儿无急腹症表现时，可局部按揉或俯卧位用软枕垫压腹部，也可热敷以减轻疼痛。

4. 用药护理　遵医嘱用药，观察药物疗效及不良反应，使用驱虫药后注意观察大便有无虫体排出。甲苯咪唑不良反应有胃肠不适、腹泻、头痛、头昏、呕吐、皮疹、发热等，应注意观察；枸橼酸哌嗪大剂量时可有恶心、呕吐、腹痛、荨麻疹、震颤、共济失调等不良反应，肝肾功能不良、癫痫患儿禁用；左旋咪唑可有头痛、恶心、呕吐、腹痛、皮疹、白细胞减少、肝功能损害等不良反应，肝肾功能不良者慎用。阿苯达唑可有口干、头晕、头痛、食欲减退、恶心、腹痛、腹胀等不良反应，2岁以下小儿慎用。

5. 健康教育　向患儿及家长介绍疾病的防治知识，指导家长搞好饮食卫生和环境卫生，培养小儿良好的卫生习惯，不随地大小便，饭前便后洗手，不吮手指，不生食未洗净的瓜果、蔬菜，不饮生水，消灭苍蝇，加强粪便管理。粪便进行无害化处理后再使用（肥料），提供污水处理设施，才是长期预防蛔虫病的最有效措施。

【小结】

蛔虫病是小儿时期常见的肠道寄生虫病。轻者临床症状不明显，部分患儿可有腹痛和肠道功能紊乱表现，重者可引起胆道蛔虫病、肠梗阻等严重并发症。可用驱虫药。护理重点为减轻疼痛，监测病情，做好健康教育。

第十节　传染性单核细胞增多症

传染性单核细胞增多症（infectious mononucleosis，IM）是由 EB 病毒（epstein-barr virus，EBV）感染所导致的急性感染性疾病，以发热、咽喉痛、肝脾和淋巴结肿大、外周血中淋巴细胞增多并出现异型淋巴细胞等为特征。

【病原学】

EBV 属于疱疹病毒，是一种嗜淋巴细胞的 DNA 病毒，主要侵犯 B 淋巴细胞。EBV 有 5 种抗原成分，均能产生各自相应的抗体。①衣壳抗原（viral capsid antigen，VCA）：可产生 IgM 和 IgG 抗体，VCA-IgM 抗体早期出现，是新近感染的标志；VCA-IgG 出现稍晚，可持续多年或终生，故不能区别新近感染与既往感染。②早期抗原（early antigen，EA）：是 EBV 进入增殖性周期初期形成的一种抗原，其中 EA-D 成分为 EBV 活跃增殖的标志。EA-IgG 抗体于病后 3～4 周达高峰，持续 3～6 个月。③核心抗原（nuclear antigen，EBNA）：EBNA-IgG 于病后 3～4 周出现，持续终生，是既往感染的标志。④淋巴细胞决定的膜抗原（lymphocyte determinant membrane antigen，LYDMA）：带有 LYDMA 的 B 细胞是细胞毒性 T 细胞（Tc）攻击的靶细胞，其抗体为补体结合抗体，出现和持续时间与 EBNA-IgG 相同，也是既往感染的标志。⑤膜抗原（membrane antigen，MA）：是中和性抗原，可产生相应中和抗体，其出现和持续时间与 EBNA-

IgG 相同。

【流行病学】

1. 传染源 患者和隐性感染者均是传染源。病毒大量存在于唾液腺及唾液中，可持续或间断排毒达数周、数月甚至数年之久。

2. 传播途径 主要是口–口传播，可经飞沫传播，偶可经输血传播。

3. 人群易感性 本病主要见于儿童和青少年，6 岁以下儿童得病后大多表现为隐性或轻型感染，15 岁以上感染者则多呈典型症状。

4. 流行特征 全球流行，各地均有发生，一年四季均可发病，一般在秋末至初春的时候较为多见。病后可获得较稳固的免疫力，再次发病者极少。

【发病机制】

本病的发病机制主要是由于 B、T 细胞间的交互作用。EBV 进入口腔后，在具有 EBV 受体的咽部上皮细胞、B 淋巴细胞、T 淋巴细胞及 NK 细胞中增殖，导致细胞破坏，引起扁桃体炎和咽炎症状，局部淋巴结肿大。病毒还可在腮腺和其他唾液腺上皮细胞中繁殖，并可长期或间歇性向唾液中排放；进入血液，导致病毒血症，继而累及全身淋巴系统。受感染的 B 淋巴细胞表面抗原发生改变，引起 T 淋巴细胞的强烈免疫应答而转化为细胞毒性 T 细胞。患者血中的大量异常淋巴细胞（又称异型细胞）就是这种具有杀伤能力的 T 细胞。本病的发病机制还包括免疫复合物的沉积、病毒对细胞的直接损害等。幼儿时期典型病例很少，主要是因为不能对 EBV 产生充分的免疫应答。

淋巴细胞的良性增生是本病的基本病理特征。病理可见非化脓性淋巴结肿大，淋巴细胞及单核吞噬细胞高度增生。肝、心、肾、肾上腺、肺、皮肤、中枢神经系统等均可有淋巴细胞浸润及局限性坏死病灶。脾脏充满异型淋巴细胞，水肿，致脾脏质脆、易出血，甚至破裂。

【临床表现】

潜伏期一般为 5～15 天。起病急缓不一。多数患儿有乏力、头痛、畏寒、鼻塞、恶心、食欲减退、轻度腹泻等前驱症状。发病期典型表现有：

1. 发热 多数患儿有发热，体温 38℃～40℃，无固定热型，热程大多 1～2 周，一般中毒症状不严重。

2. 咽峡炎 咽部、扁桃体及腭垂充血肿胀，伴有咽痛，部分患儿扁桃体表面可见白色渗出物或假膜形成。咽部肿胀严重者可出现呼吸及吞咽困难。

3. 淋巴结肿大 全身淋巴结均可肿大，以颈部最为常见。肘部滑车淋巴结肿大常提示有本病可能。肿大淋巴结直径一般不超过 3cm，中等硬度，无明显压痛和粘连，肠系膜淋巴结肿大可引起腹痛。肿大淋巴结常在热退后数周才消退。

4. 肝、脾大 部分患儿有肝肿大，可出现肝功能异常，并伴有急性肝炎的上消化道症状。部分患儿有轻度黄疸。约半数患儿有轻度脾大，伴疼痛及压痛，偶可发生脾破裂。

5. 皮疹 部分患儿在病程中出现多形性皮疹，以丘疹及斑丘疹常见，多见于躯干。皮疹大多在病程 4～6 日出现，持续 1 周左右消退，消退后不脱屑，无色素沉着。

重症患儿可并发神经系统疾病，如吉兰–巴雷综合征、脑膜脑炎或周围神经炎等。在急性期可发生心包炎、心肌炎。部分患儿出现咽部继发细菌感染。脾破裂少见，但极严重，轻微创伤即可诱发。

【辅助检查】

1. 血常规 外周血象改变是本病的重要特征。早期白细胞总数可正常或偏低，以后逐渐升高。白细胞分类早期中性粒细胞增多，以后淋巴细胞数可达 60% 以上，并出现异型淋巴细胞。异型淋巴细胞超过 10% 或其绝对值超过 1.0×10^9/L 时具有诊断意义。

2. 血清嗜异性凝集试验　患儿血清中出现 IgM 嗜异性抗体，能凝集绵羊或马红细胞，阳性率达 80% ～ 90%。5 岁以下小儿该试验多呈阴性。

3. EBV 特异性抗体检测　间接免疫荧光法和酶联免疫法检测血清中 VCA-IgM 和 EA-IgG。VCA-IgM 阳性是新近 EBV 感染的标志，EA-IgG 一过性升高是近期感染或 EBV 复制活跃的标志，均具有诊断价值。

【治疗要点】

本病系自限性疾病，预后大多良好，主要采取对症治疗。有脾大的患儿 2 ～ 3 周内应避免与腹部接触的运动，以防发生脾破裂。若发生脾破裂，应立即输血，并行手术治疗。抗病毒治疗可用阿昔洛韦、更昔洛韦等药物。继发细菌感染者，可使用抗生素治疗。重型患儿可短疗程应用肾上腺皮质激素减轻症状。

【护理评估】

1. 健康史　评估患儿年龄，是否有该疾病的接触史，评估患儿家族史及既往史。

2. 身体状态　观察患儿是否发热，是否出现咽峡炎表现，观察其全身淋巴结肿大情况、皮疹出疹情况，评估患儿是否有肝脾肿大。结合辅助检查，观察外周血象改变、IgM 抗体等辅助检查结果。

3. 心理 - 社会状况　评估患儿及家长的心理状态，评估其对病情、治疗、预后和护理的了解程度，家庭经济情况及社会支持系统。

【护理诊断 / 合作性问题】

1. 体温过高　与病毒感染有关。

2. 急性疼痛　与咽部炎症、肝脾肿大有关。

3. 潜在并发症　心包炎、心肌炎等。

【护理措施】

1. 环境与休息　保持室内空气新鲜，定时通风消毒，适宜温湿度。呼吸道隔离，防止交叉感染。急性期建议卧床休息，以减少心肌耗氧量。减轻心脏负担。伴脾肿大者避免剧烈活动，以防脾破裂。

2. 维持正常体温　观察患儿体温变化，必要时遵医嘱药物降温，使用药物后注意观察患儿体温、血压、尿量等。出汗多者，应及时更换衣物，保持皮肤清洁，鼓励患儿多饮水，以防虚脱。

3. 饮食护理　患儿出汗较多时应及时补充水、电解质，并做好口腔护理。因咽部肿胀、疼痛不愿进食者，进行疼痛评估，疼痛严重者及时通知医生并采取措施缓解疼痛。鼓励患儿少食多餐，进食高热量、高蛋白、清淡、易消化食物。逐渐增加粗纤维食物，确保大便通畅。

4. 密切观察　病情咽部肿胀严重者可出现呼吸及吞咽困难，应密切观察患儿呼吸、脉搏、血压等，及时发现病情变化，通知医生并配合吸痰，必要时行气管切开。重症患儿还可并发神经系统疾病、心包炎及心肌炎等，应随时监测患儿意识、面色、四肢末梢循环等情况。

5. 健康教育　向患儿家长介绍患儿病情、诊疗及护理措施，取得其理解并能积极配合。重症患儿出院后定期门诊复查。加强营养，适当参加体育锻炼，增强体质。

【小结】

传染性单核细胞增多症所导致的急性感染性疾病，以发热、咽喉痛、肝脾和淋巴结肿大、外周血中淋巴细胞增多并出现异型淋巴细胞等为特征。主要见于儿童和青少年，6 岁以下儿童得病后大多表现为隐性或轻型感染，15 岁以上感染者则多呈典型症状，主要采取对症治疗。

第十一节　蛲虫病

蛲虫病（enterobiasis）是蛲虫（又称蠕形驻肠线虫）寄生于人体小肠下段、盲肠、结肠所致的一种儿童常见寄生虫病，尤以幼儿期多见，其临床特征表现为肛门周围、会阴部皮肤瘙痒及睡眠不安。

【病原学】

蛲虫的成虫细小，乳白色线头状。雌雄异体，成虫主要寄生于人体的盲肠、阑尾、结肠、直肠及回肠下段。成虫交配后雄虫不久即死亡，雌虫受精，于夜间人熟睡时从肛门爬出，大量排卵后死亡，少数可再进入肛门、阴道、尿道等处，引起异位损害。虫卵在肛周约 6 小时发育成熟，有感染性，在室内一般可存活 3 周。

【流行病学】

1. 传染源　人是唯一传染源。

2. 传播途径　虫卵可散落在衣裤、被褥、玩具、食物上，经吞食或空气吸入等方式传播。

3. 人群易感性　普遍易感。感染率一般城市高于农村，儿童高于成人。

4. 流行特征　蛲虫感染呈世界性分布，国内感染也很普遍。蛲虫感染具有儿童集体机构聚集性和家庭聚集性的分布特点。

【发病机制】

蛲虫对机体的损伤主要有：

1. 造成肠黏膜损伤　蛲虫寄生于肠道可造成肠黏膜损伤。轻度感染无明显症状，重度感染可引起营养不良和代谢紊乱。

2. 出血与发炎　雌虫偶尔穿入肠壁深层寄生，造成出血、溃疡，甚至小脓肿，易误诊为肠壁脓肿。雌虫在肛管、肛周、会阴处移行、产卵，刺激局部皮肤，引起肛门瘙痒，皮肤搔破可继发炎症。

3. 蛲虫性腹膜炎和肉芽肿　蛲虫有异位寄生现象，除侵入肠壁组织外，也可侵入生殖器官及腹腔，可导致蛲虫性腹膜炎和肉芽肿，常被误诊为肿瘤和结核病等。

4. 蛲虫性阑尾炎　蛲虫性阑尾炎成虫寄生在回盲部，成虫容易钻入阑尾引起炎症。

【临床表现】

约 1/3 的患儿无明显症状，部分蛲虫感染可引起局部和全身症状，最常见的症状是肛周、会阴皮肤剧烈瘙痒，以夜间为甚，伴睡眠不安。局部皮肤可发生皮炎和继发感染。全身症状有胃肠激惹现象，如恶心、呕吐、腹痛、腹泻、食欲缺乏等，还可见焦虑不安、失眠、夜惊、易激动、注意力不集中等。偶见蛲虫异位寄生和侵入邻近器官引起阑尾炎、阴道炎、盆腔炎等。

【辅助检查】

1. 肛拭法检查虫卵　由于蛲虫一般不在人体肠道内产卵，所以粪便检查虫卵的阳性率极低，诊断主要是用肛周拭擦法查虫卵，常用的方法有透明胶纸肛拭法、牛皮纸圆形孔胶带纸粘贴法及棉拭漂浮法等。因为雌虫是在夜间移行至肛门外排卵，所以检查的最佳时间是在清晨便前进行。蛲虫的检出率和检查次数很有关系，检查次数多则检出率增加，一般采用 3 次。

2. 粪便检查蛲虫卵　尽管粪便检查蛲虫卵检出率很低，但有时也能在粪检时（如在直接涂片或加藤厚涂片法中）发现蛲虫卵。

【治疗要点】

1. 驱虫治疗　首选药物为恩波吡维铵（pyrvinium embonate，扑蛲灵），剂量为 5mg/kg（最大量 0.25g），睡前 1 次顿服。2 ～ 3 周后重复治疗一次。还可选用噻嘧啶、甲苯咪唑等驱虫药。

2. 局部用药　每晚睡前清洗肛周和会阴，局部涂擦蛲虫软膏（含百部浸膏 30%、甲紫 0.2%）杀虫止痒；或用噻嘧啶栓剂塞肛，连用 3 ～ 5 日。

【护理评估】

1. 健康史　评估患儿是否有不洁饮食史，是否喜吮吸手指等，评估其生活环境，卫生条件、卫生习惯等。

2. 身体状况　观察患儿食欲、睡眠，评估其是否有胃肠激惹现象，腹部疼痛，评估是否有神经、精神症状，观察患儿皮肤是否有过敏等。结合辅助检查，是否检出虫卵或成虫。

3. 心理 - 社会状态　评估患儿及家长对疾病的认知程度，评估其心理状态，家庭经济条件及社会支持系统。

【护理诊断 / 合作性问题】

1. 有皮肤完整性受损的危险　与肛周皮肤瘙痒有关。

2. 知识缺乏　与患儿及家长缺乏蛲虫病的防治知识有关。

【护理措施】

1. 减轻或消除肛周及会阴部皮肤瘙痒　每次排便后及每晚睡前均用温水清洁肛周及会阴部，遵医嘱涂抹蛲虫膏或用栓剂塞肛，连用 3 ～ 5 日。

2. 健康教育

（1）指导家长进行病情观察。可在夜间患儿入睡后 1 ～ 3 小时，观察肛周、会阴部皮肤皱褶处有无乳白色小线虫，并用透明胶纸或蘸过生理盐水的棉花获取虫卵。

（2）向患儿及家长讲解本病的传播方式、防治知识，强调在药物治疗的同时必须与预防相结合，否则难以彻底治疗，措施主要有：①培养患儿良好的卫生习惯，如饭前便后洗手、勤剪指甲、不吮手指等；提倡儿童穿封裆裤。并注意玩具、图书、用品等的清洗和消毒；②指导家长每日将患儿内衣裤煮沸消毒或开水浸泡、阳光暴晒，可连续 10 日，以彻底杀灭虫卵。

【小结】

蛲虫病是由蛲虫感染引起的疾病。1/3 患儿无明显表现，部分蛲虫感染可引起局部和全身症状，最常见的症状是肛周、会阴皮肤剧烈瘙痒。据本病特点，在采用驱虫治疗患儿的同时，要加强对儿童及家长进行健康教育，普及预防蛲虫的知识，讲究公共卫生、个人卫生和家庭卫生，教育儿童养成不吸吮手指、勤剪指甲、饭前便后洗手的习惯，定期烫洗被褥和清洗玩具。

【思考题】

1. 如何缓解手足口病患儿的口腔不适？

2. 猩红热皮疹为何会脱屑？

3. 描述麻疹、水痘、猩红热、手足口病的皮疹区别。

4. 如何对原发性肺结核的患儿进行护理评估？

第十九章
急危重症患儿护理

学习目标

【知识目标】

1. 能描述惊厥、感染性休克、急性颅内压增高、心跳呼吸骤停、急性呼吸衰竭、充血性心力衰竭及急性肾衰竭的定义、临床症状和体征、主要辅助检查和治疗要点。

2. 能解释惊厥、感染性休克、急性颅内压增高、心跳呼吸骤停、急性呼吸衰竭、充血性心力衰竭及急性肾衰竭的病因及发病机制。

【能力目标】

1. 能准确及时识别出惊厥、感染性休克、急性颅内压增高、急性呼吸衰竭、充血性心力衰竭、急性肾衰竭及心跳呼吸骤停等急危重症患儿，并实施基本的急救护理和急救技术。

2. 能正确运用心肺复苏术对心跳呼吸骤停患儿进行急救。

3. 能运用护理程序，对惊厥、感染性休克、急性颅内压增高、急性呼吸衰竭、充血性心力衰竭、急性肾衰竭患儿正确实施整体护理和健康教育。

【素质目标】

1. 坚定救死扶伤的职业信念，树立高尚的职业情操，珍爱生命，爱护儿童，努力提升自我综合素质和共情能力，有效改善危急重症患儿和家长的不良情绪。

2. 学生热爱护理事业，能以科学严谨的职业态度，较强的服务意识和团队精神，勤奋学习，用更丰富的专业知识来提升和完善自我，履职尽责。

第一节 惊 厥

案例导入

患儿，女，2岁，因"发热、咳嗽1天，出现全身性抽搐1次"来院就诊。患儿2天前出现发热、鼻塞、咳嗽，伴烦躁不安、食欲不振、呕吐、腹泻，今晨患儿在发热的过程中突然出现全身抽搐，持续约半分钟，抽搐后患儿意识清楚，随后入睡。患儿既往无其他病史，家族史正常。查体：体温39.5℃，脉搏140次/分，神志清楚，精神萎靡，咽部充血，其余检查正常。

问题：

1.该患儿的医疗诊断可能是什么？为什么？

2.患儿住院过程中主要护理问题有哪些？

3.在住院的第二日，患儿突然发生四肢抽动、两眼上翻、面肌抽动，此时：

（1）该患儿首优的护理诊断是什么？

（2）护士应为患儿采取的主要护理措施有哪些？

（3）首选药物治疗是什么？用药护理要点有哪些？

4.一周后，患儿达到出院标准，预出院，护士应给予患儿家长哪些出院指导？

惊厥（convulsion）是原发疾病致神经元功能紊乱引起的一种症状，主要表现为骨骼肌强直或阵挛等运动性发作，常伴意识障碍，是小儿临床常见急症（热性惊厥最常见）之一。

【病因】

1.感染性疾病

（1）颅内感染：各种细菌、病毒、寄生虫、真菌引起的脑炎、脑膜炎及脑脓肿等。

（2）颅外感染：非颅内感染性疾病引起的热性惊厥、全身重症感染（如败血症、中毒性肺炎等）。

2.非感染性疾病

（1）颅内疾病：颅脑损伤与出血、先天脑发育畸形、原发癫痫、颅内占位性病变等。

（2）颅外疾病：缺氧缺血性脑病（如窒息、溺水等）、代谢性疾患（如水电解质紊乱、肝肾功能衰竭、Reye 综合征等）、中毒等。

【发病机制】

惊厥是一种暂时性的神经系统功能紊乱，主要是由于婴幼儿大脑皮层发育尚未成熟，神经髓鞘发育不完善，各种较弱的刺激也能在大脑皮层引起强烈的兴奋与泛化，导致神经细胞突然大量、异常、反复放电。

【临床表现】

本病典型表现为突然意识丧失，头向后仰，双眼凝视、斜视或上翻，口吐白沫，牙关紧闭，面色青紫，可伴有大小便失禁。发作持续数秒至 10 多分钟，发作后常伴有无力或嗜睡。惊厥典型表现常见于癫痫大发作。若惊厥时间持续 30 分钟以上，或两次发作间歇期意识不能完全恢复者，称为惊厥持续状态，为惊厥的危重型。新生儿可表现为凝视、斜视、眨眼、面肌抽动、频繁吸吮等不典型表现。儿童时期最常见的惊厥性疾病是热性惊厥，其发病与发热性疾病中体温骤然升高有关，多见于 6 个月～5 岁小儿。

【辅助检查】

根据病情需要进行血、尿、便常规，血生化、血糖、血脂、血电解质等实验室检查；脑电图、头颅 CT 和 MRI 检查等影像学检查；怀疑颅内感染时须配合脑脊液检查等；进行脑电图检查评估惊厥发作类型等。

【治疗要点】

控制惊厥发作，寻找和祛除病因，预防惊厥复发。

1.控制惊厥

（1）药物治疗：①地西泮：为首选药物，剂量 1 次 0.3 ～ 0.5mg/kg（最大剂量 10mg）缓慢静脉注射（＜2mg/ 分钟），其特点是起效快但作用短暂，必要时半小时后可重复 1 次；②苯巴比妥：为新生儿惊厥首选药物，但新生儿破伤风后应首选地西泮，10mg/kg 缓慢静脉注射，维持量每日 5mg/kg；③苯妥英钠：地西泮无效时选用，可按每次 15～20mg/kg 缓慢静脉注射，维持量每日 5mg/kg；④ 10% 水合氯醛：每次 0.5mL/kg，1 次最大剂量不超过 10mL，加等量生理盐水至 3% 保留灌肠。

（2）针刺法：急救时若暂时无药，可针刺人中、百会、十宣、内关等。

2. 对症治疗　患儿高热给予物理降温或药物降温，脑水肿患儿应限制液体摄入，并给予静注甘露醇、呋塞米或肾上腺皮质激素治疗。

3. 病因治疗　尽快查明病因，并采取相应的治疗措施。

【护理评估】

1. 健康史　出生史；喂养情况、生长发育情况；近期有无感冒、发热等感染性疾病发生，有无神经系统疾病、严重的肝肾疾病；有无中毒的发生；用药史；过敏史等。

2. 身体状况　各种体格检查：体温、呼吸、脉搏、血压、意识神志、前囟、哭声、活动能力、神经反射、营养状况、睡眠、汗出、二便等，同时观察与发病有关时间及伴随症状。患儿病情发展、诊治经过及疗效。

3. 心理 - 社会状况　评估父母对患儿发病的认知和心理状态、对小儿的生长发育认知和关注程度，患儿的心理、认知状态等。

【护理诊断 / 合作性问题】

1. 有窒息的危险　与惊厥发作时意识障碍、咳嗽反射减弱、误吸有关。

2. 有受伤的危险　与惊厥发作时抽搐、意识障碍有关。

3. 体温过高　与感染或惊厥持续状态有关。

4. 焦虑和 / 或恐惧　家长担心发病对患儿神经发育的影响和缺乏惊厥发作时的应对技巧。

【护理措施】

1. 一般护理　患儿卧床休息，保持病室安静，光线柔和，减少刺激。高热时给予流质或半流质饮食，如牛奶、米汤等，退热后宜给予易消化食物，如软饭、面条等。

2. 对症护理

（1）防止窒息：惊厥发作时应就地抢救，不宜强行搬运，立即帮患儿去枕平卧，头偏向一侧，清除口鼻咽部分泌物、呕吐物，松解衣服，以保持呼吸道通畅，防止误吸。应用口咽通气管或拉舌钳等防止舌后坠阻塞呼吸道，导致呼吸不畅。

（2）预防外伤：①对已出牙的患儿在上、下齿间可放置牙垫，以防咬伤舌头；牙关紧闭者，勿强行撬开，以免损伤牙齿；对有可能发生皮肤损伤者应将纱布放于患儿手中、腋下等易受挤压处，保护易碰撞处，防止皮肤摩擦受损；②专人守护，床边放置床档，防止坠床、跌伤等意外事故。

（3）降温：高热患儿及时给予物理降温或药物降温，及时更换汗湿衣物。

（4）中医护理：惊厥发作时，掐揉人中、合谷、内关、太冲、涌泉、百会等穴止痉；高热取刮痧大椎、清天河水、退六腑等方法退热解毒；按摩耳穴神门、脑、皮质下、交感等。

3. 病情观察

（1）密切观察患儿生命体征、意识和瞳孔变化，发现异常及时报告医生，同时采取必要的抢救措施。

（2）观察惊厥的类型、持续时间，警惕患儿发生颅内高压或脑水肿，若出现脑水肿早期症状，及时通知医生。

4. 用药护理　密切观察患儿用药后反应。止惊药物多有抑制呼吸作用，用药期间注意加强生命体征监测，给予心电监护。

5. 健康教育　向患儿及家长讲解惊厥的相关知识，告知家长惊厥诱发因素，及时控制体温，高热时采取有效的物理降温。教会其惊厥发作时的处理技巧，保持镇静，就地抢救，如指压人中穴等，就近安全转运就医。癫痫患儿应规律服药，定期随访。

【中医概要】

本病属于中医"惊风"范畴，主要由感受外邪或疫疠、内蕴湿热和暴受惊恐而引发。惊厥分为急惊风和慢惊风两大类。起病急暴、属阳属实者称为急惊风；病久中虚、属阴属虚者称为慢惊风。急惊风来势急骤，痰、热、惊、风四证俱备，临床以高热、抽风、昏迷为主要表现，多由感受外邪、内蕴湿热、暴受惊恐而引发，病位在心、肝；慢惊风来势缓慢，抽搐无力，时作时止，反复难愈，多伴昏迷、瘫痪等症，多由脾虚肝旺、阴虚风动引发，病位在肝、脾、肾。急则治其标，惊厥发作时可配合刺激人中、合谷、内关、太冲、涌泉、百会等急救穴以止痉镇静；缓解期，急惊风常用方药有银翘散加减、清瘟败毒饮加减、羚角钩藤汤加减等；慢惊风常用方药有缓肝理脾汤加减、固真汤合逐寒荡惊汤加减、大定风珠加减等。

【小结】

惊厥是儿科临床常见急症，以婴幼儿多见，常伴意识障碍。其中热性惊厥是小儿最常见的惊厥性疾病。治疗主要是控制惊厥发作和对症处理。护理强调对症处理，注意防止窒息，预防外伤，高热者要及时降温，用止惊药须加强观察。

第二节　感染性休克

感染性休克（infectious shock），是指病原微生物侵入人体，向血液内释放内毒素，引起微循环障碍和血流动力学异常，导致组织细胞缺血缺氧、代谢紊乱、功能障碍，甚至多脏器功能衰竭的严重综合征。临床上主要表现为面色苍白、皮肤湿冷、尿量减少、脉搏细速、血压下降、神志改变等。

【病因】

1. 致病菌　引起感染性休克的病原体有细菌、病毒、立克次体、螺旋体、真菌及寄生虫等。以肺部感染最多，多为院内或社区获得性感染。

2. 宿主因素　对感染性休克的发生有重要影响。婴幼儿自身的易感染、病情变化等特征；机体免疫受损，如大手术后、营养不良、恶性肿瘤、白血病、烧伤、器官移植以及长期应用免疫抑制剂及广谱抗菌药物、先天或获得性免疫缺陷、放射治疗、化疗等因素，均可增加感染性休克的风险；此外，长期留置导尿管或静脉导管等也是继发感染性休克的因素。

【发病机制与病理】

感染性休克的发病机制较复杂，是多种因素互相作用、互为因果的综合结果。

1. 微循环障碍

在休克的发生发展过程中，微血管经历了痉挛、扩张和麻痹三个阶段：①缺血缺氧期；②淤血缺氧期；③微循环衰竭期。

2. 免疫炎症反应失控

病原微生物及其产物引起的炎症介质的过度表达，是导致感染性休克、多器官功能障碍综合征（MODS）发生、发展的主要原因。其中一氧化氮的毒性作用、中性粒细胞介导的组织损伤和凝血途径的激活起主导作用。

机体的炎症反应呈双向免疫调节作用，炎症反应一旦启动，代偿性抗炎反应即被激活，包括抗炎介质、肾上腺糖皮质激素等，这些介质抑制炎症因子的活性与合成，若两者不能平衡，就会引起过度的炎症反应，导致休克和多脏器功能衰竭；若持续免疫抑制，细胞炎症反应刺激性下降时，持续低反应就会增加继发感染的发生，最终导致细胞破坏和感染性休克的发生。

3. 代谢改变

在休克应激状态下，糖原和脂肪代谢亢进，表现为血糖、脂肪酸、甘油三酯增加；随着休克的进展，出现糖原耗竭、血糖降低、胰岛素分泌减少、胰高血糖素分泌增多。

【临床表现】

根据血流动力学特点，将感染性休克分为"暖休克"和"冷休克"，其临床表现各有不同（表 19-1）。

表 19-1　感染性休克的分型及临床表现

临床表现	暖休克	冷休克
意识	意识有改变，但基本清醒	躁动、淡漠、嗜睡、昏迷
皮肤色泽	潮红或粉红	苍白、发绀或花斑
皮肤温度	不湿、不凉	湿凉或冷汗
脉搏	乏力、慢，可触及	细数或不清
血压	休克代偿期均可正常，失代偿期均降低	
脉压	> 30mmHg	< 30mmHg
毛细血管充盈时间（CRT）	< 2 秒	延长
尿量	减少，但 > 30mL/h	0 ~ 30mL/h
病因	多见于 G^+ 球菌感染	多见于 G^- 杆菌感染

【辅助检查】

1. 实验室检查　血常规、尿常规、病原学检查、肝肾功能、血电解质、血气分析等。

2. 其他　心电图、X 线检查等。

【治疗要点】

在休克纠正前，着重纠正休克，同时控制感染；在休克纠正后，着重控制感染。

1. 补充血容量　首先快速输入平衡盐溶液，再补充适量的胶体液。补液期间密切监测患儿心率、血压、中心静脉压（CVP）等，以调节输液的种类、量及速度。

2. 控制感染　尽早处理原发病灶，凡有手术指征者，及时引流脓液或清除感染病灶和坏死组织，抗生素治疗绝不能替代手术治疗。早期、足量、联合应用有效抗生素进行治疗，未获得细菌培养和药敏试验结果前，可先根据临床规律及经验选用抗生素，再依据药敏试验结果进行调整。

3. 纠正酸碱平衡失调　感染性休克常伴有严重酸中毒，应予以纠正，及时监测动脉血气。

4. 应用心血管活性药物　补足血容量、纠正酸中毒后，如休克仍未好转，按医嘱恰当使用血管活性药物。注意用药速度，防外渗，密切观察用药期间的血压等变化。

5. 应用糖皮质激素　遵照医嘱，一般主张早期、大剂量、短程治疗，连续使用时间不超过48 小时。

6. 其他治疗　营养支持，镇静，镇痛，重要脏器功能的支持，如连续血液净化、体外膜肺氧合（ECMO）等。

【护理评估】

1. 健康史　出生史；喂养和生长发育情况；近期有无感冒、发热或其他感染性疾病发生，有无严重的肝肾疾病；有无中毒的发生；用药史；过敏史等。

2. 身体状况　各种体格检查：体温、呼吸、心率、血压、意识神志、面色、前囟门、哭声、气道及分泌物、出入量、神经反射、营养状况、睡眠、出汗等，观察与发病有关的时间及伴随症状。

3. 心理 - 社会状况　评估父母对患儿发病的认知及心理反应、对小儿的生长发育认知及关注度，患儿的心理、认知状态等。

【护理诊断 / 合作性问题】

1. 组织灌注量改变　与微循环障碍、有效循环血量不足有关。

2. 气体交换受损　与肺萎缩、通气 / 血流比例失调、发生弥散性血管内凝血（DIC）有关。

3. 心输出量减少　与有效循环血量不足、心功能减退有关。

4. 体温过高　与细菌或病毒感染、毒素吸收有关。

5. 潜在并发症　多脏器功能衰竭、水电解质紊乱等。

【护理措施】

1. 液体复苏　置患儿休克卧位。建立静脉双通道，外周静脉通道建立困难时，可采取骨内通道输液，必要时中心静脉置管。根据患儿心肺功能及血压、中心静脉压等调整输液速度和量。应用血管活性药物期间，注意观察穿刺点局部，避免药物外渗致组织坏死。液体复苏期间严密监测患儿液体出入量、尿量，可反映重要脏器血流灌注情况和血容量纠正程度。

2. 呼吸管理　给氧是感染性休克患儿的重要措施，可减轻酸中毒，改善组织缺氧。保持呼吸道通畅，给予高流量鼻导管或面罩氧气吸，必要时行无创正压通气或气管插管机械辅助通气，维持血氧饱和度≥ 92%。

3. 体温管理　监测体温，根据体温情况给予适时必要的物理和 / 或药物降温。遵医嘱给予抗生素，观察用药效果。做好口腔护理和皮肤护理。

4. 监测病情　观察意识、生命体征、皮肤颜色、肢端温度、末梢血液循环、血氧饱和度及动脉血气等。

5. 正确采集标本　在抗生素使用前进行必要的细菌学标本采集，并及时送检。已知局部感染病灶者，可采集局部分泌物或穿刺抽取脓液进行细菌培养。若为细菌感染者，在寒战、高热发作时采集血标本检出率更高。

6. 健康教育　向患儿及家长讲解休克发生、发展及促进康复的相关知识，及时配合有效降温。做好用药护理、饮食护理和情志护理，防寒保暖，渐进式地恢复活动。指导患儿和家长配合积极治疗原发病及增强体质的技巧，定期随访。

【中医概要】

本病属于中医"厥证""脱证"等范畴，主要因患儿素体正气不足、脏腑功能失调、复感外邪所致。早期以实证为主，表现为热毒内闭，毒热、瘀血、痰浊内阻，"正邪俱盛"；极期突出表现为"正衰邪盛"和"正衰邪衰"的状态，若正不胜邪，则脏腑衰败。本病病位主要在心肝，属危症，早诊断、早治疗是有效救治的关键。治疗遵循"急则治其标，缓则治其本"，早期应以回阳救逆为主，常用方药有清瘟败毒饮和小承气汤加减、生脉散加减、参附汤加减等。

【小结】

小儿感染性休克是由于病原体侵入人体，向血中释放的毒素启动机体的炎症反应，导致有效循环血量锐减引起的一系列症状。本病发病急、变化快，治疗应尽早进行有效液体复苏、控制体温和维持正常的气体交换，做好用药护理，严密病情观察，及时发现重要脏器功能衰竭等并发症并及时处理。

第三节　急性颅内压增高

急性颅内压增高（acute intracranial hypertension）简称颅内高压，是由多种原因引起颅内容物体积增加所致的一种临床综合征。严重者迅速发展成脑疝，危及生命。

【病因】

引起颅内高压的原因很多，以感染、脑缺血缺氧、颅内肿瘤和颅内出血最为常见。

1. 感染　如脑膜炎、脑炎、脑脓肿、中毒型痢疾、败血症、重症肺炎等。

2. 脑缺血缺氧　如窒息、呼吸衰竭、溺水、休克、癫痫持续状态等。

3. 颅内肿瘤　如神经胶质瘤、颅咽管瘤等。

4. 颅内出血　如新生儿颅内出血、脑血管畸形或脑动脉瘤破裂、颅脑外伤所致硬膜下或硬膜外血肿等。

5. 脑血管疾病　如脑血管畸形、脑栓塞和脑血栓形成等。

6. 其他　如高血压脑病、脑积水、颅缝早闭、Reye综合征、中毒等。

【发病机制】

正常情况下，颅内压（即颅内脑组织、脑血管系统及脑脊液所产生的压力）相对恒定，维持在正常范围，当其中任何一种内容物容积在一定范围内增加时，其余内容物则相应减少以维持颅内压相对稳定，当增加超过一定范围时，压力就会增高。成人脑脊液压力超过180mmH$_2$O（1.67kPa），儿童超过100mmH$_2$O（1.0kPa），即为颅内高压。急性颅内压增高的发病机制见图19-1。

儿童的囟门和颅骨缝在未闭时有一定的缓冲作用，在颅内压力增高时可一定程度上缓解对脑组织的挤压，同时也一定程度掩盖了颅内压增高的临床表现而被忽视。

【临床表现】

1. 头痛　因颅内高压时硬脑膜、血管及神经受挤压或炎症刺激所致，呈广泛性或局限性疼痛。咳嗽、喷嚏、用力排便或改变头位时头痛加剧。婴幼儿多表现为烦躁不安、尖叫或拍打头部，新生儿可表现为睁眼不睡和脑性尖叫。

2. 呕吐　延髓呕吐中枢受刺激所致，常为喷射性，多不伴恶心。呕吐常在剧烈头痛时发生，呕吐后头痛减轻，晨起为甚。

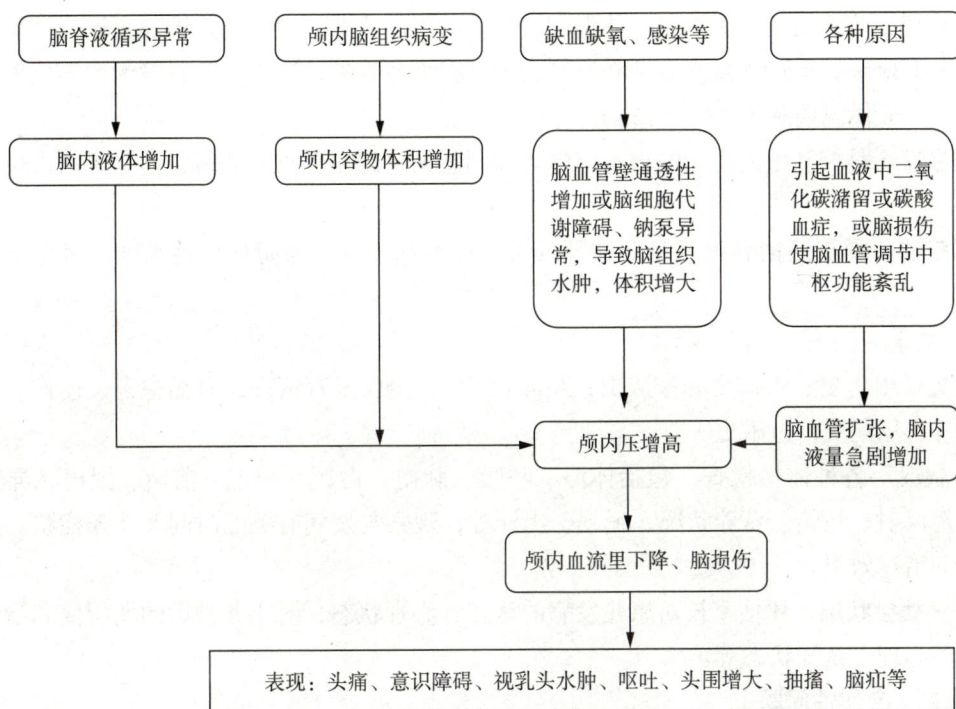

图 19-1　颅内压增高发病机制

3. 眼部体征　颅内高压可导致第 VI 脑神经麻痹、上丘受压、第三脑室和视交叉受压，而出现复视、落日眼、瞳孔改变、视觉模糊、偏盲甚至失眠等。眼底多有双侧视乳头水肿，但婴儿期由于囟门和颅缝未闭，不一定发生。

4. 意识障碍　可表现为表情淡漠、嗜睡或不安、兴奋，甚至昏迷。

5. 生命体征改变　多发生在颅内压急剧增高时，表现为血压升高、脉压增大、呼吸变慢且不规则。下丘脑体温调节中枢受累时可出现高热。

6. 惊厥和四肢张力增高　大脑皮层受刺激时出现惊厥。脑干网状结构受刺激时出现肌张力增高。

7. 头部体征　可见头围增大、前囟隆起及张力增大，正常搏动减弱或消失等。

8. 脑疝　颅内高压严重并出现呼吸节律异常和瞳孔大小不等时，应考虑脑疝的可能，是颅内压增高最严重的结果。意识障碍、瞳孔散大、血压升高并脉缓称为库欣三联症（Cushing triad），为脑疝先兆。

【辅助检查】

1. B超检查　可发现脑室扩大、脑血管畸形及占位性病变。

2. CT、MRI 及脑血管造影有助于颅内占位性病变的诊断。

3. 脑脊液检查对颅内感染、出血有诊断价值，对鉴别颅内其他病变有一定的参考价值。需要进行腰椎穿刺，疑有颅内压增高者要慎重，以免诱发脑疝。

4. 颅内压测定　脑室内压力测定是颅内压检测的金标准，婴儿和新生儿可以通过前囟测压。

【治疗要点】

1. 降低颅内压

（1）20% 甘露醇：为首选药物，每次 0.5 ～ 1g/kg 快速静脉注入，6 ～ 8 小时重复 1 次。

（2）利尿剂：常用呋塞米，0.5 ～ 1mg/kg 静脉注射，每天 2 ～ 3 次。

2. 对症治疗 改善通气，保持正常体温和血压。对躁动或惊厥者应迅速镇静止惊。体温过高时可采用亚冬眠疗法、头置冰帽或血液降温等，还可在大血管处（如腋下、腹股沟等）放置冰袋以辅助降温，一般体温控制为 32℃ ~ 34℃。

3. 病因治疗 是控制颅内高压的根本措施。控制感染，纠正休克与缺氧，消除颅内占位性病变等。

4. 液体疗法 根据病情和出入量调整补液量、种类和速度，谨防加重脑水肿，避免电解质紊乱。

【护理评估】

1. 健康史 出生史、疾病史和家族史；Apgar 评分、生长发育情况，有无中毒、创伤、急性或慢性疾病等；用药史；过敏史等。

2. 身体状况 各种体格检查，包括体温、呼吸、脉搏、血压、神志、前囟、哭声、异常活动、各种神经反射、情绪、营养状况、睡眠、出汗等，观察与发病有关的时间及伴随症状。病情发展，诊治和治疗效果。

3. 心理 – 社会状况 评估家长对患儿发病的认知、心理状态、对小儿预后的期望值和治疗配合度，患儿的心理、认知状态等。

【护理诊断 / 合作性问题】

1. 头痛 与颅内压增高有关。

2. 有窒息的危险 与意识障碍和误吸有关。

3. 有受伤的危险 与颅内压增高、意识障碍或抽搐有关。

4. 潜在并发症 呼吸骤停、脑疝等。

【护理措施】

1. 一般护理 环境要安静舒适，避免患儿受到刺激。

2. 病情观察 密切监测患儿意识状态，生命体征、瞳孔、肌张力等。如有呼吸骤停、脑疝等并发症，应立即报告医生并配合抢救。

3. 对症处理

（1）头痛：保持绝对安静，避免患儿躁动和剧烈咳嗽；护理患儿时动作轻柔；卧床时头部抬高 30°，以利于颅内血液回流；有脑疝前驱症状时以平卧为宜，注意保证气道通畅。

（2）防止窒息：及时清除患儿口鼻咽部的分泌物、呕吐物，保持呼吸道通畅，防止误吸。意识障碍者，病情允许予以侧卧位。根据病情选择不同供氧方式，以保证血氧分压维持在正常范围。备呼吸器，必要时行人工辅助通气。

（3）用药护理：遵医嘱使用脱水剂、利尿剂等以减轻脑水肿。甘露醇以 120 ~ 140 滴 / 分的速度，在 15 ~ 30 分钟内滴完，以达到高渗利尿目的，注射时避免药液外渗引起局部组织坏死。应用呋塞米期间，应避免水电解质紊乱。静脉使用镇静剂，速度宜慢，以免发生呼吸抑制。

4. 预防受伤 专人看护，床单元设床栏。惊厥发作时，注意患儿环境安全，必要时适当约束，但不可强行按压挛缩的肢体或约束不当。遵医嘱及时正确使用镇静药物。

5. 健康教育 向家长介绍患儿的病情及预后，关注其感受和情绪，鼓励其积极配合各项治疗护理工作，解释保持安静的重要性及头肩抬高的意义，根据原发病的特点做好相应的健康指导和康复锻炼。

【小结】

引起颅内高压的原因以感染、脑缺血缺氧、颅内肿瘤和颅内出血最为常见。治疗关键是降低颅内压，护理重点是维持生命体征稳定，保持呼吸通畅，防止意外和并发症的发生。

第四节　心跳呼吸骤停

心跳呼吸骤停（cardiopulmonary arrest，CPA）是指患儿突然意识丧失、呼吸及循环功能停止。表现为呼吸、心跳停止，呼之不应，或伴有短暂抽搐，脉搏消失，血压测不出，是儿科危急重症。心肺复苏术（cardiopulmonary resuscitation，CPR）是针对心跳呼吸骤停的患儿采取的一系列急救措施，旨在恢复其正常的心脏和肺脏功能。

【病因与发病机制】

1.病因

（1）窒息：呼吸道异物、肺栓塞、喉痉挛等。

（2）突发意外事件：雷击、溺水、自缢、交通事故、严重创伤、急性中毒、手术意外等。

（3）感染：败血症、感染性休克、颅内感染等。

（4）心源性因素：心肌炎、心肌病、先天性心脏病、心力衰竭、严重心律失常、肌肉神经疾病等。

（5）药物过敏：青霉素过敏等。

（6）代谢性疾病：电解质与酸碱平衡紊乱、血钾过高或过低、低钙等。

2.发病机制

缺氧、心肌供血不足、严重心律失常是心跳骤停的主要机制；肺通气不足、弥散障碍、肺内分流、通气－血流比例失调是呼吸骤停的主要机制。

【临床表现】

临床表现为突然昏迷，部分有一过性抽搐，呼吸停止，面色灰暗或紫绀，瞳孔散大和对光反射消失。大动脉搏动消失，听诊心音消失。

【治疗要点】

患儿出现心跳呼吸骤停后，立即开始 CPR（表 19-2）。

表 19-2　2020 AHA BLS 人员进行高质量 CPR 要点

内容	青少年	儿童（1 岁至青春期）	婴儿（新生儿除外）
现场安全	确保现场对施救者和患者（儿）均安全		
识别心脏骤停	检查患者（儿）有无反应；无呼吸或仅是喘息（即呼吸不正常）；不能在 10 秒内明确感觉到脉搏（可同时检查呼吸和脉搏），不强求非专业人员触摸脉搏		
	触摸颈动脉或股动脉搏动		触摸肱动脉搏动
启动应急反应系统	拨打"120"电话或呼救等方式启动应急反应系统。 如果您是独自一人且没有手机，则暂时离开患者，去因地制宜启动应急反应系统并取得 AED 后，回来开始心肺复苏术，在 AED 可用后尽快使用。 如果是有人目击的猝倒：对于青少年，遵照上面的步骤；无人目击的猝倒：给予 2 分钟的心肺复苏术，暂时离开患儿，去因地制宜启动应急反应系统并获取 AED 后，回来继续予心肺复苏，在 AED 可用后尽快使用		
无高级气道的按压－通气比	30：2（单人）；15：2（双人）		

续表

内容	青少年	儿童（1岁至青春期）	婴儿（新生儿除外）
有高级气道的按压 – 通气比	应进行持续按压，并每 2～3 秒给予 1 次人工呼吸		
按压速率	100～120 次 / 分		
按压深度	≥1/3 胸部前后径		
手的位置和手法	将双手或一只手放在胸部的中央，两只手按压方法同成人（使用一只手的掌根对应按压部位，另一只手的掌根置于第一只手上）		采取双指按压技术：将一手的示指和中指或两手拇指置于患儿胸部的中央
胸廓回弹	每次按压后使胸廓充分回弹；不可在每次按压后倚靠在患者胸上		
尽量减少中断	尽量减少胸外按压过程中断，必须中断时，每次中断时间≤10 秒		

抢救措施可归结为 "C–A–B" 方法（新生儿除外，应为 A–B–C），即胸外按压（Compressions，C），开放气道（Airway，A），人工呼吸（Breathing，B）。

1. 胸外按压（Compressions，C） 发现心搏停止后，立即行胸外按压，尽量以缩短心搏骤停到开始胸外按压的时间。有效的心脏按压是心肺复苏的灵魂，胸外心脏按压通过挤压心脏能够向患儿心脏和脑部提供足以维持生命的血流及氧气。

（1）胸外心脏按压方法：①儿童：将患儿平卧于硬板上，使用单手或双手按压法，即单手或双手掌跟垂直按压胸骨下 1/2 处（乳头连线中点），注意避开剑突，按压与放松时间之比为 1∶1，按压深度使胸骨下陷至少 1/3 胸腔前后径，约 5cm；②幼儿：可用单掌或双指按压，使胸骨下陷至少 1/3 胸腔前后径，婴儿约 4cm，儿童约 5cm，不超过 6cm；③婴儿、新生儿：单人使用双指按压法，双指位于两乳头连线中点下；双人使用双拇指环绕手法，将婴儿平卧于硬而平坦的表面，两手拇指并排放于婴儿胸骨的下 1/2 处，其他手指环绕托住两侧背部，双手大拇指同步按胸骨使胸骨下陷至少 1/3 胸腔前后径，大约 4cm。

（2）按压频率：100～120 次 / 分，按压后胸廓完全回弹，过程中尽量避免按压中断，如必须中断，也应限制在 10 秒以内。

2. 通畅气道（Airway，A） 迅速清除口咽部和气管内分泌物、异物或呕吐物。去枕平卧，采用仰头举颏法或推颌法使头部后仰，颈部伸展，气道通畅同时防止舌根后坠而阻塞气道。

3. 人工呼吸（Breathing，B）

采用口对口、口对鼻或口对口鼻人工呼吸：置患儿于仰卧位，头后仰，保持气管伸直。口对口法：救助者一手托起患儿下颌，另一手拇指、示指捏住其鼻孔，口唇包住患儿口唇，轻轻吹气直至患儿胸部抬起；停止吹气后，放松鼻孔，使胸廓自动恢复。牙关紧闭者可采用口对鼻孔吹气。对于较小婴儿，术者口唇可覆盖婴儿的口鼻。注意吹气应均匀，不可用力过猛，以免肺泡破裂。吹气频率为 8～16 次 / 分。

按压与通气的协调：按压者以 100～120 次 / 分的速率按压，通气以 8～16 次 / 分的速率进行，无论有无建立人工气道，按压与通气比均为 15∶2。

4. 心肺复苏成功的标志 ①扪及大动脉搏动，测得收缩压 > 60mmHg（8kPa）；②听到心音，心律失常转为窦性心律；③扩大的瞳孔逐渐缩小；④口唇甲床颜色转红；⑤肌张力恢复或有不自主运动。

5. 药物治疗（Drugs，D）

（1）肾上腺素：为儿童心脏骤停时的血管加压药，建议在开始胸外按压后 5 分钟内给予。首次剂量为 0.01mg/kg（0.1mg/mL 浓度下 0.1mL/kg），静脉或骨髓腔内给药；气管内给药剂量为 0.1mg/kg（1mg/mL 浓度下 0.1mL/kg）。最大剂量每次 1mg，可隔 3 ～ 5 分钟重复 1 次。

（2）阿托品：阿托品可抑制迷走神经活性或治疗原发性房室传导阻滞，适用于心跳复跳后的心动过缓。剂量：0.02mg/kg，静注或骨内通路滴入，可重复注射一次，最大单次剂量儿童不超过 0.5mg，青少年不超过 2mg。

（3）利多卡因和胺碘酮：对于儿童患者，电击难以纠正的室颤和无脉性室性心动过速，可用胺碘酮或利多卡因作为抗心律失常药物。胺碘酮剂量：心跳骤停期间 5mg/kg 静脉或骨内通路推注，对于顽固性室颤 / 无脉性室速可重复注射最多 3 次；利多卡因剂量：负荷量为 1mg/kg，给负荷量后即静脉或骨内通路维持，剂量为每分钟 20 ～ 50μg/kg。

（4）纳洛酮：用于阿片类药物过量。在新生儿，纳洛酮仅用于在正压通气后心率和皮肤颜色正常而仍存在呼吸抑制，同时其母亲在分娩前 4 小时内有使用过阿片类药物的患儿，肌肉注射或鼻内给药。在没有明确证据的情况下，高质量的 CPR 应优先于纳洛酮给药。

美国心脏协会（AHA）发布的《2020AHA 心肺复苏和心血管急救指南》仍然不主张常规给予碳酸氢钠、阿托品和钙剂，由于高血糖和低血糖均可导致脑损伤，危重患儿应检测血糖，必要时及时干预治疗。

6. 电除颤（Electric defibrillation）　当患儿出现室颤、室性心动过速和室上性心动过速时，须及时进行电除颤，第一次电击 2J/kg，第二次电击 4J/kg，后续电击 ≥ 4J/kg，最高为 10J/kg。

7. 其他治疗　复苏后如患儿出现低血压、心律失常、颅内高压等应及时予以处理。

【主要护理诊断】

1. 心输出量减少　与循环衰竭有关。

2. 不能维持自主呼吸　与呼吸衰竭有关。

3. 有脑组织灌注无效的危险　与心律失常、呼吸、循环衰竭有关。

【护理措施】

1. 专人看护　密切观察生命体征和病情变化，并做好记录。

2. 加强呼吸道管理　定时湿化气道，及时吸痰，保持呼吸道通畅。

3. 维持有效循环及水电解质平衡　准确记录液体出入量，保证热量供给。

4. 维持正常体温　高热时给予药物或物理降温，体温过低时适当保温。

具体参见"第七章新生儿与新生儿疾病患儿的护理，第三节新生儿窒息"护理内容。

【小结】

心跳呼吸骤停是儿科危急重症。其主要临床表现为意识突然丧失，伴有大动脉搏动、心音消失等。需迅速按"C–A–B"顺序（新生儿除外）实施心肺复苏术，并做好保护脑及重要脏器功能的延续生命支持。

第五节　急性呼吸衰竭

急性呼吸衰竭（acute respiratory failure，ARF）简称呼衰，是指各种原因导致的中枢性和（或）外周性的呼吸功能障碍，出现缺氧和（或）二氧化碳（CO_2）潴留引起的一系列临床综合征。患儿表现为动脉血氧分压降低（$PaO_2 < 60kPa$）和（或）二氧化碳分压升高（$PaCO_2 > 50kPa$），伴有呼吸困难（窘迫）、意识状态的改变的表现。是小儿时期常见急症之一，死亡率较高。

【病因】

1. 中枢性呼吸衰竭 由呼吸中枢病变所致如颅内感染、颅脑损伤、脑血管疾病、颅内占位性病变、中毒等。

2. 外周性呼吸衰竭 由呼吸器官或呼吸肌的病变引起如急性喉炎、喉头水肿、气管异物、肺炎、急性呼吸窘迫综合征 ARDS、哮喘、重症肌无力、胸廓外伤或胸腔积液等。

【病理生理】

呼吸衰竭的基本病理生理变化为低氧血症和高碳酸血症，并由此引起机体代谢紊乱和重要脏器功能障碍（图 19-2）。

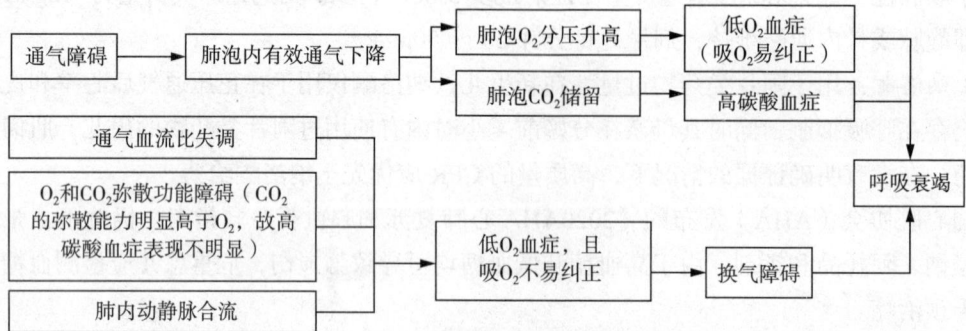

图 19-2　急性呼吸衰竭的病理生理

【临床表现】

除原发病的临床表现外，主要表现为呼吸系统症状及低氧血症和高碳酸血症引起的脏器功能紊乱。

1. 呼吸系统症状

（1）中枢性呼吸衰竭：主要表现为呼吸频率和节律的改变。呼吸快慢、深浅不均，出现各种异常呼吸，如潮式呼吸等。

（2）周围性呼吸衰竭：主要表现为呼吸困难，辅助呼吸肌参与呼吸，如三凹征、鼻翼扇动等。

2. 低氧血症表现

（1）发绀：缺氧的典型表现，口唇、口周、甲床等处明显。$PaO_2 < 50mmHg$（6.7kPa）或 $SaO_2 < 80\%$ 时出现发绀，但严重贫血，血红蛋白低于 50g/L 时，可不出现。

（2）循环系统：早期心率增快、血压升高，严重时可有心音低钝、心率减慢、心律不齐、血压下降，甚至休克。

（3）神经系统：早期可有头痛、烦躁不安、易激惹，继而出现意识障碍，严重时出现颅内压增高、脑疝等。

（4）泌尿系统：尿量减少，随着病情进展随后出现少尿或无尿，尿中可有蛋白、红细胞、白细胞、管型等，严重时甚至肾功能衰竭。

（5）消化系统：可有食欲减退、恶心等胃肠道表现，也可出现消化道出血以及转氨酶增高等肝功能损害表现。

3. 高碳酸血症表现 患儿可出现头痛、烦躁不安、意识异常，并可因体表毛细血管扩张而出现皮肤潮红、口唇暗红、多汗；随着 $PaCO_2$ 进一步升高，则表现为嗜睡、肢体颤动、心率增快、球结膜充血，严重时甚至出现惊厥、昏迷、视神经乳头水肿等。

4. 水、电解质紊乱　主要为低血钾血症、高钾血症、低钠血症、低钙血症、低氯血症、呼吸性酸中毒等。

【辅助检查】

动脉血气分析，包括 PaO_2、$PaCO_2$、血 PH 值、SaO_2、SB、BE、BB 等，和血钾、钠、钙、氯等电解质检查。

【治疗要点】

1. 病因治疗　在抢救的同时，应尽早明确病因，积极治疗原发病和消除诱因。

2. 改善呼吸功能

（1）给氧：早期采用鼻导管和面罩法吸氧。

（2）保持呼吸道通畅：予以翻身、拍背，必要时可给予雾化吸入、吸痰、使用支气管扩张剂和地塞米松等。

（3）应用呼吸兴奋剂：适用于呼吸道通畅而呼吸不规则或浅表者。

（4）辅助机械通气：严重的呼吸衰竭常需要给予机械通气支持。使用指征为：①经综合治疗后病情加重；②急性呼吸衰竭，$PaCO_2 > 60mmHg$（8.0kPa），pH < 7.3，经治疗无效；③吸入纯氧时 $PaO_2 < 50mmHg$（6.7kPa）；④呼吸骤停或即将停止。

3. 其他　维持脑、心、肾等重要脏器的功能；纠正水、电解质和酸碱平衡紊乱；保证能量、蛋白质等营养的供需平衡等。

【护理评估】

1. 健康史　患儿出生史、遗传史及家族史；Apgar 评分、喂养情况；有无中毒、创伤、急性或慢性疾病；用药史；过敏史等。

2. 身体状况　各种体格检查：体温、呼吸、心率、血压、神志、血氧饱和度、前囟情况、哭声、活动能力、各种神经反射、营养状况、睡眠、汗出等，观察与发病有关的因素：时间、地点、伴随症状及诱因等。病情发展、诊治经过及治疗效果。

3. 心理 - 社会状况　评估家长对患儿发病的认知和心理状态、对小儿预后的顾虑和治疗的配合度，患儿的心理、认知状态等。

【常见护理诊断 / 合作性问题】

1. 气体交换受损　与肺换气功能障碍有关。

2. 清理呼吸道无效　与呼吸功能受损、呼吸道分泌物黏稠有关。

3. 有感染的危险　与长期使用呼吸机、活动受限有关。

4. 潜在并发症　继发营养不良、多脏器功能衰竭等。

【护理措施】

1. 一般护理　置患儿于舒适体位，保证营养供给。危重患儿可通过鼻饲供给营养，选择高热量、高蛋白、易消化、富含维生素和少刺激的饮食，以免产生负氮平衡。

2. 病情观察　密切监测生命体征，尤其是呼吸频率、呼吸节律、心率、心律、血压的变化，观察血气分析、尿量变化，准确记录液体出入量，发现异常及时报告医生。使用呼吸机时注意预防呼吸机相关性感染的发生。

3. 对症护理

（1）保持呼吸道通畅：①协助排痰：鼓励患儿用力咳痰，对咳痰无力者，每 2 小时翻身 1 次，配合轻拍胸背部并鼓励其咳嗽，使痰易于排出；②吸痰：无力咳嗽、昏迷、气管插管或气管切开的患儿，定时给予吸痰，吸痰前注意 30～40 秒充分给氧，吸痰时患儿取仰卧位，依次吸出口、鼻、咽、气管部位黏痰，注意无菌操作，动作轻柔，负压适宜（儿童＜ 40kPa，新生儿13.3kPa），时间＜ 15 秒，以防损伤气道黏膜和继发感染；③湿化和雾化吸入：可用湿化器或超声雾化器湿化呼吸道，湿化液中可加入解痉、化痰、抗炎药物，有利于通气和排痰，一般每次15 分钟，每日数次；④按医嘱使用支气管扩张剂和地塞米松等药物，以缓解支气管痉挛和消除气道黏膜水肿；⑤主要观察患儿咳嗽、咳痰和呼吸情况。

（2）合理给氧：应持续低流量给氧，以 PaO_2 维持在 65～85mmHg（8.67～11.33kPa）为宜。中度缺氧时吸氧浓度为 30%～40%；严重缺氧时吸氧浓度为 50%～60%；如吸入 60% 的氧仍不能改善缺氧症状时可用纯氧，但吸氧时间不宜超过 6 小时，以防氧中毒。氧疗期间应监测血气分析。

（3）应用人工辅助呼吸的护理要点：①专人监护：检查呼吸机的各项参数是否符合要求，观察胸部起伏、面色及周围循环状况，注意导管脱落、堵塞和可能发生的气胸等情况，若患儿有自主呼吸，应观察是否与呼吸机同步；②防止继发感染：做好病室消毒工作，限制探视人数，定期清洁、更换气管内套管、呼吸管道物品，每天更换湿化器滤纸和消毒湿化器，雾化液新鲜配制，做好口、鼻腔的护理，并遵医嘱及时应用抗生素；③做好撤离呼吸机的准备：长期使用呼吸机的患儿易对呼吸机产生依赖心理，要耐心做好解释工作。应根据病情逐步撤离呼吸机，同时帮助患儿进行自主呼吸锻炼。

4. 用药护理 遵医嘱使用洋地黄类药、血管活性药、脱水药和利尿药等，密切观察药物的疗效及不良反应。

5. 健康教育 向患儿及家长讲解呼吸衰竭的相关知识，告知患儿及家长不能随意调节氧流量，防止导管脱落或扭曲。

【中医概要】

本病属于中医学"咳喘""暴喘"范畴，主要由先天禀赋不足、感受外邪、疮毒内攻以及电击、溺水、烧烫伤等原因引发肺气郁闭、宣降失常所致。起病急，以喘为主要表现；气粗声高，喉间痰鸣，大便干结，小便短赤，舌紫暗，苔黄腻，脉滑数者，属实证；呼吸微弱，喘声低微，纳呆便溏，神疲乏力，四肢湿冷，舌淡，苔白，脉微弱者，属虚证。疾病无论虚实，常有夹杂痰浊或血瘀等，临床主要表现为肺卫不固、痰瘀阻肺、痰热阻窍、气阴耗竭、心肾阳衰等证候，病位多在肺、心、脾、肾。实证以化痰止咳，降气平喘为主，如大青龙汤加减；虚证以补肺固表，健脾固肾为主，如玉屏风散合人参五味子汤、金匮肾气丸加减；紧急时根据情况可配合按摩人中、内关、天突、涌泉等穴，艾灸膻中、气海、足三里、肾俞等穴。

【小结】

急性呼吸衰竭是临床常见急症之一。主要临床表现有呼吸系统症状、低氧血症表现和高碳酸血症，血气分析 PaO_2 ＜ 60mmHg 和（或）$PaCO_2$ ＞ 50mmHg。临床护理时强调保持呼吸道通畅，合理给氧，密切观察生命体征的变化，预防并发症发生。

第六节　充血性心力衰竭

充血性心力衰竭（congestive heart failure，CHF）简称心衰，是指心脏做功能力（心肌收缩或舒张功能）下降，使心排血量绝对或相对不足，不能满足全身组织代谢需要的一系列病理状态。本病是婴幼儿时期多见的危急重症之一，尤其是先天性心脏病患儿。

【病因】

婴幼儿心衰以 1 岁以内发病率最高，尤其是先天性心脏病患儿最多见。也可继发于病毒性心肌炎、心肌病、川崎病、心内膜弹力纤维增生症等。儿童时期心衰以风湿性心脏病和急性肾炎所致最多见。另外，营养不良、严重贫血、严重感染、电解质紊乱、心律失常和心脏负荷过重、情绪过于激动等也是儿童心衰发生的诱因。

【发病机制】

当心肌发生病变或心脏长期负荷加重，可使心肌收缩功能逐渐减退。早期通过心率加快、心肌增厚和心脏扩大进行代偿，以调整心排血量来满足机体需要，该阶段临床上可无明显症状，称为心功能代偿期。心功能进一步减退后，以上代偿机制不能维持足够的心排血量，致使静脉回流受阻、组织间液过多、脏器淤血等，心脏失去代偿能力，即发展为充血性心力衰竭。

【临床表现】

1. 年长儿　心衰的症状与成人相似，主要表现为乏力、活动后气急、食欲减退、腹痛和咳嗽。安静时心率增快，呼吸浅快，颈静脉怒张，肝增大、有压痛，肝颈静脉反流试验阳性。病情较重患儿端坐呼吸，肺部可闻及湿啰音，出现水肿，尿量明显减少。心脏听诊常可闻及第一心音降低和奔马律。

2. 婴幼儿　常见症状为呼吸浅快，频率可达 50 ~ 100 次 / 分，喂养困难，烦躁多汗，哭声低弱，肺部可闻及干啰音或哮鸣音，水肿首先见于颜面、眼睑等部位，后逐渐波及全身，严重时鼻唇三角区呈现青紫。

儿童心功能分级根据患儿临床表现将心功能分为四级和心衰严重程度判断（表 19-3）。

表 19-3　心功能分级和心衰严重程度

心功能分级 / 心衰程度	婴幼儿	儿童
Ⅰ级	无症状，吸吮、活动如常	仅有心脏体征，无症状，活动略有受限，心功能代偿
Ⅱ级 / Ⅰ度	吮乳时可轻度呼吸急促或多汗，活动时有轻度呼吸困难，但生长发育尚正常	活动量较大时出现症状，活动轻度受限
Ⅲ级 / Ⅱ度	吮乳和活动时明显的呼吸急促，哺喂时间延长，生长发育有落后	活动稍多即出现症状，活动明显受限
Ⅳ级 / Ⅲ度	休息时也有症状：呼吸急促、三凹征明显、呻吟、多汗，活动完全受限	任何活动均有症状，在休息时也有呼吸困难或肝脏肿大

【辅助检查】

1. 实验室检查　血电解质、肝肾功能、甲状腺系列、血常规等。

2. 胸部 X 线检查　心影扩大，搏动减弱，肺纹理增多，肺部淤血。

3. 心电图检查　不能表明有无心衰，但有助于病因诊断和指导洋地黄的应用。

4. 超声心动图检查　可见心房和心室腔扩大，M 型超声显示心室收缩时间延长，射血分数降低。心脏舒张功能不全时，二维超声心动图对诊断和引起心衰的病因判断有帮助。

【治疗要点】

1. 一般治疗　卧床休息，避免患儿烦躁、哭闹和不必要的刺激，必要时给予镇静剂。限制钠和液体摄入，液体入量高限为患儿生理需要量的 80%，注意保持水电解质及酸碱平衡。对呼吸困难者给予吸氧。

2. 药物治疗

（1）洋地黄类药物小儿常用剂量和用法（表 19-4）。

表 19-4　洋地黄类药物的小儿常用剂量和用法

洋地黄制剂	给药法	洋地黄化总量（mg/kg）	效力开始时间	效力最大时间（h）
地高辛	口服	< 2 岁 0.05 ～ 0.06 > 2 岁 0.03 ～ 0.05 （总量不超过 1.5mg）	2 小时	4 ～ 8
	静脉	口服量的 1/3 ～ 4/5	10 分钟	1 ～ 2
毛花苷丙 （西地兰）	静脉	< 2 岁 0.03 ～ 0.04 > 2 岁 0.02 ～ 0.03	15 ～ 30 分钟	1 ～ 2

（2）利尿剂：对急性心衰或肺水肿者首选呋塞米等快速强效利尿剂，每次 1 ～ 2mg/kg；慢性心衰一般联合应用噻嗪类和保钾类利尿剂，并注意间歇用药，防止电解质紊乱。

（3）血管扩张剂：小动脉扩张可降低心脏后负荷，增加心排出量；静脉扩张使心脏前负荷降低，心室充盈压下降，肺充血的症状亦可能得以缓解。常用的药物有：酚妥拉明，以每分钟 0.07 ～ 0.1mg/kg 静脉滴注；卡托普利，以每天 0.4 ～ 0.5mg/kg，分 2 ～ 4 次口服，首剂 0.5mg/kg；硝普钠，以每分钟 1.4μg/kg 静脉滴注，均应按效应逐渐调整用量。

【护理评估】

1. 健康史　患儿出生史、遗传性史及家族史；Apgar 评分、生长发育情况，有无中毒、急性或慢性疾病等；用药史；过敏史等。

2. 身体状况　体格检查：体温、呼吸、心率、血压、神志、血氧饱和度、前囟情况、哭声、心功能分级、饮食状况、睡眠、汗出等，观察与发病有关的因素及诱因等。病情发展、诊治经过及治疗效果。

3. 心理－社会状况　评估家长对患儿发病的认知和心理状态、顾虑和配合度，患儿的心理、认知状态等。

【主要护理诊断】

1. 心输出量减少　与心肌收缩力降低有关。

2. 体液过多　与心功能下降、微循环淤血有关。

3. 气体交换受损　与肺循环淤血有关。

4. 活动无耐力　与呼吸窘迫、心肌收缩力降低、乏力有关。

5. 焦虑　与病情危重且反复、环境改变和家长担心预后有关。

【护理措施】

1. 一般护理

保持病室安静，集中护理操作，减少因外界刺激引起小儿哭闹稳定情绪。衣被宜松软、舒适。根据心衰的程度合理安排休息，可取半坐卧位，青紫型先天性心脏病患儿取膝胸卧位，减少静脉回流；Ⅰ度：增加休息时间，可下床在室内做轻微体力活动；Ⅱ度：限制活动，增加卧床时间；Ⅲ度：绝对卧床休息，病情好转后可逐渐下床活动。适当腹部按摩，保持大便通畅。

2. 饮食护理　合理营养。轻者给予低盐饮食，钠盐每日不超过 0.5 ～ 1.0g；重者可予无盐饮食。少量多餐，防止过饱。鼓励患儿适当增加蔬菜、水果，保持大便通畅，必要时睡前服少量食用油。婴儿喂奶所用奶嘴孔宜稍大，以免吸吮费力。吸吮困难者用滴管喂，必要时行鼻饲。水肿严重时应限制水、钠入量。

3. 病情观察　密切观察生命体征变化，脉搏计数 1 分钟，必要时监测心率；详细记录液体出入量，定时测体重，了解水肿增减情况。

4. 对症护理　呼吸困难、青紫时吸入浓度为 40%～50% 的氧气。急性肺水肿咳粉红色泡沫痰时，可在氧气湿化瓶中加入含 30% 酒精的湿化液，间歇吸入，每次 10～20 分钟，间隔 15～30 分钟，重复 1～2 次，可使泡沫表面张力减低而破裂，改善气体交换。

5. 用药护理

（1）洋地黄制剂：①每次应用前测量脉搏，必要时听心率。婴儿脉率＜90 次/分，年长儿脉率＜70 次/分时需暂停用药，并报告医生；②准确用药：为保证洋地黄剂量准确，当注射用药量少于 0.5mL 时要用生理盐水稀释后用 1mL 注射器取药；口服药量也应精准，应单独服用，如患儿服药后呕吐，应及时报告医生；③观察洋地黄的毒性反应：由于洋地黄类药物治疗量和中毒量相近，注意当出现心率过慢、心律失常、恶心呕吐、食欲减退、黄绿视、视力模糊、嗜睡、头晕等毒性反应时，应停药，并及时报告医生。

（2）利尿剂：注意用药时间和剂量及患儿的反应。尽量在清晨或上午给予利尿剂，以免夜尿增多而影响睡眠。观察水肿变化，定时测体重及记录尿量。低钾血症易增加洋地黄的毒性反应，故用药期间鼓励患儿进食含钾丰富的食物，如柑橘、菠菜、豆类等，及时识别低血钾的表现，如四肢无力、腹胀、心音低钝、心律失常等，并及时处理。

（3）血管扩张剂：密切观察心率和血压的变化，避免血压过度下降。给药时避免药液外渗，以防局部组织坏死。硝普钠使用或保存时均应避光，药液要现用现配，变色的溶液应废弃。

6. 健康教育　向患儿及家长讲解心力衰竭的病因、诱因及防治措施，指导根据患儿病情适当安排休息，保持情绪稳定，避免不良刺激和过度劳累。合理营养，防寒保暖，保持大便通畅。教会患儿自我监测脉搏、一般用药和家庭护理方法。

【中医概要】

本病属于中医学"喘证"及"怔忡""胸痹"等范畴，主要由外邪犯肺，肺气闭塞，心血运行受阻所致。外感六淫之邪，壮火食气，致气阴不足，故表现乏力、气短、自汗、脉沉、心悸、喘促等证候；内因禀赋不足或久病耗气伤阴，伤及心血、心阳，温润无力，致血脉瘀阻，故肋间肿块、颈部青筋暴露、紫绀等表现，患儿舌紫暗、苔厚腻或少，脉沉涩或结代。本病以虚为本，随病情进展致气滞血瘀，则以实为标。病位主要在心，累及肺、肝、脾、肾。急性心衰，病势急重，须及时有效救治；慢性心衰，病势较缓，护理过程中可配合按摩内关、膻中、涌泉等穴和艾灸膻中、气海、足三里、肾俞等穴培补心阳，可配合五行徵调的音乐疗法，以宁神静气。

【小结】

小儿充血性心力衰竭以 1 岁以内多见，尤其是先天性心脏病引起者最多。心衰患儿的护理强调休息，呼吸困难和青紫患儿及时给氧，合理喂养，保持大便通畅，密切观察病情变化，应用洋地黄类药物时注意剂量精准，严密观察有无洋地黄中毒症状，应用利尿剂时注意避免发生低钾血症。

第七节　急性肾衰竭

急性肾衰竭（acute renal failure，ARF）简称急性肾衰，是由多种原因引起的肾功能在短期内急剧下降或丧失的临床综合征。主要表现为氮质血症、水及电解质紊乱和酸碱平衡失调。

【病因及发病机制】

病因可分为肾前性、肾性和肾后性 3 类。

1. 肾前性　任何原因引起的有效循环血容量降低，肾血流量不足、肾小球滤过率下降，导致肾功能衰退。如呕吐、腹泻、大面积烧伤、脱水、休克、手术或创伤出血等。此时肾实质并无器质性病变。

2. 肾性　由肾实质病变引起，是小儿肾衰最常见原因。常见原因有急性肾小球肾炎、急性肾小管坏死、急性间质性肾炎、肾血管病变以及慢性肾脏疾患在某些诱因下导致肾功能急剧衰退。

3. 肾后性　各种原因引起的泌尿道梗阻所致。如输尿管肾盂连接处狭窄、肾结石、肾结核、肿瘤压迫、血块堵塞等。肾后性因素多为可逆性的，如及时祛除病因肾功能常可恢复。

急性肾衰竭的发病机制目前仍不清楚，认为病因和病期不同，发病机制亦不相同。新生儿期以围产期缺氧、败血症、严重溶血或出血引起较常见；婴儿期以严重腹泻脱水、重症感染及先天畸形引起多见；年长儿则多因肾炎、休克引起。以上原因均可导致肾血流量明显减少，肾小球滤过率骤然下降，尿量改变，导致血尿素氮升高和水电解质紊乱。病程长短，取决于病因和个体差异。

【临床表现】

1. 少尿型　急性肾衰伴少尿或无尿者称为少尿型。临床过程分为 3 期：

（1）少尿期：一般持续 1～2 周，长者可达 4～6 周，持续时间越长，肾损害越严重。持续 2 周以上或在病程中少尿与无尿间歇出现者预后不良，如不采取透析等治疗，大部分患儿死于少尿期。

少尿期主要表现：①水钠潴留：患儿全身水肿、肺水肿、脑水肿和心力衰竭，有时因水潴留可出现稀释性低钠血症；②电解质紊乱：常见高钾、高镁、高磷和低钠、低钙、低氯血症，以高钾血症最多见；③代谢性酸中毒：萎靡、疲乏、嗜睡、呼吸深快、食欲不振，甚至昏迷，血 pH 值降低；④多系统症状：随着肾功能的减退，临床可出现全身多系统症状。其中，消化系统表现有食欲减退、恶心、呕吐、腹泻等；神经系统症状可有意识障碍、焦虑不安、抽搐、昏迷等；心血管系统表现主要有高血压、心力衰竭、肺水肿等；⑤感染：是急性肾功能衰竭最常见的并发症，以呼吸道及尿路感染多见，70% 左右的患儿合并感染，约 1/3 患儿死于感染。

（2）多尿期：此期出现进行性尿量增多，多尿持续时间不等，一般为 1～2 周，长者可达 1 个月。此期由于大量排尿，可发生低钾血症、低钠血症及脱水等。早期氮质血症持续甚至加重，后随肾功能的改善而逐渐恢复。此期，患儿仍易发生感染，感染可导致此期患儿的死亡。

（3）恢复期：多尿期后肾功能不断改善，尿量、血尿素氮及肌酐逐渐恢复正常，而肾浓缩功能需数月才能恢复正常，少数患儿留有不可逆的肾功能损害。此期患儿体质仍较弱，可表现为虚弱无力、消瘦、营养不良、贫血和免疫功能低下等。

2. 非少尿型肾衰　指血尿素氮、血肌酐迅速升高，肌酐清除率迅速降低，而不伴有少尿表现。临床表现较少尿型急性肾衰竭症状轻，并发症少，病死率低。

【辅助检查】

1. 尿液检查　尿比重、尿渗透压等常规。

2. 血生化检查　血电解质变化及血肌酐和尿素氮。

3. 肾影像学检查　腹部 B 超、CT、平片等有助于了解肾脏大小、形态，血管及输尿管、膀胱有无梗阻和肾血流情况等。

【治疗要点】

1. 少尿期治疗

（1）祛除病因和治疗原发病。

（2）严格控制水和钠摄入：坚持"量入为出"原则。每日液量 = 尿量 + 显性失水（呕吐、大便、引流量）+ 不显性失水 – 内生水。无发热患儿不显性失水为每天 $300mL/m^2$，体温每升高 1℃每天增加水 $75mL/m^2$；内生水在非高分解代谢状态每天约为 $250 \sim 350mL/m^2$，所用液体均为非电解质液。

（3）饮食与营养：供给足够热量，每日葡萄糖 $3 \sim 5g/kg$，静脉输入为宜；限制蛋白质摄入，可配合促进蛋白质合成的苯丙酸诺龙，25mg/ 次肌肉注射，每周 $1 \sim 2$ 次。

（4）代谢性酸中毒的处理：轻、中度一般无须处理。当血 HCO_3^- < 12mmol/L 时，可补充 5% 碳酸氢钠 5mL/kg。

（5）纠正电解质紊乱：包括高钾血症、低钠血症、低钙血症和高磷血症的处理。

（6）控制感染：选择敏感性抗生素积极控制，注意避免使用肾毒性药物。

（7）透析治疗：凡上述保守治疗无效时，应尽早根据具体情况进行血透或腹膜透析。

2. 多尿期治疗 注意监测尿量、电解质和血压变化，及时纠正水、电解质紊乱。低血钾者可予氯化钾每天 $2 \sim 3mmol/kg$ 口服，严重低钾血症可静脉补钾。注意补充水分，如尿量过多则应适当限制补液。待血肌酐恢复正常时应适当增加优质蛋白的摄入。

3. 恢复期治疗 此期肾功能逐渐恢复，但可遗留营养不良、贫血和免疫力低下等，应注意休息、加强营养和预防感染。

【护理评估】

1. 健康史 患儿出生史、遗传史及家族史；喂养情况；有无中毒、急性或慢性疾病等；用药史；过敏史等。

2. 身体状况 各种体格检查：体温、呼吸、脉搏、血压、神志、二便、卧位、营养状况、情绪、睡眠、出汗等，观察与发病有关的因素、诱因及治疗效果。

3. 心理 – 社会状况 评估家长对患儿发病的认知和心理状态、对小儿预后期望值和治疗的配合度，患儿的心理、认知状态等。

【护理诊断 / 合作性问题】

1. 体液过多 与肾小球的滤过率降低有关。

2. 营养失调（低于机体需要量） 与摄入不足及丢失过多有关。

3. 有感染的危险 与免疫力低下有关。

4. 潜在并发症 心力衰竭、电解质紊乱等。

【护理措施】

1. 一般护理

（1）提供舒适的环境：尽量将患儿安置单人病室，做好病室的清洁和空气净化，避免不必要的检查。

（2）保证休息：一般少尿期、多尿期患儿均应卧床休息，卧床时间视病情而定。恢复期可适当增加活动。

（3）饮食护理：注意营养均衡。少尿期应限制水、钠、钾、磷和蛋白质的摄入量，选择高糖、低蛋白、富含维生素的食物，热量每天 $210 \sim 250J/kg$ 供给，以减少组织蛋白分解；蛋白质限制在每天 $0.5 \sim 1.0g/kg$ 为宜，以优质蛋白为主（奶类、蛋类蛋白为佳）。不能进食者可通过静脉补充。透析治疗期间由于蛋白质丢失严重,故不需要限制蛋白质入量。

2. 病情观察 密切观察患儿生命体征、心率、心律、尿量、尿常规、肾功能等变化,注意有无心力衰竭、感染、水电解质紊乱等发生,以及各种药物使用后的反应,如有异常及时报告医生。

3. 对症护理

(1)根据病情控制液体入量,准确记录 24 小时液体出入量,每日定时测体重以了解有无水肿加重。

(2)预防感染,做好保护性隔离,加强口腔护理和皮肤护理。定时翻身、拍背,保持呼吸道通畅。正确休息,病情允许应逐步增加活动,防止感染的发生。

4. 健康教育 告知患儿及家长早期透析的重要性。指导恢复期的患儿如何加强营养、增强体质,注意个人卫生,防寒保暖。

【中医概要】

本病属于中医学"水肿"及"肾衰"等范畴,主要因感受外邪而暴病及肾,损伤肾气,内因先天禀赋不足或素体虚弱,以致邪毒入里,水邪泛滥,伤及脏腑,水凌心肺、邪陷心肝、水毒内闭所致。发病急、传变快,水邪泛滥,阻遏气机,湿浊内盛,三焦升降失常,可致尿量改变外,还表现头痛、紫绀、口中尿味、乏力、心悸、喘促、惊厥甚至神昏等证候,患儿舌紫暗、苔厚腻或垢腻,脉沉细或滑数。本病其标在肺,其制在脾,其本在肾。病势急重,须及时有效救治。护理过程中可配合按摩列缺、合谷、阴陵泉、水分、三焦俞等穴和耳穴埋豆肾、脾、膀胱、内分泌等,协助泻肺逐水、温阳益肾;可配合五行羽调的音乐疗法,以宁神益肾。中药宜浓煎,少量频服。

【小结】

急性肾衰竭主要表现为氮质血症、水及电解质紊乱和酸碱平衡失调。小儿肾衰最常见原因是肾性因素。护理强调严密观察病情,保证休息,注意饮食宜忌和营养均衡,根据病情控制液体入量,积极预防和控制感染。

【思考题】

1. 请阐述充血性心力衰竭和急性呼吸衰竭用药护理的要点和异同点。

2. 儿童惊厥的护理措施及治疗要点有哪些?

3. 野外草坪上目击一玩耍的约 3 岁的小儿突然倒地,作为护理人员的你是第一目击者,你要怎么做呢?请简述操作流程。

学习目标

【知识目标】

1. 能列出霍奇金淋巴瘤和非霍奇金淋巴瘤的病因。

2. 能阐述肾母细胞瘤和神经母细胞瘤的临床表现，列出两者的辅助检查。

【能力目标】

1. 能从临床表现、辅助检查和治疗要点来区分霍奇金淋巴瘤和非霍奇金淋巴瘤的不同。

2. 能运用护理程序对肿瘤患儿进行整体护理，包括评估患儿的病情变化，实施精准的护理措施并开展健康教育。

【素质目标】

1. 具有高度的责任心和严谨细致的工作态度。

2. 具备良好的人文关怀素养，能做好疾病的健康宣教，安抚和爱护患儿，缓解患儿和家长对疾病的焦虑和恐惧。

肿瘤已成为严重威胁儿童青少年健康成长的疾病之一，成为我国儿童因病致残的重要原因。儿童肿瘤病种多、治疗难度大，早发现、早诊断、早治疗至关重要。白血病为患病比例最多的病种，占比 57.21%，其次为不明原因及其他恶性肿瘤，占比 16.21%。随着医学的发展，儿童恶性肿瘤的治疗效果得到很大提高，常见恶性肿瘤的 5 年生存率大多已超过 70%。白血病部分已在第十三章造血系统疾病患儿的护理章节中介绍。本章主要介绍淋巴瘤、肾母细胞瘤和神经母细胞瘤三种儿童期常见肿瘤。

案例导入

患儿，男，7 岁，因"发热、干咳、呼吸困难 15 余天"入院。体格检查：体温 38.2℃，脉搏 116 次/分，呼吸 28 次/分，端坐呼吸，无紫绀，颜面部轻度水肿，胸部触痛、右侧手臂触痛，右腋窝可扪及肿大淋巴结，约 1.5cm×1.5cm，局部皮肤发红，无渗液、破溃，质硬无压痛，活动一般，余浅表淋巴结未扪及肿大，颈静脉怒张，前胸壁隆起，胸壁静脉曲张。血常规：白细胞计数 $14.2×10^9$/L，中性粒细胞计数 $10.4×10^9$/L，血红蛋白 127g/L，血小板 $290×10^9$/L。

问题：

1. 该患儿可能的医疗诊断是什么？护士该如何向家长讲解患儿出现"发热、咳嗽、呼吸困难"的原因?

2. 为确定诊断还需要做哪些检查?

3. 针对该患儿,护士应给予哪些护理措施?

4. 该患儿住院一个月后,达到出院标准,预出院。护士应对患儿家长及患儿实施的健康教育内容包括哪些?

第一节　淋巴瘤

淋巴瘤(lymphoma)是一组原发于淋巴结或其他淋巴组织的恶性肿瘤,临床表现为进行性、无痛性淋巴结肿大,常伴肝、脾肿大,晚期可有发热、贫血、出血和恶病质等表现。淋巴瘤是儿童时期常见的恶性肿瘤,约占儿童所有肿瘤的13%。一般分为霍奇金淋巴瘤和非霍奇金淋巴瘤两大类,儿童以非霍奇金淋巴瘤多见,约占60%。

一、霍奇金淋巴瘤

霍奇金淋巴瘤(Hodgkin lymphoma,HL)是一种慢性、进行性、无痛的淋巴组织恶性肿瘤,原发瘤多呈离心性分布,起源于一个或一组淋巴结,逐渐蔓延至邻近的淋巴结及组织。特点是淋巴结进行性肿大,典型的病理特征是R-S细胞存在于不同类型反应性炎细胞的特征背景中,并伴有不同程度的纤维化。霍奇金淋巴瘤约占儿童时期恶性肿瘤的4.8%,占儿童淋巴瘤的15%~20%,发病年龄相对较早,男孩高于女孩。

【病因与发病机制】

病因与发病机制尚未明确。目前认为其发病情况与社会经济状态相关,社会经济地位不高者通常与EBV感染相关。病毒感染后,淋巴组织持续增生,引起胸腺系统淋巴细胞的表面抗原性改变。这种细胞又与正常T淋巴细胞相互作用形成肿瘤性网状细胞和终末期多核巨网细胞(R-S细胞),使淋巴免疫耗竭而发生肿瘤。免疫缺陷、辐射、药物和遗传因素等可为促发因素。

【病理生理】

淋巴结肿大,正常结构被破坏。病理形态学特征为:典型的HRS肿瘤细胞、稀少的肿瘤细胞以及大量的背景炎性细胞。找到HRS细胞是诊断本病的依据。肿瘤细胞仅占整个病变的0.1%~10%,容易误诊。

霍奇金淋巴瘤分为经典型和结节性淋巴细胞为主型两大类型,经典型HL(Classic Hodgkin lymphoma,cHL)可分为4种组织学亚型,即结节硬化型、富于淋巴细胞型、混合细胞型和淋巴细胞消减型。结节性淋巴细胞为主型少见,约占HL的10%。淋巴细胞消减型儿童罕见。

霍奇金淋巴瘤转移较慢,首先扩散的部位是邻近淋巴结,然后沿淋巴管扩散,晚期可发生脾、肝、肺和骨髓转移。

【临床分期】

临床分期有助于治疗方案的选定和预后的判断。Ann Arbor分期是当前儿童HL应用最广泛的分期方法(表20-1)。

表 20-1 霍奇金淋巴瘤的 Ann Arbor 分期

分期	病变范围
Ⅰ	侵及单一淋巴结区或淋巴样结构，如脾脏、甲状腺、韦氏环等或其他结外器官 / 部位（ⅠE）
Ⅱ	在横膈一侧，侵及两个或更多淋巴结区，或外加局限侵犯 1 个结外器官 / 部位（ⅡE）
Ⅲ	受侵犯的淋巴结区在横膈的两侧（Ⅲ），或外加局限侵犯 1 个结外器官 / 部位（ⅢE）或脾（ⅢS）或二者均有受累（ⅢSE）
Ⅲ1	有或无脾门、腹腔或门脉区淋巴结受累
Ⅲ2	有主动脉旁、髂部、肠系膜淋巴结受累
Ⅵ	弥漫性或播散性侵犯 1 个或更多的结外器官，同时伴或不伴有淋巴结受累
A	无症状
B	发热（体温超过 38℃）、夜间盗汗、6 个月内不明原因的体重下降 10% 以上
E	单一结外部位受累，病变累及淋巴结 / 淋巴组织直接相连或临近的器官 / 组织
S	脾脏受累

根据临床分期和受累情况可以将霍奇金淋巴瘤进行危险度分层，一般可以分为低危组、低危组和高危组三层。其中的巨大瘤灶是指单个淋巴结直径大于 6cm 或者成团淋巴结大于 10cm。

1. 低危组 ⅠA，ⅡA 且无巨大瘤灶。

2. 低危组 ⅠB，ⅢA 且无巨大瘤灶。

3. 高危组 ⅡB，ⅢB，Ⅳ期或（各期）伴巨大瘤灶者；受累大于 4 个淋巴结区（即分期、B 组症状、巨大瘤灶均为危险因素）。

【临床表现】

持续的无痛性颈部或锁骨上淋巴结肿大为儿童 HL 最常见的临床表现。受累的淋巴结易于触及，典型为橡皮样、质硬而无触痛。全身症状可有间断反复发热、食欲减退、恶心、盗汗和体重减轻。90% 的 HL 以淋巴结肿大为首发症状，多起始于一组受累的淋巴结，以颈部和纵隔淋巴结最常见，随着病情进展可逐渐扩散到其他淋巴结区域，晚期可累及脾、肝、骨髓等。患儿初诊时多无明显全身症状，20%～30% 的患儿可伴有不明原因的发热、盗汗和体重减轻，还可以有瘙痒、乏力等症状。

【辅助检查】

1. 淋巴结活检 是确诊的主要依据。为进行临床分期，还需进一步检查，如：X 线、CT、骨髓检查等。

2. 血常规 白细胞升高、淋巴细胞减少、嗜酸性粒细胞增多以及单核细胞增多。

3. 血液其他检查 血沉增快，肝功能异常，免疫功能异常等。

【治疗要点】

根据年龄、临床分期和危险度分层制订治疗方案。以全身化疗为主，联合肿瘤浸润野低剂量放疗为标准治疗。如治疗早期肿瘤对化疗反应好，即 2 个疗程即能达到完全缓解，可避免放疗。但对中高危患儿来说，化疗联合放疗的疗效优于单纯化疗，建议化疗疗程结束后进行序贯肿瘤浸润野放疗。

MOPP 及 ABVD 等化疗方案一直是成人及既往儿童普遍应用的化疗方案。ABVD 方案包括阿霉素、博莱霉素、长春花碱、达卡巴嗪四种药物。MOPP 方案包括氮芥、长春新碱、甲基苄肼、强的松四种药物。目前国际上广泛在 MOPP 及 ABVD 为骨架的基础上，采用近期及远期毒性相对小的药物替换毒性大的药物治疗，演化出很多化疗方案。目前普遍根据不同危险度应用 2 ~ 6 个疗程化疗伴或不伴受累野的放疗。化疗及放疗期间应用复方磺胺甲噁唑预防卡氏肺囊虫病。

【预后】

可长期生存。治疗前评估预后不良因素对于中高危霍奇金淋巴瘤预后非常重要，应该认真评估，进行危险度分层后治疗，还要重视早期治疗反应以决定进一步治疗方案，经过规范治疗，5 年无事件生存率（event free survival，EFS）可以达到 80% ~ 85% 以上。

二、非霍奇金淋巴瘤

非霍奇金淋巴瘤（Non-Hodgkin lymphoma，NHL）是免疫系统的恶性实体瘤，细胞来源是恶性、未分化的淋巴细胞。位于急性白血病和脑肿瘤之后，居儿童恶性肿瘤第 3 位，约占儿童所有肿瘤的 6.3%。

【病因】

病因目前尚未完全清楚，可能由病毒癌基因引起。免疫缺陷如患先天性或后天性免疫缺陷综合征，长期接受免疫抑制剂治疗等，使机体识别和破坏癌基因病毒或肿瘤细胞的能力降低。

其他如环境、遗传因子等因素可能与非霍奇金淋巴瘤的发病有关。

【病理生理】

NHL 是弥漫性、高分化、淋巴结外的肿瘤。肿瘤细胞多在淋巴结和脾脏内，也可累及骨髓和脑脊液，生长快速并广泛扩散。

根据组织学分类，非霍奇金淋巴瘤主要有三种类型：淋巴母细胞型、未分化小细胞型和大细胞型。根据免疫学分类可分为 T 细胞、B 细胞和非 T 非 B 细胞表现型。

【临床表现】

主要取决于疾病的部位和程度。一般表现有发热和体重减轻。淋巴母细胞型主要表现为淋巴结肿大，以颈部和胸部最为常见，腋下、腹部或腹股沟淋巴结也可首先受累。纵隔淋巴结受累可压迫头面部的静脉回流，引起面部水肿；也常累及中枢神经系统。未分化小细胞型原发肿瘤以腹部肿块多见，可出现腹痛，也可累及中枢神经系统和骨髓。大细胞型常见于腹部、纵隔、皮肤、骨骼、软组织等部位，很少累及中枢神经系统。

【辅助检查】

受累淋巴结活检和骨髓穿刺是确诊的依据。放射检查如 X 线、CT 等可明确病变范围和转移部位。

【治疗要点】

1. 化疗 根据肿瘤类型选择治疗方案，从诱导治疗开始，总疗程 2 年左右。常用的化疗药物有：环磷酰胺、阿霉素、长春新碱、泼尼松等。由于非霍奇金淋巴瘤常累及中枢神经系统，鞘内注射也常采用。

2. 放疗 局部淋巴结放疗。

3. 支持疗法 注意休息，加强营养，预防感染。

【预后】

局灶性病变的患儿预后良好，可长期缓解。发病 2 年后复发的机会少。未分化小细胞型患儿的生存率为 70% ~ 80%；淋巴母细胞型患儿如果有区域性病变的，其无病生存率为 60% ~ 80%，局灶性病变可达 80%；大细胞型患儿的治愈率为 60% ~ 70%。

三、淋巴瘤患儿的护理

【护理诊断】

1. 恐惧　与恶性病的诊断及预后不良有关。

2. 营养失调（低于机体需要量）　与疾病过程消耗增加和摄入不足有关。

3. 有感染的危险　与免疫功能下降有关。

4. 体温过高　与肿瘤分解代谢或免疫力低下致感染有关。

5. 有皮肤完整性受损的危险　与淋巴结活检及骨髓穿刺有关。

6. 潜在并发症　药物副作用如骨髓抑制、胃肠道反应等。

【护理措施】

1. 协助家庭成员接受并认识疾病　所有检查都要详细告诉父母，减轻焦虑。关心、体谅患儿及家长，鼓励表达其内心感受，提供心理支持。鼓励家长陪伴患儿，尽可能提供一些娱乐活动分散患儿注意力，如看电视、听音乐、游戏等。鼓励患儿多休息，保持愉快的心情。

2. 保证营养　提供高热量、高蛋白、高维生素食物，鼓励进食，保证营养均衡。

3. 防治感染

（1）保护性隔离：入院后给予保护性隔离，与其他病种患儿分室居住，防止交叉感染。病房内勤通风，保持室内空气新鲜，每天用紫外线对室内空气消毒2次，并维持病房内温湿度适宜。限制探视者人数和次数，感染者禁止探视。接触患儿前认真洗手，必要时用消毒液洗手。粒细胞数极低和免疫功能明显低下者应住单间，有条件者住空气层流病房或无菌单人层流床。

（2）注意患儿个人卫生：做好患儿的肛周、口腔、皮肤护理，预防感染。教会家长及年长儿正确的洗手方法；保持口腔清洁，进食前后用温水或漱口液漱口；清洁牙齿宜用软毛牙刷或海绵，以免损伤口腔黏膜及牙龈，导致出血和继发感染；黏膜有真菌感染者，可用氟康唑或依曲康唑涂擦患处。勤换衣裤，每日沐浴，促进汗液排泄，减少皮肤感染。保持大便通畅，便后用温开水或盐水清洁肛周，预防肛周脓肿。

（3）严格执行无菌操作技术，遵守操作规程。

（4）避免预防接种：免疫功能低下者，避免用麻疹、风疹、水痘、流行性腮腺炎等减毒活疫苗和脊髓灰质炎糖丸预防接种，以防发病。

（5）感染早期征象观察：监测生命体征，观察有无牙龈肿痛，咽红、咽痛，皮肤有无破损、红肿，肛周、外阴有无异常等。发现感染先兆，应协助医生做血液、咽部、尿液、粪便或伤口分泌物的培养，并遵医嘱应用抗生素。监测血象结果，中性粒细胞过低者，遵医嘱皮下注射粒细胞集落刺激因子，促进中性粒细胞合成增加，增强机体抵抗力。

4. 用药护理　观察放疗、化疗的效果及副作用，并予以相应处理。

5. 健康教育　向家长及患儿讲解疾病相关知识以及如何观察放疗、化疗的副作用；鼓励患儿及其父母参与护理计划的制订并实施护理，包括用药护理、饮食护理、感染预防等；指导家长及患儿定期化疗或放疗、门诊随访等。

第二节　肾母细胞瘤

肾母细胞瘤（nephroblastoma）又称威尔姆斯瘤（Wilms' tumor）或者肾胚胎瘤（renal embryoma），是原发于肾脏的胚胎性恶性混合瘤，是儿童最常见的恶性实体瘤之一。约75%的肾母细胞瘤发生在 5 岁以前，2～3 岁是发病高峰年龄。男女发病率相当，但女童发病年龄偏大。

【病因】

肾母细胞瘤具有遗传倾向，遗传方式是常染色体显性遗传伴不完全外显率。在兄弟姐妹和同卵双生子之间发病几率较高。

近年已肯定 WT1 和 WT2 基因突变与肾母细胞瘤的发生有关。也有学者认为还可能与某些先天畸形有关，如无虹膜症、偏肢体肥大症、泌尿生殖系的畸形等。

【病理分型】

典型的肾母细胞瘤包含有三种组织类型成分胚芽组织、间叶组织和上皮组织。根据瘤组织这三种成分的比例可以分为 3 型：①胚芽为主型，以小圆形蓝色深染细胞成分为主。②间质为主型，以高分化的间叶组织为主。③上皮为主型，以肾小管上皮细胞为主。④混合型，以上述 3 种成分混合组成。

【病理风险评估】

根据术前是否化疗，参照不同的风险评估系统。表 20-2 所示为术前是否化疗肾母细胞瘤的风险评估。

表 20-2　肾母细胞瘤组织学风险评估

风险程度	术前化疗	术后化疗
低风险	囊性部分分化性肾母细胞瘤	囊性部分分化性肾母细胞瘤
	完全坏死型肾母细胞瘤	
中等风险	肾母细胞瘤 – 上皮型	非间变的肾母细胞瘤
	肾母细胞瘤 – 间质型	肾母细胞瘤 – 局灶间变型
	肾母细胞瘤 – 混合型	
	肾母细胞瘤 – 退化型	
	肾母细胞瘤 – 局灶间变型	
高风险	肾母细胞瘤 – 胚芽型	肾母细胞瘤 – 弥漫间变型
	肾母细胞瘤 – 弥漫间变型	

【临床表现】

最常见的临床表现为无痛性的腹部包块。约 40% 表现为腹痛，约 18% 出现肉眼血尿，约 24% 出现镜下血尿。25%～63% 的患儿会出现高血压，约 10% 出现发热、厌食和体重下降等非特异性症状，约 15% 出现肺转移。少数病例可有尿道下裂、无虹膜症、发育迟缓、隐睾、假两性畸形等相关综合征症状。

【辅助检查】

1. 血常规　正常或红细胞增多。

2. 尿液检查　包括尿常规、儿茶酚胺、尿代谢产物（尿高香草酸和苦杏仁酸）、尿蛋白定量等。

3. 影像学检查

（1）腹部 B 超：可判断是实质性或囊性肿块，肿瘤是否侵入血管。

（2）静脉尿路造影：可发现肾盂肾盏是否被挤压、移位、拉长、变形或破坏，破坏严重者肾脏不显影。

（3）CT 或 MRI：可判断肿块的性质、原发瘤的侵犯范围以及与周围组织、器官的关系，主动脉旁淋巴结是否受累，有无脏器的转移性病变。

（4）其他：如胸部 X 线检查、骨扫描等。

【治疗要点】

主张手术治疗和化疗联合应用。如果可以完整切除肿瘤，一般建议先手术；对于手术切除困难者，可以先化疗再手术；如果术前怀疑非肾母细胞瘤，建议先取活检，病理学检查确诊后再化疗。

1. 手术治疗　早期经腹切除受累部位。

2. 化疗　阿霉素、放线菌素 D、长春新碱等。化疗可使肿瘤缩以利于手术，也可作为手术后的辅助治疗。

3. 放疗　肿瘤局限于肾内者不采用。

【预后】

未发生间变者预后良好，约占 90%。治疗后 2 年不复发，即被考虑为治愈，治愈率达80%～90%。大约 15% 的患儿在治愈肾母细胞瘤 5～25 年之后，继发软组织肉瘤、骨肿瘤或白血病。

【护理诊断】

1. 预期性悲伤　与恶性疾病及担心预后有关。

2. 营养失调（低于机体需要量）　与疾病过程中消耗增加，放化疗致恶心、呕吐、食欲下降及摄入不足有关。

3. 潜在并发症　化疗、放疗的副作用如骨髓抑制、胃肠道反应等。

4. 舒适度减弱　与肿瘤压迫或头痛等有关。

【护理措施】

1. 心理护理　了解患儿及家长的心理状态，给予心理支持，鼓励他们建立战胜疾病的信心，正确面对疾病，保持愉快心情，主动配合治疗。

2. 合理营养　鼓励患儿进食，少食多餐，提供高热量、高蛋白、高维生素、易消化的食物，保证营养素的供给，增强机体的免疫力。

3. 围手术期护理　手术前，尽量减少触摸肿块，因为过度触摸可能会导致肿瘤细胞扩散至邻近或远处器官；术后应监测血压和感染症状，特别是化疗期间，注意观察是否有并发症的发生并处理。

4. 健康教育　讲解疾病相关知识及治疗护理进展；指导患儿休息和营养；指导用药，定期随访，保证疗效；养成良好的卫生习惯，预防感染。

第三节　神经母细胞瘤

神经母细胞瘤（neuroblastoma，NB）来源于未分化的交感神经嵴细胞，故凡有胚胎性交感神经嵴细胞的部位，均可发生肿瘤。肾上腺是最常见的原发部位，其次是腹部交感神经节、胸部交感神经节、颈部交感神经节和盆腔交感神经节。NB 是婴幼儿最常见的颅外实体肿瘤，多见于3～4 岁儿童，男女发生比例为 12：1，占儿童肿瘤死亡率的 15%。我国的发病率为 5/100 万。

【病因】

病因尚未明确。研究发现第一对染色体短臂等位基因（抑癌基因）的缺失和癌基因 N-myc
的扩增与本病的发生有关。

【病理生理】

肿瘤细胞具有低分化、早期转移扩散的特点。50%的神经母细胞瘤原发于肾上腺，20%原发
于胸部，淋巴结转移较常见。

【临床表现】

1. 全身症状　发热常为首发症状，多为不规则热。患儿还可出现乏力、消瘦、纳差、贫血、
骨痛、头痛、恶心、呕吐、腹泻等症状。

2. 肿瘤压迫的症状　腹部肿瘤可表现为腹部疼痛或胀满感，腹部肿块，甚至肠梗阻、便秘、
排尿困难等；胸部肿瘤可有咳嗽、喘憋、呼吸困难等表现；颈部肿瘤可出现 Horner 综合征（病
灶同侧上睑下垂、瞳孔缩小和无汗症）、一侧上肢疼痛、活动及感觉异常等；椎旁肿瘤经神经孔
侵犯椎管，引起硬膜外脊髓压迫，从而出现疼痛、运动或感觉障碍、大便失禁和（或）尿潴留。

3. 肿瘤浸润、转移瘤的症状　神经母细胞瘤常见的转移部位为骨髓、骨骼、肝、皮肤和淋巴
结。肿瘤转移至骨和骨髓可有肢体疼痛、跛行的表现。肿瘤浸润眶骨可引起特征性的眶周瘀斑
（浣熊眼）、眼球突出。肿瘤扩散至皮肤表现为可触及的无痛性皮下结节，可遍及全身。

4. 儿茶酚胺代谢率增高的症状　包括发作性多汗、兴奋、心悸、面部潮红、苍白、头痛、高
血压及心动过速等。

5. 其他症状　个别患儿会出现顽固性的分泌性腹泻，这是一种副肿瘤综合征，肿瘤分泌血管
活性肠肽（vasoactive intestinal polypeptide，VIP）而表现为顽固腹泻。也有患儿会合并眼阵挛肌
阵挛综合征，这是一种副肿瘤综合征，表现为快速的舞蹈样眼球运动，累及肢体或躯干的肌阵
挛，和（或）共济失调。

【分期】

神经母细胞瘤国际委员会将神经母细胞瘤分为 4 期（表 20-3）。

表 20-3　神经母细胞瘤国际委员会临床分期

1	局部肿瘤完全切除，有或无微小残留灶，镜下同侧淋巴结阴性
2A	局部肿瘤完全切除，有或无微小残留灶，镜下同侧淋巴结阴性
2B	局部肿瘤完全或不完全切除，肿瘤的同侧非粘连淋巴结阳性，对侧肿大淋巴结镜下阴性
3	不能切除的单侧肿瘤超过中线，伴 / 不伴有局部淋巴结侵犯；或局限性单侧肿瘤伴对侧区域淋巴结受累；或中线肿瘤伴对侧延长浸润（不可切除）或淋巴结受累
4	转移到远处淋巴结、骨、骨髓、肝脏、皮肤或其他器官（除 4S 期）
4S	Ⅰ期或Ⅱ期的局限性肿瘤，有肝、皮肤和（或）骨髓等远处转移，年龄 < 12 月。骨髓涂片或活检，肿瘤细胞应该 < 10%，MIBG 扫描骨髓应该是阴性。若骨髓更广泛受累，则为 4 期

【辅助检查】

1. 血常规　血常规可表现为贫血，少数患儿血小板减少。晚期、广泛转移的患儿往往 C 反
应蛋白升高。

2. 骨髓检查　活检或涂片发现神经母细胞肿瘤细胞，可见瘤细胞集结成团，形似菊花环。

3. 活体组织病理检查　进行组织病理活检，并进行病理分型诊断。

4. 尿儿茶酚胺代谢产物测定　香草基杏仁酸（VMA）和高香草酸（HVA）增高。

5. 影像学检查　原发肿瘤及转移瘤灶的 B 超、CT 或 MRI 平扫或增强检查，确定肿瘤的位置、周围组织受累程度以及肿瘤转移的情况；进行同位素骨扫描来检测有无肿瘤骨骼转移。

【治疗要点】

以手术、化疗、放疗等综合治疗为主。

1. 手术治疗　整体切除原发瘤灶及区域内转移淋巴结是最好的治疗方法，如果手术并发症不可接受，则行部分切除，残留部分通过放化疗继续治疗。通过化疗使转移瘤灶局限，可行手术切除转移瘤灶，比如肝或肺孤立病灶，颈部转移灶可行广泛淋巴结清扫术。

2. 化疗　根据危险程度不同采用不同治疗方案。低、中危组治疗：CBVP 和 CADO，每 21天 1 个疗程，CBVP 化疗方案包括卡铂，依托泊苷两种药物。CADO 化疗方案包括长春新碱、环磷酰胺、美司钠三种药物。高危组一般采用 CAV 和 CVP 化疗方案，每 21 天 1 个疗程。CAV 包括长春新碱、阿霉素、环磷酰胺、美司钠四种药物。CVP 包括顺铂和依托泊苷两种药物。

3. 放疗　对放疗敏感，所有高危组患儿均需在强化疗结束后接受原发肿瘤部位、持续存在的转移灶的放疗。如出现脊髓压迫症状者对化疗无效或者手术无法改善症状的情况下，也可以进行紧急放疗。晚期患儿或骨骼已经受到癌细胞破坏的患儿，可行局部放疗暂时控制肿瘤以减轻疼痛。

4. 诱导分化治疗　13- 顺式维甲酸是一种强分化诱导剂，具有控制细胞分化、增殖和凋亡的能力，它可以诱导神经母细胞瘤分化，达到治疗肿瘤作用。

5. 并发症的治疗　对化疗敏感的肿瘤在初始治疗时，大量肿瘤细胞溶解坏死，会出现急性肿瘤溶解综合征，包括高尿酸血症、高磷血症、低钙血症、低镁血症及尿酸盐结晶堵塞肾小管，严重时导致急性肾功能衰竭，需积极预防和处理。伴有巨大瘤灶的神经母细胞瘤患儿，容易出现肿瘤破裂出血等并发症，以腹腔、胸腔肿瘤多见。肿瘤破裂出血往往急剧、凶险，需要立刻抢救治疗。

【预后】

1 岁以下的患儿预后最好。第 Ⅰ 期和第 Ⅱ 期的患儿 5 年生存率高达 90%。2 岁以上且诊断时就有转移病变的患儿生存率是 10%～20%。

【护理诊断】

1. 悲伤　与恶性疾病及预后不良有关。

2. 体温过高　与肿瘤分解代谢或免疫力低下致感染有关。

3. 营养失调（低于机体需要量）　与疾病过程消耗增加和摄入不足有关。

4. 活动无耐力　与贫血、癌因性疲劳或骨转移有关。

5. 潜在并发症　化疗、放疗的副作用如骨髓抑制、胃肠道反应等。

【护理措施】

1. 休息与活动　根据病情适当安排患儿活动与休息时间，协助患儿生活护理及个人卫生。

2. 合理营养　鼓励患儿进食，提供高热量、高蛋白、高维生素、易消化的食物，保证营养素的供给，增强机体免疫力。

3. 心理护理　了解患儿及家属的心理状态，给予心理支持，对患儿时常关爱和亲近，与其家属建立信任基础，倾听患儿及其家属的内心感受，及时解答家属的疑问，当患儿有不良情绪时使用温柔话语安抚，引导患儿宣泄不良情绪。

4. 化疗的护理 熟悉各种化疗药物的药理作用和特性，了解化疗方案及给药途径，正确给药，观察并处理药物毒、副作用。

5. 放疗的护理 向患儿及家长讲解放疗有关的知识，观察有无乏力、头痛、眩晕、恶心等表现，观察局部有无红斑、色素沉着、干性脱皮、纤维性渗出等，发现异常及时处理。

6. 健康教育 讲解疾病相关知识及治疗护理措施；指导患儿休息和营养，增强体质；指导用药，定期随访，保证疗效。

【思考题】

1. 淋巴瘤主要的临床表现有哪些？
2. 请问霍奇金淋巴瘤的护理要点有哪些？
3. 患儿，男，3岁，好动，性格内向，确诊肾母细胞瘤2个月，父母高中文化，收入欠佳，请问你会如何对该肿瘤患儿及家属进行健康教育？

学习目标

【知识目标】

1. 能简述儿童安宁疗护的定义。

2. 能描述儿童安宁疗护的特点。

【能力目标】

1. 能归纳各年龄阶段儿童对死亡的理解和感受。

2. 能依据安宁疗护的理论为患儿及家庭提供整体照护。

【素质目标】

1. 具有较强的沟通能力，热爱安宁疗护事业。

2. 具备共情能力，能够安抚和爱护患儿及家庭，给予临终患儿和家庭情感支持。

案例导入

患儿，女，8岁，两年前确诊急性淋巴细胞白血病，住院化疗后缓解，停药1年后复发，行造血干细胞移植后合并慢性移植物抗宿主病，累及皮肤和肺部，虽骨髓完全缓解状态，骨髓象正常，但合并症经治疗后无好转，患儿逐渐出现肾功能受损，肌酐升高，血压偏高，伴周身不适、慢性胃区疼痛，口服降压药、抗感染药，长期口服他克莫司、甲强龙片。患儿一般情况较差，家长考虑不再做治愈性治疗，转入安宁疗护病房。体格检查：体温37.5℃，呼吸29次/分，心率125次/分，血压118/80mmHg。精神反应稍弱，库兴氏面容，轻度贫血貌，呼吸稍促，头面部可见红色丘疹，伴痒感，口腔黏膜发白，听诊心音有力，双肺呼吸音粗，未闻及啰音，腹软，稍胀，未触及肝脾，双下肢轻度可凹性水肿，四肢活动正常。持续腹痛，周身不适。

问题：

1. 请为该患儿制订护理计划。

2. 如何为患儿进行死亡教育？

3. 如何对患儿家长进行情感支持？

　　儿童安宁疗护是对儿童及其家庭进行身体、心理、社会和精神的全面照顾，主要内容包括疼痛及其他症状控制、心理、社会、灵性照护以及对家庭的支持等。因为儿童的生理、心理和其对家庭的影响均有别于成人，所以照护方案的设计与实施需要充分考虑到儿童特点。近年来，儿童青少年整体健康水平得到持续改善，但每年仍有一定数量患病儿童预后不佳走向终末期，这些儿童及其家庭面临疾病所带来的精神、生活等多方面的痛苦，加之我国儿童人口基数庞大，儿童安宁疗护服务需求不断增加，探索和发展此项事业，有深刻的社会意义。

第一节　儿童安宁疗护概述

　　儿童安宁疗护以多学科合作的方式实施，通过全方位照护，旨在为儿童及其家庭提供最佳的生存质量。儿童安宁疗护在国外发达国家开展较早且相对成熟，在我国虽已经起步，但尚待进一步发展和提高。儿童的临床特点、心理、生理及其对家庭的影响均有别于成人，不同年龄阶段儿童对死亡的理解和认识也不尽相同。

一、概念与内涵

　　儿童安宁疗护（children's hospice palliative care，CHPC）以临终患儿及其家庭为中心，除了对儿童的身体、心理、社会、灵性全方位照顾外，还包括给予家庭的支持，以多学科合作的方式，为患儿及家庭提供计划性服务，旨在为临终患儿和家庭提供照顾和支持，以维持希望，保持家庭的紧密性，缓解临终患儿及其家庭在身体、心理、社会和精神层面的痛苦，提高生存质量。照护实施地点可以是医疗机构、社区卫生服务中心或儿童家庭。因每个家庭在面对患儿死亡时的反应和需求会有所差异，所以儿童安宁疗护应结合患儿及家庭的个性化需求进行评估和实施。

二、起源与发展

（一）国外儿童安宁疗护现状

　　儿童安宁疗护在国外发达国家开展较早且相对成熟。1982 年 11 月，英国成立了世界上第一个儿童临终关怀院"Helen House"，源于创始人 Frances Dominica 修女对病重女孩 Helen 的长期舒缓照顾。近年来，关注临终儿童的权利和生命质量已成为国际的热点问题，许多国家相继成立了儿童安宁疗护机构，如苏格兰的"瑞秋之家"和"罗宾之家"，英国的儿童收容所协会、儿童安宁疗护协会，美国的儿童宁养中心等，为患儿及家庭提供专业的护理、临终期照顾及情感支持。安宁疗护是一种良好的非医疗性的服务，既满足了患儿的照护需求，又减轻了家庭承受的压力，使儿童和家庭成员心灵得到极大的抚慰，同时有利于推动社会文明的进步。

（二）国内儿童安宁疗护现状

　　2009 年，我国湖南长沙市第一社会福利院与英国慈善基金会联合建立了中国首个儿童安宁疗护中心"蝴蝶之家"，以收治伴有各种先天性或难治性疾病的孤儿为主。2012 年，上海儿童医学中心组建舒缓团队，成为我国内地首家设置儿童安宁病房的儿科医院。2015 年，北京市成立了儿童安宁疗护活动中心，由医护人员、心理医生、志愿者、社工共同组成，照护对象主要为血液肿瘤患儿及家庭，覆盖京津冀等区域。2016 年，北京儿童医院血液肿瘤中心成立了儿童安宁疗护团队，对儿童肿瘤患者实施整体照护。2017 年，北京儿童医院与北京松堂医院合作，建立了我国第一个，也是目前唯一一个家庭式儿童安宁疗护病房"雏菊之家"，旨在让临终儿童能够有尊严、安宁地离去。儿童安宁疗护在我国已经起步，但尚待进一步发展和提高。

三、儿童安宁疗护的特点

（一）病因特点

儿童死亡原因主要为意外伤害和肿瘤，意外伤害常见于车祸、中毒和坠楼等，带给儿童和家庭突然的痛苦和致命打击。2019 年，全国肿瘤登记中心数据显示，我国每年新增 3～4 万名儿童肿瘤患者，其中最常见的是白血病、淋巴瘤和实体肿瘤，其中的治愈率白血病约为 80%，淋巴瘤约是 50%，而实体瘤和神经母细胞瘤不到 10%。近年来随着装修建材中致癌物超标、雾霾加重等环境污染的影响，儿童癌症的发病率显著增高。其中，49% 的癌症患儿死于医院，主要伴随症状有疲乏、疼痛、食欲减退、呼吸困难、抑郁和焦虑等；70% 以上的癌症患儿疼痛控制不足，90% 以上的患儿伴有恶心、呕吐、便秘等症状，导致患儿在死亡前经受极大的痛苦。2015 年世界卫生组织数据统计，全球对儿童安宁疗护的需求量约 2100 万，中国约 450 万。

（二）疾病特点

儿童危重病种类广泛多样，很多是罕见病种，其临床表现复杂、伴有多系统损害等，使得这些疾病不仅难以诊断而且更难以预测预后。儿童对药物的反应与成人不同，儿童对乏力、恶心、呕吐、呼吸困难等不适症状以及抑郁焦虑等的情绪表达与成人不同，低龄患儿常常不能自己决定个性化治疗的照护方案，必须依靠家庭成员的帮助。所以对临终患儿的整体照护需要结合其身体及心理特点，帮助患儿维持身体的舒适以及生存质量，直到生命的终点。

（三）服务对象特点

儿童安宁疗护的服务对象主要有四类：①所患疾病危及生命，可以治疗但是可能会失败，例如癌症及不可逆的心脏、肝脏及肾脏等器官衰竭；②所患疾病需要长期强化治疗以延长生命，虽可允许参加正常儿童活动，但是仍可能发生过早死亡，例如囊性纤维化、肌营养不良；③所患疾病呈进展性，没有可以选择的治疗方案，只能进行安宁疗护，通常可持续数年，例如黏多糖病；④所患严重神经系统缺陷性疾病，导致机体抵抗力下降，易发生并发症，通常不是进展性疾病，但其病情恶化是不可预料的，例如严重的脑性瘫痪。

疾病除了给患儿带来巨大痛苦，患儿父母和其他家庭成员也会受到影响，通常父母是主要照顾者，压力巨大，难以面对和接受现实，丧子之痛对很多家庭而言可谓是"灭顶之灾"。临终患儿的家庭往往是年轻的家庭，这意味着患儿父母缺少应对生活灾难的经验和相对充裕的经济条件。照护者在实施整体照护过程中，应综合考虑患儿及家庭需求，提供多元化的专业服务，给予整个家庭适度的安慰和心理支持，以协助家庭成员走过这段悲恸的艰难历程。

（四）患儿对死亡认知不足

不同年龄阶段的儿童对死亡的理解和认识不同，2 岁前的儿童常把死亡看作是与父母或照顾者的分离，是可逆的、暂时的；2～6 岁的儿童常把死亡看作是做错事的惩罚，认为是可逆的；

6岁以后，儿童开始理解死亡，认识到死亡是不可逆的，开始用具体语言表达内心对死亡的恐惧；9岁前的儿童常常认为，死亡可以避免，只要躲起来，让"死亡"找不到，就不会死亡；9岁后的儿童认识到死亡的不可避免性，但对自己或亲友的死亡仍难以理解，对处于这一阶段的患儿来说，难以忍受的主要是疾病和治疗的痛苦以及与亲人的分离，而不是死亡的威胁，能够缓解痛苦，与亲人在一起，便能有安全感；随着心理的发展，青春期儿童对死亡有了和成人相似的认识，逐渐理解死亡是生命的终结，是不可逆、普遍的和必然要发生的，自己也不例外，但通常认为死亡会发生在遥远的将来，面临死亡时会产生恐惧和痛苦。

儿童对死亡的理解和认识除了受到年龄影响以外，还受到其他诸多因素的影响，如儿童第一次接触到死亡的时间和经历、精神敏感性、家庭教养、社会文化及宗教信仰等。

第二节　对临终患儿的整体照护

临终患儿不仅要承受一系列身体痛苦，还要承受巨大的心理折磨。儿童安宁疗护的服务核心是为临终患儿提供身体、心理、社会和灵性多层次、全方位照护，提高患儿生命末期的生存质量。

一、身体照护

（一）疼痛症状护理

儿童疼痛是全球重大公共卫生问题，儿童安宁疗护研究优先事项中有4个是关于儿童疼痛的内容。儿童对疼痛敏感且耐受性差，且年龄越小痛阈越低，轻微疼痛刺激就可引起哭泣、烦躁、尖叫等。许多儿童尤其是幼儿不会正确表达自己的疼痛感受，护理者应对患儿疼痛的部位、性质、程度、发生及持续的时间、诱发因素及伴随症状等进行动态、连续评估并记录疼痛控制情况。

近年来，用于治疗儿童疼痛的止痛药有了显著的增加，然而关于这些药物的有效性和安全性的研究证据还十分有限。临床常用的镇痛剂有非甾体抗炎药、右美托咪定、地佐辛和阿片类药物，其中常用的是阿片类止痛药。将阿片类药物剂量调整到理想的止痛治疗状态，是有效控制疼痛的关键，应该有规律地按时给药，而不是按需给药。且应用前要对患儿及家属做好解释，克服其对阿片类止痛药成瘾的恐惧。对于儿童持续性疼痛的药物治疗应遵循世界卫生组织推荐的两步阶梯止痛法：对于轻微的疼痛，应首选扑热息痛和布洛芬；对于中、重度的疼痛，应考虑使用强阿片类药物。同时应密切评估患儿症状和治疗效果，及时与家长进行有效的沟通。此外，注意力训练、放松训练、行为训练、中医药理疗以及父母的陪伴、拥抱等辅助方法也可以减轻患儿痛苦。

（二）非疼痛症状护理

非疼痛症状护理主要是为保障儿童的舒适。临终时，患儿身体功能逐渐丧失，出现呼吸困难、肌张力丧失、血液循环与新陈代谢速率变慢以及意识状态模糊等，此外对光很敏感，听觉最后才丧失。照护者应做到密切观察、正确处理，积极应对患儿发热、便秘、出血等各系统不适症状，满足患儿的生理需要，提供整洁、舒适、温湿度适宜的环境，减少不良刺激，保持舒适体位，注意保暖，提高患儿生命质量。

对于呼吸困难的患儿，应给予高蛋白、高维生素、足够热量的饮食，少量多次饮水，促进有效排痰，协助指导患儿掌握正确的咳嗽方法，适时配合雾化吸入，条件许可时，可予以胸部叩击与胸壁震荡、体位引流以及机械吸痰等。谵妄患儿可用氟哌啶醇、氯丙嗪等药物控制，当患儿处于生命终末期，或预期生存期很短时，除采用药物控制谵妄症状外，还要考虑去除患儿不必要的药物或侵入性治疗，如常规措施无效，可考虑姑息镇静治疗，常用药物为咪达唑仑。

（三）营养支持

临终患儿多伴有消瘦、贫血、营养不良等状况，应加强营养，促进食欲，根据患儿的消化吸收能力，鼓励患儿进食高蛋白、高热量、丰富维生素及易消化吸收的食物，适当锻炼，提高机体免疫力。正确指导家长及患儿注意饮食卫生，保持口腔清洁，必要时给予口腔护理。

二、心理照护

心理照护是以临终患者和家属为中心，应用专业的心理支持技巧和心理治疗干预，引导临终患儿和家属面对和接受疾病状况，应对发生的情绪反应和心理问题，使其保持平和的心态顺利度过人生的最后阶段，实现生死两相安。临终患儿常见的心理反应有恐惧，如恐惧分离、恐惧疼痛、恐惧被遗弃甚至死亡本身，患儿因身体疼痛、长期住院容易产生焦虑、沮丧、分离性悲哀、罪恶感以及愤怒等情绪。

考虑到患儿的身体病痛和死亡前的恐惧、无助，同时担心患儿死于家中对亲友造成影响，很多家庭会选择在医院度过患儿的终末期，这提示我们临终病房环境应安静、舒适，室内的家具和设备尽量贴近日常生活，具有家庭氛围，允许患儿将喜爱的玩具带至病房，允许父母更多地参与患儿的日常护理和陪伴，增加患儿的安全感，减轻焦虑和孤独。尽量让患儿有正常的生活、交际和朋友，帮助患儿找到"生命的意义"和"被爱的感觉"。

应给予临终患儿更多的关注和关怀，掌握与儿童沟通的技巧，了解患儿的真实想法，年幼患儿的恐惧常常是围绕"不能行走"或"病中及病后与所爱的人分离"等问题，学龄期儿童则担心经历疼痛。鼓励父母及其他家庭成员对患儿表达爱的情感，与患儿多沟通、多陪伴、多拥抱等，缓解患儿的不良情绪，照护人员可根据情况，鼓励父母循序渐进地、与年龄相适应地告知患儿疾病实情，与患儿多沟通，及时了解和满足患儿的需要，针对患儿的心理问题进行支持护理。根据患儿接受程度引导患儿树立正确的死亡观，儿童对死亡的认识随着年龄增长、生长环境、智力发育水平、教育、宗教信仰及生活体验而逐渐成熟。可以借助儿童绘本（如《一片叶子落下来》）等来帮助患儿理解和认识死亡。

三、社会层面照护

社会层面照护是指安宁疗护从业者通过提供工具性或表达性支持、链接资源、心理疏导等多种方式满足患儿多维度需求，给予患儿包括社会关系维系、经济支持、信息获取等多种社会层面的系统照护。

从国外的发展经验与学科发展的特点来看，对于临终患儿及其家庭社会层面的照护，在很大程度上是由专业社会工作者提供的，社会工作者是安宁疗护跨学科团队服务中的"必备"成员之一，针对临终患儿的心理、社会、灵性等层面需求提供多元化的专业服务。社会工作者在提供社会层面照顾服务中，具有多重角色，既是社会关系维系者、社会资源连接者，又是社会教育者，发挥着重要的作用。患儿需求多种多样，如维系家庭角色需求、社交需求、经济需求、知晓病情需求等，社会工作者依据不同需求和评估的结果，采取不同的应对和照护的方法，连接社会资源，争取社区、组织等更多社会支持，以提高临终照顾质量。

四、灵性照护

灵性（spirituality）一词来源于拉丁文"spiritus"，有呼吸、勇气、强健、精力、灵魂之意，通常被赋以生命之气，有使生命更加充沛蓬勃的意思。灵性是一个广义的概念，包括了对生命意义、个人价值和成长的探索。灵性照护是护理人员通过评估患者的灵性困扰或需求后，作用于患者的信念、信仰、价值观以及与他人的联系等维度来帮助其寻求生命存在的意义和获得精神安宁舒适的护理方式或活动。

进行儿童灵性照护，首先要能清晰、准确地识别患儿及其家庭的灵性困扰，了解患儿的灵性成长需要，在患儿的信仰、价值观基础上，确定其精神需求，制订照护计划，舒缓临终患儿灵性痛苦。可以通过死亡教育、生命回顾、意义疗法、宗教支持等为患儿和家庭提供自我价值、生命意义的灵性支持，支持患儿对于追求关爱、安全与信任的需求；音乐疗法、园艺疗法、芳香疗法、旅行疗法、治疗性触摸等辅助疗法可使患儿放松身心，缓解病痛，最终使得患儿获得灵性的成长，并达到灵性的平安和生命的升华。

第三节　对临终患儿家庭的照护和支持

儿童安宁疗护以临终患儿和家庭为中心，患儿的疾病与离世给整个家庭带来痛苦和悲伤，所以对患儿父母和家庭成员的情感支持和照护是不可忽视的。

一、对临终患儿父母的照护和支持

患儿临终时，父母作为主要照顾者，承受着极大的心理负担，发挥着无可替代的作用，通常会难以面对和接受现实，父母在子女去世后因强烈的悲痛所产生的心理、身体和社交等方面的问题，会严重影响其生存质量及身体健康，对父母的照护是儿童安宁疗护中重要的一部分。

（一）患儿临终前

1. 支持父母参与护理　护理人员应协助患儿父母参与到患儿日常护理中，共同制订患儿的护理计划，为患儿做一些力所能及的护理工作，对于放弃治疗即将出院的临终患儿，应帮助其父母制订家庭护理计划，教会家中可能应用到的护理方法，如压疮的预防、口腔护理等，这些都能有效缓解父母的痛苦和压力。

2. 提供相关信息支持　在患儿临终前，父母常会陷入深深的痛苦、孤独、无助和内疚中，照护者应为父母提供尽可能多的有价值信息，让他们了解患儿的需求和感受，帮助他们合理安排与患儿相处的剩余时间。当患儿陷入昏迷时，父母往往无所适从、不知所措，护理人员可以指导父母，听觉是临终患儿最后消失的感觉，可以通过语言和肢体的接触与患儿进行交流。

3. 耐心倾听和恰当交流　患儿临终期间需求得到满足的父母在失去子女后悲伤症状会较少，因此应在患儿临终时加强沟通交流，关注父母的需求。照护人员应充分理解患儿父母的处境和心情，尊重患儿及其父母的意愿，尽量满足患儿父母提出的合理要求，对患儿父母的一些过激言行，应该以同理心去容忍和谅解，在与患儿父母交流中耐心倾听，多听少说，不判断对方，予以真诚的关怀态度，适当地表达自己的哀伤情绪。不宜过多地给予安抚性回答，或表示能够理解父母内心的痛苦，那样会使患儿父母觉得医护人员不愿听他们诉说，而失去他们的信任和亲近，不利于帮助他们减轻悲痛。

（二）患儿离世后

孩子去世是家庭所经历的最具毁灭性的事件之一，与失去配偶或父母的悲痛相比，父母在子女去世后承受的丧亲之痛更大，悲伤持续的时间更长，通常在两年左右。对家庭而言，由于父母总是预期孩子会比自己活得长久，患儿的死亡是对自然生命秩序的颠覆，父母常会经历和体验深度的悲伤、躯体症状、负罪感、睡眠困难和愤怒。

1. 恰当疏导　照护者应正确理解患儿死亡后父母的心理反应，尊重患儿家庭的宗教文化习俗，对悲伤的父母，照护者可在一旁静静地陪同，通过拥抱表示理解和支持，让其充分倾诉，鼓励他们用哭泣来倾泻内心的痛苦，在充分倾诉之后，丧亲者才会调整自己，重新找到生活的方向，必要时可鼓励对方寻求专业人士的帮助。对患儿父母在愤怒时的一些过激行为，应采取理解和克制的态度。

2. 亲人陪伴　护理人员应给予父母充分的时间和空间与已故患儿做最后的告别，在父母的要求下，可让父母为已故患儿擦洗、更衣，进行最后的照顾。鼓励丧子夫妻互相安慰，互相支持，互相关爱，共同渡过难关。

二、对临终患儿其他家庭成员的照护和支持

（一）患儿其他家庭成员的心理反应特征

1. 兄弟姐妹的反应　在患儿治疗和临终过程中，父母常会忽略家庭中其他孩子的需求，使患儿的同胞兄弟姐妹产生孤独感和被遗弃感。面对患儿的疾病和离世，患儿的兄弟姐妹会产生悲伤、抑郁、愤怒和负罪感，同时会对自身的健康表示忧虑，这些都会使孩子的日常生活受到巨大影响，孩子会表现出对父母更加依赖、学习成绩下降及躯体症状等。

2. 患儿的祖父母、外祖父母的反应　祖辈对孙辈的感情更加浓烈、深厚，面对孙辈的离世，祖父母、外祖父母会悲痛、绝望，难以面对，甚至会自责、厌世，严重影响其正常生活和身心健康。

3. 其他人的反应　可以是孩子的表亲、同学、朋友、学校及幼儿园的老师、专业的心理咨询师、医护人员、社工或经过培训的义工等，面对患儿离世会感到悲伤、惋惜、害怕等。

（二）护理干预

1. 在以家庭为中心的护理理念下，照护者应建议患儿父母尽量保持其他孩子的日常生活作息，有条件时可寻求亲友的支持和帮助。鼓励其兄弟姐妹用自己的方式表达对亲人的爱，面对面地进行"道谢、道歉、道爱、道别"，以免孩子在亲人去世后感到遗憾。

2. 根据儿童的年龄特点，通过其能理解和接受的方式，选择合适的时间和地点，坦诚地告知这些家庭成员患儿即将离世的消息，面对年幼的孩子，可以借用宠物的死亡和植物的凋零来解释亲人的离世。例如：对幼儿可以用"身体停止工作"解释死亡，或利用曾有的经历帮助孩子理解

死亡，如宠物的死亡、花朵的凋谢等。

3. 让患儿兄弟姐妹有机会表达他们的想法，可以利用游戏等方式帮助其释放压力，指导父母多与孩子进行沟通交流。临终前，可通过探望、聊天、安慰等行为，引导他们参与患儿的照料护理，减少遗憾和自责。提倡辅导寓于娱乐或游戏之中，可采用艺术治疗、游戏治疗、音乐治疗、故事分享等适合儿童特点的治疗方法，以疏泄儿童的丧亲之痛。

【思考题】

1. 如何对一个临终患儿实施整体照护？
2. 如何对一个学龄前儿童开展死亡教育？
3. 为患儿父母进行情感支持应该注意哪些事项？

主要参考书目

[1] 梁伍今.儿科护理学 [M].3 版.北京：中国中医药出版社，2016.

[2] 崔焱，仰曙芬.儿科护理学 [M].6 版.北京：人民卫生出版社，2017.

[3] 韩新民，熊磊.中医儿科学 [M].3 版.北京：人民卫生出版社，2016.

[4] 沙丽艳，崔文香.儿科护理学 [M].案例版.北京：科学出版社，2018.

[5] 尤黎明.内科护理学 [M].6 版.北京：人民卫生出版社，2017.

[6] 王雪峰，郑健.中西医结合儿科学 [M].3 版.北京：中国中医药出版社，2016.

[7] 张波，桂莉.急危重症护理学 [M].4 版.北京：人民卫生出版社，2017.

[8] 胡慧.中医临床护理学 [M].2 版.北京：人民卫生出版社，2016.

[9] 李乐之，路潜.外科护理学 [M].6 版.北京：人民卫生出版社，2017.

[10] 闫兰，肖洪玲.儿科护理学 [M].长沙：湖南科学技术出版社，2013.

[11] 薛辛东，赵晓东.儿科学 [M].3 版.北京：人民卫生出版社，2018.

[12] 陈志敏，杜立中.儿科学 [M].北京：中国医药科技出版社，2019.

[13] 肖洪玲.儿科护理学 [M].郑州：郑州大学出版社，2015.

[14] 邸淑珍.临终关怀护理学 [M].10 版.北京：中国中医药出版社，2017.

[15] 邸淑珍.安宁疗护理论与技能 [M].北京：中国中医药出版社，2021.

[16] 中华中医药学会.中医护理常规技术操作规范 [M].北京：中国中医药出版社，2006.

[17] 王卫平，孙锟，常立文.儿科学 [M].9 版.北京：人民卫生出版社，2018.

[18] 沈洪，刘中民.急诊与灾难医学 [M].3 版.北京：人民卫生出版社，2018.

[19] 周乐山，崔文香.儿科护理学 [M].3 版.北京：人民卫生出版社，2020.

[20] 江载芳，申昆玲，沈颖，等.诸福棠实用儿科学 [M].8 版.北京：人民卫生出版社，2015.

[21] 左启华.小儿神经系统疾病 [M].2 版.北京：人民卫生出版社，2005.

[22] 张大华，蒙景雯.儿科护理指南 [M].北京：人民卫生出版社，2017.

[23] 李世绰，吴立文.临床诊疗指南：癫痫病分册 [M].北京：人民卫生出版社，2007.

[24] 曲桂玉，丁建萍.儿科护理学 [M].武汉：华中科技大学出版社，2017.

[25] 黄叶莉.神经系统疾病护理指南 [M].北京：人民军医出版社，2015.

[26] 王海勤，吴轶璇.小儿神经内科护理指南 [M].武汉：湖北科学技术出版社，2013.

[27] 汪晖，徐蓉.临床护理指南 [M].2 版.北京：科学出版社，2013.

[28] 姜之炎，赵霞.中医儿科学 [M].2 版.上海：上海科学技术出版社，2020.

[29] 孙钰玮.儿科学 [M].北京：中国医药科技出版社，2017.

[30] （美）鲁道夫，（美）利斯特，（美）弗斯特.儿科学 [M].22 版.北京：北京联合出版公司，2017.

[31] 肖臻，常克.中西医结合儿科学 [M].2 版.北京：人民卫生出版社，2018.

全国中医药行业高等教育"十四五"规划教材

全国高等中医药院校规划教材（第十一版）

教材目录（第一批）

注：凡标☆号者为"核心示范教材"。

（一）中医学类专业

序号	书 名	主 编		主编所在单位	
1	中国医学史	郭宏伟	徐江雁	黑龙江中医药大学	河南中医药大学
2	医古文	王育林	李亚军	北京中医药大学	陕西中医药大学
3	大学语文	黄作阵		北京中医药大学	
4	中医基础理论☆	郑洪新	杨 柱	辽宁中医药大学	贵州中医药大学
5	中医诊断学☆	李灿东	方朝义	福建中医药大学	河北中医学院
6	中药学☆	钟赣生	杨柏灿	北京中医药大学	上海中医药大学
7	方剂学☆	李 冀	左铮云	黑龙江中医药大学	江西中医药大学
8	内经选读☆	翟双庆	黎敬波	北京中医药大学	广州中医药大学
9	伤寒论选读☆	王庆国	周春祥	北京中医药大学	南京中医药大学
10	金匮要略☆	范永升	姜德友	浙江中医药大学	黑龙江中医药大学
11	温病学☆	谷晓红	马 健	北京中医药大学	南京中医药大学
12	中医内科学☆	吴勉华	石 岩	南京中医药大学	辽宁中医药大学
13	中医外科学☆	陈红风		上海中医药大学	
14	中医妇科学☆	冯晓玲	张婷婷	黑龙江中医药大学	上海中医药大学
15	中医儿科学☆	赵 霞	李新民	南京中医药大学	天津中医药大学
16	中医骨伤科学☆	黄桂成	王拥军	南京中医药大学	上海中医药大学
17	中医眼科学	彭清华		湖南中医药大学	
18	中医耳鼻咽喉科学	刘 蓬		广州中医药大学	
19	中医急诊学☆	刘清泉	方邦江	首都医科大学	上海中医药大学
20	中医各家学说☆	尚 力	戴 铭	上海中医药大学	广西中医药大学
21	针灸学☆	梁繁荣	王 华	成都中医药大学	湖北中医药大学
22	推拿学☆	房 敏	王金贵	上海中医药大学	天津中医药大学
23	中医养生学	马烈光	章德林	成都中医药大学	江西中医药大学
24	中医药膳学	谢梦洲	朱天民	湖南中医药大学	成都中医药大学
25	中医食疗学	施洪飞	方 泓	南京中医药大学	上海中医药大学
26	中医气功学	章文春	魏玉龙	江西中医药大学	北京中医药大学
27	细胞生物学	赵宗江	高碧珍	北京中医药大学	福建中医药大学

序号	书 名	主 编		主编所在单位	
28	人体解剖学	邵水金		上海中医药大学	
29	组织学与胚胎学	周忠光	汪 涛	黑龙江中医药大学	天津中医药大学
30	生物化学	唐炳华		北京中医药大学	
31	生理学	赵铁建	朱大诚	广西中医药大学	江西中医药大学
32	病理学	刘春英	高维娟	辽宁中医药大学	河北中医学院
33	免疫学基础与病原生物学	袁嘉丽	刘永琦	云南中医药大学	甘肃中医药大学
34	预防医学	史周华		山东中医药大学	
35	药理学	张硕峰	方晓艳	北京中医药大学	河南中医药大学
36	诊断学	詹华奎		成都中医药大学	
37	医学影像学	侯 键	许茂盛	成都中医药大学	浙江中医药大学
38	内科学	潘 涛	戴爱国	南京中医药大学	湖南中医药大学
39	外科学	谢建兴		广州中医药大学	
40	中西医文献检索	林丹红	孙 玲	福建中医药大学	湖北中医药大学
41	中医疫病学	张伯礼	吕文亮	天津中医药大学	湖北中医药大学
42	中医文化学	张其成	臧守虎	北京中医药大学	山东中医药大学

（二）针灸推拿学专业

序号	书 名	主 编		主编所在单位	
43	局部解剖学	姜国华	李义凯	黑龙江中医药大学	南方医科大学
44	经络腧穴学☆	沈雪勇	刘存志	上海中医药大学	北京中医药大学
45	刺法灸法学☆	王富春	岳增辉	长春中医药大学	湖南中医药大学
46	针灸治疗学☆	高树中	冀来喜	山东中医药大学	山西中医药大学
47	各家针灸学说	高希言	王 威	河南中医药大学	辽宁中医药大学
48	针灸医籍选读	常小荣	张建斌	湖南中医药大学	南京中医药大学
49	实验针灸学	郭 义		天津中医药大学	
50	推拿手法学☆	周运峰		河南中医药大学	
51	推拿功法学☆	吕立江		浙江中医药大学	
52	推拿治疗学☆	井夫杰	杨永刚	山东中医药大学	长春中医药大学
53	小儿推拿学	刘明军	邰先桃	长春中医药大学	云南中医药大学

（三）中西医临床医学专业

序号	书 名	主 编		主编所在单位	
54	中外医学史	王振国	徐建云	山东中医药大学	南京中医药大学
55	中西医结合内科学	陈志强	杨文明	河北中医学院	安徽中医药大学
56	中西医结合外科学	何清湖		湖南中医药大学	
57	中西医结合妇产科学	杜惠兰		河北中医学院	
58	中西医结合儿科学	王雪峰	郑 健	辽宁中医药大学	福建中医药大学
59	中西医结合骨伤科学	詹红生	刘 军	上海中医药大学	广州中医药大学
60	中西医结合眼科学	段俊国	毕宏生	成都中医药大学	山东中医药大学
61	中西医结合耳鼻咽喉科学	张勤修	陈文勇	成都中医药大学	广州中医药大学
62	中西医结合口腔科学	谭 劲		湖南中医药大学	

（四）中药学类专业

序号	书　名	主　编		主编所在单位	
63	中医学基础	陈　晶	程海波	黑龙江中医药大学	南京中医药大学
64	高等数学	李秀昌	邵建华	长春中医药大学	上海中医药大学
65	中医药统计学	何　雁		江西中医药大学	
66	物理学	章新友	侯俊玲	江西中医药大学	北京中医药大学
67	无机化学	杨怀霞	吴培云	河南中医药大学	安徽中医药大学
68	有机化学	林　辉		广州中医药大学	
69	分析化学（上）（化学分析）	张　凌		江西中医药大学	
70	分析化学（下）（仪器分析）	王淑美		广东药科大学	
71	物理化学	刘　雄	王颖莉	甘肃中医药大学	山西中医药大学
72	临床中药学☆	周祯祥	唐德才	湖北中医药大学	南京中医药大学
73	方剂学	贾　波	许二平	成都中医药大学	河南中医药大学
74	中药药剂学☆	杨　明		江西中医药大学	
75	中药鉴定学☆	康廷国	闫永红	辽宁中医药大学	北京中医药大学
76	中药药理学☆	彭　成		成都中医药大学	
77	中药拉丁语	李　峰	马　琳	山东中医药大学	天津中医药大学
78	药用植物学☆	刘春生	谷　巍	北京中医药大学	南京中医药大学
79	中药炮制学☆	钟凌云		江西中医药大学	
80	中药分析学☆	梁生旺	张　彤	广东药科大学	上海中医药大学
81	中药化学☆	匡海学	冯卫生	黑龙江中医药大学	河南中医药大学
82	中药制药工程原理与设备	周长征		山东中医药大学	
83	药事管理学☆	刘红宁		江西中医药大学	
84	本草典籍选读	彭代银	陈仁寿	安徽中医药大学	南京中医药大学
85	中药制药分离工程	朱卫丰		江西中医药大学	
86	中药制药设备与车间设计	李　正		天津中医药大学	
87	药用植物栽培学	张永清		山东中医药大学	
88	中药资源学	马云桐		成都中医药大学	
89	中药产品与开发	孟宪生		辽宁中医药大学	
90	中药加工与炮制学	王秋红		广东药科大学	
91	人体形态学	武煜明	游言文	云南中医药大学	河南中医药大学
92	生理学基础	于远望		陕西中医药大学	
93	病理学基础	王　谦		北京中医药大学	

（五）护理学专业

序号	书　名	主　编		主编所在单位	
94	中医护理学基础	徐桂华	胡　慧	南京中医药大学	湖北中医药大学
95	护理学导论	穆　欣	马小琴	黑龙江中医药大学	浙江中医药大学
96	护理学基础	杨巧菊		河南中医药大学	
97	护理专业英语	刘红霞	刘　娅	北京中医药大学	湖北中医药大学
98	护理美学	余雨枫		成都中医药大学	
99	健康评估	阚丽君	张玉芳	黑龙江中医药大学	山东中医药大学

序号	书　名	主　编		主编所在单位	
100	护理心理学	郝玉芳		北京中医药大学	
101	护理伦理学	崔瑞兰		山东中医药大学	
102	内科护理学	陈　燕	孙志岭	湖南中医药大学	南京中医药大学
103	外科护理学	陆静波	蔡恩丽	上海中医药大学	云南中医药大学
104	妇产科护理学	冯　进	王丽芹	湖南中医药大学	黑龙江中医药大学
105	儿科护理学	肖洪玲	陈偶英	天津中医药大学	湖南中医药大学
106	五官科护理学	喻京生		湖南中医药大学	
107	老年护理学	王　燕	高　静	天津中医药大学	成都中医药大学
108	急救护理学	吕　静	卢根娣	长春中医药大学	上海中医药大学
109	康复护理学	陈锦秀	汤继芹	福建中医药大学	山东中医药大学
110	社区护理学	沈翠珍	王诗源	浙江中医药大学	山东中医药大学
111	中医临床护理学	裘秀月	刘建军	浙江中医药大学	江西中医药大学
112	护理管理学	全小明	柏亚妹	广州中医药大学	南京中医药大学
113	医学营养学	聂　宏	李艳玲	黑龙江中医药大学	天津中医药大学

（六）公共课

序号	书　名	主　编		主编所在单位	
114	中医学概论	储全根	胡志希	安徽中医药大学	湖南中医药大学
115	传统体育	吴志坤	邵玉萍	上海中医药大学	湖北中医药大学
116	科研思路与方法	刘　涛	商洪才	南京中医药大学	北京中医药大学

（七）中医骨伤科学专业

序号	书　名	主　编		主编所在单位	
117	中医骨伤科学基础	李　楠	李　刚	福建中医药大学	山东中医药大学
118	骨伤解剖学	侯德才	姜国华	辽宁中医药大学	黑龙江中医药大学
119	骨伤影像学	栾金红	郭会利	黑龙江中医药大学	河南中医药大学洛阳平乐正骨学院
120	中医正骨学	冷向阳	马　勇	长春中医药大学	南京中医药大学
121	中医筋伤学	周红海	于　栋	广西中医药大学	北京中医药大学
122	中医骨病学	徐展望	郑福增	山东中医药大学	河南中医药大学
123	创伤急救学	毕荣修	李无阴	山东中医药大学	河南中医药大学洛阳平乐正骨学院
124	骨伤手术学	童培建	曾意荣	浙江中医药大学	广州中医药大学

（八）中医养生学专业

序号	书　名	主　编		主编所在单位	
125	中医养生文献学	蒋力生	王　平	江西中医药大学	湖北中医药大学
126	中医治未病学概论	陈涤平		南京中医药大学	